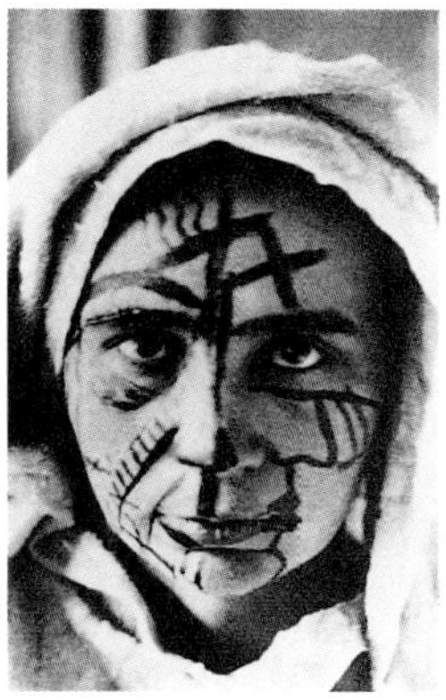

Wir haben die Kunst mit dem Leben vereint. Nach der langen Isolationszeit als Künstler haben wir mit lauter Stimme nach dem Leben gerufen, und das Leben ist in die Kunst eingedrungen; es ist Zeit, daß die Kunst das Leben durchdringt. Die Tatsache, daß wir unsere Gesichter bemalen, signalisiert den Anfang dieses Eindringens. Das ist es, warum unsere Herzen so klopfen.

Michail Larionow · 1913

HAMBURGER KUNSTHALLE
KUNSTHAUS ZÜRICH

CHAGALL, KANDINSKY, MALEWITSCH UND DIE RUSSISCHE AVANTGARDE

VERLAG GERD HATJE

Leihgeber

Staatliches Russisches Museum, St. Petersburg

Staatliche Kustodiew-Gemäldegalerie, Astrachan
Regionales Kunstmuseum, Iwanowo
Kunstmuseum, Jaroslawl
Nationalgalerie Armeniens, Jerewan
Kowalenko-Landeskunstmuseum, Krasnodar
Surikow-Kunstmuseum, Krasnojarsk
Staatliches Kunstmuseum, Nishni Nowgorod
Regionalmuseum für Bildende Künste, Omsk
Staatliches Freilichtmuseum für Architektur, Geschichte und Kunst, Pskow
Staatliches Freilichtmuseum Rostower Kreml, Rostow
Staatliches Radischtschew-Kunstmuseum, Saratow
Regionales Kunstmuseum, Samara
Museum für Geschichte und Kunst, Serpuchow
Sammlung Kosinzewa, St. Petersburg
Sammlung Gordejewa, St. Petersburg
Sammlung Silina, St. Petersburg
Sammlung Sandler, St. Petersburg
Regionales Kunstmuseum, Tula
Regionale Gemäldegalerie, Wologda

Hamburger Kunsthalle
Kunsthaus Zürich

Die Ausstellung wird
gefördert durch die

Hamburgische
Landesbank
Kulturereignisse

Inhalt

6 Geleitwort
7 Vorwort

9 *Christoph Heinrich:* Der befreite Bär

13 *Jewgenija Petrowa:* Wege der russischen Avantgarde. Eine Einführung

AUFSÄTZE

19 *Noemi Smolik:* »Die Kunst meines Landes ist ungleich tiefer und vor allem bedeutender als alles, was ich im Westen kenne«. Die russische Avantgarde im Spannungsverhältnis zwischen Ost und West

31 *Verena Krieger:* »Wir suchen andere Werte, eine andere Inspiration, eine andere Kunst…« Das Interesse der Avantgarde am Bildkonzept der Ikone

41 *Hubertus Gaßner:* Das Geistige in der Kunst und die Suprematie kosmischer Erregung Autonomiewünsche und Mythen der Selbstbegründung bei Kandinsky und Malewitsch

DIE BILDER

56 Marc Chagall
80 Alexandra Exter
90 Pawel Filonow
100 Natalija Gontscharowa
118 Wassily Kandinsky
134 Iwan Kljun
144 Michail Larionow
162 Wladimir Lebedew
164 Aristarch Lentulow
172 Kasimir Malewitsch
190 Ilja Maschkow
198 Ljubow Popowa
210 Alexander Rodtschenko
224 Olga Rosanowa
242 Wladislaw Strsheminski
244 Wladimir Tatlin

QUELLENTEXTE

248 »Wir müssen die Gegenwart vergessen. Wir müssen alles aufs neue gestalten.« Diskussionen um eine neue Kunst 1907-1925
250 *Andrej Bely:* Die zukünftige Kunst 1907
254 *Nikolai Punin:* Die Wege der zeitgenössischen Kunst und die russische Ikonenmalerei 1913
259 *Kasimir Malewitsch:* Vom Kubismus und Futurismus zum Suprematismus Der neue Realismus in der Malerei 1916
272 Deklaration der Abteilung für Bildende Künste und Industrielle Kunst zu Fragen der Prinzipien der Museumskunde 1919
274 *Kasimir Malewitsch:* Das Museum für Künstlerische Kultur 1923
276 Protokoll der Direktionssitzung des Instituts für Künstlerische Kultur 1925

ANHANG

278 Künstlergruppen, Ausstellungen, kulturelle Ereignisse 1909-1917
283 Gruppen und Institutionen nach der Revolution
284 Die beteiligten Museen
286 Literaturauswahl
287 Register

Geleitwort

Anfang des 20. Jahrhunderts fand in Rußland ein grundlegender politischer und gesellschaftlicher Umbruch statt, der sich auch in den Künsten – als Spiegel ihrer Zeit – niederschlug. 80 Jahre nach der Oktoberrevolution befindet sich Rußland auch heute wieder in einem tiefgreifenden Veränderungsprozeß. Seit dem Fall des Eisernen Vorhangs leben die historischen Beziehungen zwischen Rußland und dem Westen wieder auf und bilden die Basis für ein Wiederanknüpfen an den fruchtbaren kulturellen, künstlerischen und nicht zuletzt auch ökonomischen Austausch der Vergangenheit. Enge Kontakte fördern nicht nur die Wirtschaft, sondern vor allem auch das gegenseitige Verständnis für kulturelle Eigenheiten. Hamburg als Drehscheibe für den Handel zwischen Ost und West, zwischen Europa und Übersee hat seine historische Bedeutung in den ökonomischen Beziehungen zu Mittel- und Osteuropa in den letzten Jahren schnell wiedergewonnen. Ich freue mich sehr, daß unsere Stadt auch die kulturellen und gesellschaftlichen Verbindungen mit dieser Region fördert. Als ein Beispiel sei hier die Städtepartnerschaft zwischen Hamburg und St. Petersburg genannt. Die Ausstellung der russischen Avantgarde wird sicher eines der herausragenden Kulturereignisse der nächsten Monate werden, einerseits für Hamburgs Kulturszene, andererseits aber auch als Symbol für die Erneuerung der Beziehung zwischen Ost und West, für die die ausgestellten Künstler mit ihrer Wanderung zwischen beiden Kulturkreisen eindrucksvolle Beispiele liefern. Kunst- und Kulturförderung hat bei der Hamburgischen Landesbank eine lange Tradition. Seit Jahrzehnten finden in den Geschäftsräumen wechselnde Ausstellungen statt. Darüber hinaus fördert die Bank bedeutende Kulturereignisse in Hamburg. Zu nennen sind etwa die Ausstellungen *Krieger des Jenseits* und *Geheimnis der Mumien* oder das Brahms-Jahr 1997 insgesamt sowie einzelne Konzerte des Programms, so auch das des Kirow-Orchesters des Mariinski-Theaters St. Petersburg unter Waleri Gergijew. Alle diese Ereignisse wurden in der Öffentlichkeit begeistert aufgenommen. Ich wünsche der Ausstellung einen ähnlich großen Anklang – in Hamburg und weit über Hamburgs Grenzen hinaus.

Alexander Stuhlmann
Vorsitzender des Vorstandes
der Hamburgischen Landesbank

Vorwort

Einmal auf der Spur, machten wir Entdeckungen, die unser Projekt immer reicher und faszinierender erscheinen ließen. Zu Beginn hatten wir an eine Ausstellung gedacht, die sich weniger des schon oft und hinreichend ausgebreiteten russischen Konstruktivismus oder der sowjetischen Revolutionskunst widmen als vielmehr deren Genese erkunden sollte. Die Auswahl konzentrierte sich deshalb auf die Experimente der ersten beiden Dekaden des Jahrhunderts und sollte dann in einer entwicklungsgeschichtlichen Darstellung mit der vollendeten Abstraktion enden.

Zunächst wurde uns etwas klar, das noch kaum Eingang in die Kunstgeschichten unseres Jahrhunderts gefunden hat: Es gibt einen elementaren, generalisierbaren Unterschied zwischen der westlichen und der russischen Avantgarde, obwohl der Augenschein dagegen spricht. Ein geometrisches Bild des Holländers Mondrian beispielsweise scheint äußerlich ganz eng mit einem suprematistischen Bild von Malewitsch verwandt und insofern auch von gleichem Geist. Der Anschein täuscht. Der gravierende Unterschied liegt im Verhältnis zur Geschichte der Kunst.

Im Westen werden zu Beginn dieses Jahrhunderts die Brücken zur Kunst der Vergangenheit weitgehend abgebrochen, inspirierend wirken eher »primitive« Bilder – afrikanische Objekte, Kinderzeichnungen, Bildnerei der Geisteskranken – und ansonsten spirituelle und esoterische Schriften.

Die russische Avantgarde dagegen gründet wesentlich und bewußt auf einer Bildtradition in der eigenen Kultur, der Ikone. Das hat, vor Malewitsch, bereits 1913 Nikolai Punin deutlich formuliert: »Wir glauben daran, daß die Ikone in ihrer großartigen und lebendigen Schönheit die zeitgenössische Kunst zu Errungenschaften führt, die sich von denen unterscheiden, von denen die europäische Kunst in den letzten Jahrzehnten lebte.« Natürlich wird dabei nicht mehr auf die christlichen Motive, es wird vielmehr auf die bildliche Präsenz des Geistigen Bezug genommen.

Die russische Avantgarde beruft sich darüber hinaus auf volkstümliche, wiederum spezifisch russische Bildtraditionen und streckenweise auch auf die zeitgenössische französische (gelegentlich auch die italienische) Avantgarde. Sie steht also in einem vielfältig sich auffächernden Bezugssystem historischer und aktueller Bildvorstellungen.

Daraus ergab sich für die Ausstellung fast zwangsläufig ein modifiziertes Konzept. Nicht mehr um eine lineare Entwicklungsgeschichte hin zur Abstraktion konnte es gehen, es mußte vielmehr der Reichtum experimenteller Erprobungen in einer erregenden Phase des Umbruchs von etwa 1905 bis Ende der zehner Jahre vor Augen geführt werden. Das Bild von der russischen Avantgarde ist sehr viel komplexer als bisher angenommen. Und dabei ist zu bedenken, daß sich diese Avantgarde nicht durch den Bruch definiert, sondern durch die Kontinuität.

Nach Jahrzehnten offizieller Leugnung der Avantgardekunst wird heute in den russischen Museen noch immer zurückhaltend mit deren Werken umgegangen. Um so dankbarer waren wir den Kollegen im Staatlichen Russischen Museum St. Petersburg, daß wir die Magazine durchstreifen und dort eine ganze Reihe überraschender Entdeckungen machen konnten. Mag die Politik diese Werke auch mit Nichtbeachtung gestraft haben – die Museumsleute haben sie sorgfältig gepflegt. So war es uns möglich, wenig bekannte Bilder ans Licht zu holen.

Und schließlich konnten wir Einblick in die Sammlungen entlegener Regionalmuseen nehmen, aus denen wir nun eine Reihe kaum gezeigter Bilder höchster Qualität präsentieren. Manche dieser Werke sind schon in den frühen zwanziger Jahren nach der Revolution und im Zuge der programmatischen Gründung progressiver Museen in die Provinzen gekommen, andere wurden Anfang der dreißiger Jahre während des Stalinismus »verbannt«: als politisch unerwünscht aus den Metropolen entfernt und womöglich auch von Museumsleuten vor dem unmittelbaren Zugriff in Sicherheit gebracht. In Hamburg und Zürich finden sich diese Bilder nun vorübergehend in ihrem ursprünglichen kunsthistorischen Kontext wieder beisammen.

Wir danken den Autorinnen und Autoren dafür, daß sie diesen Katalog durch ihre neuen Einsichten und durch eine theoretische Fundierung unserer Beobachtungen bereichert haben. Besonderer Dank gilt Noemi Smolik, die drei wichtige Quellentexte für unseren Katalog ausfindig gemacht und kommentiert hat.

Wir danken nicht weniger den Petersburger Kollegen für die sorgfältige Erarbeitung der Grundlagen. Dabei konnten wir von ihren Recherchen im Zusammenhang mit der jüngst vorgenommenen Rekonstruktion des »Museums für Künstlerische Kultur« in Petrograd profitieren, einer einzigartigen, von Künstlern betriebenen Einrichtung, einem »Forschungsinstitut der Avantgarde«, das von 1921 bis 1926 existierte. Seit 1923 war Malewitsch Direktor des Museums, aus dessen damaligen Beständen wir jetzt eine ganze Reihe bedeutender Werke zeigen.

Daß wir Meisterwerke in solcher Dichte in Hamburg und Zürich versammeln können, verdanken wir in erster Linie dem Staatlichen Russischen Museum St. Petersburg und hier vor allem Frau Jewgenija Petrowa. Ihr danken wir für die hervorragende Zusammenarbeit, die vollständige Unterstützung unseres Vorhabens und schließlich für die Vielzahl der Leihgaben.

In gleicher Weise sind wir dem Staatlichen Museums- und Ausstellungszentrum ROSSISO in Moskau, namentlich Herrn Oleg E. Shandybin, für die Vermittlung der wertvollen Leihgaben aus den russischen Regionalmuseen und für weitreichende organisatorische Hilfe außerordentlich dankbar.

Darüber hinaus danken wir allen Kollegen im Staatlichen Russischen Museum St. Petersburg, die uns stets mit Rat und Tat zur Seite standen, und wir danken von Herzen den weiteren Leihgebern, insbesondere den russischen Regionalmuseen, deren Werke wir jetzt präsentieren dürfen.

In Hamburg findet die Ausstellung im Rahmen der Städtepartnerschaft mit St. Petersburg statt. Die Hamburger Kunsthalle sagt ihren ganz besonderen Dank der Hamburgischen Landesbank, die das Projekt von Beginn an mit Engagement verfolgt und dann in großzügiger Weise gefördert hat.

Merkwürdigerweise fand in der Schweiz bis heute noch nie eine größere Ausstellung statt, die die russische Kunst zu Beginn des Jahrhunderts zum Thema hatte. Aus diesem Grunde hat das Kunsthaus sehr gern die Gelegenheit genutzt, mit der Hamburger Kunsthalle zusammenzuarbeiten und diese Ausstellung nach Zürich zu bringen, wo sie vom Hauptsponsor des Kunsthauses, Credit Suisse Private Banking, großzügig unterstützt wird. Das Kunsthaus Zürich dankt seinem langjährigen Sponsor für diese erneute fruchtbare Zusammenarbeit.

Uwe M. Schneede
Christoph Heinrich
Hamburger Kunsthalle

Felix A. Baumann
Kunsthaus Zürich

Der befreite Bär

von Christoph Heinrich

Ich habe alle Vögel aus dem ewigen Käfig freigelassen und den wilden Tieren das Tor des zoologischen Gartens geöffnet. Sollen sie die Reste eurer Kunst aufpicken und fressen. Und der befreite Bär soll zwischen den Eisschollen des kalten Nordens baden, statt im abgekochten Wasser des Aquariums im Akademiegarten zu schmachten.

Kasimir Malewitsch · 1916 1]

In den Jahren zwischen den beiden Revolutionen von 1905/07 und 1917 fand in Rußland ein tiefgreifender Umbruch der Künste statt. In Moskau und St. Petersburg wurden alle malerischen Möglichkeiten erprobt und bis in ihre Extreme verfolgt. Die Maler kamen aus dem Impressionismus oder Symbolismus und fanden in der Auseinandersetzung mit der westlichen Avantgarde einerseits und in der Rückbesinnung auf die eigene, russische Tradition andererseits zu einer malerischen Vielfalt und Radikalität, die einzigartig bleibt. Zur gleichen Zeit und an den gleichen Orten entstanden so unterschiedliche Werke wie Chagalls surreale Traumszenen und Larionows holzschnitthafte Bilderbögen, die leuchtenden Farbfeste eines Maschkow und die erhabene Lichtmalerei der Popowa, Kandinskys *Blauer Kamm* und Malewitschs *Schwarzes Quadrat.*

Die Künstler hatten einen regen Austausch, schlossen sich in Gruppen zusammen und organisierten gemeinsame Ausstellungen, doch von einem einheitlichen Stil kann keine Rede sein. Keineswegs war es so, daß alle bei Cézanne begannen, Kubismus und Futurismus durchliefen und nach dem *Schwarzen Quadrat* mit dem Malen aufhörten, um sich nur noch im Entwerfen von Propaganda-Kiosken zu verwirklichen. Die russische Avantgarde war mindestens ebenso heterogen, von malerischen Experimenten geprägt und durch individuelle Positionen bestimmt wie die französische, italienische oder deutsche Kunst dieser Jahre. Vielleicht ging man sogar darüber hinaus, denn die malerischen Entwicklungen aus Paris, Rom und München flossen hier fast gleichzeitig ein und wurden enthusiastisch aufgegriffen, miteinander kombiniert und weiterentwickelt. »Das künstlerische Leben brodelte,« schreibt Jewgenija Petrowa in ihrer Einführung zu unserer Ausstellung.

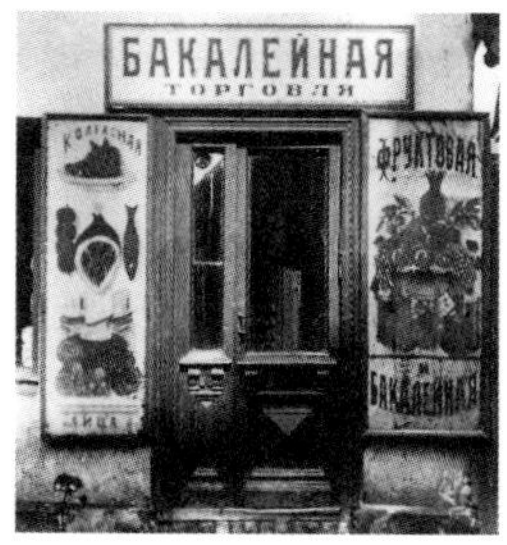

Eingang eines Lebensmittelgeschäfts · um 1910 · St. Petersburg

Brücken in den Westen

Der aus einer weißrussischen Provinzhauptstadt kommende Marc Chagall entdeckte 1910 in Paris die Methode, Raum und Volumen in facettierte Flächen zu zerlegen. Mit dieser kubistischen Formensprache verwandelte er die Geschichten, die er aus dem jüdischen Ghetto in Witebsk kannte, zu visionä-

1] Kasimir Malewitsch: *Vom Kubismus und Futurismus zum Suprematismus. Der neue Realismus in der Malerei,* Moskau 1916; vgl. in diesem Katalog, S. 270.

ren Metaphern, die in ihrer Logik dem Traum und der Erinnerung verpflichtet sind. Er nimmt damit den rund zehn Jahre später einsetzenden Surrealismus vorweg. Wassily Kandinsky entwickelte im Umfeld des Münchner *Blauen Reiters* eine expressionistische Malerei, die er um 1910 in die Abstraktion überführte. Kasimir Malewitsch durchlief in kürzester Zeit nahezu alle Strömungen. Nach impressionistischen und symbolistischen Frühwerken entdeckte er die Pariser Fauves und gelangte über eine starke Geometrisierung und Reduktion des Individuellen zur gegenstandslosen Malerei – jedoch nicht ohne zuvor und parallel dazu Picassos Kubismus und den italienischen Futurismus im sogenannten Kubo-Futurismus miteinander zu verbinden. Im Suprematismus fand er dann seine eigene Sprache der Abstraktion. Wie viele ihrer Kollegen orientierte sich Alexandra Exter zunächst an Cézanne, um dann die Methoden Picassos und der Futuristen zu einer eigenen Synthese zu bringen. Michail Larionow sprang zwischen malerischen Methoden hin und her, er begann bei van Gogh, orientierte sich an der Volkskunst, entwickelte um 1910 die Lichtmalerei des Rayonismus und malte noch im gleichen Jahr Bilder in betont einfacher und kindlicher Manier: Art Brut – dreißig Jahre vor Dubuffet. Viele Künstler konnten schon früh in Paris, Berlin, München oder Rom Kontakte knüpfen. Aber auch in Moskau hatten die Maler in den herausragenden Sammlungen der Industriellen Morosow und Schtschukin den ganzen Horizont der Pariser Entwicklungen vor Augen. In Konkurrenz zueinander hatten beide Sammler herausragende Gemälde der Impressionisten und Postimpressionisten zusammengetragen und sich nach 1909 besonders für die Werke der Fauves und der Kubisten interessiert. Diese beiden Kunstrichtungen sollten die Entwicklungen der russischen Kunst entscheidend prägen. [2] Zudem waren die westlichen Nachbarn in öffentlichen Veranstaltungen zu sehen. Die Künstlergruppen *Welt der Kunst, Blaue Rose* und *Goldenes Vlies* zeigten neben den eigenen Werken immer wieder Malerei aus den westlichen Metropolen, und auch die Maler des *Karo-Buben* nahmen Werke ausländischer Maler zwischen ihre eigenen Bilder auf, etwa Picasso, aber auch Franz Marc und Ernst Ludwig Kirchner. [3] Die Gemälde wurden in Kunstzeitschriften reproduziert und zum Teil hitzig diskutiert.

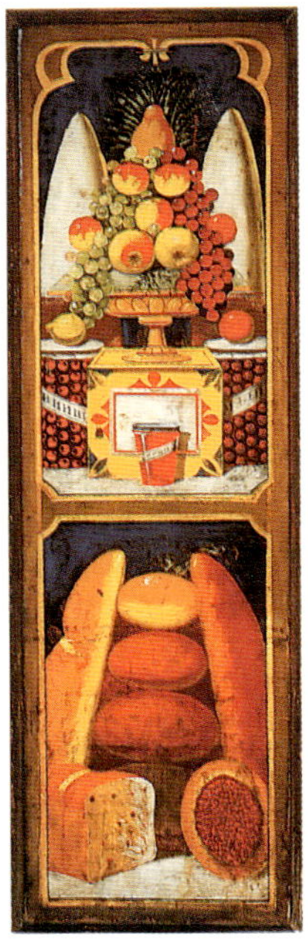

Ladenschild *Brot und Früchte*

Wurzeln im Osten

Gauguin, van Gogh, die Symbolisten und die Fauves, Kubismus und Futurismus und immer wieder Picasso und Matisse – die Impulse aus dem Westen waren stark und nachhaltig. Daß all diese Anregungen nicht zu einem steifen Eklektizismus führten, sondern zu einer Malerei, die voller Einfälle und Kraft die Möglichkeiten von Farbe, Form und Fläche auslotete, lag in der wiederentdeckten Verbundenheit mit der Kunst des eigenen Landes. Die volkstümlichen Traditionen, von westlich orientierten Akademien bereits im vorigen Jahrhundert als provinziell und kulturlos abgestempelt, lieferten Bildideen und Kompositionsanregungen und wurden zur Kraftreserve einer ureigen russischen Kunst. Neu an dieser Orientierung waren jedoch weniger die Sujets. Die Themen, die von den jungen Russen zumindest bis zum Beginn der Abstraktion behandelt wurden, sind fester Bestandteil der malerischen Tradition: Stilleben, Akt, Genre und Idylle. Das Leben der Bauern und Kleinstädter hatten bereits in der Mitte des 19. Jahrhunderts die *Wanderer* [Peredwishniki] für ihre Kunst entdeckt; Maler wie Kramskoi oder Repin hatten das Leben der einfachen Leute in bewegenden Bildern festgehalten und auf Wanderausstellungen im ganzen Land bekannt gemacht. Doch in Komposition und Pinselschrift gehorchte deren Malerei den Prinzipien des westeuropäischen Realismus, wie er am Ende des vergangenen Jahrhunderts an den großen Akademien in Paris und München gelehrt worden war. Die junge Künstlergeneration lehnte sich nun gegen diese Naturtreue auf. Sie suchte nach einer Direktheit, nach kraftvoller Schilderung und einer Wahrhaftigkeit, die sie in den Valeurs der Akademiemaler nicht finden konnte.

2] Vgl. Marina Bessonowa: Die Sammlungen Morosow und Schtschukin und ihr Einfluß auf die russische Avantgarde, in: *Morosow und Schtschukin – Die russischen Sammler*, Ausst.-Kat. Museum Folkwang Essen 1993, S. 343.
3] Zu den verschiedenen Gruppen und ihren Aktivitäten siehe in diesem Katalog, S. 278-282.

Starke Farben, klare Konturen und der Verzicht auf die Zentralperspektive zeichnen ihre Gemälde aus.

Noa Noa liegt am Don

Die westlichen Maler hatten auf die sogenannten Primitiven zurückgegriffen, um ihre Malerei aus der Sackgasse des Naturalismus herauszuführen. Gauguin fuhr auf die polynesischen Inseln, Picasso und Matisse hatten die afrikanische Stammeskunst und die Ornamente des Orients vor Augen. Die russischen Maler hatten diese Zivilisationsflucht im Kopf, wenn sie sich, wie Kasimir Malewitsch in seinem Manifest von 1916, Gedanken über den Ursprung des Schöpferischen machen: »Gauguin, der vor der Kultur zu den Wilden floh und im Primitiven mehr Freiheit fand als im Akademismus, ließ sich von der intuitiven Vernunft leiten. Er suchte das Einfache, Unregelmäßige, Rohe. Es war das Suchen des schöpferischen Willens.« [4] Doch die russischen Künstler fanden ihre Anregungen in der einheimischen Volkskunst. Der auf dem Jahrmarkt angebotene Bilderbogen [Lubok], die bunten Laden- und Reklameschilder aus den Provinzstädten, volkstümliches Kunsthandwerk und die Ikone waren Vorbilder und Quellen für eine neue Bildsprache. Gewissermaßen die Pop Art vorwegnehmend, erweiterte sich der durch die Volkskunst gegebene Bilderschatz durch Motive der städtischen Straßenkultur, wie sie durch Reklame, Theater, Zirkus- und Jahrmarktsunterhaltung geprägt war. In einigen Fällen diente sogar der schaubudenhafte frühe Stummfilm als Anregung. [5]

Volkskunst und Alltagskultur regten den Einsatz leuchtender Farben an, lieferten einen großen Fundus an Ornamenten und zeigten unterschiedliche, von der Zentralperspektive abweichende Methoden, mit denen sich Räumlichkeit und Volumen malerisch oder graphisch ausdrücken ließen. Die Volkskunst setzte die Fläche absolut.

Und so übernahmen Larionow und Gontscharowa ihre klaren einfachen Bilderzählungen aus den *Lubki*. Die kräftig derbe Figurenzeichnung entspricht bäuerlichen Schnitzereien. Maschkow griff die bunte Bemalung der Ladenschilder und Blechtabletts auf. Kandinsky gliederte seine Kompositionen nach dem Vorbild von Hinterglasmalereien, Stickereien und Ikonen. Auch die kommentierenden Aufschriften, mit denen etwa Larionow seine Bilder versah, haben ihren Ursprung in Bilderbögen und Graffiti. Manche Künstler nutzten das ganze Repertoire und verbanden die einzelnen Elemente frei miteinander; so kombinierte Larionow in seinem Gemälde *Der Friseur* die kräftige Farbigkeit der Ladenschilder mit einem bekannten Lubok aus dem 18. Jahrhundert

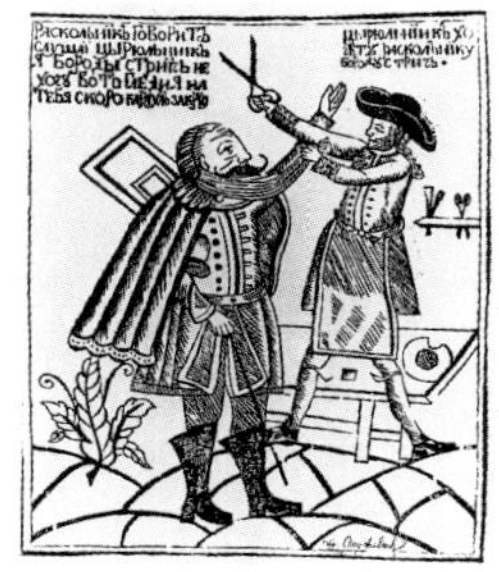

Lubok · *Der Barbier schneidet den Bart eines Altgläubigen* · um 1770

Diesen Rückgriff begründete der eine Generation ältere Alexander Benois, der den lärmenden Auftritten der jungen Wilden eher skeptisch gegenüberstand, als zwangsläufig: »Dies ist kein Zufall, sondern ein Gesetz, dessen Erklärung einerseits in der notwendigen Reaktion auf die einseitige Überfeinerung der heutigen Kultur zu suchen ist, zum anderen in einer begeisterten Intuition, die die Künstler dazu bringt, geistige Gesundung in einer Art Nacktheit der Empfindungen zu suchen, in einem Sich-Anschmiegen an die feuchte Mutter Erde, in einer Art vorsätzlichen Verwilderung. Es gab zuviel Süßigkeiten, da zog es sie zum Schwarzbrot.« [6]

Mit der künstlerischen Besinnung auf die eigenen Traditionen ging eine Wiederentdeckung der nationalen Identität einher; dies betraf nicht nur die Vergangenheit des ganzen Reichs, sondern vor allem auch die der einzelnen Regionen und ihrer Kulturen, etwa die armenische, georgische, kaukasische oder chassidisch-jüdische. Dabei verband sich ein nationales Pathos mit einer linken, in jedem Fall antibürgerlichen Einstellung, die in den volkskünstlerischen Erzeugnissen eine Energie und Wahrhaftigkeit sah, welche gegen die Kunstfertigkeit des Westens ausgespielt wurde. In Natalija Gontscharowa fand diese Bewegung eine wortgewandte Vorkämpferin, die den Osten den »Urquell aller Künste« nannte. [7] Das führte so weit, daß sie bei einer Debatte 1912 erklärte, daß eigentlich die Steinbilder der Skythen die Quelle des russischen Kubismus wären und damit der Kubismus im Grunde urrussisch

4] Kasimir Malewitsch: *Vom Kubismus ...* (Anm. 1), S. 269.
5] Vgl. Jewgenija Petrowa: Volkstümliche Quellen und die russische Kunst des frühen Jahrhunderts, in: *Russische Avantgarde und die Volkskunst,* Ausst.-Kat. Staatliche Kunsthalle, Baden-Baden 1993, S. 11.
6] Alexander Benois: Die Wendung zum Lubok, in: *Die Rede,* 18. (31.) März 1909, Nr. 75, zit. n. Jelena Basner: »Wir, die wir uns zum Neoprimitivismus als Religion des Künstlers bekennen, sagen ...«, in: *Russische Avantgarde* (Anm. 5), S. 27.
7] Vgl. ebd., S. 30.

sei. 8] Den Auseinandersetzungen, die im Vorfeld der Avantgarde um eine national orientierte Kunst entbrannten, geht Noemi Smolik in ihrem hier publizierten Aufsatz nach.

Die Ikone – Objekt und Idee

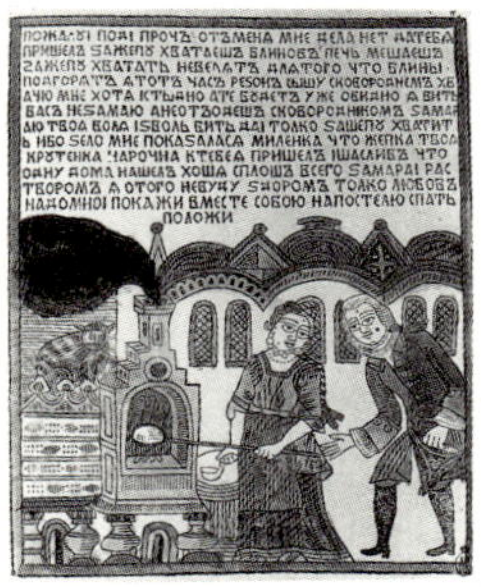

Die Plinsenbäckerin · um 1770

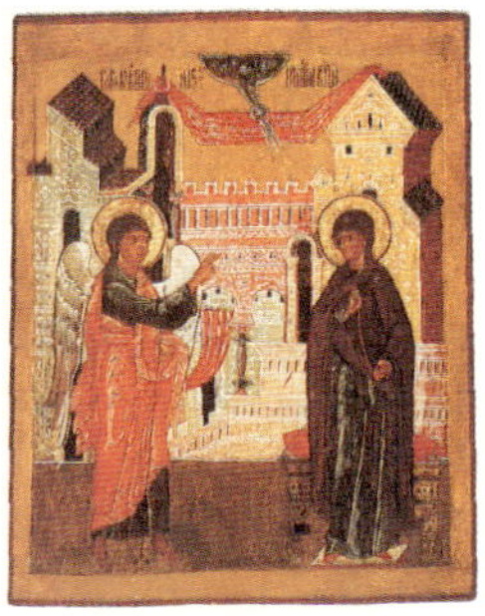

Verkündigung · 17. Jahrhundert · Staatliches Russisches Museum, St. Petersburg

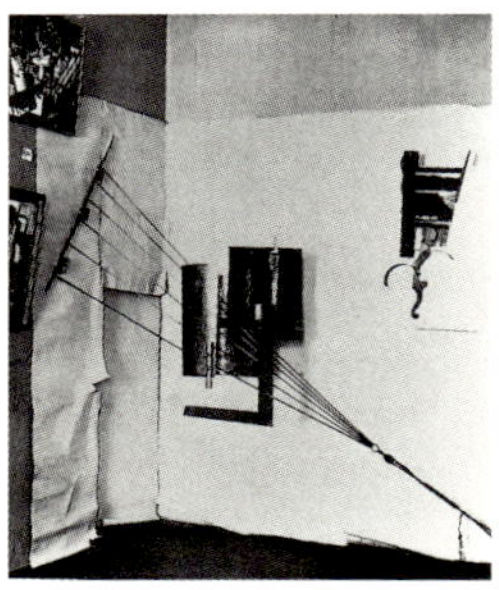

Wladimir Tatlin · *Eck-Konterrelief* mit Stuhlbein · 1915 in der Ausstellung *0,10* in Petrograd

Die Ikone hatte in den Metropolen lange als Inbegriff des Überkommenen und Provinziellen gegolten. Im ersten Jahrzehnt begann ihre Wiederentdeckung. Sie fand engagierte Sammler und wurde in Ausstellungen dem Publikum erstmals unabhängig von ihrer sakralen Funktion präsentiert. Damit wurde sie nicht rituell, sondern nach neuen ästhetisch-künstlerischen Gesichtspunkten wahrgenommen. Viele der Maler hatten Erfahrungen in der Ikonenmalerei. Dies sensibilisierte sie in besonderem Maße für die formal verwandte Volkskunst. Vergleicht man etwa den Lubok mit der Ikone, so erkennt man eine ähnliche graphisch-ornamentale Umsetzung von Architektur und Raum. Wichtiger als die Kompositionen dürften für die Avantgardisten jedoch die symbolisch eingesetzte Farbe und die mit dem Abbild verbundenen abstrakten Zusammenhänge gewesen sein, die für die Ikone charakteristisch sind. Auch zeigt die Ikone, wie objekthaft ein Bild sein kann: ein festes Ding im Raum und zugleich ein Fenster in die Imagination – aber eben nicht in die materielle Wirklichkeit. Verena Krieger zeigt in ihrer hier publizierten Untersuchung die vielfältigen Einflüsse der Ikone auf die Abstraktion auf. In den Anhang des Katalogs ist ein zentrales Manifest des jungen Nikolai Punin aufgenommen, der einer der vehementesten Verfechter der Avantgarde und zugleich ein engagierter Fürsprecher der Ikone war.

Volkstum – Leben – Malerei

»Als Ausgangspunkt für unsere Kunst betrachten wir den Lubok, das Primitive, die Ikone, weil wir darin die stärksten und unmittelbarsten Wahrnehmungen des Lebens finden und darüber hinaus die reinste Form der Malerei.« 9] Diese Äußerung des Künstlers und Theoretikers Alexander Schewtschenko aus seiner 1913 erschienenen Schrift *Neoprimitivismus* ist programmatisch für die russische Avantgarde: Der Künstler stellt eine direkte Verbindung zwischen den Einflüssen aus der Tradition, der Forderung nach einer unmittelbaren Wahrnehmung des Lebens und der Besinnung der Malerei auf ihre eigene Wertigkeit her. Damit wird die revolutionärste malerische Erneuerung dieser Jahre – die Abstraktion – eng verknüpft mit dem Interesse am Althergebrachten und Überlieferten und zugleich mit der Forderung nach einer unmittelbar auf die Äußerungen des Lebens reagierenden Kunst. Zeitgleich verlaufen ganz unterschiedliche Versuche, das Gegenständliche aus der Malerei zu vertreiben: Kandinskys Abstraktion, Larionows Rayonismus und Malewitschs Suprematismus sind die wichtigsten. Die Unterschiede zwischen diesen Ansätzen werden im Aufsatz von Hubertus Gaßner deutlich gemacht. Mit Malewitschs Schrift *Vom Kubismus und Futurismus zum Suprematismus* liegt eine Grundsatzerklärung vor, in der der Suprematismus von anderen abstrahierenden Tendenzen abgegrenzt wird. Im Einzelnen mögen sich die theoretischen Bemühungen grundsätzlich voneinander unterscheiden, doch die von Schewtschenko aufgestellte Trias findet sich in allen Ansätzen wieder: Die Verbindung von volkstümlicher Klarheit, Bekenntnis zu allem Lebendigen und radikaler Erprobung aller malerischen Möglichkeiten macht die Malerei der russischen Avantgarde so einzigartig. Sie bestimmte auch die für diese Ausstellung getroffene Auswahl. Erst Tatlins Materialkunst und der Konstruktivismus führen weg von der Wand. Tatlin verläßt das Geviert der Leinwand und stößt mit seinen Konterreliefs in den Raum vor – damit beginnt wiederum ein neues Kapitel der Kunstgeschichte.

8] Brief Natalija Gontscharowas: *Gegen den Strom*, 3. (16.) März 1912, zit. n.: ebd., S. 29.
9] A. Schewtschenko: *Neo-primitiwism. Ewo teorija. Ewo wosmoshnosti. Ewo dostishenija* [Neo-Primitivismus. Seine Theorie. Seine Möglichkeiten. Seine Leistungen], Moskau 1913, zit. n. ebd., S. 18.

Wege der russischen Avantgarde
Eine Einführung

von Jewgenija Petrowa

Wir sind bestrebt, neue Wege für unsere Kunst zu suchen, lehnen jedoch die alte Kunst nicht rundweg ab und lassen von ihren früheren Formen vor allem das Primitive gelten, das Zaubermärchen des alten Ostens.[1]
Alexander Schewtschenko · 1913

Seit etwa zwanzig Jahren ist die russische Avantgarde in der internationalen Öffentlichkeit keine Legende von unbestimmter Gestalt mehr. Die russische Avantgarde war lange Zeit im wesentlichen durch die kunstwissenschaftliche Literatur und einige Arbeiten aus amerikanischen und europäischen Sammlungen bekannt, bis sie schließlich mit Werken aus russischen Sammlungen in zahlreichen Ausstellungen in verschiedenen Ländern der Welt einem breiten Publikum vorgestellt werden konnte. Die Ausstellung in Hamburg und Zürich erhebt nicht den Anspruch, alle Namen und Erscheinungen, die das Leben der russischen Avantgarde der Jahre 1900 bis 1920 bestimmten, zu erfassen. Dennoch veranschaulicht sie mit ungefähr 100 Arbeiten aus verschiedenen russischen Museen deutlich charakteristische Bewegungen, Strömungen und Richtungen, welche die Besonderheiten der russischen Avantgarde ausmachen und ihren wichtigen Beitrag zur internationalen Kunstgeschichte herausstellen. Die Zeit von 1905 bis 1910 gilt als Anfang der russischen Avantgarde. Rußland war zu dieser Zeit keine ästhetische Provinz, Literatur und Philosophie jener Zeit erreichten höchstes Niveau und nährten in vieler Hinsicht die intellektuellen und geistigen Kräfte des Landes. Außerdem bereisten damals viele Maler, Bildhauer und Architekten die Welt und waren mit der klassischen wie auch der neuesten Kunst wohl vertraut. Im Rußland jener Jahre gab es bereits die Sammlungen von Schtschukin und Morosow, in denen sich das Publikum mit Werken von Matisse, Gauguin, van Gogh und anderer Erneuerer des 20. Jahrhunderts bekannt machen konnte, ohne Moskau verlassen zu müssen. »Über van Gogh, Gauguin und Cézanne haben wir etwas in den Jahren 1904/1906 gehört«, schrieb Michail Matjuschin, »und zwei Jahre später etwas über den französischen Kubismus und dann über den italienischen Futurismus. Im Winter 1910«, fährt er fort, »war ich bei Schtschukin in Moskau, und er hat mir Arbeiten von Picasso gezeigt (...) Schtschukin sagte mir, die Sachen dieses jungen Spaniers seien ›zur Probe‹ bei ihm. Ich schaute mir nochmals die Arbeiten Picassos an und war beeindruckt von

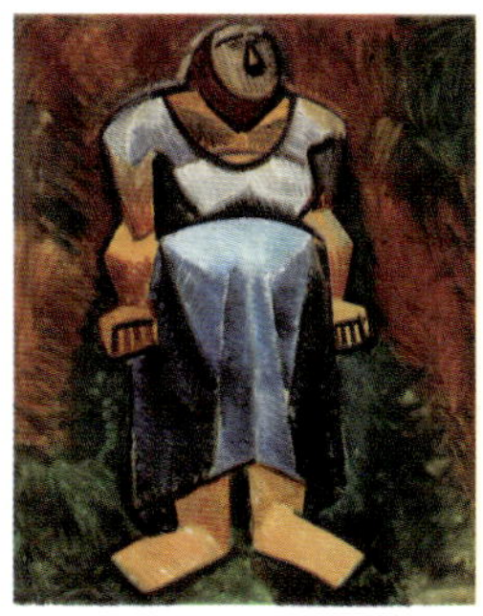

Pablo Picasso · *Bäuerin* · 1908 · Staatliche Tretjakow-Galerie, Moskau · aus der Sammlung Schtschukin

1] Alexander Schewtschenko: *Neoprimitiwism. Ewo teorija. Ewo wosmoshnosti. Ewo dostishenija* [Neoprimitivismus. Seine Theorie. Seine Möglichkeiten. Seine Erfolge], Moskau 1913, S. 9 f.

seinem eigenartigen und kühnen Umgang mit der Farbe, und ich sagte Schtschukin, daß dies der interessanteste Künstler in seiner Sammlung sei.« 2] Praktisch alle Künstler begeisterten sich in den Jahren von 1900 bis 1920 für Cézanne, den Kubismus und den Futurismus. Jedoch noch interessanter ist, wie schnell und auf welch unterschiedliche Weise sie diese Begeisterung überwanden und ihre eigenen künstlerischen Wege einschlugen. Eine der wichtigsten Inspirationsquellen wurde für viele Künstler in der Mitte des ersten Jahrzehnts die eigene nationale Tradition. In dieser Beziehung ging Rußland ähnliche Wege wie andere Länder, in denen damals das Interesse am »Primitiven« aufkam. In Rußland gab es allerdings Besonderheiten. Im Unterschied zu den Franzosen, Italienern, Deutschen und anderen Europäern, die ihre Vergangenheit niemals vergessen hatten, verhielt sich Rußland zu seiner traditionellen Kunst anders. Das Land, in dem auch zu Beginn des 20. Jahrhunderts noch hauptsächlich Bauern lebten, war von Volkskunst durchdrungen. Ikonen füllten nicht nur viele Kirchen und Kathedralen, sondern auch die Wohnungen; gewebte und bestickte Tücher, farbige handgefertigte Läufer und Teppiche, aus Birkenrinde geflochtene Körbe für Beeren und Pilze sowie bemaltes Kinderspielzeug fand man bei dörflichen wie auch städtischen Familien. Man lebte mit diesen Gegenständen, die Verwandte oder Freunde in Handarbeit hergestellt hatten, ohne sie als Kunstwerke zu empfinden. Gontscharowa und Larionow waren die ersten, die den hohen künstlerischen Wert der nationalen »primitiven« Kunst wahrnahmen und schätzten. In vielen ihrer Werke wird der Einfluß von künstlerischen Arbeiten aus dem Volk deutlich. Die Hinwendung zu Szenen des einfachen ländlichen Lebens bei Gontscharowa und das Interesse für das kleinstädtische Leben bei Larionow gehen einher mit einer Vereinfachung der Bildsprache und nähern sie den schlichten Zeichnungen und Inschriften an Zäunen und Türen oder auf Ladenschildern an; in ihrer figurativen Variante trägt diese Bildsprache nicht die Züge einer europäischen, sondern einer spezifisch russischen Avantgarde. Ein ganz anderer Umgang mit volkstümlichen Vorlagen charakterisierte die Künstler des Kreises *Karo-Bube*, einer Vereinigung, die 1910 gegründet wurde und bis 1927 bestand. Nach außen und in ihrer inneren Einstellung waren die wichtigsten Mitglieder dieser Gruppe – Kontschalowski, Maschkow, Lentulow und Kuprin – überzeugte Cézannisten. Der französische Meister war als Maler ihr Idol. Cézannes Einfluß ist ohne Zweifel in ihren künstlerischen Mitteln und dem rohen Malerischen zu spüren, das sie in ihrem gesamten schöpferischen Wirken vertraten. Aber sie besaßen eine zu große Vielfalt und Tiefe, um einfach nur Epigonen Cézannes zu sein. Die Liebe zur Folklore spiegelt sich auf ganz unterschiedliche Weise in der Kunst dieser Maler. Die Orientierung an der Natur geriet nie zur Kopie oder einfachen Illustration. Sie verliehen der Natur eine neue Gestalt, indem sie ganze Erzählungen aus dem Leben, der Natur und des täglichen Lebens zusammenstellten und wie in einem Theaterstück vorführten (so zum Beispiel Maschkow mit seinen *Broten*, S. 195). Um bei den Betrachtern wieder eine unverbrauchte Wahrnehmung herzustellen, bezogen sich die Künstler in ihren Arbeiten auf die Werke der Volkskunst: Tabletts mit Bemalungen, tönernes Geschirr und Spielzeug. Ihre Werke waren keine Stilisierungen der Volkskunst oder des »Primitiven«. Ganz vom europäischen Geist beseelt, vertraten sie doch vehement den Eigenwert der russischen nationalen Kultur und ihre Gleichwertigkeit mit der europäischen Kunst. Ihren Werken war zuweilen etwas Groteskes und Selbstreflexives eigen (*Selbstporträt mit Kontschalowski* von Maschkow, S. 193). Insgesamt kann die Kunst der *Karo-Buben* eine malerische Poetisierung der sichtbaren Welt genannt werden. Anfang des 20. Jahrhunderts setzte sich die Auffassung von der Schlichtheit, Klarheit und Schönheit der Gegenstände aus dem Alltag des Volkes allgemein durch. Dazu leisteten künstlerische Strömungen und Künstler einzelner schöpferischer Positionen ihren Bei-

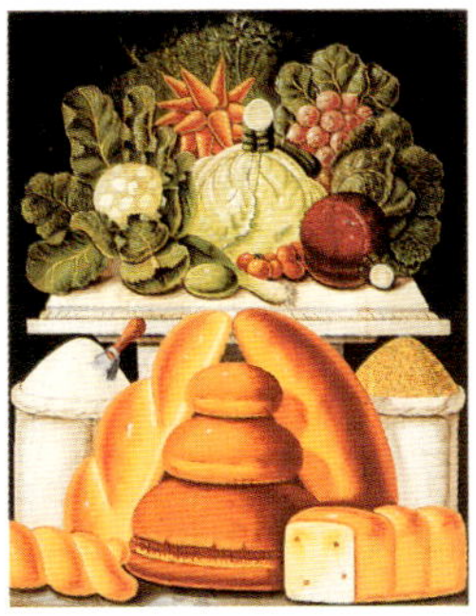

Ladenschild · *Brot, Gemüse und Kolonialwaren* · zehner Jahre des 20. Jahrhunderts

2] Michail Matjuschin: Die russischen Kubofuturisten. In: N. I. Chardziew: *Stati ob awangarde* [Aufsätze zur Avantgarde], Bd. 1., Moskau 1997, S. 158.

trag. Die Liebe Malewitschs, Kandinskys und anderer zur Ikonenmalerei und Volkskunst ist allgemein bekannt. Dabei war es überhaupt kein Widerspruch, daß nationale Quellen in die russische Kunst einflossen und man sich andererseits neueste westliche Ideen aneignete. Kubismus und Futurismus und wurden in der russischen Kultur schnell akzeptiert und faßten in Erscheinungen anderer Ausprägung Wurzeln. »Der Futurismus interessierte uns,« schrieb Malewitsch später in seiner *Autobiographie.* »Aber es gab keinen Futurismus in Rußland, denn die wenigen Arbeiten von mir *(Schleifer),* von Gontscharowa *(Bewegung einer Kutsche, Die Stadt),* zwei, drei Sachen, und von Kljun *(Fliehende Landschaft)* kann man nicht als Bewegung bezeichnen. Sowohl Larionow als auch Gontscharowa, Schewtschenko und ich selbst, wir alle blieben auf rein malerischen Positionen, welche wir für Kubismus hielten, den man in Wirklichkeit als russische Strömung ansehen kann.« **3]** Malewitsch hatte Recht. Die Beschäftigung mit dem Futurismus bildete die Ausnahme, und Gemälde wie Gontscharowas *Fabrik* (S. 113) oder ihr *Radfahrer* (S. 117) blieben Einzelfälle. Damals fand der Kubismus, den die russischen Künstler zum Kubo-Futurismus transformierten, einen sehr fruchtbaren Boden. Von den in der Ausstellung gezeigten Werken vertreten diese Richtung unter anderem das *Portrait Kljuns* von Malewitsch (S. 175), *Mensch + Luft + Raum* von Popowa (S. 199) und der *Ozonator* von Kljun (S. 139). Die Zerstörung der gewohnten Form eines Gegenstandes, der Ausstieg aus dem zweidimensionalen Bildraum in eine andere Räumlichkeit, den die Kubo-Futuristen erreichten, waren notwendige Schritte der künstlerischen Freiheit. Aber sehr bald erwiesen sich diese Ausdrucksweisen als nicht innovativ genug. Parallel und gleichzeitig mit dem Kubo-Futurismus, der noch ein figuratives Prinzip enthielt, entstand nach 1910 ein anderes, nichtfiguratives Darstellungsverfahren, das starken Widerhall fand. Die ersten Schritte in diese Richtung taten Wassily Kandinsky und Michail Larionow. In seinem Traktat *Über das Geistige in der Kunst* und in seinen ersten abstrakten Kompositionen, unter ihnen die *Improvisation* aus dem Jahre 1910, verlieh Kandinsky der Idee einer gegenstandslosen Malerei das Gewicht einer revolutionären, unanfechtbaren Entdeckung. Nachdem Kandinsky den Expressionismus durchlaufen hatte, sah er das Abstrakte als eine ästhetische Kategorie an, die wie die figurative Kunst geeignet war, alle Emotionen und Gefühle auszudrücken. Der Künstler orientiert sich an der Musik, an den Tönen, in denen der Hörer meint, Farbe und Licht zu erkennen und das Thema gleichsam mitzuerleben. Der Künstler schafft auf der Leinwand eine Analogie, indem er mittels Rhythmus und Farbe eine Dramaturgie mit Handlung, Ereignissen und Erlebnissen aufbaut. Larionow ging über die impressionistischen Ideen hinaus und schuf Kompositionen aus »Strahlungen« der Farben. Nach dem Wort »Lutsch« für »Strahl« erhielt diese Richtung in der russischen Kunst den Namen »Lutschismus», in Europa spricht man vom »Rayonismus«. Und einige Jahre später interpretierte Malewitsch die Idee einer nicht-gegenständlichen Malerei neu. 1913 wurde an einem der Petersburger Theater die Oper *Sieg über die Sonne* nach einem Text von Chlebnikow und mit der Musik von Matjuschin inszeniert. Kostüme und Dekorationen wurden nach Entwürfen von Malewitsch angefertigt. Der *Sieg über die Sonne* verkörperte den Sieg über die »erschöpfte Ästhetik in der Kunst«. Die Sonne, als Symbol für die Schönheit, wurde von den Verfassern der Oper als Synonym für eine alte, archaische Ästhetik verwandt. In der Dekoration zu dieser Aufführung erschien zum ersten Mal das schwarze Quadrat als Antithese zum roten Kreis, zur Sonne. Ein Jahr später, im Dezember 1914, hing das *Schwarze Quadrat* als Tafelbild in der Ausstellung *0,10* in der »roten« Ecke (das ist die rechte Ecke des Zimmers), in der man gewöhnlich in russischen Häusern die Ikonen

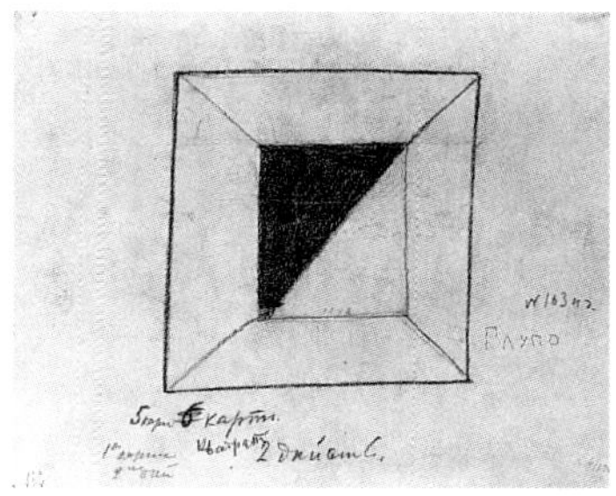

Kasimir Malewitsch · *Vorläufer des Schwarzen Quadrats* · Prospektentwurf zu *Sieg über die Sonne* · 1913 · 2. Akt, 5. Bild

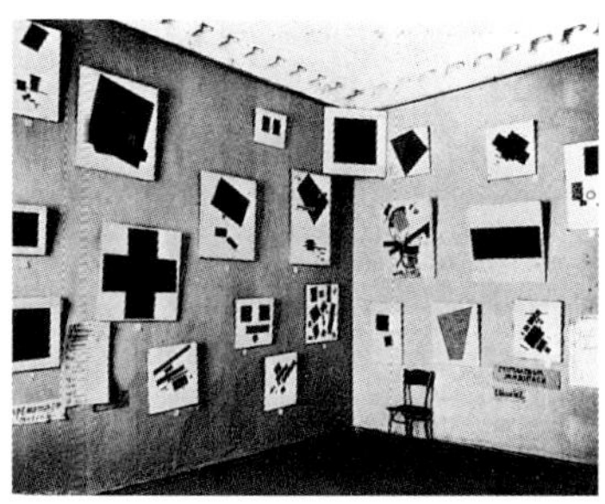

Letzte futuristische Ausstellung 0,10 · in der Ecke oben Malewitschs *Schwarzes Quadrat* · Petrograd 1915

3] Letztes Kapitel der unvollendeten Autobiographie von Malewitsch. Ebd., S. 141.

aufhängt. Die zehn Teilnehmer der Ausstellung *Letzte futuristische Ausstellung 0,10* demonstrierten damit ihre Absicht, über die Grenzen des Futurismus hinauszugehen und bei Null anzufangen, das heißt eine neue Ära in der Kunst zu beginnen. Neben Malewitsch nahmen an dieser Ausstellung Rosanowa, Kljun, Popowa, Exter und andere Künstler teil. Die Richtung, die Malewitsch begründet hatte, erhielt den Namen »Suprematismus« (von dem lateinischen Wort »supremus« – der höchste) und stellte eine Variante der nicht-gegenständlichen Kunst dar. »Alles in der Natur hat einen ungegenständlichen Anfang, aber der Mensch will alles vergegenständlichen«, so begründete Malewitsch später den Sinn des Suprematismus in der Kunst. [4] Malewitsch und seine Anhänger wollten sich nicht einfach nur gänzlich von den Fesseln der gegenständlichen Welt befreien, indem sie die Idee vom Suprematismus ausarbeiteten. Zweifelsohne spiegelt sich im Suprematismus auch die Begeisterung für ein kosmisches Weltganzes und für andere Welten wider. Mit den suprematistischen Kompositionen suchten die Künstler innerhalb des Bildraums nach einem Weg zu einer weiteren räumlichen Dimension. Der Suprematismus in der Malerei der Mitte der zehner Jahre war jedoch keine einheitliche Erscheinung. Jeder Künstler, der suprematistisch arbeitete, hatte sein eigenes Programm und seine Ideologie. Malewitsch hing einer philosophischen Auffassung von einer kosmischen Weltordnung an. In der Ausstellung *0,10* zeigte er das Bild *Suprematismus (Nr. 58),* eines seiner Modelle einer kosmischen Welt. Quadrat, Kreis und Kreuz waren für ihn nicht einfach ungegenständliche Formen. Malewitsch setzte sie auf weißen oder grauen Hintergrund, als seien sie im kosmischen Raum versunken. In diesem Sinne interpretierte Malewitsch den Kanon der altrussischen Kunst. In den Ikonen steht ein weißer Hintergrund für die Ewigkeit. Quadrat, Kreis und Kreuz werden von den Ikonenmalern auch oft benutzt, um Dunkelheit, Hölle und Leiden zu bezeichnen. Im Unterschied zu den Ikonenmalern schließt Malewitsch erzählerische Momente aus und reduziert die Darstellungen, führt sie zur reinen Form des Quadrates, des Kreises oder des Kreuzes auf weißem Hintergrund. Die Symbolik und Zeichenhaftigkeit dieser Kompositionen werden bis heute heftig diskutiert und bleiben in vieler Hinsicht noch ein Geheimnis (S. 187-189). Die Jahre 1914 und 1915 waren die Blütezeit der ungegenständlichen Kunst in Rußland. Damals zeigte Rosanowa mehrere ungegenständliche Kompositionen. Sie unterschieden sich wie die Arbeiten von Popowa und Exter von Malewitschs Arbeiten. Rosanowa blieb in ihrem Suprematismus vor allem Malerin. In ihren Werken ist die Farbe, die ausgesuchte Zusammenstellung der Farbflächen, das Wichtigste. Die malerischen Konstruktionen Popowas zeigen deutlich ihre Kenntnisse aus dem Ikonenstudium. Popowa stellt ihre Konstruktionen aus ausdrucksstarken Lokalfarben zusammen. Exter steht mit der expressiven Ausdruckskraft der Farbakzente und der Klarheit musikalischer Rhythmen Kandinsky näher. Später, Ende der zehner Jahre, wurde die ungegenständliche Arbeitsweise durch Rodtschenkos Werke und ihre Schroffheit in Farbe und Konstruktion bereichert. Der Suprematismus hatte im Unterschied zum Abstraktionismus keine lange und umfassende Fortsetzung in der Malerei. [5] In den zwanziger Jahren wurden die Suprematisten von der Architektur und vom Design entdeckt. In der Malerei der zwanziger Jahre veränderte sich der Suprematismus und verband sich mit figurativen Ausdrucksformen. Es ist unzureichend, die künstlerischen Entwicklungen der russischen Avantgarde auf die Gegenüberstellung zweier Hauptlinien zu begrenzen: der figurativen und der ungegenständlichen Wiedergabe der Welt. Beide Linien konnten sich schon damals in den Werken ein und desselben Künstlers mischen. Deutlichstes Beispiel für einen solchen Synkretismus war Pawel Filonow. Seine Hauptidee bestand darin, die Darstellungen in einem Bild oder einer Zeichnung wachsen und reifen zu lassen wie Gegenstände in der leben-

4] Ebd., S. 141.
5] Russische Wissenschaftler unterscheiden Suprematismus und Abstraktionismus nach folgenden Merkmalen. »Der Abstraktionist geht, ablenkend von gegenständlicher Konkretheit, vom Speziellen zum Allgemeinen. Bei Kandinsky ist häufig zu beobachten, wie sich eine ›halb figurative‹ Etüde in reine Abstraktion verwandelt (...). Die Gegenstandslosigkeit entsteht als Resultat eines gegensätzlichen Prozesses. Der Künstler geht von allgemeinen, strukturierten, aus seiner Sicht universalen Gesetzmäßigkeiten aus, die er durch gegenstandslose Formen konkretisiert.« Jewgeni Kowtun: Der dritte Weg der Gegenstandslosigkeit, in: *Die große Utopie. Russische Avantgarde. 1915-1932,* Ausst.-Kat. Schirn Kunsthalle, Frankfurt a. M. 1992, S. 47.

digen Welt. Seine Werke ähneln dem Blick durch ein Kaleidoskop, gleichen der Vereinigung von Atomen und Molekülen, aus denen dann die gegenständliche Welt entsteht. Ein Bild ist nach der Theorie von Filonow ein lebendiger Organismus, in dem sich alles in Veränderung und Bewegung befindet. Und wenn Prozesse, die sich in der Natur ereignen, zu einer bestimmten chemischen oder physikalischen Formel führen können, dann kann auch ein Bild auf Leinwand und Papier die Welt als farbiges oder graphische System darstellen. Die Werke, die für diese Ausstellung ausgewählt wurden, hat Filonow in der Mitte der zehner Jahre gemalt. Einige weisen figurative Formen auf (*Kuhmägde,* S. 91), andere (*Blumen des Welterblühens,* S. 99) sind abstrakt. Aber in den einen wie in den anderen legt der Künstler eine »unsichtbare Welt« frei. Seine Bilder bauen sich selbst auf, »wachsen« aus abstrakten farbigen Flächen und vereinen erzählerische Sujets mit Symbolen für bestimmte Begriffe. Filonow, Malewitsch, Kandinsky, Popowa, Rosanowa, Gontscharowa, Larionow, Exter und andere Künstler dieser Ausstellung gehören im wesentlichen zur selben Generation. Sie stellten Anfang dieses Jahrhunderts gemeinsam aus. Die Künstler näherten sich in ihren jeweiligen künstlerischen Positionen an und entfernten sich wieder voneinander. Von ihrer Art gab es viele im damaligen Rußland: talentierte, fragende und sich über Kunst streitende Idealisten. Daneben lebten und arbeiteten Künstler, die anders waren, wie etwa Chagall mit seiner durchgehend zugleich gegenständlichen wie phantastischen Welt. Eine ganz eigene Position in der Kunst nahm damals Tatlin ein. Er hatte mit traditionellen Werken begonnen (*Matrose,* S. 245) und begründete dann Mitte der zehner Jahre eine eigene Richtung, die man heute als Konstruktivismus bezeichnet. Mit seiner materialverbundenen Kunst trat Tatlin in Opposition zu den erhabenen Ideen und Bildern von Malewitsch. Tatlin konstruierte seine Werke, er benutzte nicht einfach Gegenstände, sondern Abfallprodukte des Alltags, der Industrie und drückte unnachsichtig eine Facette seiner Zeit aus: das Krachen und Poltern von Maschinen und der industriellen Produktion. Die durch die Verwendung von realen Alltagsgegenständen materialistisch erscheinende Kunst Tatlins ist außerdem dadurch gekennzeichnet, daß die Ungegenständlichkeit aus der Fläche in den Raum geführt wird. Tatlins »malerische Reliefs« sind ungegenständliche Kompositionen aus verschiedenen Materialien wie Blech, Holz, Gips, Glas, Papier, die auf einer Fläche aufgebaut sind. Die *Konterreliefs* sind räumliche Konstruktionen, die frei im Raum angeordnet sind. Sie sind vom Künstler selbst als »Konterreliefs« bezeichnet worden, weil in ihnen das wichtigste der »spannungsvolle Kontrast zur Fläche« sei. Leider sprang das Schicksal mit Tatlins Vermächtnis hart um. Sein *Turm zur III. Internationalen* wurde zerstört. Die *Konterreliefs,* die er für die Präsentation aufgebaut hatte, gingen verloren. Einige dieser Werke konnten jedoch rekonstruiert werden, darunter das in dieser Ausstellung gezeigte (S. 247). Das künstlerische Leben in den zehner und zwanziger Jahren in Rußland brodelte. Neue Ideen und Richtungen wurden geboren und erstarben wieder. Nicht alles und bei weitem nicht alle Künstlernamen jener Zeit sind heute bekannt. Es ist deshalb besonders interessant, das heutige Verständnis von Avantgarde mit jenem der Zeitgenossen zu vergleichen. Interessant ist auch, daß Ende der zehner Jahre von Theoretikern und Praktikern der Avantgarde die Notwendigkeit gesehen wurde, die gesammelten Erfahrungen zu systematisieren. Damals entstand die Idee, das *Museum für künstlerische Kultur* zu gründen. Die Diskussionen und Entscheidungen über organisatorische Probleme währten Jahre, aber schließlich wurde 1921 das Institut unter der Bezeichnung *Museum für Künstlerische Kultur* in Petrograd eröffnet. Seine Aufgabe bestand darin, eine Sammlung anzulegen, welche die Entwicklung der neuesten Kunst des 20. Jahrhunderts nachzeichnen sollte. Mit der Erarbeitung des Museumskonzeptes und der Auswahl der Künstler und Werke beschäftigten

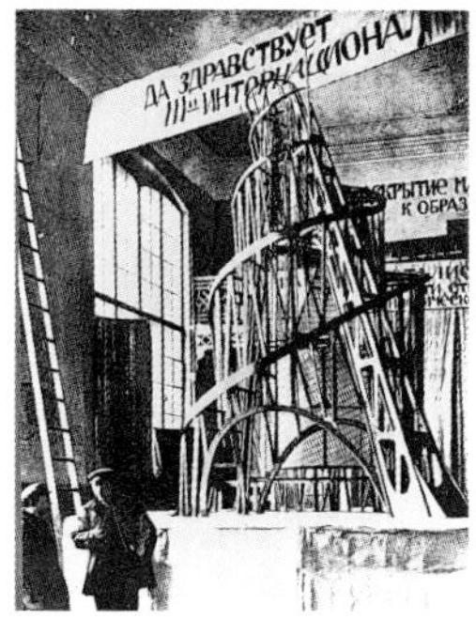

Modell des *Monuments der Dritten Internationale* · 1920 · vorn links steht Tatlin

sich Mansurow, Malewitsch und andere bekannte Künstler. Einige Quellen zu den Auswahlprinzipien sind in diesem Katalog veröffentlicht (S. 272-277). Nach der Revolution wurde auf Regierungsebene entschieden, Museen dieser Art nicht nur in den Hauptstädten Petrograd und Moskau, sondern auch in den Provinzen zu gründen. Im Zusammenhang mit dieser Entscheidung wurden schon Anfang der zwanziger Jahre Werke von Künstlern der russischen Avantgarde aus dem Bestand des *Museums für Künstlerische Kultur* an verschiedene Städte Rußlands abgegeben. Einige davon sind in dieser Ausstellung zu sehen.[6] 1926, in der Zeit des beginnenden ideologischen Totalitarismus, wurde das *Museum für Künstlerische Kultur* geschlossen, und fast die gesamte Sammlung ging in den Bestand des *Russischen Museums* über. Dieser Umstand begründete die schönste und größte Sammlung der russischen Avantgarde, aus deren Bestand nun mehr als 60 Bilder in dieser Ausstellung zu sehen sind. Die große Mehrheit der ausgestellten Werke stammt aus dem *Museum für Künstlerische Kultur*[7].

6] Später, in den dreißiger und fünfziger Jahren, schickte man nicht selten Arbeiten von Künstlern der Avantgarde aus Moskau und Leningrad in die Provinzmuseen, um sie so weit wie möglich aus den Zentren zu entfernen. Das war eine Art der Verbannung.

7] Im März 1998 wurde im Russischen Museum eine Ausstellung eröffnet, die dem Museum für Künstlerische Kultur gewidmet war. Ausst.-Kat. *Musej w museje. Russki awangard w sobranii gosudarstwennowo russkowo museja.* [Das Museum im Museum. Die russische Avantgarde aus der Sammlung des Museums für Künstlerische Kultur im Bestand des Staatlichen Russischen Museums], St. Petersburg 1998.

Übersetzung Frigga Horstmann

»Die Kunst meines Landes ist ungleich tiefer und vor allem bedeutender als alles, was ich im Westen kenne«

Die russische Avantgarde im Spannungsverhältnis zwischen Ost und West

von Noemi Smolik

Jetzt aber schlage ich den Staub von meinen Füßen ab und entferne mich dem Westen, da ich seine alles nivellierende Haltung als oberflächlich und unbedeutend betrachte. Mein Weg richtet sich auf den Ursprung aller Kunst – auf den Osten. Die Kunst meines Landes ist ungleich tiefer und vor allem bedeutender als alles, was ich im Westen kenne.«1] Natalija Gontscharowa · 1913

Die zwei Kulturen

Als 1896 der Maler Michail Wrubel seine Bilder der Auswahlkommission der *Allrussischen Industrie- und Kunstausstellung* in Nishni Nowgorod einreichte, löste er Entsetzen aus. Die gesamte Presse, angeführt von der Stimme des Schriftstellers Maxim Gorki, wandte sich gegen ihn. Wrubel war gezwungen, seine Bilder zurückzuziehen. Als es dann zur feierlichen Eröffnung der Ausstellung kam, waren die Bilder von Wrubel dennoch zu sehen, und zwar in einem von dem Industriellen Sawa Mamontow neben dem Eingang zur *Allrussischen Kunstausstellung* errichteten Pavillon. Der Skandal war perfekt und von lang anhaltender Wirkung. Noch Jahre später reichte es, wie sich einige Zeitzeugen erinnern, den Namen Wrubel nur zu erwähnen, um vornehme Damen in Ohnmacht fallen zu lassen. War man nicht seit mehr als dreißig Jahren bestrebt, die russische Kultur auf die Höhe der westeuropäischen zu bringen und die für rückständig befundene eigene russisch-orthodoxe Tradition zu verdrängen, deren Ausdruck die Ikone war? Ziel der *Allrussischen Ausstellung* war es doch, die Ergebnisse dieses Strebens zu zeigen und Rußland endgültig an die Seite der fortschrittlichen, westlichen Nationen zu stellen! Da meldete nun ausgerechnet ein Maler seine Teilnahme an, der die Ikone zur Grundlage seiner Malerei nahm. »Unerhört, unverschämt«, rief Maxim Gorki und eröffnete damit einen bis zum Ausbruch der Oktoberrevolution im Jahre 1917 anhaltenden Kampf nicht nur gegen Wrubel, sondern gegen eine ganze Bewegung. Doch warum eigentlich diese Feindschaft?

Sie geht auf eine Auseinandersetzung zurück, die bereits in der zweiten Hälfte des vorigen Jahrhunderts begann, als es in Rußland zwei nebeneinander existierende Kulturen gab. Zum einen die der westlich orientierten Privilegierten, zum anderen die der einfachen Bevölkerung, die in der russisch-orthodoxen Tradition lebte und deren Sinnbild die Ikone war. Beide Kulturen waren jeweils Ausdruck einer eigenen, sich grundsätzlich voneinander unterscheidenden Weltsicht. Der Unterschied war nicht – wie oft angenommen wird – der zwischen einer volks-

1] Natalija Gontscharowa in dem Vorwort ihrer Gemäldeausstellung in Moskau 1913, zitiert nach E. F. Kowtun (Hrsg.): *Istorija knishnawo iskusstwa* [Die Geschichte der Buchkunst], Moskwa 1989, S. 32.

tümlichen Kultur und einer Hochkultur. Es handelte sich vielmehr um eine Auseinandersetzung unter Intellektuellen. Während die westlich geprägte Kultur am Ende des vorigen Jahrhunderts Ausdruck einer auf den Naturwissenschaften basierenden modernen Weltsicht war, welche die Welt zu erklären und zu beherrschen glaubte, verstand die russisch-orthodoxe Tradition die Welt als eine höhere, nicht durch den Menschen zu erklärende Ordnung. Die westliche Kultur trat für den künstlerischen Realismus ein, der helfen sollte, die Welt zu erklären. Nach orthodoxer Tradition lebte man dagegen mit der Ikone, für die das Verbot der Wirklichkeitsabbildung galt, da sie von Gott gemacht und damit unfaßbar war. Die Ikone wurde als ein geistiges Konzept aufgefaßt. Sie ist kein Abbild, sondern ein Gegenbild der Wirklichkeit. Sie war nicht Erklärungsmodell der Welt, sondern Gegenstand der Verehrung.

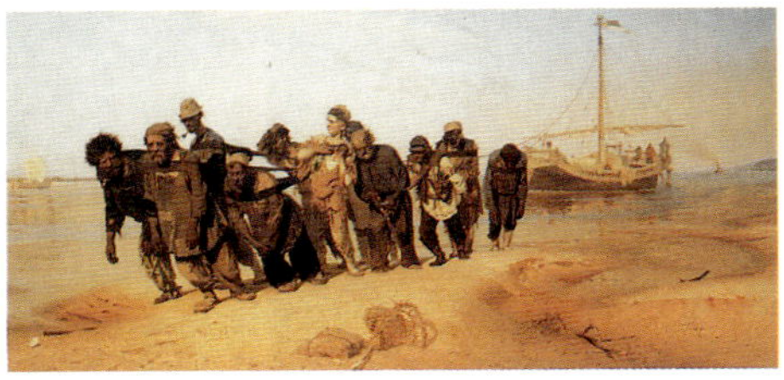

Ilja Repin · *Wolgatreidler* · 1870-73 · Staatliches Russisches Museum, St. Petersburg

Diese zwei Kulturen, die der Privilegierten, die seit Peter dem Großen die westliche Kultur als Vorbild betrachteten, und die der einfachen vorwiegend auf dem Lande lebenden Bevölkerung, existierten zunächst ungestört nebeneinander. Dies änderte sich in den sechziger Jahren des vorigen Jahrhunderts, als sich in Rußland aus der Bewunderung des in Westeuropa erzielten naturwissenschaftlichen Fortschritts eine übersteigerte positivistisch-materialistische Anschauung zu verbreiten begann. Aus dieser Haltung entstand die 1853 von Nikolai Tschernyschewski herausgegebene Schrift *Ästhetische Beziehungen der Kunst zur Wirklichkeit.* Mit Bezug auf Hegel stellte Tschernyschewski die These auf, ein wirklicher Apfel sei schöner als ein gemalter, da man ihn essen könne. Die Kunst und mit ihr die Schönheit seien an sich überflüssig: »Die Apologie der Wirklichkeit im Vergleich zur Phantasie und die Absicht zu beweisen, daß die Schöpfungen der Kunst dem Vergleich mit lebendiger Wirklichkeit absolut nicht standhalten können, sind das Wesen dieser Abhandlung.« **2]** Für Tschernyschewski war die Kunst nur dann zulässig, wenn sie sich erzieherischen Aufgaben widmet.

Diese Auffassung übernahm die Malergruppe *Peredwishniki* [Wanderer], deren Haupt Ilja Repin war. Mit Bildern im Stil der französischen Realisten veranstaltete sie Wanderausstellungen in den Provinzstädten – daher der Name *Wanderer* –, um die Landbevölkerung zur »westlichen« Kultur zu bekehren. Doch während die *Wanderer* mit ihren Bildern in den Salons der Städte Erfolge feierten, begegnete man ihnen auf dem Land von Anfang an mit großem Mißtrauen. Ihre Kunst war für die Landbevölkerung – wie sich Naum Gabo erinnert, der selbst auf dem Land aufgewachsen war – »exklusiv, fremd und ein Synonym der herrschenden Klasse«. **3]** Dies jedoch einzusehen, weigerten sich die eifrigen Aufklärer.

Zweifel am Westen

Einer, der es sofort sah, war der Schriftsteller Fjodor Dostojewski. Für ihn war Tschernyschewskis Ästhetik des eßbaren Apfels Ausdruck einer unverzeihlichen Dummheit, die er in seiner Zeitschrift *Wremja* [Die Zeit] mit folgenden Worten bekämpfte: »Man kann doch nicht sagen – nur weil man in einem Salon plötzlich so einen Einfall hatte –, daß alle diese Anstrengungen des gesamten russischen Geistes unnütz, dumm und illegitim sind. Man kann doch mit dem Menschen nicht so umgehen und ihm sagen, ich weiß zwar, dies ist dein Bedürfnis, aber dein Bedürfnis paßt mir nicht, und daher wirst du so leben, wie ich es dir sage und nicht anders. Schließlich ist die Kunst für den Menschen genauso ein Bedürfnis wie das Essen und Trinken.« **4]** Auf Tschernyschewskis Ablehnung der Kunst und der Schönheit entgegnete Dostojewski: »Der Mensch durstet nach Schönheit«. **5]** In seinen weiteren Artikeln wandte er sich dann auch gegen die *Wanderer.* Er forderte sie im Gegenzug dazu auf, selbst eine Annäherung an die Kultur der Landbevölkerung zu versuchen. Sie sollten statt den westlichen Realismus einen »höheren Realismus« anstreben, wie ihn die Ikone kenne. Nur so könne die ständig sich vertiefende Kluft zwischen den

2] N. G. Tschernyschewski: Estetitscheskije otnoschenija iskusstwa k deistwitelnosti, in: *Pol. sobr. sotsch. v 15 tm* [Gesammelte Werke in 15 Bänden], Moskwa 1949, Bd. 2, S. 89.
3] Naum Gabo: *Of Divers Arts*, New York 1962, S. 147.
4] Fjodor M. Dostojewski: G.-bow i wopros ob iskusstwe [Die Frage der Kunst], in: *Pol. sobr. sotsch. F. M. Dostojewskowo* [Gesammelte Werke F. M. Dostojewskis], St. Petersburg 1883, Bd. 10, S. 70.
5] Ebd.

zwei Kulturen überbrückt werden und eine gemeinsame russische Kultur entstehen. Dostojewskis Aufrufe fanden zunächst kaum Gehör. Man hielt sie für fortschrittsfeindlich und verbannte sie aus der öffentlichen Diskussion. Als Wrubel seine Bilder der Auswahlkommission in Nishni Nowgorod einreichte, bestimmte daher Tschernyschewskis Kunstauffassung noch immer das russische Kulturleben, vertreten durch den Akademiepräsidenten Ilja Repin, den Kritiker der Petersburger *Börsenzeitung* Wladimir Stassow und den Schriftsteller Maxim Gorki. Für sie gab es nur einen Weg, und das war die Übernahme der westlichen Kultur; für die altrussische kannten sie nur Verachtung. Wie tief die von Dostojewski angesprochene Kluft zwischen den beiden Kulturen war, geht deutlich aus einigen Zeugenaussagen hervor. So erinnert sich der Dichter Dmitri Mereschkowski an das Bild eines betrunkenen Bauern in einer Ausstellung der *Wanderer:* »Das Bild war abscheulich, unter Mißachtung der Technik, mit irgendwie toten hölzernen Farben gemalt. Aber das Publikum blieb vor dem Bild stehen; auf den Gesichtern der intelligenten Damen war Anteilnahme zu sehen. Sie sprachen auf französisch über das Leid unseres armen Volkes.« [6] Der Maler Bilibin berichtet von Versuchen, Ausstellungen russischer Volkskunst zu organisieren, die nicht etwa russische Volkskunst zeigten, sondern speziell für diese Ausstellungen angefertigte Gegenstände, bemalt mit Alpenlandschaften nach süddeutschem Muster. Selbst die russische »Volkskunst« hatte wie die westeuropäische auszusehen. Von ähnlichen Vorstellungen war auch die Auswahlkommission der *Allrussischen Ausstellung* geprägt. Sie mußte das Vorhaben von Wrubel, an dieser Ausstellung teilzunehmen, als Hohn begreifen. Nach einem Streit mit seinem Lehrer Ilja Repin verließ Wrubel 1884 die Akademie in St. Petersburg. Er ging nach Kiew, um sich an Restaurierungen in der Sophien-Kathedrale zu beteiligen. Sie wurden vom Kunsthistoriker Adrian Prachow geleitet und waren die ersten in Rußland durchgeführten Restaurierungsarbeiten an byzantinischen und altrussischen Fresken. Wrubel begann selbst Ikonen zu malen, die für die Kiewer Kirill-Kirche bestimmt waren, bis er im Jahr 1889 Sawa Mamontow traf.

Mamontow und die Wiederentdeckung der altrussischen Kunst

Der Industrielle und Erbauer der transsibirischen Eisenbahn Mamontow umgab sich bereits seit den siebziger Jahren mit jungen Kunsthistorikern wie Adrian Prachow, mit Komponisten und Künstlern, die sich zur Aufgabe gemacht hatten, der allgemeinen Verachtung der russischen Tradition entgegenzuwirken. Sie bereisten gemeinsam das Land, um Gegenstände des Altertums, Ikonen und mündlich überlieferte Legenden, Lieder, Beschwörungen und Märchen zu sammeln. Zu diesem Zweck wurde ein eigenes Museum in Abramzewo unweit Moskaus errichtet, wo sich auch die Sommerresidenz von Mamontow befand. Es war dies das erste Nationalmuseum in Rußland. Wie einige Zeitgenossen spotteten, war St. Petersburg zu dieser Zeit die einzige europäische Großstadt ohne Nationalmuseum. In Abramzewo gab es neben dem Museum auch Werkstätten, die Gegenstände im altrussischen Stil herstellten. 1880 begann Mamontow mit dem Bau einer eigenen Kirche im altrussischen Stil. In den Wintermonaten siedelte Mamontow nach Moskau über. Hier arbeitete er die von ihm auf dem Lande aufgeschriebenen Märchen in Libretti um, die er dann von dem Komponisten Nikolai Rimski-Korsakow vertonen ließ, der die gesammelten Volkslieder zur Grundlage seiner Musik machte. Anschließend ließ Mamontow diese Musikstücke in seinem Opernhaus aufführen. An diesen Aufführungen beteiligten sich alle in Mamontows Nähe lebenden Künstler, so daß eine bis dahin auch für das westeuropäische Theater ungewöhnliche Einheit von Bühnenbild, Kostüm, Musik, Licht, Sprache und Bewegung entstand. Nach der Begegnung mit Mamontow arbeitete auch Wrubel in seinen Werkstätten, entwarf Kostüme und Bühnenbilder. Finanziell abgesichert begann Wrubel, eine neue Malerei zu

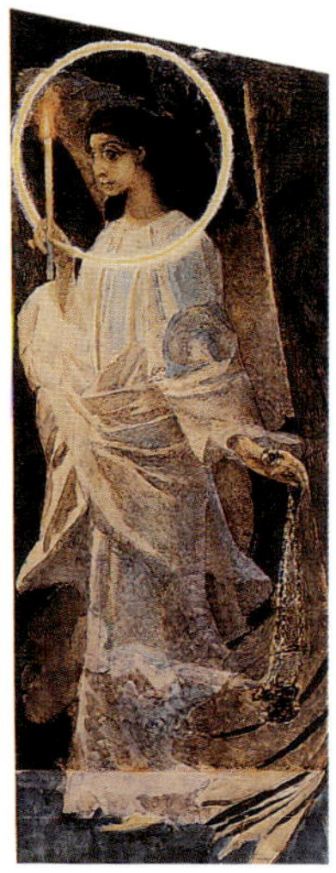

Michail Wrubel · *Engel mit Weihrauchfaß und Kerze* · 1887 · Skizze für eine nicht ausgeführte Wandmalerei in einer Kiewer Kirche · Kiewer Museum der Russischen Kunst

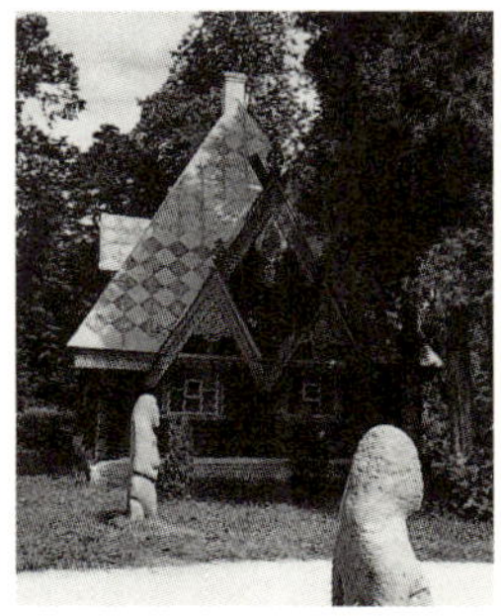

Werkstatt von Michail Wrubel in Abramzewo

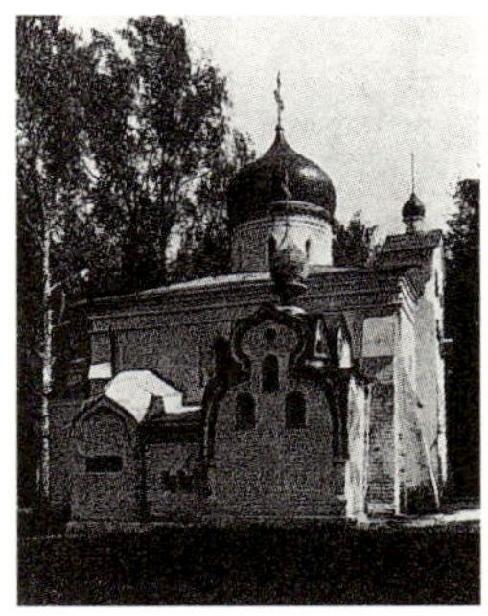

W. M. Wasnezow/W. D. Polenow · Kirche in Abramzewo · 1881-1882

6] Dmitri S. Mereschkowski: O pritschinach upadka i o nowych tetschenijach sowremennoi russkoi literatury, in: *Pol. sobr. sotsch. D. S. Mereschkowskowo* [Über die Ursachen des Verfalls und die neuen Strömungen der zeitgenössischen russischen Literatur], Moskau 1914, Bd. 18, S. 201.

entwickeln. Während der jahrelangen Restaurierungsarbeiten hatte er die besonderen Merkmale der Ikonenmalerei kennengelernt: die Bedeutung der Linie, die nicht gegenstandsbezogene Farbe und die Behandlung des Lichts, die Bewegung sowie die nicht zentralperspektivisch aufgefaßte Raumvorstellung. Diese Entdeckungen versuchte er in seiner Malerei umzusetzen, wobei er für seine Bilder im bewußten Gegensatz zu den weltlichen Themen der *Wanderer* religiöse und mythische Themen wählte, vor allem aus der altrussischen Mythologie. Die Wogen um die *Allrussische Ausstellung* hatten sich noch nicht gelegt, da trat Mamontow wieder an die Öffentlichkeit, diesmal mit einer eigenen Kunstzeitschrift. Sie hieß *Mir iskusstwa* [Die Welt der Kunst], wurde von Sergej Djagilew herausgegeben und von Mamontow sowie der Fürstin Tenissewa finanziert. Gleich in der ersten Nummer rechnete Djagilew mit Tschernyschewskis Kunstauffassung ab, indem er sie als barbarisch bezeichnete. Mit dem Ruf: »Wir sind eine Generation, die nach Schönheit dürstet«, stellte er sich eindeutig auf die Seite Dostojewskis. Auch er sah die Zukunft der russischen Kultur nur in einer Wiederbelebung der eigenen Tradition, weshalb er die Verachtung der Ikone für unhaltbar hielt: »Das ist ein verhängnisvoller Fehler, und solange in der russischen nationalen Kunst nicht eine bewußt aufgebaute Harmonie, eine königliche Einfachheit und eine einzige Schönheit der Farben gesehen wird, so lange wird es bei uns keine wahre Kunst geben. Blicken sie nur auf unseren wahren Stolz, auf die Nowgoroder und Susdaler alte Zeit«,7] schrieb er und veröffentlichte Abbildungen zeitgenössischer und altrussischer Kunst. Damit brach er aber mit der bis dahin in Rußland unangefochtenen Auffassung, daß die Kunstentwicklung ein progressiver Prozeß ist, mit dem westlichen Realismus als Gipfel. Reichten schon die Erwähnung der Ikone und des Malers Wrubel, um den französisch sprechenden Damen den Atem zu verschlagen, so brachte Djagilew mit seinem Bekenntnis zu Wladimir Solowjow, einem Freund von Dostojewski, die russische Kulturwelt völlig aus der Fassung. Solowjow, ein Student der Naturwissenschaften, war zunächst begeisterter Anhänger der westlichen positivistischen Philosophie. Als Zeichen seiner »modernen« Gesinnung warf er – wie er selbst berichtet – die Ikone aus dem Fenster. Das war mehr als eine nur symbolische Geste, da nach der orthodoxen Tradition ein Raum erst nach dem Aufstellen einer Ikone bewohnbar ist. Doch schon bald begann Solowjow, an der Richtigkeit der positivistischen Weltsicht zu zweifeln und nach anderen Denkmöglichkeiten zu suchen. Bei dieser Suche wandte er sich dem orthodoxen Glauben, aber auch den ostasiatischen Philosophien zu. In seinem 1874 veröffentlichten Buch *Krise der westlichen Philosophie – gegen die Positivisten* rechnete Solowjow mit der westlichen Weltsicht ab. Er warf ihr ein dreifaches Versagen vor: erstens in der Erkenntnis, weil sie sich einseitig auf die Vernunft stütze und nicht das Unbewußte, den Traum, die Phantasie und den Glauben miteinbeziehe; zweitens im Weltverständnis, weil sie abstrakte, hypothetische Gebilde baue, statt sich auf einen alles durchdringenden Geist zu berufen; und drittens in der Ethik, weil sie die Geschichte als einen fortschreitenden Prozeß zu einem für alle Kulturen verbindlichen Ziel auffasse und dabei alle übrigen kulturellen, sprachlichen und religiösen Entwicklungen negiere, um so den Anspruch auf Überlegenheit der westlichen Kultur moralisch rechtfertigen zu können. Solowjows Kritik des westlichen Denkens griff die westliche Vernunftgläubigkeit, den positivistischen Materialismus und das Fortschrittsdenken an. Wenn es den Fortschritt in der Form, wie ihn das westliche Denken verkündet, nicht gibt, dann ist die Übernahme west-

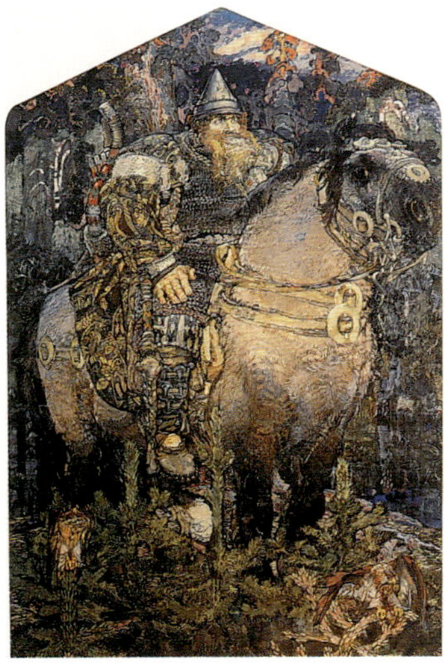

Michail Wrubel · *Recke* · 1898/99 · Staatliches Russisches Museum, St. Petersburg

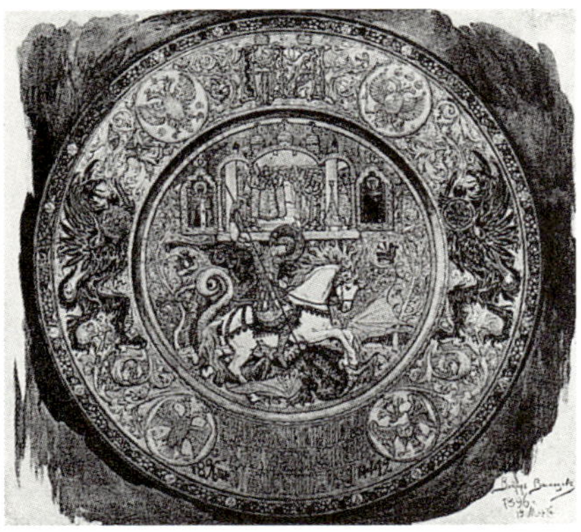

Wiktor Wasnezow · *Heiliger Georg* · 1896 · in: *Mir iskusstwa* · 1899 · Bd. 1, S. 11

7] Sergej P. Djagilew: Osnowy chudoshestwennoi ozenki [Die Grundlagen der künstlerischen Bewertung], in: *Mir iskusstwa*, St. Petersburg 1899, Bd. 1, S. 60.

licher Kultur nicht zwingend. Dann kann Rußland seine eigene Kultur weiterentwickeln und die Ikone als Ausdruck dieser Kultur zu ihrer Grundlage machen. »Den Glauben unserer Väter zu bewahrheiten, ihn auf eine neue Stufe der vernunftmäßigen Erkenntnis zu erheben und zu zeigen, wie dieser uralte Glaube mit der ewigen und allweltlichen Wahrheit übereinstimmt – das ist die ganze Aufgabe meiner Arbeit«. 8]

Die neue Epoche des »Geistigen«

Solowjows Kritik am westlichen Denken war ihrer Zeit zu weit voraus, um verstanden werden zu können. Sie stellte alles in Frage, was die russischen Intellektuellen an der westlichen Kultur so bewundert hatten. Die Reaktion darauf folgte gemäß der damaligen wissenschaftlichen Vorstellung, nach der alles, was nicht den wissenschaftlichen Grundsätzen entspreche, entweder krank oder verrückt sei – Solowjow wurde für geisteskrank erklärt. Er wurde gezwungen, seine Professorenstelle an der Petersburger Universität aufzugeben. Er arbeitete aber weiter an einer neuen Erkenntnislehre, die er mit folgenden Worten erläuterte: »Damit bildet sich ein System des wahrhaften Wissens oder der freien Theosophie, die auf dem mystischen Wissen göttlicher Dinge beruht, das von ihr mit Hilfe des rationalen Denkens mit der empirischen Erkenntnis der natürlichen Dinge verbunden wird, wodurch sie eine allseitige Synthese von Theologie, rationaler Philosophie und positivistischer Wissenschaft darstellt.« 9] Theologie meint hier die orthodoxe Vorstellung, nach der sich die Erkenntnis in einem Dreiecksverhältnis von Seele, Herz und Geist entfaltet. Der Geist wird dabei keinesfalls als rational-intellektuelles Prinzip verstanden, sondern transzendental als alles durchdringende göttliche Gegenwart. Erst das Durchdringen der Seele und des Herzens mit der göttlichen Gegenwart – die Vergeistigung – führt zu einer Einheit, welche die Voraussetzung jeder wahrhaften Erkenntnis ist. Das auf diesem »Geist« fußende Grundprinzip der Erkenntnis stellte Solowjow der westlichen, auf Vernunft basierenden Erkenntnislehre gegenüber. Er glaubte, daß nur das geistige Prinzip imstande sei, den immer größer werdenden Bruch zwischen Intellekt und Gefühl, zwischen Glauben und Verstand, zwischen Denken und Fühlen, aufzuheben. In seinem 1884 veröffentlichten Buch *Die geistigen Grundlagen des Lebens* erarbeitete er die Grundsätze des neuen Denkens, das die neue Epoche des Geistigen einleiten sollte. Es ist das von Solowjow formulierte Geistige, auf das sich dann Wassily Kandinsky in seiner Schrift *Über das Geistige in der Kunst,* aber auch Kasimir Malewitsch berufen wird.

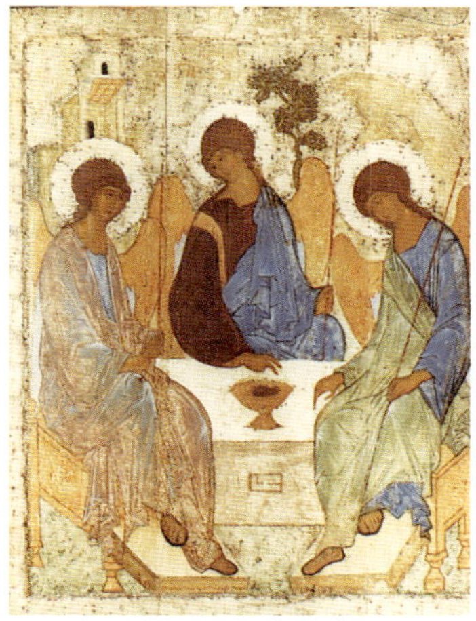

Andrej Rubljow · *Heilige Dreifaltigkeit* · Erstes Viertel 15. Jahrhundert · Staatliche Tretjakow-Galerie, Moskau

Als jedoch Djagilew in seiner Zeitschrift Solowjows Idee des Geistigen veröffentlichte, hielt sie die Mehrheit der Gebildeten für ein krankes Hirngespinst. Sie ernst zu nehmen, war unerhört! Es fällt heute schwer, die damalige Empörung zu verstehen. Sie ist jedoch noch 1915 hinter den Angriffen deutlich zu spüren, die Gorki an Djagilew richtete. Auch Maler wie Repin fürchteten um das Ansehen Rußlands als eine fortschrittliche Kulturnation und der Kritiker Stassow verlor in seinem Artikel mit der Überschrift *Die geistig Armen* vollends die Beherrschung: ›Jeder vernünftige, noch nicht hirnverbrannte Mensch muß unversöhnliche Feindschaft gegen diese nichtsnutzige Dekadenz empfinden«. 10] War für diese Kritiker der Auftritt von Djagilew der Anfang des Niedergangs, so wirkte er für die junge Generation wie eine Offenbarung. Sergej Makowski, der Herausgeber der Kunstzeitschrift *Apollon,* in der Arbeiten der Malerin Natalija Gontscharowa, später dann von Michail Larionow und Aristarch Lentulow publiziert wurden, erinnert sich: »Mein Leben teilte sich in zwei Teile: Vor und nach Djagilew. Es wurden alle unsere Vorstellungen, alle unsere Gedanken über Kunst verändert.« 11] Und Makowski sprach von Djagilews ›Traum von einer Auferstehung einer aus den nationalen Wurzeln kommenden Kunst«. In *Apollon* erschienen neben Berichten von zeitgenössischer Kunst auch Artikel über altrussische Werke. Die

8] Wladimir S. Solowjow: *Krisis sapadnoi filosofii (protiw positiwistow)* [Die Krise der westlichen Philosophie (gegen die Positivisten)], Moskau 1874, zit. n. Enziklopeditscheski slowar, St. Petersburg 1900, Bd. 30, S. 785.
9] W. S. Solowjow: Kritik der abstrakten Prinzipien, in: *Deutsche Gesamtausgabe der Werke W. Solowjows,* hrsg. v. W. Szylkarski, N. Lettenbauer, J. Müller, München 1978, Bd. 1, S. 18.
10] W. W. Stassow: Chudye duchom, in: *Nowosti i birshewaja gaseta,* St. Petersburg 1899, Nr. 5, vom 5. 1.
11] S. Makowski: *Portrety sowremennikow* [Portraits von Zeitgenossen], New York 1955, S. 208.

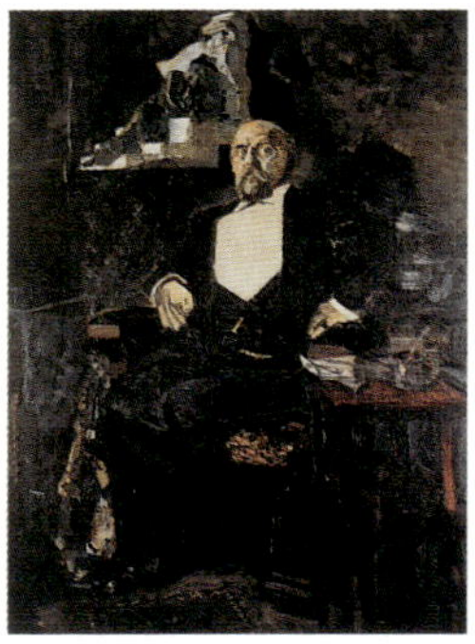

Michail Wrubel · *Sawa Mamontow* · 1885 · Staatliche Tretjakow-Galerie, Moskau

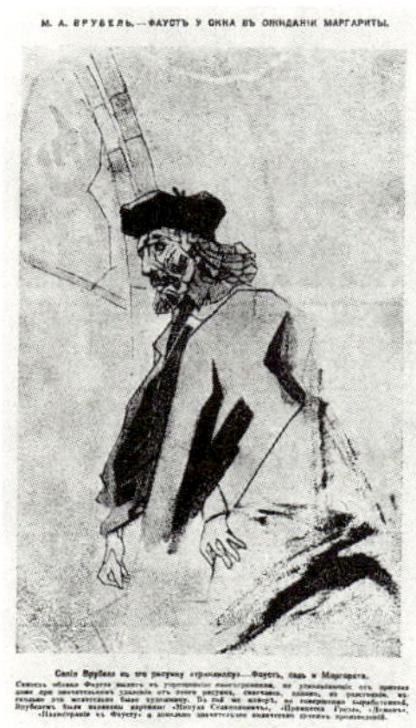

Michail Wrubel · *Faust erwartet Margarita am Fenster* · Beispiel für die kubistische Facettierung der Volumina bei Wrubel · in: *Ogonjok*, Nr. 14 · 1912

erste umfangreiche Auseinandersetzung mit dem bedeutendsten russischen Ikonenmaler Andrej Rubljow wurde 1915 in der Zeitschrift *Apollon* publiziert, nicht etwa in einem kunsthistorischen Periodikum. Der Artikel war vom jungen, auf zeitgenössische Kunst spezialisierten Nikolai Punin verfaßt. Doch bereits vor 1915 hatte sich Punin in dieser Zeitschrift mit den gegenseitigen Beziehungen der zeitgenössischen Kunst und der Ikonenmalerei auseinandergesetzt. In seinem 1913 veröffentlichten Artikel *Die Wege der zeitgenössischen Kunst und die russische Ikonenmalerei* hatte er die Ikone vor allem wegen ihrer Weltauffassung der westlichen modernen Kunst entgegengestellt: »Wir glauben daran, daß die Ikone in ihrer großartigen und lebendigen Schönheit die zeitgenössische Kunst zu Errungenschaften führt, die sich von denen unterscheiden, von denen die europäische Kunst in den letzten Jahrzehnten lebte.« 12]

Während dieser Auseinandersetzung um die Bedeutung der Ikone für die zeitgenössische Kunst gewann Wrubel für die junge Generation an Bedeutung. Man schätzte ihn vor allem wegen des räumlichen Aufbaus seiner Bilder, den er der sogenannten umgekehrten Perspektive der Ikonenmalerei entnahm. Diesen Aufbau sieht man deutlich in Wrubels Porträt seines Mäzens Mamontow von 1897, in dem Mamontow nicht zentralperspektivisch dargestellt, sondern – wie das Geschehen auf der Ikone – aus verschiedenen Blickwinkeln gleichzeitig festgehalten wird. Durch die Gleichzeitigkeit von verschiedenen Blickwinkeln wird dem Betrachter der Eindruck vermittelt, er bewege sich in einem Halbkreis um Mamontow. Wrubels besonderer Raumaufbau zerstörte, und zwar unabhängig von der Entwicklung in Frankreich, die zentralperspektivische Idee. Eigentlich griff er Grundsätzen des Kubismus vor, was die jungen russischen Künstler dazu bewog, Wrubel zum Vorläufer der Kubisten zu zählen. 13] Naum Gabo behauptet sogar, daß man in Rußland den französischen Kubismus sofort annehmen konnte, weil man durch Wrubel auf ihn bereits vorbereitet war. Gabo schreibt: »Es gab jedoch einen Künstler, der einen zwingenden Einfluß auf meine Generation in Rußland und auf mich persönlich im besonderen ausübte – ich meine Wrubel.« 14] Wrubel war auch für den Maler Larionow – wie dieser oft behauptete – wichtiger als Cézanne. 15]

Die Metropole Moskau

Inzwischen überstürzten sich die Ereignisse in Moskau. Dorthin waren viele junge Künstler und Dichter übergesiedelt, da sie in der russischen Stadt an alte Traditionen anknüpfen wollten. In Moskau hatte sich eine neue, selbstbewußte großbürgerliche Schicht gebildet, die sich durch eine national orientierte Kultur von dem vorwiegend westlich orientierten Adel abzusetzen versuchte. Sie war bereit, wie Mamontow die Suche nach einer eigenständigen Kunst großzügig zu unterstützen. Seit der Jahrhundertwende kamen auch immer mehr junge Leute aus den nicht privilegierten Schichten nach Moskau. Sie waren auf dem Lande mit der Ikone aufgewachsen und orthodox geprägt. Das aus Westeuropa importierte Weltbild war ihnen fremd. Doch anders als ihre noch nicht so zahlreichen Vorgänger – zu denen gerade Repin und Gorki zählten – waren diese jungen Menschen nicht mehr bereit, ihren kulturellen Ursprung zu verleugnen. Für sie war die Auseinandersetzung mit den zwei Kulturen daher nicht nur eine kulturelle, sondern vor allem eine soziale Frage.

Dies trifft besonders für Kasimir Malewitsch zu. Wie er in seiner Biographie berichtet, war für ihn die erste Begegnung mit einem realistisch gemalten Bild in einem Kiewer Schaufenster ein Schock. Bis dahin hatte er nur die Ikone gekannt. Da begriff er, daß es »zwischen der Kiewer Kunst und der Kunst des Dorfes einen Unterschied gibt«. Die erstgenannte war für Malewitsch die Kunst »von Leuten höherer Schichten, Aristokraten, Hofangehörigen, Intellektuellen und revolutionär denkenden Menschen«, während die zweitgenannte die Kunst der Bauern war. Und für Malewitsch stand fest: »Ich blieb aber auf der Seite der bäuerlichen Kunst und begann im primitiven Geiste zu malen. Am Anfang ahm-

12] Nikolai Punin: Puti sowremennowo iskusstwa i russkaja ikonopis, in: *Apollon*, Moskau 1913, S. 50. Vgl. in diesem Katalog, S. 258.
13] So bezeichnet Kulbin in einem 1915 in Petrograd herausgegebenen Sammelband, zu dem auch Burljuk, Krutschonych und Chlebnikow Beiträge lieferten, Wrubel als den ersten Kubisten. Auch in der damals in Rußland sehr verbreiteten Illustrierten *Ogonjok* wird Wrubel als erster Kubist genannt. S. Nikolai Kulbin: Kubism, in: *Strelez*, hrsg. v. A. Balenzova, Petrograd 1915, S. 200; *Ogonjok*, St. Petersburg 1912, Nr. 14.
14] H. Read, L. Martin (Hrsg.): *Naum Gabo*, Neuchatel 1961, S. 158.
15] Vgl. Günter Metken: Zwischen Slawophilie und Avantgarde, in: *Michail Wrubel*, Ausst.-Kat. Kunsthalle Düsseldorf; Haus der Kunst München 1997, S. 79.

te ich die Ikonenmalerei nach.« 16] Ein anderer vom Lande kommender Maler war Michail Larionow. Er und Natalija Gontscharowa traten mit unermüdlichem Eifer für eine neue anti-westliche Kunst ein. Gontscharowa verkündete bewußt provokant: »Durch mich ist alles gegangen, was der Westen der Zukunft geben kann, auch das, was vom Westen angeregt, meine Heimat hervorbrachte. Jetzt aber schlage ich den Staub von meinen Füßen ab und entferne mich dem Westen, da ich seine alles nivellierende Haltung als oberflächlich und unbedeutend betrachte. Mein Weg richtet sich auf den Ursprung aller Kunst – auf den Osten. Die Kunst meines Landes ist ungleich tiefer und vor allem bedeutender als alles, was ich im Westen kenne.« 17] Anfang der zehner Jahre waren Larionow und Gontscharowa die treibende Kraft in Moskau. Sie organisierten Ausstellungen und Diskussionen und scheuten vor keiner Provokation zurück. Bald gaben sie aber ihre führende Rolle auf und gingen mit Djagilew, dem früheren Herausgeber der Zeitschrift *Mir iskusstwa,* nach Westeuropa, um dort die in Mamontows Privatoper entstandene Musik von Rimski-Korsakow und dessen Schüler Igor Strawinsky aufzuführen. In Fortführung der Mamontowschen Werkstätten entwarfen sie mit anderen Künstlern das Bühnenbild, das Licht und die Kostüme. Dabei entstanden Stücke wie das 1913 in Paris uraufgeführte *Sacre du Printemps,* in dem Strawinsky, wie Rimski-Korsakow in der Zeitschrift *Apollon* berichtete, am radikalsten mit der geltenden musikalischen Logik brach und russische archaische Klänge und Rhythmen verwendete. In seiner Einheit von Klang, Bewegung und Licht stellt *Sacre du Printemps* eine Folge von bewegten, fast gegenstandslosen Bildern dar, die in bestimmtem Sinne den gegenstandslosen Bildern von Kandinsky und Malewitsch vorgreifen.

Kritik der reinen Vernunft

Doch auch ohne Larionow und Gontscharowa ging die Entwicklung in Rußland weiter. 1910 erschien das Buch *Symbolismus* von Andrej Bely. Bely war es, der bereits Anfang des Jahrhunderts in seinen frühen Artikeln das Denken von Solowjow vertrat. Als Sohn eines berühmten Mathematikprofessors studierte Bely zunächst Mathematik und Physik, bis auch in ihm Zweifel an der positivistischen Weltsicht aufkamen. Sie führten Bely zu Solowjow, von dem er die Ablehnung des westlichen Denkens übernahm. In Artikeln, die er in der Kunstzeitschrift *Mir iskusstwa* veröffentlichte, hielt er das positivistische Denken für bereits überwunden. In seiner Auffassung fühlte sich Bely durch die neuesten Ergebnisse der Physik bestätigt, die belegten, daß die Welt nicht aus Materie, sondern aus reiner Energie besteht. Bely glaubte, daß diese Theorie das bisherige Verständnis von Raum und Zeit, das Prinzip von Ursache und Wirkung, die Vorstellung von Subjekt und Objekt und schließlich die gesamte Erkenntnistheorie in Frage stellte. Aus Anlaß des zweihundertsten Geburtstages von Immanuel Kant veröffentlichte Bely 1904 eine Abrechnung mit seiner *Kritik der reinen Vernunft.* Er warf ihr Einseitigkeit vor: »Warum eigentlich ist erst nach einer Kritik der reinen Vernunft ein Gespräch über die Stufen der Erkenntnis möglich, die doch die ganze Breite unserer Seele beansprucht?« 18] Anschließend rief Bely die Künstler dazu auf, an die Stelle der Wissenschaftler zu treten und deren Aufgaben zu übernehmen, weil sich die bisherige Wissenschaft in ihrem Erkenntnisvorgang wegen ihrer Ausrichtung auf die reine Vernunft als ungenügend erwiesen habe. Bely prägte den Begriff »besumnoe ponimanie«, was – zusammengesetzt aus der Präposition bes = ohne und um = Verstand –, vernunftlose Erkenntnis heißt. Das Erscheinen von Belys Buch *Symbolismus* wurde in Moskau zum Ereignis. Künstler wie der Dichter Welimir Chlebnikow und der Maler Kasimir Malewitsch machten sich sofort Belys Überzeugung zu eigen: Ein Kunstwerk könne nie auf rationalem Weg entstehen, sondern nur auf Ebenen, die die Vernunft übersteigen. Sie bezeichneten ihre Gedichte und Bilder mit dem Wort »Zaum«, wobei sie nur Belys Prä-

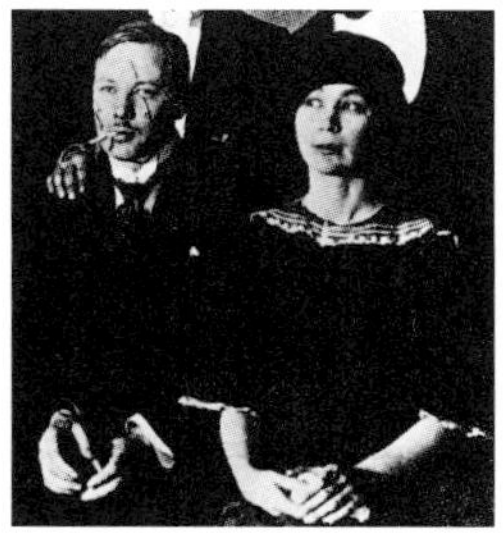

Michail Larionow und Natalija Gontscharowa in der *Zielscheibe*-Ausstellung in Moskau 1913

16] Vgl. *K istorii russkowo awangarda N. Chardziew, K. Malewitsch, M. Matjuschin,* Stockholm 1976, S. 118; *K. Malewitsch,* Ausst.-Kat. Galerie Gmurzynska, Köln 1978, S. 11-19.
17] Vgl. E. F. Kowtun (Hrsg.): *Istoria knishnawo iskusstwa* [Die Geschichte der Buchkunst], Moskau 1989, S. 32.
18] Andrej Bely: Kritizism i simwolism, in: *Wesy* 1902, Bd. 2, S. 2.

position bes = ohne durch die Präposition za = jenseits ersetzten. Malewitsch beschreibt die »Zaum«-Sprache: »Wir sind nun dazu gelangt, die Vernunft zu verwerfen. Wir haben sie verworfen, weil in uns eine andere keimt, die im Vergleich zu der verworfenen »Zaum«, d. h. Übervernunft, genannt werden kann und die gleichfalls Gesetzmässigkeit und Sinn besitzt. Nur wenn wir das erkannt haben, werden unsere Arbeiten sich auf ein wahrhaft neues, übervernunfthaftes Gesetz stützen können.« **19]** Der Kritik des westlichen Denkens folgt in Belys Buch *Symbolismus* die Auseinandersetzung mit der auf dem russischen Lande lebendigen Kultur. Sie führt Bely zu der Feststellung, daß diese Kultur im Unterschied zur westlichen keine realistischen Ansprüche an die Kunst stelle; die Ikone bediene sich der Farbe und der Form, der Lieder und Märchen, der Wort- und Klangspiele, ohne auf ihren Realitätsbezug zu achten. So entdeckte Bely die Bedeutung des Klangs für die Dichtung, der Farbe und der Form für die Malerei, und er kam schließlich zu der Einsicht, daß der künstlerische Ausdruck in seiner Form nicht von der Bedeutung zu trennen sei. »Die Form ist ein Teil des Inhalts, der Inhalt ist ein Teil der Form«, ist die auf einen Nenner gebrachte Aussage der in seinem Buch dargelegten Kunsttheorie. Dieser Theorie schloß sich sofort Chlebnikow an. Er war ebenfalls ein Student der Mathematik und Physik und verstand die Welt längst nicht mehr als feste Materie, sondern als reine Energie. Sie war für Chlebnikow Grundlage und Quelle, der Anfang und das Ende der ganzen Vielfalt weltlicher Erscheinungen. In dieser Welt der Energie gibt es keinen Fortschritt, kein Vorher und Nachher, keine Ursache und keine Wirkung und keinen festen Raum. Dieser Welt ist längst nicht mehr mit reiner Vernunft, wie sie Kant definierte, beizukommen. Chlebnikows Urteil über dessen Erkenntnistheorie ist noch erbarmungsloser als das von Bely: »Kant, der die Grenzen des menschlichen Verstandes bestimmen wollte, hat die Grenzen des deutschen Verstandes bestimmt. Zerstreutheit eines Gelehrten … Er hat ein nicht von Menschenhand gefertigtes Denkmal der Beschränktheit eines Volkes geschaffen.« **20]** Chlebnikows Ziel war es, ein Kunstwerk zu schaffen, das sich außerhalb der von Kant aufgestellten Kategorien bewegt: »Ich denke an ein komplexes Werk ›quer durch die Zeiten‹, wo die Regeln der Logik, der Zeit und des Raumes so häufig durchbrochen werden wie der Trinker stündlich zum Schnapsglas greift.« **21]** Tatsächlich nahm in der russischen Kunst die Zerstörung des positivistischen Weltbildes nach 1910 solche Bedeutung an, daß der Linguist Roman Jakobson später »die Auflösung des Statischen und die Austreibung des Absoluten« als die Haupttendenzen dieser Zeit bezeichnete. Bei dieser Zerstörung der positivistischen Weltauffassung ging Chlebnikow am weitesten. In seinen Gedichten sind Worte mit Zahlen und mathematischen Formeln eng verflochten, Worte durch Klänge ersetzt, Worte nach Klängen gereiht. Seine Gedichte sind Geniestreiche, leider außerhalb von Rußland nur wenig bekannt, da sie in eine andere Sprache kaum zu übersetzen sind. In Rußland jedoch hielt man Chlebnikow nach 1910 für den Propheten einer neuen Kunst.

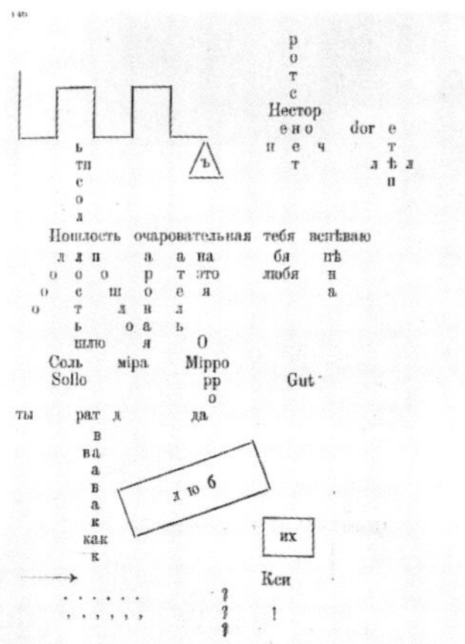

I. Sdanewitsch · *»Rayonistisches« Gedicht* · in: *Eselsschwanz und Zielscheibe* · 1913

»Suprematismus« und Ikone

Zu Chlebnikows Bewunderern gehörte auch Malewitsch. Wie Chlebnikow, der mit Worten und Klängen als selbständigen Elementen spielerisch umging, begann Malewitsch, Farbe und Form vom Gegenständlichen zu trennen. Und wie Chlebnikow, der die Klänge und Rhythmen strukturierte, suchte auch Malewitsch nach Grundstrukturen der Erscheinungen, bis er die Form und die Farbe als ein selbständiges, wirklichkeitsfremdes Element begriff und das legendäre, völlig gegenstandslose *Schwarze Quadrat auf weißem Grund* schuf. Mit diesem Bild verwirklichte Malewitsch, was Bely bereits 1910 in seinem Buch *Symbolismus* vorausgesagt hatte. Im letzten Kapitel über die Zukunft der Kunst kündigt Bely die Gegenstandslosigkeit der

19] Malewitsch in einem Brief an Matjuschin von 1913, vgl. *Sieg über die Sonne,* Ausst.-Kat. Akademie der Künste, Berlin 1983, S. 39.
20] Welimir Chlebnikow: Lehrer und Schüler, in: *W. Chlebnikow.* Werke, hrsg. v. P. Urban, Hamburg 1972, Bd. 2, S. 81.
21] Chlebnikow in einem Brief an Kamenski von 1909, zit. n.: R. Crone: K. Malewitsch, W. Chlebnikow und N. Lobatschewski, in: *Wallraf-Richartz-Jahrbuch,* Köln 1978, Bd. 11, S. 148.

Kunst an. Bely verstand diese Entwicklung zur Gegenstandslosigkeit jedoch nicht nur als eine Errungenschaft, sie sei auch mit der Gefahr einer völligen Verselbständigung der Form und der Methode um ihrer selbst willen verbunden. Und damit eröffnete Bely in Rußland eine Diskussion über die Gegenstandslosigkeit in der Kunst, die noch einige Jahre später unter anderem auch von Malewitsch ausgetragen wird. 22] Doch vorläufig gipfelte in Malewitschs gegenstandslosem Bild der von Dostojewski eingeleitete und von Djagilew wieder aufgegriffene Versuch, sich dem Einfluß der westeuropäischen Kultur zu entziehen und aus der eigenen Tradition zu schöpfen. Daher brachte Malewitsch sein *Schwarzes Quadrat,* als er es 1915 in Petrograd ausstellte, auch genau an der Stelle des Raums an, an der die Bauern ihre Ikone aufstellten: in einer Ecke des Zimmers. Seine neue Malerei nennt Malewitsch Suprematismus. Er versteht ihn als den Realismus, der die Wirklichkeit nicht mehr nachbildet. Nach Malewitsch ist dieser Realismus ein höherer, im Falle seines Quadrats der höchste, und bezeichnet ihn, aus dem Latein abgeleitet, als Suprematismus. Damit knüpft Malewitsch bewußt an Dostojewski und dessen zu Beginn des Jahrhunderts wieder aufgenommene Forderung nach einem höheren Realismus an, der sich nicht mehr mit dem Abschreiben sichtbarer Wirklichkeit zufrieden gibt. Denn genauso wie vor ihm schon Dostojewski und Djagilew weigert sich auch Malewitsch, die aus der altrussischen Tradition kommende Kultur für rückständig und daher wertlos zu halten. Ganz im Gegenteil: »Man sagt allgemein, daß der Zar Peter den Beinamen ›der Große‹ bekommen und verdient habe, weil er in den gegenstandslosen Kubus ein Loch nach Westen geschlagen, ein Fenster zum Licht aufgestoßen hat. Ich aber klage ihn an, daß er die Einheit zerstörte, indem er einer zerstörenden Kultur Eingang verschaffte und einem höchst fragwürdigen und verdächtigen Licht das Fenster öffnete.« 23] Durch alle diese Ereignisse sah Gorki die Bekehrung des russischen Volkes zur westlichen Kultur bedroht. Verbittert beobachtete er, wie eine ganze Generation sich zu Dostojewskis Vision einer eigenen russischen Kultur bekannte. »Der Europäer ist Führer und Herr seiner Gedanken, der östliche Mensch ist Sklave und Diener seiner Phantasie … Für den Westen ist der Mensch das höchste Ziel der Natur, für den Osten hat der Mensch keinen Wert in sich selbst.« 24] Und: »Ich zweifle sehr an der Schönheit und dem Nutzen der Gedanken, die der Westen vom Osten bekommen hat. Indessen bin ich überzeugt von der Größe, Schönheit und dem Nutzen in allem, was der Geist Westeuropas hervorgebracht hat.« 25] Als 1913 das Moskauer Künstlertheater unter der Leitung von Konstantin Stanislawski, einem Neffen des Mäzens Mamontow, Dostojewskis *Dämonen* aufführen will, protestiert Gorki heftig und läßt nichts unversucht, um die Aufführung zu verhindern. Zu seiner großen Enttäuschung muß der Dichter aber erleben, daß er sich auf einem verlorenen Posten befindet. Die junge Generation hat nicht mehr viel übrig für den donnernden alten Mann. In Gorkis Augen kommt dies alles einem abscheulichen Verrat der jungen Intellektuellen an der Sache des Fortschritts gleich, gegen den er entschieden vorzugehen entschlossen ist. Zwei Jahre später, 1915, gründet Gorki die *Letopis*-Chronik. Ihr Ziel ist es, »den mystischen Anarchismus der russischen Jugend« zu bekämpfen und in Rußland wieder eine »heroische« Kunst, wie sie der Maler Repin vertritt, zu etablieren. Für die »primitivistischen« Umtriebe der jungen Generation kennt die Zeitschrift von Gorki nur eine Bezeichnung: »reaktionär«. Für einen überzeugten Positivisten, der die Geschichte als einen unaufhaltsamen Fortschritt betrachtet, stellt die Rückkehr zur Ikone tatsächlich eine reaktionäre Entwicklung dar. Geht doch die Ikone davon aus, daß die Welt nicht faßbar sei, weshalb sie gar nicht erst die Wirklichkeit nachzubilden versuche. Sie leistet einen Gegenentwurf zur Wirklichkeit, der Ausdruck geistiger Konzepte ist. Und genau diese Kunstauffassung teilt auch Malewitsch, für den die gescheiterten Versuche

22] Andrej Bely: *Simwolism,* Moskau 1910, S. 452, siehe in diesem Katalog, S. 250 ff.
23] Werner Haftmann (Hrsg.): *Kasimir Malewitsch, Suprematismus – Die gegenstandslose Welt,* Köln 1962, S. 99.
24] Maxim Gorki: Dwe duschi [Zwei Seelen], in: *Letopis* [Jahresschrift], Petrograd 1915, Bd. 1, S. 123.
25] Zit. n. Geir Kjetsaa: *Maxim Gorki,* Hildesheim 1996, S. 231.

des westlichen Realismus nur beweisen, »daß es keine Möglichkeit gibt, die tatsächliche Realität der Natur darzustellen oder zu vermitteln, es sei denn, die Bemühungen lösen sich im Ungegenständlichen auf. Die Realität ist unfaßbar«.[26] Malewitsch entwirft ein *Schwarzes Quadrat auf weißem Grund*, später dann ein Kreuz und einen Kreis. Er bezeichnet sie als die Ikonen seiner Zeit, hinter denen wie hinter der Ikone ein geistiges Konzept stehe. Und Malewitsch verheimlicht nicht, daß dieses Konzept dem der westlich orientierten Gebildeten widerspricht. »Der historische Materialismus muß genauso entschieden abgelehnt werden wie der Gegenstand in der Kunst!«[27] Mit dieser Ansicht steht Malewitsch nicht allein. Eine ganze Generation von Künstlern, Dichtern, Musikern und Wissenschaftlern vertritt genau diese Kunstauffassung.

Das Ende einer Bewegung

Für Gorki gibt es aber nur eine Kultur, und jeder Angriff auf diese dem Westen entnommene Kultur riecht nach Reaktion, weshalb er in seiner Zeitschrift dazu aufruft, die Reaktionäre und Feinde des Fortschritts zu zerschlagen. Damals aber, 1915, weiß noch keiner, daß er das nicht nur bildhaft meint. Einer allerdings ahnt es. Anfang 1917 schickt Alexander Benois, einstiger Weggefährte von Djagilew, einen Brief an die Zeitschrift *Letopis*. Er warnt darin vor der Vorstellung, das Volk verfüge über einen niederen Geschmack, der bekämpft und durch einen anderen, eben den westlichen, ersetzt werden müsse. Er schreibt: »Es ist sündhaft und abscheulich zu denken, daß eine als national gefälschte Kunst überhaupt jemandem von Nutzen sein kann«.[28] Aber er zweifelt zugleich an der Wirkung seiner Worte, denn er meint mit Schrecken feststellen zu müssen, daß sich hinter dem »Katechismus« dieser Zeitschrift, »eine kriegerische Propaganda und eine Bereitschaft, eigene Überzeugungen dem anderen auch aufzuzwingen«, verstecke. Da trennen Benois nur noch wenige Monate von Lenins Machtübernahme, die zur Einstellung der Zeitschrift führen wird. Gorki glaubte, sein Ziel erreicht zu haben. Tatsächlich gibt Lenin sofort nach seiner Machtübernahme eine Statue von Tschernyschewski in Auftrag, über dessen Dummheit sich schon Dostojewski aufgeregt hatte, und macht damit unmißverständlich klar, für welchen Weg er sich entscheidet: für den bedingungslosen Anschluß an die westliche und gegen jede weitere Suche nach einer eigenen Kultur. »Wir genossen bei den offiziellen Führern der kommunistischen Partei keine Sympathie«, erinnert sich Naum Gabo.[29] Doch zunächst beansprucht der Bürgerkrieg die Führer der Revolution so sehr, daß sie keine Kraft mehr finden, auch noch in das kulturelle Leben einzugreifen. Dies ändert sich allerdings 1921. »Die aus dem Krieg zurückkehrende kommunistische Partei«, berichtet Naum Gabo weiter, »begann ihr Haus in allen Ministerien zu säubern. Was nun die Abteilung Kunst anbetraf, begünstigte man ganz offensichtlich einen Rückgriff auf Repin, und Repin war, wie Sie vielleicht wissen, einer jener akademischen Päpste der offiziellen Kunst der Zarenzeit. Diese Art von Kunst verehrte man, und unsere Kunst wurde gehaßt.«[30] Und als Malewitsch 1922 gegen den historischen Materialismus Lenins ein Manifest mit dem Titel *Gott ist noch nicht gestürzt* verfaßt und es in der Öffentlichkeit vorzutragen wagt, bringt ihm dieser Auftritt endgültig den Vorwurf der »übelsten Reaktion« ein, die sich hinter der Maske des roten Quadrats verstecke. Damit ist das Schicksal von Malewitsch wie das einer ganzen Bewegung besiegelt. Sie landet entsprechend dem historischen Materialismus auf dem Kehrichthaufen der Geschichte, während der »Malerfürst der Zarenzeit« Repin, der Kritiker der *Börsenzeitung* Stassow und der Schriftsteller Gorki zu Begründern einer Kunstrichtung aufsteigen, die als sozialistischer Realismus in die Geschichte eingeht. Mit dem Sieg des sozialistischen Realismus endet jedoch ein in der Kulturgeschichte bisher einmaliger Versuch, sich dem absoluten Anspruch der westlichen Moderne zu entziehen. Tatsächlich strebte die russische Bewegung, ausgehend von

26] Werner Haftmann (Hrsg.): *Kasimir Malewitsch, Suprematismus – die gegenstandslose Welt*, Köln 1962, S. 44.
27] Ebd. S. 98.
28] Alexander Benois: Chudoshestwenny spor [Künstlerischer Streit], in: *Letopis*, Petrograd 1917, Bd. 2-4, S. 364.
29] H. Read, L. Martin (Hrsg.): *Naum Gabo*, Neuchatel 1961, S. 162.
30] Ebd.

den Erfahrungen mit den Überlieferungen der eigenen Kultur, eine andere Kunstauffassung an, die sie bewußt der westlichen entgegensetzen wollte. Denn für die Vertreter dieser Bewegung stand bereits am Anfang des Jahrhunderts fest, daß es eine Illusion sei, zu glauben, die in Westeuropa entstandene moderne Kultur sei von universeller Geltung. Malewitsch selbst hatte nie daran glauben können: »Seine Kultur ist aber nichts anderes als die Erkenntnis eigener Erkenntnisse und nicht die Erkenntnis der Natur, die sich in die menschliche Erkenntnis nicht einordnen läßt ... Die Folge ist, daß er sich eine Kultur aus lauter eingebildeten Werten aufbaut, ähnlich wie ein Maler, der Gegenstände oder sonstige Werte auf eine Leinwand wirklichkeitsgetreu gebracht zu haben vermeint, während tatsächlich ihre Wirklichkeit nur die Wirklichkeit geträumter Werte ist. Damit wird erneut bestätigt, daß alle Kulturwerte nur das Resultat dieser oder jener Vorstellungen sind, die sich in der Wirklichkeit nicht realisieren lassen.« 31] Die russische, von Solowjow und Dostojewski angeregte Entwicklung, die zum *Schwarzen Quadrat* von Malewitsch führte, ist eine einmalige Bewegung. Daß diese Einmaligkeit bisher von der westlichen Forschung nicht gesehen werden konnte, belegt nur, wie aktuell Solowjows Kritik des westlichen Denkens heute noch ist.

31] Werner Haftmann (Hrsg.): *Kasimir Malewitsch, Suprematismus – Die gegenstandslose Welt*, Köln 1962, S. 16.

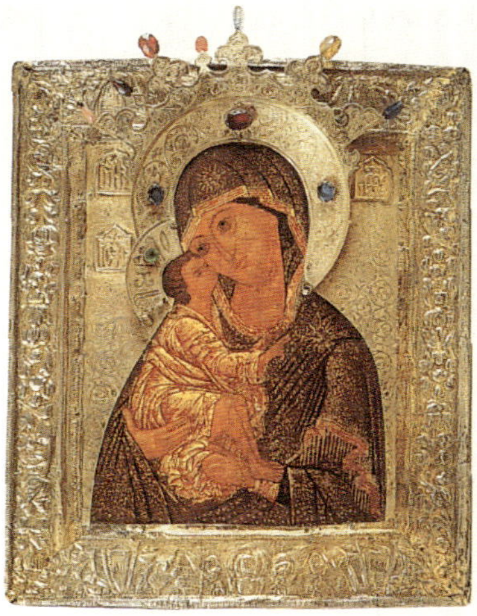

Gottesmutter vom Don · frühes 17. Jahrhundert · Moskau · Staatliches Andrej Rubljow-Museum, Moskau

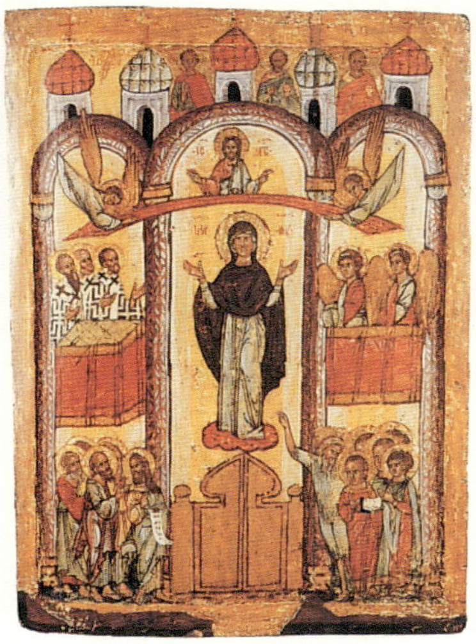

Gottesmutter Pokrow · Anfang 16. Jahrhundert · Staatliches Russisches Museum, St. Petersburg

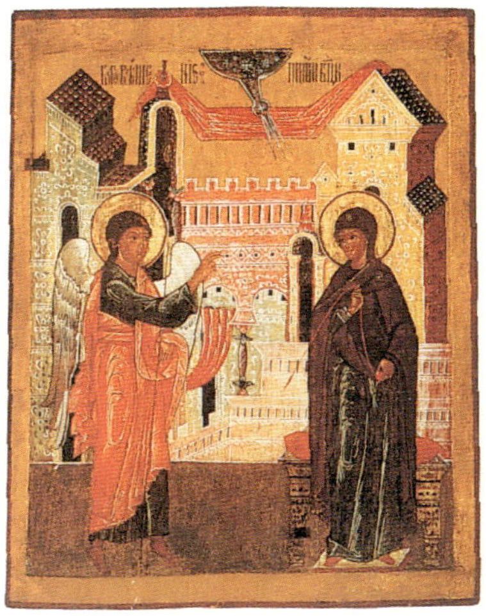

Verkündigung · 17. Jahrhundert · Staatliches Russisches Museum, St. Petersburg

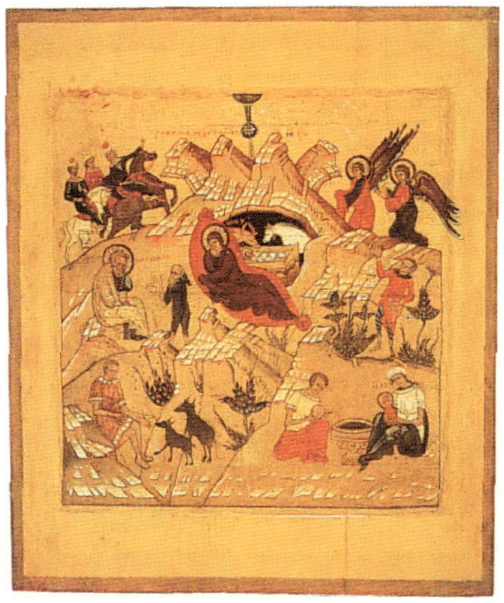

Geburt Christi · spätes 16. Jahrhundert · Nordrußland · Staatliches Andrej Rubljow-Museum, Moskau

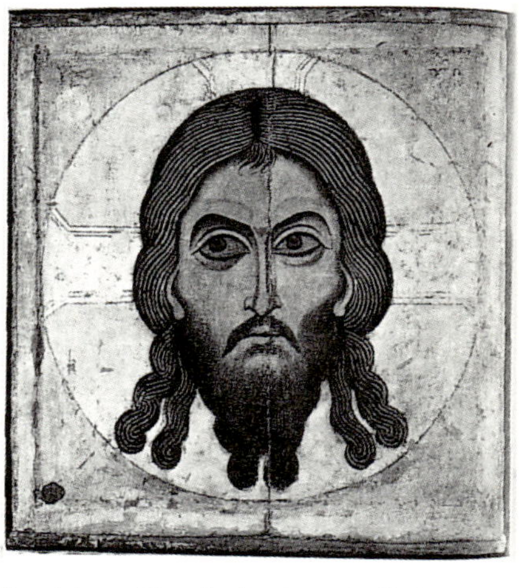

Der nicht von Menschenhand gemalte Christus · Mitte 17. Jahrhundert · Rußland · Staatliche Tretjakow-Galerie, Moskau

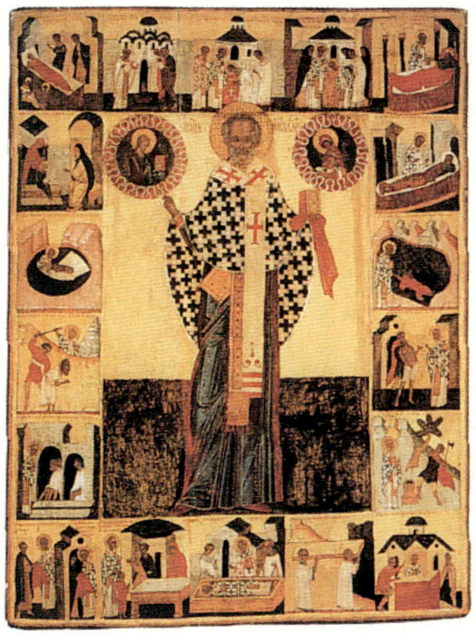

Heiliger Nikolaus mit achtzehn Szenen aus seinem Leben · 16. Jahrhundert · Staatliches Russisches Museum, St. Petersburg

»Wir suchen andere Werte, eine andere Inspiration, eine andere Kunst...«

Das Interesse der Avantgarde am Bildkonzept der Ikone[1]

von Verena Krieger

Ein junger Kunsthistoriker namens Nikolai Punin, der soeben seine erste Stelle in einem Museum angetreten hat, verfaßt im Jahr 1913 seine erste größere Schrift, die in Gestalt zweier aufeinanderfolgender Aufsätze in der symbolistischen Kunstzeitschrift *Apollon* publiziert wird. Der erste Text stellt ein vernichtendes Urteil über die zeitgenössische Kunstszene dar[2]; der zweite *(Wege der zeitgenössischen Kunst und die russische Ikonenmalerei;* in diesem Katalog dokumentiert) ist ein flammendes Plädoyer für eine »Erneuerung der Kunst durch die Wiedergeburt vergessener Traditionen«[3]. Punin stellt hier die Behauptung auf, daß die realistische und die symbolistische Kunst seiner Gegenwart geistlos und im Verfall begriffen seien. Die junge Generation suche daher »andere Werte, eine andere Inspiration, eine andere Kunst«, und das ideale Vorbild sei die altrussische Ikone.[4] Während die zeitgenössische Kunst durch einen übersteigerten Subjektivismus und Formalismus gekennzeichnet sei, finde man in der mittelalterlichen Ikonenmalerei eine »weise und am Leben orientierte Versinnbildlichung«, in der es »nichts Subjektives, nichts Vereinzeltes und nichts Entfremdetes« gebe.[5] Die Ikone sei ein »lebendiger und ursprünglicher Organismus« und »frei von der leblosen Individualisierung des zeitgenössischen künstlerischen Schaffens«.[6] Punin folgert: »Wir glauben daran, daß die Ikone in ihrer großartigen und lebendigen Schönheit die zeitgenössische Kunst zu Errungenschaften führt, die sich von denen unterscheiden, von denen die europäische Kunst in den letzten Jahrzehnten lebte.«[7]

Was auf den ersten Eindruck wie ein kulturkonservatives Plädoyer erscheinen mag, erweist sich bei genauerer Betrachtung als frühe Programmschrift der russischen Avantgarde; tatsächlich entwickelt sich ihr Autor in den folgenden Jahren zu einem ihrer berühmtesten Theoretiker. 1915, also bald nach Erscheinen der Aufsätze, nimmt Punin Kontakt zu den Petersburger Futuristen auf und tritt als ihr leidenschaftlicher Fürsprecher in Erscheinung.[8] Ein wenig später, unmittelbar nach der Oktoberrevolution, verfaßt er radikale »antipassatistische« Verlautbarungen im

1] Ausführlich dargestellt und belegt werden die in diesem Beitrag erläuterten Zusammenhänge in dem Buch der Autorin: *Von der Ikone zur Utopie. Kunstkonzepte der russischen Avantgarde,* Köln – Weimar – Wien 1997.

2] Nikolai Punin: Puti sowremennawo iskusstwa – Po powodu »straniz chudoshestwennoi kritiki« Sergeja Makowskawo [Wege der modernen Kunst. Anläßlich der »Kunstkritischen Seiten« Sergej Makowskis], in: *Apollon* 9/1913, S. 52-61.

3] Nikolai Punin: Puti sowremennawo iskusstwa i russkaja ikonopis [Wege der zeitgenössischen Kunst und die russische Ikonenmalerei], in: *Apollon* 10/ 1913, S. 44-50; in diesem Katalog, S. 254-258.

4] In diesem Katalog, S. 258.

5] Ebd., S. 256.

6] Ebd.

7] Ebd., S. 258.

8] Darüber berichtet er in einem Kapitel seiner Autobiographie: Kwartira No. 5 (Wohnung Nr. 5), in: *Panorama iskusstw – Raskasy o chudoshnikach i pisateljach* [Panorama der Künste. Erzählungen über Künstler und Schriftsteller], 12, Moskau 1989, S. 162-198. Die Autobiographie *Iskusstwo i rewoljuzija* [Kunst und Revolution] ist nur in handschriftlichen Fragmenten erhalten.

Duktus Marinettis gegen die »überlebte« Kunst der Vergangenheit.9] Er propagiert die »neue« Kunst der »linken« Futuristen und veröffentlicht etliche Schriften über zeitgenössische Künstler und Kunstwerke, die zum Teil als grundlegende Werke in die Kunstgeschichte eingehen werden.10] Für kurze Zeit wird der Kunstkritiker und Theoretiker zum Kulturpolitiker, bis im Zuge der Stalinisierung die durch die Revolution kurzzeitig eröffneten Spielräume für die Avantgarde wieder verschlossen werden, so daß Punin nichts anderes bleibt, als sich in die Museumsarbeit und die akademische Lehre zurückzuziehen.11] Was aber veranlaßt einen angehenden ästhetischen Revolutionär, sich der altrussischen Ikonenmalerei zuzuwenden und von ihr Wegweisung für die zeitgenössische Kunst zu erwarten? Punin stand mit seiner Faszination für die Ikone keineswegs allein – im Gegenteil: Schon bevor er in Kontakt mit den damals sogenannten »linken« oder »jungen« Künstlern der russischen Avantgarde trat, hatte er mit ihnen bereits diese Vorliebe gemeinsam. In demselben Jahr 1913, als seine beiden ersten Aufsätze veröffentlicht wurden, veranstaltete Michail Larionow eine Ausstellung von Vorzeichnungen für Ikonen [podlinniki] und von Volksbilderbögen, die er selbst gesammelt hatte.12] Auf einer weiteren von Larionow 1913 organisierten Ausstellung unter dem Titel *Zielscheibe* [mischen] wurden zeitgenössische Kunstwerke zusammen mit Ikonen und traditionellen Holzschnitten gezeigt. Etliche Avantgardekünstler – darunter Tatlin, Filonow, Tschekrygin und Redko – waren als Ikonenmaler ausgebildet. Andere wie Alexander Schewtschenko, Natalija Gontscharowa oder El Lissitzky interessierten sich intensiv für mittelalterliche Sakralarchitektur und russische Volkskunst. Sie alle brachten diese speziellen Kenntnisse auf unterschiedliche Weise in ihre Kunst ein. Den Grund des besonderen Interesses vor allem an alten Ikonen brachte Natalija Gontscharowa in einem Ausstellungskatalog auf die prägnante Formel: »Die Kunstwerke des Ostens kopieren die Natur nicht, sie verbessern sie nicht, sie schaffen sie neu.«13] Dieser Satz enthält im Kern die beiden Hauptmotive, von denen die Künstlerinnen und Künstler der Avantgarde geleitet waren, wenn sie sich für altrussische Kunst begeisterten. Erstens waren die künstlerischen und philosophischen Debatten dieser Zeit überwiegend geprägt von einem Bedürfnis der Abgrenzung gegenüber dem Westen. In der Tradition des Slawophilentums, dem im 19. Jahrhundert große Teile der russischen Intelligenzija verbunden waren, suchte man nach spezifisch russischen oder östlichen Eigenschaften, die eine eigenständige Identität und darüber hinaus oft sogar eine besondere historische Mission Rußlands begründen sollten.14] Anläßlich des 300jährigen Bestehens der Romanow-Dynastie fand 1913 im Archäologischen Institut in Moskau eine Ausstellung von Ikonen des 14.-17. Jahrhunderts und anderer traditioneller russischer Erzeugnisse statt. Die begeisterte Aufnahme der Ikonen durch die kulturell interessierte Öffentlichkeit war nicht frei von nationalistischem Pathos, das in diesen Jahren auch bei etlichen avantgardistischen Künstlern wie Burljuk, Chlebnikow oder Gontscharowa vorherrschte.15] Stärker noch als das nationale war aber das ästhetische Motiv, womit der zweite Aspekt des Interesses an der Ikone angesprochen ist. Eine Besonderheit der Romanow-Ausstellung bestand darin, daß hier zum ersten Mal eine größere Anzahl von nach neuesten wissenschaftlichen Kenntnissen restaurierten Ikonen zu sehen war, das heißt, daß erstmals einem breiteren Publikum alte Ikonen in ihrer ursprünglichen Gestalt vor Augen geführt wurden. Dies war etwas ganz Neues insofern, als man zuvor die von einer jahrhundertelangen, lebhaften kultischen Beanspruchung – die Ikonen wurden umhergetragen, geküßt, eingeräuchert, mit Blumengebinden versehen etc. – arg strapazierten Bildwerke nur mit verdunkeltem Firnis oder gar in beschädigter Form hatte betrachten können. Hinzu kam, daß viele Ikonen mit einem dekorativen Metallbeschlag [oklad] oder mit Übermalungen versehen worden waren.16] Diese Veränderungen

9] Punins Texte dieser Phase sind dokumentiert insbesondere in der von ihm redaktionell betreuten Zeitschrift *Iskusstwo kommuny* [Die Kunst der Kommune], die in den Jahren 1918/19 erschien.
10] Dies gilt insbesondere für Punins Monographie: *Tatlin. Protiw kubisma* [Tatlin. Gegen den Kubismus], Petrograd 1921.
11] Zu Punins Biographie vgl. W. N. Petrow: N. N. Punin i ewo iskusstwowetscheskije raboty [Punin und seine kunstwissenschaftlichen Arbeiten], in: N. N. Punin: *Russkoje i sowetskoje iskusstwo, isbrannye trudy o russkom is sowetskom isobrasitelnom iskusstwe* [Russische und sowjetische Kunst. Ausgewählte Werke zur russischen und sowjetischen bildenden Kunst], Moskau 1976.
12] Katalog *wystawka ikonopisnych podlinnikow i lubkow organisowannaja M. F. Larionowym* [Ausstellung von Ikonenvorzeichnungen und Volksbilderbögen, organisiert von M. Larionow], Moskau 1913.
13] Natalija Gontscharowa: *Induski i persidski lubok* [indischer und persischer Lubok], in: Ausst.-Kat. (Anm. 12), S. 11 f.
14] Eine hervorragende und bis heute noch brauchbare Darstellung dieser geistigen Strömung gibt Thomas Garrigue Masaryk: *Russische Geistes- und Religionsgeschichte,* 2 Bde. (1913), Neuauflage Frankfurt/Main 1992. Zu *Abramzewo,* dem *Mir iskusstwa* und den nationalromantischen Bestrebungen in Rußland vgl. u. a. Valentine Marcadé: *Le renouveau de l'art pictural russe,* 1863-1914, Lausanne 1972; Grigori Sternin: *Das Kunstleben Rußlands zu Beginn des 20. Jahrhunderts,* Dresden 1978; John E. Bowlt: *The Silver Age. Russian Art of the Early Twentieth Century and the »World of Art« Group,* Newtonville/Mass. 1980; Marie Schäfer: *Historienmalerei und Nationalbewußtsein in Rußland 1860-1890,* Köln 1985; Jewgenija Kiritschenko: *Zwischen Byzanz und Moskau. Der Nationalstil in der russischen Kunst,* München 1991.
15] So schrieb David Burljuk 1910 im *Blauen Reiter* über die *Wilden Rußlands:* »Unsere Kunst ist national«.
16] Vgl. Zuzana Skálová: Die Semiotik mittelalterlicher russischer Ikonen, ihre Beschädigung, Restaurierung Nachahmung und Fälschung, in: Eva Hanstein-Bartsch (Hrsg.): *Russische Ikonen. Neue Forschungen,* Recklinghausen 1991, S. 171-189.

waren mit eine Ursache dafür, daß man im 19. Jahrhundert – ungeachtet des nationalromantischen Interesses – die mittelalterliche Ikone unter ästhetischen Gesichtspunkten eher geringschätzte. Ein weiterer Grund hierfür lag in dem vorherrschenden neoklassizistischen Kanon. Vor allem bestimmte ästhetische Charakteristiken der altrussischen Ikone wie z. B. ihr Verzicht auf die Zentralperspektive oder die vermeintliche »Unproportionalität« der Figuren mußten aus dieser Sicht als Ausdruck künstlerischer Unbeholfenheit erscheinen. Wenn bedeutende Künstler wie Wiktor Nesterow oder Michail Wrubel Elemente der Ikonenmalerei in ihrer Kunst aufgriffen oder selbst Kirchenfresken malten, suchten sie daher diese ästhetischen »Mängel« im Sinne des Zeitgeschmacks zu »korrigieren«. Die Kunstwissenschaftler wiederum interessierten sich für die ästhetische Seite der Ikone überhaupt nicht, da sie sie als minderwertig gegenüber der neuzeitlichen Malerei empfanden, und konzentrierten ihre Forschung ausschließlich auf ikonographische Fragen.**17]** Erst zu Beginn des 20. Jahrhunderts wurde diese Geringschätzung der künstlerischen Qualität der Ikone überwunden, transformierte sich die Ikone vom Kultgegenstand zum Kunstwerk. Dies ist vor allem das Verdienst der jungen Künstlerinnen und Künstler der um 1907/1908 entstehenden Avantgarde, die – wie bereits erwähnt – begannen, Volkskunst und Ikonen zu sammeln, auszustellen und zum Vorbild ihrer eigenen Malerei zu machen. Zwar hatte auch die ältere Generation der Künstler aus dem von Alexander Benois begründeten Verband *Welt der Kunst* Ikonen gesammelt – auf dem Pariser *Salon d'Automne* 1906 zeigte Djagilew sogar neben zeitgenössischen Werken russischer Kunst einige alte Ikonen –, jedoch betrachtete man die zumeist von namenlosen Mönchen gemalten Kultbilder als ästhetisch nicht gleichrangig.**18]** Anders die Neoprimitivisten: Sie erkannten gerade in den Abweichungen vom klassischen Kanon eine eigenständige Qualität und eine innere Gemeinsamkeit mit ihren eigenen künstlerischen Anliegen. Erstmals begannen daher Künstler und Kunsthistoriker nach 1913 die ästhetischen Charakteristiken der altrussischen Ikonenmalerei zu analysieren.**19]** Sie kamen dabei schnell zu dem Ergebnis, daß hier keineswegs von einem Mangel an künstlerischen Fähigkeiten oder an Kenntnissen von Darstellungsmitteln die Rede sein konnte, sondern daß vielmehr andere, eigenständige Darstellungsprinzipien in höchster Meisterschaft verwirklicht worden waren. Ein Beispiel hierfür ist die fehlende Zentralperspektive in den Ikonen, die häufig bemerkte Tatsache, daß hier etwa ein Bauwerk, ein Altar oder ein Thron von drei Seiten zugleich ansichtig gemacht wird und zum Bildhintergrund hin breiter wird, anstatt sich, wie in der zentralperspektivischen Darstellung, zu verjüngen. Wie der orthodoxe Priester und Philosoph Pawel Florenski und später der Künstler Lew Shegin herausarbeiteten, handelt es sich hier um ein bewußt eingesetztes Verfahren innerhalb eines geschlossenen und in sich sinnvollen Systems, das auf einer mystisch-religiösen Weltauffassung basiert:**20]** Nicht der Betrachter ist der zentrale Bezugspunkt, auf den hin der Bildraum konzipiert wird, sondern die imaginäre Tiefe des Bildes selbst, das dadurch eine metaphysische Dimension erhält und sich gegenüber der realen, gegenständlichen Welt absetzt, anstatt sich auf diese abbildhaft zu beziehen. Die mittelalterliche Ikonenperspektive verneint radikal die euklidische Konzeption eines einheitlichen, homogenen und unendlichen Raums sowie deren künstlerisches Pendant, die Zentralperspektive, die im 19. Jahrhundert als die schlechthin wissenschaftliche und einzig wahrheitsgetreue Darstellungsform des Raumes galt. Interessant ist nun, daß die euklidische Raumkonzeption und die Zentralperspektive zu Beginn des 20. Jahrhunderts auch von naturwissenschaftlicher Seite in Frage gestellt wurden, nämlich durch die Relativitätstheorie sowie durch die wahrnehmungsphysiologischen Untersuchungen von Hermann von Helmholtz, Ernst Mach und Wilhelm Wundt. Für die jüngere Generation von

17] Dies gilt für die Forschergeneration um I. P. Sacharow, F. I. Buslajew, N. Iwantschin-Pisarew und D. A. Rowinski.
18] Zum unterschiedlichen Verhältnis von *Mir iskusstwa* und Avantgarde zur russischen Volkskunst: Alla Povelikhina/Yevgeny Kovtun: *Russian Painted Shop Signs and Avant-garde Artists,* Leningrad 1991.
19] In scharfer Abgrenzung zu der älteren Forschergeneration z. B. Nikolai Schtschokotow: *Ikonopis kak iskusstwo. Po powodu sobranija ikon I. S. Ostrouchowa i S. Rjabuschinskowo* [Die Ikonenmalerei als Kunst. Aus Anlaß der Ikonensammlung Ostrouchows und Rjabuschinskis], Moskau 1914.
20] Pawel Florenski: Die umgekehrte Perspektive (1920), in: Ders.: *Die umgekehrte Perspektive. Texte zur Kunst* (übersetzt und herausgegeben von André Sikojew), München 1989; Boris Uspenski: Zur Semiotik der Ikone, in: Karl Eimermacher (Hrsg.): *Semiotica sovietica 2. Sowjetische Arbeiten der Moskauer und Tartuer Schule zu sekundären modellbildenden Zeichensystemen 1962-1973,* Aachen 1986, S. 755-825.

Künstlern erwies sich damit die bislang allgemeingültige Form der Raumdarstellung als ebenso veraltet wie die dahinterstehende positivistische Weltauffassung. Viele von ihnen begannen sich für neue esoterische Lehren und Grenzwissenschaften zu interessieren[21] – und nach alternativen künstlerischen Vorbildern zu suchen.

In der Ikone fanden sie nicht nur hinsichtlich der Raumdarstellung eine Fülle von Anregungen, sondern zum Beispiel auch in der Verwendung der Farbe: Vor allem in der Nowgoroder Ikonentradition wurden die Farben einer relativ feststehenden Palette – insbesondere Zinnoberrot, Dunkelgrün und Ocker – unvermischt und flächig nebeneinander aufgetragen. Dieses polychrome Verfahren erzeugt eine ausgeprägte Leuchtkraft und Eindringlichkeit, ja geradezu den Eindruck von »Plakathaftigkeit«.[22] Dabei mußten die Farben keineswegs notwendig mit denen der dargestellten Gegenstände übereinstimmen, da in der Ikone die naturalistische Wiedergabe der Realität überhaupt nicht angestrebt wurde; sie hatten vielmehr rein symbolische Bedeutung.

Ein weiterer Bereich, in dem die Ikone aufregend aktuell und innovativ wirken mußte, ist ihr Verfahren der Zeitdarstellung. Während in der klassizistischen Lehre die zeitliche Kohärenz der dargestellten Handlung(en) als unabdingbar galt, konnten die alten Ikonenmeister mühelos verschiedene Zeitabschnitte (z. B. Episoden aus dem Leben eines Heiligen), mehr noch: zwei fundamental unterschiedliche Zeittypen – die irdische, chronologische Zeit und die himmlische, ewige Zeit – in einem einzigen Bild nebeneinander darstellen.[23] Diese wenigen Hinweise mögen ausreichen, um nachvollziehbar zu machen, daß die Künstlerinnen und Künstler der russischen Avantgarde (und nicht nur sie: auch Henri Matisse äußerte sich anläßlich eines Rußlandaufenthalts ähnlich)[24] auffallende Wesensähnlichkeiten zwischen der Ikone und ihrer eigenen Kunst entdecken konnten und daß sie der Ikone nicht nur höchste künstlerische Qualität zuschrieben, sondern sie auch als Vorbild betrachteten.

Diese Faszination richtete sich nicht nur auf Ikonen, sondern auch auf alte Ladenschilder und russisches Kunsthandwerk, also auf »primitive« Kunstwerke allgemein. Damit steht der Primitivismus der russischen Avantgarde im internationalen Kontext einer Hinwendung zu »ursprünglichen« Vorbildern, wie z. B. afrikanischen oder ozeanischen Skulpturen, die bekanntermaßen als entscheidende Stichwortgeber für die Entwicklung der modernen Kunst fungierten.[25] Jedoch bestehen bei der Ikonenrezeption der russischen Avantgarde entscheidende Besonderheiten im Unterschied etwa zum Primitivismus der deutschen Expressionisten oder der französischen Kubisten: Anders als die westlichen Kollegen befaßten sich die russischen Avantgardekünstler kaum mit außereuropäischen, also kulturell fremden Kunstwerken, sondern primär mit Hervorbringungen der eigenen Kultur. Die jungen russischen Künstler waren zumeist selbst in der mit der Ikone verbundenen spezifischen Religiosität und kultischen Tradition aufgewachsen. Sie waren also in eigener Person mehr oder weniger eng mit der Kultur verbunden, deren Hervorbringungen sie nun als »primitive« Werke enthusiastisch aufnahmen.

Noch wichtiger ist ein weiterer Aspekt, der nicht die Künstlerbiographien, sondern die rezipierten Werke selbst betrifft: Die Ikone ist mehr als ein »primitives« Kunstwerk. Was sie von Holzschnitten und Lackminiaturen, Ladenschildern und Holzspielzeug unterscheidet, ist ihre religiöse Funktion und – daraus resultierend – ihr Bildkonzept, das sich fundamental von dem Bildkonzept unterscheidet, das sich in der westeuropäischen Malerei seit der Renaissance herausgebildet hat.[26] Die Ikone repräsentiert oder besser: verkörpert die göttliche Wirklichkeit. Sie ist heilig, und ihr ist göttliche Wirkungsmacht eigen. Diese besondere Charakteristik wird in der orthodoxen Theologie aus der Inkarnationslehre sowie aus der Dreieinigkeit Gottes abgeleitet.[27] Demnach verkörpert die Ikone das Göttliche auf Erden analog zur Menschwerdung Gottes in Christus. Jesus stellt ein Abbild Gottvaters dar, wobei Vater und Sohn,

21] Zur Rezeption okkulter Theorien durch Künstler der russischen Avantgarde vgl. zuletzt: *Okkultismus und Avantgarde. Von Munch bis Mondrian 1900-1915*, Ausst.-Kat. Schirn Kunsthalle, Frankfurt/Main 1995.
22] Konrad Onasch: *Ikonen*, Berlin 1962, S. 12.
23] Vgl. Jana Hlaváčková: Časovost obrazu jako mìra jeho kultovnosti [Die Zeitauffassung des Bildes als Maß seiner kultischen Funktion], in: *Umení* [Kunst], Bd. 29, Prag 1981, S. 516-525.
24] Vgl. Juri Russakow: Matisse in Russia in the Autumn of 1911, in: *The Burlington Magazine* 5/1975, S. 284-291.
25] Karla Bilang: *Bild und Gegenbild. Das Ursprüngliche in der Kunst des 20. Jahrhunderts*, Stuttgart/Berlin/Köln 1990.
26] Zur abendländischen *imago* in Analogie und Abgrenzung zu *eikon* vgl. Kurt Bauch: Imago, in: Gottfried Boehm (Hrsg.): *Was ist ein Bild?*, München 1994, S. 275-299.
27] Zur Theologie der Ikone vgl. Ernst Benz: *Geist und Leben der Ostkirche*, Hamburg 1957; Egon Sendler: *The Icon. Image of the Invisible*, Redondo Beach/California 1988.

Urbild und Abbild substantiell identisch sind. So wie in Christus Gott selbst gegenwärtig wurde, ist in der Ikone ihr Urbild gegenwärtig. Diese »Inkorporation« (Schmalenbach), also die Verschmelzung des Bildwerks mit seinem Gehalt, ist neben den spezifischen Darstellungsprinzipien der Ikone und über sie hinaus der wichtigste Grund für das besondere Interesse der Avantgarde an der Ikonenmalerei. **28]** Punins Aufsätze erscheinen mitten in einer Phase des künstlerischen Umbruchs, und er hebt in ihnen genau diejenigen Eigenschaften der mittelalterlichen Ikonen hervor, die in einer inneren Beziehung zur Gegenstandslosigkeit in der Kunst stehen. So lobt er besonders den Antinaturalismus der Ikonen, ihre überindividuelle Objektivität und ihren Symbolcharakter. Die Farbe werde nicht wie bei den Impressionisten als Farbwert, also nach ihrer physiologischen Wirkung auf die Netzhaut eingesetzt, sondern in ihrer reinen stofflichen und zugleich symbolischen Qualität. Vor allem aber sei die Ikone ein »lebendiger und ursprünglicher Organismus«. **29]** Mit dieser Charakterisierung spricht Punin gerade diejenigen Kriterien an, die über die konkrete historische Situation um 1913 in Rußland hinaus allgemeine Relevanz für die gesamte Kunst der Moderne besitzen. Denn die Verweigerung eines abbildhaften, also nachgeordneten Verhältnisses zur Realität, und die selbstwerte Existenz als eigenständiger Organismus können als konstitutive Eigenschaften des modernen Kunstwerks gelten. **30]** Punin erkennt also zu einer Zeit, da die avantgardistischen Künstler soeben ihre jeweils eigenen Wege hin zur Gegenstandslosigkeit antreten, diese im Bildkonzept der Ikone bereits vorgebildet. Die neue Perspektive auf die Ikonenmalerei, die durch Avantgardekünstler und junge Kunsthistoriker wie Punin eröffnet wird, ist keine »historische« in dem Sinne, daß es dabei um ein besseres Verständnis der historischen Funktion und Wirkungsweise ihrer spezifischen ästhetischen Merkmale gegangen wäre. Eher umgekehrt: Ihr Zugang zur Ikone ist konsequent ahistorisch insofern, als deren Strukturmerkmale statt auf den zeitgenössischen Kontext der Ikone auf den eigenen zeitgenössischen Kontext des frühen 20. Jahrhunderts bezogen werden. Nicht die Ikone als historisches Faktum ist aus dieser Sichtweise von Interesse, sondern das, was sie jenseits ihrer Historizität als ästhetisches, gewissermaßen »überzeitliches« Substrat mit dem modernen Kunstwerk wesenhaft gemeinsam hat. So konnte man ihren religiösen Wirkungszusammenhang völlig ignorieren und sie als rein künstlerische Schöpfung betrachten. **31]** Aus dieser Umkehrung der Perspektive auf die Bedürfnisse der eigenen Gegenwart ergibt sich zwangsläufig eine Vielfalt der möglichen Interpretationen je nach subjektiver Lesart. Das spezifische Interesse eines Betrachters rückt ebenso spezifische Aspekte der Ikone in den Vordergrund und vernachlässigt andere. Dies ist deshalb von Bedeutung, weil etliche Künstlerinnen und Künstler der russischen Avantgarde sich mit der Ikonenmalerei nicht nur auseinandergesetzt, sondern auch in Anlehnung an sie ihre eigenen – divergierenden – künstlerischen Konzeptionen entwickelt haben. Interessanterweise wurden dabei nicht nur metaphysisch begründete Kunstkonzepte wie diejenigen von Kandinsky oder Malewitsch durch das altrussische Kultbild inspiriert oder von ihm abgeleitet; auch im Neoprimitivismus, im Konstruktivismus und in Tatlins Materialkultur kann man das Bildkonzept der Ikone – säkular gewendet – wiederentdecken. Neben den Kunstwerken selbst, die zu analysieren den Rahmen dieses Beitrags sprengen würde **32]**, belegen dies eine ganze Reihe zeitgenössischer Künstlerschriften. Ein kurzer Überblick mag im folgenden die Breite und Vielfalt der aktiven Verarbeitung der Ikone durch Künstler der russischen Avantgarde verdeutlichen. Schon die Neoprimitivisten um Larionow und Gontscharowa waren von den Ikonen fasziniert. Alexander Grischtschenko, ein Mitglied der Gruppe, äußerte 1913 ganz ähnlich wie Punin die Überzeugung, daß die Krise, in der sich die Malerei seiner Auffassung nach befand, nur durch die

28] Werner Schmalenbach: Grundsätzliches zur primitiven Kunst, in: *Acta Tropica* Bd. 15, Nr. 4, Basel 1958; ders.: *Die Kunst des Primitivismus als Anregungsquelle für die europäische Kunst bis 1900*, Köln 1961.

29] Nikolai Punin (Anm. 3), S. 256.

30] Exemplarisch formuliert dies Werner Haftmann: *Malerei im 20. Jahrhundert*, 2 Bde., München 1962, S. 22.

31] Beispielhaft für eine solche ästhetisierende und ahistorische Betrachtungsweise ist das Buch des Kunsthistorikers Pawel Muratow: *Drewne-russkaja ikonopis w sobranii I. S. Ostrouchowa* [Altrussische Ikonenmalerei in der Sammlung Ostrouchows], Moskau 1914, in dem es heißt: »Das Gelübde des altrussischen Künstlers war ein Gelübde des Mönchstums in der Kunst … In seinem Schaffen lebt er in einer Einsamkeit, die nicht religiös, sondern künstlerisch ist.«

32] Exemplarische Bildanalysen sowie Hinweise auf Bildanalysen anderer Autoren befinden sich in dem in Anm. 1 genannten Buch der Autorin.

Inspiration der alten Primitiven und namentlich der russischen Ikonen überwunden werden könne.[33] Im Jahr 1915 betonte er in dem Vortrag *Wie und warum nähern wir uns der russischen Ikone,* daß die Ikone gerade deshalb über so »ungewöhnliche Ausdruckskraft« verfüge, weil sie den akademischen Maßstäben nicht entspricht.[34] Sein Freund und Malerkollege Alexander Schewtschenko forderte 1913 in der programmatischen Broschüre *Neoprimitivismus. Seine Theorie, seine Möglichkeiten, seine Leistungen* eine »freie und eklektizistische« Adaption (anstelle »schlichter Nachahmung«) der qualitätvollen Darstellungsprinzipien der Ikone durch die moderne Kunst; anzustreben sei eine »gute Struktur«, ein »guter Stil« und eine »gute Faktur« des Werks.[35] Der Begriff der Faktur erfreute sich in diesen Jahren in den Künstlerkreisen der russischen Avantgarde großer Beliebtheit. Bezeichnet wird damit die Gesamtheit der gestalterischen Möglichkeiten, den Bildträger selbst sowie seine Oberfläche mit verschiedenen Materialien und Pigmenten zu bearbeiten; betont wird damit neben der »Gemachtheit« des Werks auch die Eigenwertigkeit des verwendeten Materials. Zum programmatischen Begriff wurde *faktura* wahrscheinlich durch den Künstler, Sammler und Kunstforscher Woldemar Matwei, der unter dem Pseudonym Wladimir Markow bedeutende theoretische Schriften der frühen Avantgarde veröffentlichte. In seinem Buch *Faktur. Prinzipien des Schaffens in den plastischen Künsten* (1914) geht er konsequent vom Material aus. Das Material sei die »Mutter der Faktur«, kein Material sei zu verachten, aus dem Material selbst müsse die künstlerische Faktur gewonnen werden.[36] Hier klingen bereits die Prinzipien der »Materialkultur« Wladimir Tatlins an, der es später als seine Aufgabe bezeichnete, »in meinem Werk neue Beziehungen zwischen Materialien herzustellen«[37]. Bemerkenswerterweise sah Markow in der altrussischen Ikone ein Vorbild für gute Gestaltung der Faktur. Tatsächlich wurde in der Ikonenmalerei eine Vielfalt an Materialien eingesetzt, verbunden mit einer enormen Bandbreite an handwerklichen Möglichkeiten der Materialbearbeitung und Oberflächengestaltung. Man denke nur an die konstitutiv zur Ikone gehörende, in einem komplizierten Verfahren erstellte Holztafel, die verschiedenen Schichten der Grundierung und des Farbauftrags sowie die Verwendung von Edelmetallen und Edelsteinen. Auch Tatlins Kunst steht in Beziehung zur Ikonenmalerei, und dies gilt nicht nur für seine frühen Gemälde, die offenkundig in Auseinandersetzung mit sakraler Malerei entstanden sind[38], sondern auch für die spätere Materialkultur, in deren Kontext die *Konterreliefs,* der *Turm der Dritten Internationale* und der *Letatlin* stehen. Nikolai Punin, der 1913 die Ikone als movens für die Erneuerung der Kunst propagiert hatte, wurde in den zwanziger Jahren zum wichtigsten Interpreten und Propagandisten Tatlins, in dessen Kunst er seine Erwartungen verwirklicht sah. Tatlin sei auf seiner Suche nach einer Quelle für die Erneuerung der Kunst bei der Ikonenmalerei fündig geworden, schrieb Punin in einer Monographie über den Künstler, weil gerade in ihr die Hingabe ans Material und die liebevolle Ausübung einer Vielzahl von Techniken sorgfältig tradiert worden seien. In einem Prozeß der »unbewußten« Aneignung dieser Tradition habe Tatlin sich instinktiv auf den »neuen Weg« begeben, auf dem schon die »jahrhundertealte und kraftvolle Kultur gegangen ist«.[39] Aus Punins Sicht stellte Tatlins Materialkunst die vollendete Nachfolgerin der altrussischen Ikone dar. Die säkularisierende Sichtweise der Ikone, die sich in Punins Argumentation ausdrückt, schlug sich teilweise auch in den Diskussionen der Künstler und Künstlerinnen nieder, die sich in den zwanziger Jahren als Konstruktivisten bezeichneten. Ähnlich wie Tatlin schätzten Ljubow Popowa, Olga Rosanowa und Alexander Rodtschenko die Farbe als eigenständigen materialen Wert und betrachteten sie als zentralen Inhalt der Malerei. Die altrussischen Ikonen dienten ihnen insofern als Vorbild, als sie, wie Popowa 1921 in einem Vortrag betonte, »uns den spezifischen Wert der Farbe zeigen« und

33] A. Grischtschenko: *O swjasach russkoi shiwopisi s wisantijei i sapadom XIII-XX w. Mysli shiwopisza* [Über die Beziehungen der russischen Malerei mit Byzanz und dem Westen vom 13. bis zum 20. Jahrhundert. Gedanken des Künstlers], Moskau 1913, S. 7.
34] A. Grischtschenko: *Woprosy shiwopisi III: Russkaja ikona kak iskusstwo shiwopisi* [Fragen der Malerei Bd. III: Die russische Ikone als Malkunst], Moskau 1917, S. 32.
35] A. Schewtschenko: *Neoprimitiwism. Ewo teorija, ewo wosmoshnosti, ewo dostishenija,* Moskau 1913, S. 13 ff.
36] Wladimir Markow [Woldemar Matwei]: *Faktura. Prinzipy twortschestwa w plastitscheskich iskusstwach,* St. Petersburg 1914, S. 2 ff.
37] Wladimir Tatlin: *Kunst mündet aus in Technik* (1932), zit. n.: *Wladimir Tatlin 1885-1953,* Ausst.-Kat. Kunstverein München, München 1970, S. 63.
38] Vgl. Larissa A. Shadowa (Hrsg.): *Tatlin,* Weingarten 1987, S. 71 ff; Anatoli Strigaljow: Die Bedeutung der altrussischen und der volkstümlichen Kunst in Tatlins Werk, in: Jürgen Harten (Hrsg.): *Wladimir Tatlin. Leben, Werk, Wirkung.* Ein internationales Symposium, Köln 1993, S. 128-135.
39] Nikolai Punin: *Tatlin. Protiw kubisma,* Petrograd 1921, S. 12.

»die verzerrte Darstellung zu formalen und malerischen Zwecken« vorweggenommen haben. [40] Die Analogien der konstruktivistischen Kunstauffassung zur Ikonenmalerei gehen aber über die Ebene der Darstellungsverfahren hinaus. Popowa und ihre Kollegen lehnten grundsätzlich jede Gegenstandsreferenz des Kunstwerks ab und bezeichneten das Kunstwerk selbst als Gegenstand bzw. »Ding« [weschtsch]. [41] Damit rekurrierten sie implizit auf diejenige Eigenschaft der Ikone, die Punin 1913 als organische Ganzheitlichkeit beschrieben hatte. Die geistige Klammer, die ein so hochgradig spirituelles Bildwerk wie die Ikone mit der vollkommen antimetaphysischen Kunst des Konstruktivismus verbindet, ist der radikale Antimimetismus, der beiden so sehr verschiedenen Bildkonzepten gemeinsam ist: Das konstruktivistische Werk soll als eigenständiges »Ding« gleichrangig neben den existierenden Dingen der Wirklichkeit stehen, ohne diese abzubilden, so wie die Ikone den Anspruch negiert, die äußere Wirklichkeit wiederzugeben. Beide sind eigenständige, sich nicht abbildhaft auf die Wirklichkeit beziehende Kompositionen – mit dem Unterschied allerdings, daß die Ikone symbolisch auf eine übergeordnete Wirklichkeit verweist.

Diese metaphysische Komponente der Ikone, ihr Symbolismus ist, wenngleich die Aufmerksamkeit davon zunächst durch die Entdeckung ihrer ästhetischen Qualitäten abgelenkt wurde, von Avantgardisten und zeitgenössischen Kunsttheoretikern gleichfalls aufmerksam registriert worden. Am gründlichsten befaßte sich damit der bereits erwähnte Priester und Philosoph Pawel Florenski, der in den Jahren von 1921 bis 1924 an den *Höheren Künstlerisch-Technischen Werkstätten* [WChUTEMAS], der Folgeinstitution der Moskauer Kunstakademie, einen Lehrstuhl innehatte. Seine Bücher und Vorlesungen über das Konzept von Raum und Zeit in der Ikonenmalerei stellen, aus streng orthodoxer Perspektive geschrieben, vor allem deren theologische Bedeutung in den Vordergrund, haben aber zur Erhellung des Bildkonzepts der Ikone in Abgrenzung zum westlichen Tafelbild wesentlich beigetragen. [42] Florenski verteidigte die »umgekehrte Perspektive« der Ikonenmalerei gegen die Zentralperspektive, die er als »Verfahren symbolischer Ausdruckskraft, eine von vielen möglichen symbolischen Stilrichtungen« bezeichnete. [43] Florenski polemisierte nicht nur gegen die Auffassung, daß einzig mittels der Zentralperspektive die Wirklichkeit wissenschaftlich korrekt auf eine zweidimensionale Fläche übertragen werden könne, sondern er erhob auch umgekehrt den Anspruch, daß die Ikonenperspektive – und nur diese – Ausdruck einer übergeordneten, objektiven, nämlich der göttlichen Wahrheit sei.

Ungeachtet seiner originellen und vielfach innovativen theoretischen Argumentationsführung besaß Florenski in künstlerischer Hinsicht einen konservativen Geschmack, und seine Erwartungen an die zeitgenössische Kunst erschöpften sich mehr oder weniger in einer realistischen Sakralmalerei. [44] Die gleichzeitige Tendenz wichtiger Teile der avantgardistischen Künstlerschaft hin zur metaphysisch begründeten Abstraktion blieb ihm unverständlich. Dabei verdanken gerade die beiden wichtigsten Exponenten dieser Richtung, Kandinsky und Malewitsch, der Ikonenmalerei entscheidende Anregungen. Florenskis Postulat, daß das Bild ein »Fenster« zu einer geistigen Welt sein müsse, hat mehr als jeder andere Künstler Kandinsky verwirklicht, allerdings in einer von Florenskis orthodoxer Weltsicht abweichenden Tendenz. [45] In seinem »Abstraktionsprozeß« der Jahre 1908 bis 1911 spielte die Ikone eine wichtige Rolle, nicht nur in ikonographischer Hinsicht, sondern vor allem aufgrund ihrer antimimetischen, transzendenten Bildkonzeption. [46] Dies bringt sein berühmtes Zitat zum Ausdruck, durch die in russischen Bauernhäusern aufgehängten Heiligenbilder habe er gelernt, »ein Bild nicht von außen zu betrachten, sondern mich im Bilde zu bewegen, im Bilde zu leben« er »›bekam Augen‹ für das Abstrakte in der Malerei«. [47]

Die religiösen Sujets (Himmelfahrt, Allerheiligen, St. Georg) ebenso wie die der Volkskunst ent-

40] Ljubow Popowa: *Materialien für einen Vortrag über den Stil*, zit. n.: Magdalena Dabrowski (Hrsg.): *Ljubow Popowa 1889-1924*, Ausst.-Kat. Museum Ludwig, Köln 1991.
41] Die Position des *Dingismus* [weschtschism] wird exemplarisch formuliert bei Nikolai Tarabukin: *Ot molberta k maschine* [Von der Staffelei zur Maschine], Moskau 1923.
42] Die wichtigsten Schriften Pawel Florenskis zur Ikonenmalerei: *Die umgekehrte Perspektive. Texte zur Kunst* (übersetzt und herausgegeben von André Sikojew), München 1989; *Die Ikonostase. Urbild und Grenzerlebnis im revolutionären Rußland*, mit einer Einführung von Ulrich Werner, Stuttgart 1990; *Raum und Zeit* (Werke Bd. 5), hrsg. von Olga Radetzkaja und Ulrich Werner, Berlin 1997.
43] Florenski: *Die umgekehrte Perspektive* (Anm. 42), S. 55.
44] Florenski war Mitglied und Förderer der Künstlervereinigung *Makowez*, die in den zwanziger Jahren in Opposition zur »linken« Avantgarde stand. Vgl. Nicoletta Misler: Il rovesciamento della prospettiva, in: Pavel Florenski: *La prospettiva rovesciata e altri scritti*, a cura di Nicoletta Misler, Roma 1984, S. 3-53.
45] Pawel Florenski: *Die Ikonostase* (Anm. 42), S. 70.
46] Eine ikonographische Analyse einiger Hauptwerke dieser Jahre bei Noemi Smolik: *Von der Ikone zum gegenstandslosen Bild. Der Maler Vasilij Kandinskij*, Phil. Diss. München 1992.
47] Wassily Kandinsky: *Die gesammelten Schriften*, hrsg. von Hans Roethel und Jelena Hahl-Koch, Bd. 1, Bern 1980, S. 158 f und S. 152.

liehenen Gestaltungsmittel (zunehmende Flächenhaftigkeit der Bilder, das Auseinandertreten von Linie und Farbe), die Kandinsky in jenen Jahren einsetzte, dienten ihm gleichermaßen als Mittel zur Auflösung des Gegenstandes. Im Verlauf des Abstrahierungsprozesses transzendierte er aber diese Mittel ebenso wie den Gegenstand selbst: Der geistige Gehalt, den seine abstrakten Kompositionen symbolisch zum Ausdruck bringen sollen, wird gegenüber dem traditionellen Vorbild entgöttlicht und subjektiviert. Denn die Abstraktion war bei Kandinsky ausdrücklich eine Funktion des geistigen Selbstausdrucks, womit er sich in scharfen Gegensatz nicht nur zum Postulat der Eigenwertigkeit von Material und Faktur der russischen Konstruktivisten setzte, sondern sich auch von wichtigen Mitgliedern des Bauhauses unterschied. »Die Entstehung des Werkes ist kosmischen Charakters. Der Urheber des Werkes ist also der Geist. Das Werk existiert also abstrakt vor seiner Verkörperung, die den menschlichen Sinnen das Werk zugänglich macht.« **48]** Das Medium, das den geistigen Inhalt zum materiellen Ausdruck bringt, ist das sensitiv besonders begabte Individuum, die Künstlerseele.

Auf ganz andere Weise näherte sich Kasimir Malewitsch dem »Geist des Primitiven«. Während der aus einer großbürgerlichen Familie stammende, hochgebildete Kandinsky die russische Volkskultur zum Gegenstand ethnographischer Studien machte, fühlte sich Malewitsch ihr unmittelbar emotional verbunden. In den Jahren 1908 bis 1913 festigte sich dementsprechend das Bauernsujet als derjenige Themenkreis, der bis zu seinem Lebensende von zentraler Bedeutung bleiben sollte. Zugleich entwickelte er eine eigenständige Bildsprache, die nur noch wenig mit dem kubo-futuristischen und neoprimitivistischen Stil seiner Zeitgenossen gemeinsam hatte und mit der er in fruchtbarer künstlerischer Freiheit an die Ikonenmalerei anknüpfte.

Der Suprematismus, den Malewitsch 1915 mit einem Paukenschlag an die Öffentlichkeit brachte, stellt nicht etwa einen Bruch mit dieser positiven Bezugnahme auf die russische Tradition dar. Ganz im Gegenteil ist er als Konsequenz und Radikalisierung gerade der ikonenhaften Züge seiner frühen Malerei zu verstehen. Malewitsch selbst schreibt in seiner Autobiographie, er habe bei der Betrachtung der Ikonen verstanden, daß Kunst aus zwei verschiedenen Teilen bestehe, einem »reinen«, malerischen und einem gegenständlichen, dem »sogenannten Inhalt«, wobei ihn zunehmend nur der erstere, die »Malerei als solche« interessierte. Die Begegnung mit der Ikone habe ihn »überzeugt«, daß es in der Malerei nur um die »Empfindung der Kunst« gehen dürfe. **49]**

Wie kein anderer Künstler der russischen Avantgarde beanspruchte Malewitsch mit allen Konsequenzen programmatisch, die Nachfolge der Ikonenmaler anzutreten. Er war der erste und einzige, der nicht nur die Ikone zum Modell seiner Kunst machte, sondern auch eigene Werke zu Ikonen erklärte. Zugleich knüpfte er an die mit der Ikone verbundenen Kultformen an, wenn er etwa sein *Schwarzes Quadrat* analog zu der in den russischen Bauernstuben gepflegten Tradition in einer Wandecke unterhalb der Decke (der »schönen Ecke«) befestigte oder wenn er gemeinsam mit seinen Witebsker Schülern die suprematistischen Grundformen Quadrat, Kreuz und Kreis auf großen Plakaten oder Fahnen befestigte und bei Demonstrationen umhertrug, wie man Ikonen bei Prozessionen herumzuführen pflegt. **50]**

In dem diesen Kultformen inhärenten unmittelbaren, ja naiven Verhältnis zum Bildwerk ist zugleich die Vorstellung von dessen besonderer Wirkungsmacht enthalten, die vom Urbild auf das Abbild übertragen wird. Nur so ist auch zu verstehen, weshalb die unklare Autorschaft angesichts der Vielzahl von roten und schwarzen Quadraten und Kreisen, die im Umkreis von Malewitsch gemalt wurden, kein prinzipielles Problem darstellte und weshalb folgerichtig ein in den zwanziger Jahren aus seiner Hand entstandenes *Schwarzes Quadrat* genauso museumswürdig geworden ist wie dessen »Urbild« von 1913/15. Auch die Ikone ist ja ohne den Willen zu besonderer Originalität

48] Kandinsky: *Gesammelte Schriften* (Anm. 47), S. 53. Zu den geistesgeschichtlichen Quellen Kandinskys vgl. insbesondere Sixten Ringbom: *The Sounding Cosmos. A Study in the Spiritualism of Kandinsky and the Genesis of Abstract Painting*, Abo 1970; John E. Bowlt/Rose-Carol Washton Long: *The Life of Vasilii Kandinsky in Russian Art. A Study of On the Spiritual in Art*, Newtonville/Mass. 1980.

49] Detstwo i junost Kasimira Malewitscha. Glawy is awtobiografii chudoshnika [Kindheit und Jugend Kasimir Malewitschs. Einige Kapitel aus der Autobiographie des Künstlers], in: *K istorii russkowo awangarda. N. Chardziew, K. Malewitsch, M. Matjuschin* (The Russian Avant-Garde. With a Post-script by Roman Jacobson), Stockholm 1976, S. 122 f.

50] Larissa Shadowa: *Kasimir Malewitsch und sein Kreis. Suche und Experiment. Aus der Geschichte der russischen und sowjetischen Kunst zwischen 1910 und 1930*, Dresden 1978, S. 79.

und in direkter Anlehnung an einen Prototypen gemalt worden und bezieht ihre Heiligkeit gerade aus dieser Tatsache. Es ist verschiedentlich herausgearbeitet worden, daß Malewitsch wesentliche Anregungen von dem antipositivistischen und wissenschaftskritischen Philosophen Pjotr Uspenski bezogen hat, der in Rußland zu Beginn des Jahrhunderts nicht zuletzt auch in Künstlerkreisen ähnlich intensiv rezipiert wurde wie andere esoterische Autoren.[51] Analog zu Uspenski betrachtete Malewitsch seine suprematistische Malerei als höchste Manifestation eines zu erstrebenden »kosmischen Bewußtseins« der Menschheit, einer Art höheren Bewußtseinszustands, der die Erfahrung der vierten Dimension und der »Essenz« der Wirklichkeit ermögliche. Mit diesen Vorstellungen überschritt Malewitsch den Rahmen der christlich-orthodoxen Theologie. In einem Brief im Jahre 1920 schrieb er: »In ihm, dem Quadrat, sehe ich das, was die Menschen einstmals im Angesicht Gottes sahen.«[52] Malewitsch ging aber bei seiner Suche nach einer letzten Realität noch einen Schritt weiter. Er begnügte sich nicht damit, in seiner Kunst die »kosmische Wirklichkeit als gegenstandslose Wirklichkeit« zu »offenbaren«, sondern er versuchte diese neue, höhere Realität im Suprematismus selbst zu schaffen.[53] So forderte er 1919: »Laßt uns die Welt den Händen der Natur entreißen und eine neue Welt errichten, die den Menschen gehört.«[54] Später schrieb er, die Gegenstandslosigkeit ermögliche es, »gigantische Schöpfungen, ähnlich den Schöpfungen der Natur, wie Berge, Täler usw. zu vollbringen«.[55] Die »gegenstandslose Welt« sollte ein neues Paradies werden. Damit erhob sich Malewitsch implizit selbst zum Weltenschöpfer. Zugleich transformierte sich sein gegenstandsloser Suprematismus vom ikonenhaften Abbild eines Urbildes höherer Realität zu dieser höheren Realität selbst. Solche Hybris mußte dem Theologen Pawel Florenski freilich noch weniger akzeptabel erscheinen als Kandinskys subjektive Geistesschau. Beide Künstler nahmen sich Freiheiten, die ihre Kunst von der Ikone wieder entfernten, nachdem sie sich von ihr hatten inspirieren lassen. Beide gingen in ihren metaphysisch begründeten Kunstkonzeptionen vom Bildkonzept der Ikone aus und dann über dieses hinaus, indem sie ihnen Weltsichten, die erst in der Moderne möglich wurden, unterlegten. Ebenso wie die säkularen, ganz unmetaphysischen Konzepte der Faktur und des Kunstwerks als »Ding« stellen also die metaphysisch begründeten Avantgardekonzepte keine restaurative Fortschreibung eines historisch gewordenen Modells dar, sondern dessen lebendige Aneignung und Transformation. Dieses spezifische Verhältnis moderner Künstler zur Tradition hat Nikolai Punin theoretisch reflektiert und begründet. 1927, also mehr als zehn Jahre nach seinem frühen Aufsatz über die Bedeutung der Ikone für die Erneuerung der Kunst, veröffentlichte er eine Broschüre über avantgardistische Kunst in Rußland mit dem Titel *Traditionen der neueren russischen Kunst*. Sein Versuch, den Begriff der Tradition mit dem der Moderne in Beziehung zu setzen, ist für zeitgenössische Schriften ein eher ungewöhnliches Unterfangen angesichts des vorherrschenden Selbstbildes vieler Moderner, mit allem Vorhergehenden gebrochen zu haben und außerhalb der Tradition zu stehen.[56] Zwar sei es verständlich, schreibt Punin, daß die Kunst vorangegangener Epochen von den jungen Künstlern als nicht mehr zeitadäquat empfunden werde. Dennoch werde die Kunst jeder neuen Epoche »nicht aus dem Nichts geboren«, vielmehr »lebt sie immer durch die Lehren der vorangegangenen Zeit, und sie sucht in anderen manchmal sehr entfernten Epochen nach Vorbildern, um von ihnen zu lernen.«[57] So hätten die Künstler der russischen Moderne die altrussische Ikone, den volkstümlichen Lubok sowie Ladenschilder und Kinderzeichnungen als Quellen genutzt, in denen sie »Halt für ihre tollkühnen Neuerungen« finden konnten.[58] Wichtig sei, daß an die Tradition nicht auf rein reproduktive Weise angeknüpft werde; einfache Nachahmung führe nur zu »rein äußerlicher Übertragung des Stils des Vorbilds«, nicht aber zu

51] W. Sherwin Simmons: *Kasimir Malevich's Black Square and the Genesis of Suprematism 1907-1915*, New York/ London 1981 sowie Linda Henderson (Anm. 21).
52] Zitiert nach Walter Kambartel: Konstruktivismus in Osteuropa, in: *Propyläen Kunstgeschichte* Bd. 12, S. 213.
53] Werner Haftmann (Hrsg): *Kasimir Malewitsch, Suprematismus – Die gegenstandslose Welt*, Köln 1962, S. 172.
54] Zitiert nach Camilla Gray: *Das große Experiment. Die russische Kunst 1863-1922*, Köln 1974, S. 201.
55] Zitiert nach Heiner Stachelhaus: *Kasimir Malewitsch. Ein tragischer Konflikt*, Düsseldorf 1989, S. 119.
56] Nikolai Punin: *Noweischije tetschenija w russkom iskusstwe, 1. Tradizii noweischewo russkowo iskusstwa* [Neuere Tendenzen in der russischen Kunst, 1. Traditionen der neueren russischen Kunst], Leningrad 1927.
57] Ebd., S. 5.
58] Ebd., S. 10.

»wahrhafter Tradition«.59] Die Perspektive, die die jungen Künstler auf die Vergangenheit einnehmen, müsse stets von aktuellen Bedürfnissen und Notwendigkeiten geprägt sein, »bedingt durch den Entwicklungsgang der neueren Kunst selbst«.60] Damit brachte Punin das Verhältnis der Avantgarde zur Ikone auf den Punkt. Die Fortführung der Tradition in der neuen Kunst ist keine Rückkehr zur Vergangenheit, sondern das Erreichen einer neuen Qualitätsstufe innerhalb einer sich dialektisch vollziehenden Entwicklung. Der Impuls geht dabei explizit von der neuen Kunst aus, er geschieht aus dem Blickwinkel der Moderne und ist geleitet von ihren Bedürfnissen. Die Tradition dient als Quelle, als Legitimation und Bestätigung, zugleich bietet sie einen Platz in der Geschichte, weil die Künstler sich mit ihrem eigenen Schaffen in die Tradition stellen können. Da dieses Sich-in-die-Tradition-stellen aber nicht mehr aus der Tradition heraus geschieht, sondern als bewußte Handlung von aus der Tradition entlassenen modernen Individuen, handelt es sich um einen Akt der produktiven Aneignung und selbstbewußten Gestaltung von Geschichte. Was die Künstlerindividuen Popowa und Tatlin, Kandinsky und Gontscharowa, Larionow und Malewitsch bei all ihrer Unterschiedlichkeit eint, ist diese Haltung. In Punins Worten ausgedrückt, verkörpert ihr Werk »wahrhafte Tradition«.

59] Ebd., S. 6.
60] Ebd., S. 10.

Das Geistige in der Kunst und die Suprematie kosmischer Erregung

Autonomiewünsche und Mythen der Selbstbegründung bei Kandinsky und Malewitsch

von Hubertus Gaßner

Keine andere Neuerung hat das Gesicht der bildenden Kunst im 20. Jahrhundert so geprägt wie die Abstraktion. Erst mit ihr scheint sich die moderne Kunst unseres Jahrhunderts von der traditionellen endgültig abgenabelt zu haben und, ganz auf sich gestellt, ihre eigene Formsprache und ihre spezifischen malerischen Möglichkeiten gefunden zu haben.

»Es wäre kein Paradox zu sagen«, so polemisiert der Maler und Wortführer der russischen Kubo-Futuristen David Burljuk gegen die alte, abbildende Kunst, »daß die Malerei erst im 20. Jahrhundert zu einer Kunst geworden ist … vorher gab es die Malkunst, aber keine Kunstmalerei … Die neue zeitgenössische Malerei ist ganz Zweck an sich, die alte – ein Mittel, das mitunter sein Ziel erreicht, die äußere Gestalt der Dinge wiederzugeben.«[1] Mit dem Pathos einer politischen Unabhängigkeitserklärung proklamiert Burljuk in seinem Manifest, das 1912 in Moskau in der futuristischen Publikation *Eine Ohrfeige dem öffentlichen Geschmack* erschien, die Befreiung der Malerei von ihrem Dienst an der Nachahmung der Wirklichkeit für religiöse, politische, allgemeinbildende oder unterhaltende Zwecke: »Die Malerei ist frei geworden … früher stand sie im Dienste des schlechten Geschmacks der Masse, jetzt hat sie sich zu einem auf alles Weltliche herabschauenden Propheten gewandelt … Sie findet in sich selbst sowohl ihre Kräfte als auch ihre Bedeutung … Denn sie glaubt grenzenlos, daß ihr Leben, ihre Kräfte sich in der Liebe und in den drei Elementen … finden.«[2] Diese drei für die Malerei spezifischen Elemente sind nach David Burljuk die Faktur, d. h. die taktile, von der Art des Farbauftrags geprägte Oberfläche des Bildes, die Linie (Konstruktion) und die Farbe.

Mit Worten, die auf ähnliche Weise das Ureigene betonen, und mit gleicher Entdeckereuphorie wie Burljuk beginnt Michail Larionow sein 1913 verfaßtes Manifest über die *Rayonistische Malerei,* die als eine der ersten Erscheinungsformen abstrakter Kunst gelten kann. »Die Malerei ist sich selbst genug, sie besitzt ihre eigenen Formen, ihre eigene Farbe und ihren eigenen Klang … Die ureigenen Gesetze der Malerei sind: Farbmasse und Faktur. Jedes Bild be-

1] David Burljuk: Kubismus, 1912, zit. n. der Übersetzung in: *Europa, Europa. Das Jahrhundert der Avantgarde in Mittel- und Osteuropa,* Bd. 3: Dokumente, zusammengestellt von Hubertus Gaßner, Ausst.-Kat. Kunst- und Ausstellungshalle der Bundesrepublik Deutschland, Bonn 1994, S. 124 ff.
2] Ebd.

steht aus einer farbigen Fläche, der Faktur (dem Zustand dieser Farbfläche, ihrem Klang) und aus der Empfindung, die diese beiden Gegebenheiten hervorrufen.« 3] Obwohl weder David Burljuk noch Michail Larionow zu den heute bekannten Begründern der abstrakten Kunst zählen, zeigen ihre Äußerungen einmal mehr, wie sehr das Streben nach einer eigenständigen – die Russen nannten sie »selbstwertigen« –, d. h. von allen Abbildfunktionen befreiten Kunst seit 1912 unter den Künstlern in Rußland verbreitet war. Kurz zuvor, im Dezember 1911, war Kandinskys Programmschrift *Über das Geistige in der Kunst* in München in deutscher Sprache erschienen, während Kasimir Malewitsch sein Gründungsmanifest zum Suprematismus erst Ende 1915 anläßlich der ersten Präsentation seiner gegenstandslosen Bilder in Petrograd verfaßt und veröffentlicht hatte. Es waren vor allem russische Künstler, die neben Piet Mondrian und dem in Paris lebenden Tschechen František Kupka die abstrakte Kunst aus der Taufe gehoben haben. Ohne das prometheische Selbstverständnis der Russen, die sich wohl mehr als ihre westeuropäischen Kollegen als Seher und Künder eines neuen, höheren Lebens verstanden, wäre die abstrakte Kunst kaum mit solchem Sendungsbewußtsein und solcher Durchschlagskraft in die Kunstgeschichte eingetreten. Die zukunftsgewissen Fanfarenstöße aus den Anfängen der abstrakten Kunst sind heute längst verklungen. An ihrer Stelle hört man allenthalben das Lamentieren von Künstlern, Kritikern und Historikern, die noch vor wenigen Jahrzehnten als Weltsprache der Kunst gefeierte Abstraktion sei durch ihre Selbstbezogenheit, wie jede andere Nabelschau auch, letztlich in einem leblosen Formalismus erstarrt, der nur noch dekorative Schablonen für das kraftlose Fortleben einer längst schon akademisierten und institutionalisierten Kunst liefere – eine Kunst ohne Stachel, konserviert in einem weltfernen Elfenbeinturm, die sich nur noch selbst kopiert und repetiert, weil ihr die widerständige Wirklichkeit als Herausforderung fehle. So schrieb unlängst zum Beispiel der amerikanische Kunstkritiker Donald Kuspit: »Gegenstandslosigkeit war zu Lebzeiten von Malewitsch lebendig und revolutionär; heute ist sie eine veraltete Sprache der Kunst – eine kalte, erstarrte Form der Vergangenheit, eine gesellschaftliche Konvention. Man könnte so weit gehen und sagen, daß sie die am meisten ›geschätzte‹ oder am besten sozialisierte Form in der modernen Kunst ist – weit mehr als Fotografie und Film – weil sie nämlich so leicht in das elitäre dekorative Design rutscht, wenn die Umstände danach verlangen.« Die abstrakte Kunst in der Nachfolge von Kandinsky und Malewitsch, so der Kritiker, sei »autoritär« geworden, oder »zum wenigsten eine bourgeoise Manifestation der Macht«. 4] Im folgenden möchte ich zeigen, wie die heute so virulente Kritik im Zeichen der postmodernen Ästhetikdiskussion die abstrakte Kunst von Anbeginn begleitet hat, und zwar nicht nur als unqualifizierte Kritik von außen, sondern im Sinne der Selbstzweifel abstrakt arbeitender Künstler und der kritischen Befragung der Abstraktion nach den ästhetischen Bedingungen ihrer Möglichkeit. Dabei wird sichtbar und verständlich, daß die abstrakte Kunst nie so ausschließlich auf sich selbst bezogen und selbstwertig oder im neueren Sprachgebrauch der Semiotik: so selbst-referentiell gewesen ist, wie dies nicht nur von Burljuk und Larionow, sondern auch von Kandinsky, Malewitsch und ihren Nachfolgern immer wieder in Manifesten ausgerufen und für ihre künstlerische Praxis in Anspruch genommen worden ist. Im Rückblick auf die abstrakte Kunst scheint ihre immer wieder behauptete Selbstreferentialität, die nur den Bezug auf die der Kunst eigenen Materialien und Gestaltungsgesetze zuläßt und alle kunstexternen äußeren Referenten ausschließt, selbst ein Mythos zum Zwecke ihrer Selbstbegründung zu sein. Der Mythos der reinen Selbstreferentialität hat in der künstlerischen Praxis kaum seine Entsprechung gefunden. Der äußere Referent, auf den sich die figurative Kunst als Objekt ihrer Darstellung bezieht, existiert – wenn auch auf andere Weise als in Gestalt eines abgebildeten Objekts – auch in der ab-

3] Michail Larionow: Rayonistische Malerei, 1913, zit. n. der Übersetzung in: *Europa, Europa* (Anm. 1), S. 127.
4] Donald Kuspit: Imi Knoebel's Triangle, in: *Artforum*, January 1987, S. 76.

strakten Kunst. Nur durch diesen inneren Bezug auf ein Außen kann die abstrakte Kunst ihre relative Autonomie unter den nicht-ästhetischen Dingen und Ereignissen bewahren. Ohne diese Referenz geraten die abstrakten Farbmuster in die äußere und verstärkte Abhängigkeit alles Dekorativen, sei es in Gestalt schmückender Ornamentik oder ornamentlosen Designs, oder aber das Bildwerk wird zum bedeutungslosen, stummen Ding. Erst im Widerspruchszusammenhang mit diesem äußeren Referenten konnte die abstrakte Kunst eine kritische Form entwickeln, worin sie sich selbst in Frage stellt. Nur in dieser permanenten Selbstunterlaufung der geschaffenen Form hat sie sich immer wieder neu begründen und dem inhaltslosen Dekorativismus auf der einen, der Willkür einer rein subjektiven Ausdrucks- und Eindruckskunst auf der anderen Seite entziehen können. Es liegt auch in der Logik der Sache, wenn Künstler wie Burljuk und Larionow sich nach einer kurzen Phase der Abstraktion wieder figurativen Darstellungen zugewandt haben, weil die Abstraktion für sie nur eine technische Frage der Vervollkommnung malerischer Verfahren war, nicht aber wie für Kandinsky und Malewitsch die einzig adäquate Form für einen geistigen Gehalt, der sich durch die Abstraktion mitteilen sollte.

Die Fallen des Dekorativen

Zu Beginn erhielt die abstrakte Malerei ihre Stärke ganz wesentlich aus der Kraft ihrer Negation – der Verweigerung jeglicher Wiedergabe der sichtbaren Realität. Die gesamte Tradition der figurativen und abbildenden Kunst wurde zum äußeren Referenten, auf den sich die ungegenständliche Kunst – wie die Beispiele Burljuk, Larionow und Malewitsch zeigen – ex negativo bezog. Diese Absage an die Abbildfunktion verlieh der abstrakten Malerei in ihrer Gründungsphase das Pathos des absolut und unerhört Neuen, sekundiert von ihrer Kriegserklärung an die alte Kunst, ja an die Kunst überhaupt, die bis dato – sieht man einmal von der dekorativen Funktion der angewandten Künste ab – immer eine mimetische gewesen war. In ihrer unübersehbaren Nähe zu den dekorativen Schmuckformen lagen aber auch genau die Legitimationsschwierigkeiten einer selbstwertigen Malerei, die nur ihren eigenen Gesetzen malerischer Gestaltung und Wirkung folgen wollte. Wenn abstrakt arbeitende Künstler wie Kandinsky oder Malewitsch nicht gleich als Verrückte und Scharlatane denunziert wurden, so galten sie den Wohlmeinenderen doch vor allem als reine, bisweilen sogar reizvolle Dekorateure. Die Ähnlichkeit ihrer abstrakten Bildmuster mit Ornamentformen veranlaßte sowohl Kandinsky als auch Malewitsch, sich von diesen Zweigen einer als unfrei und minderwertig angesehenen Kunst, die praktischen Zwecken dient, am Materiellen haftet und zumeist von Kunstgewerblerinnen ausgeführt wurde, ostentativ zu distanzieren. Die männlichen Künstler waren bemüht, ihre abstrakt-geistige, von allem Gegenständlichen gereinigte Kunst als das genaue Gegenteil zum vornehmlich weiblich betriebenen Kunstgewerbe zu definieren. Die doppelte Frontstellung gegen die traditionelle abbildende Kunst und gleichzeitig gegen die Ornamentformen der dekorativen und angewandten Kunst war eine entscheidende Triebfeder für Kandinskys und Malewitschs überschäumende Theorieproduktion, die ihre Kunstpraxis reflektierend und legitimierend begleitete und ihre Abstraktionsformen von allen vergleichbaren, bisweilen zum Verwechseln ähnlichen Gestaltungsformen im Kunstgewerbe abgrenzen und über sie erheben sollte. Im pikanten Kontrast zu diesen theoretischen Abgrenzungsversuchen steht die Tatsache, daß nicht nur die weiblichen Mitstreiter der abstrakten Kunst sich in der seit altersher von Frauen besetzten Domäne des Kunstgewerbes betätigten, indem sie die abstrakten Farbmuster der Bilder auf Stoffe und Möbel übertrugen bzw. von Handwerkerinnen und Handwerkern sticken, weben, drucken und schnitzen ließen. Damit schloß sich der Kreis, der von den Wurzeln der Abstraktion im Ornament über die »reine« abstrakte Malerei zu ihrer Wiedereinführung im Kunstgewerbe führt.

In Rußland oder von Rußland kommend, betätigten sich u. a. Natalija Gontscharowa, Olga Rosanowa, Ljubow Popowa, Alexandra Exter, Warwara Stepanowa und Sonja Delaunay sehr erfolgreich in der Textilgestaltung; aber auch die männlichen Vorkämpfer und Nachfolger der russischen Abstraktion wie Kandinsky, Malewitsch, Ilja Tschaschnik, Nikolai Suetin und Pawel Mansurow entwarfen Stoffmuster und Bekleidung, bemalten Tassen und Teller oder verzierten und gestalteten Möbel und Innendekorationen – für das Theater, aber auch für die Bühne des täglichen Lebens. Unter den abstrakt arbeitenden Futuristen in Italien zeigte sich die gleiche Affinität zum Kunstgewerbe wie bei den englischen Vortizisten, und die legitimen Nachfolger des Suprematismus, die russischen Konstruktivisten, hängten – nicht anders als das Bauhaus – die abstrakte Kunst, zumindest zeitweise, für die utilitäre Gestaltung der Umwelt an den Nagel. Wer jedoch wie Kandinsky und Malewitsch auf der Autonomie abstrakter Malerei beharrte, sah sich immer wieder dem Vorwurf reiner Dekorativität ausgesetzt. So kritisierte schon 1910 ein Rezensent in der Zeitschrift *Kunst für alle,* Kandinskys erste abstrakte und halbabstrakte Bilder seien nichts als »Teppichphantasien, deren tieferen Sinn man auch mit Hilfe der theosophischen Programmschrift des Malers nicht zu ergründen vermag.« 5] Aus solchen Vorwürfen und aus der Unfähigkeit der Betrachter, den Farbmustern seiner abstrakten Gemälde die von ihm unterlegten und in der angesprochenen theosophisch inspirierten Schrift *Über das Geistige in der Kunst* erläuterten Bedeutungen anzusehen, resultiert nicht zuletzt Kandinskys anfänglicher Vorbehalt gegen den endgültigen Verzicht auf alle Naturnachahmung in einer rein abstrakten Kunst: »Wenn wir schon heute anfangen würden, ganz das Band, das uns mit der Natur verknüpft, zu vernichten, mit Gewalt auf die Befreiung loszusteuern und uns ausschließlich mit der Kombination von reiner Farbe und unabhängiger Form zu begnügen, so würden wir Werke schaffen, die wie eine geometrische Ornamentik aussehen, die, grob gesagt, einer Krawatte, einem Teppich gleich würden.« 6] Die Suprematisten um Malewitsch waren bemüht, die subjektiven Ausdrucksgesten der expressiven Abstraktion durch eine Geometrisierung der »gegenstandslosen« Formelemente zu objektivieren. Quadrat, Rechteck und Kreis bilden in den suprematistischen Bildern die »objektiven« Gestaltungselemente, die in dynamisch komponierten Flächenverspannungen der Empfindung der Schwerelosigkeit, des Schwebens im Raum und der Gegenstandslosigkeit visuellen Ausdruck geben sollen. Doch auch diese um Objektivität bemühte Darstellung der ozeanischen Empfindung eines schwerelosen Gleitens im grenzenlosen Raum, die den Betrachter in eine »Erregung« (Malewitsch) der höheren, kosmischen Art versetzen sollte, entging nicht dem Vorwurf, nur hübsche Dekorationsmalerei zu sein. Zur großen Retrospektive von Malewitsch auf der Moskauer *Sechzehnten Staatlichen Ausstellung* im Jahre 1919, in der der Maler mit 153 Werken aus allen Schaffensperioden vertreten war, stellte der wohl bedeutendste Kunstkritiker der russischen Avantgarde und ihr wortmächtiger Verfechter, Nikolai Punin, zwar fest, daß »der Suprematismus als prächtige Blüte in ganz Moskau aufgegangen« sei 7] – seine farbintensiven geometrischen Formen seien überall in den Cafés, auf der Straße und in den Ausstellungen zu sehen. Aber gerade diese Omnipräsenz gilt Punin als äußerer Beleg für eine bloß dekorative Funktion, auf die er die geistige Bedeutung der Malerei reduziert habe: »darum ist der Suprematismus nicht grand art, darum ist er in der Textilgestaltung, in Cafés, in Modezeitungen etc. so leicht anwendbar.« 8] Die Geometrisierung der abstrakten Kunst hat ihr in den Augen Punins keineswegs zu mehr Objektivität verholfen, höchstens zu einer Mechanisierung der Bildkomposition und Bildproduktion geführt, weshalb schon im vierten Jahr seiner Entstehung und erst recht in Zukunft »vom Suprematismus nur noch Zeichenlehrer sprechen«. 9] Im selben Jahr wie der Kunstkritiker Nikolai Punin formuliert auch der Maler Alexander Rodtschen-

5] Georg Jakob Wolf, in: *Die Kunst für Alle,* November 1910, S. 68-70.
6] Wassily Kandinsky: *Über das Geistige in der Kunst,* Bern 1965, S. 115.
7] Nikolai Punin: In Moskau, in: *Iskusstvo kommuny* [Kunst der Kommune], Nr. 10, Sonntag, 9. 2. 1919, zit. n.: Larissa Shadowa: *Suche und Experiment, Kasimir Malewitsch und sein Kreis,* Dresden 1978, S. 322.
8] Ebd.
9] Ebd.

ko seine Kritik am Suprematismus – nicht theoretisch, sondern mit einem Gegenentwurf der künstlerischen Praxis. Als Antwort auf die 1919 von Malewitsch ausgestellten Bilder mit »weiß in weiß« gemalten Schwebephantasien, die an der Grenze zum Unsichtbaren die Empfindung der Gegenstandslosigkeit auf die Spitze treiben und damit die »Vollendung des Allmenschen« [10] evozieren sollten, zeigt der vormalige Anhänger des Suprematismus eine Serie von »schwarz in schwarz« gemalten Bildern. Die schwarzen Bilder Rodtschenkos erheben nicht nur Einspruch gegen die Transformation des Bildes in das Symbol einer höheren, unsichtbaren Wirklichkeit, deren Gegenstandslosigkeit der Betrachter durch die nahezu unsichtbaren weißen Schwebefiguren auf weißem Grund empfinden soll. Gegen diese Entmaterialisierung und Entsinnlichung des Bildes zum Symbol einer als gegenstandslos gedachten Welt setzt Rodtschenko die betonte Materialität der schwarzen Bilder mit ihren glänzenden und stumpfen, glatten und rauhen, transparenten und opaken Oberflächen. Diese haptisch differenzierte Faktur (Oberflächenstruktur) hebt die Materialität des Farbstoffs gegenüber dem Tonwert der Farbe hervor. Die Annullierung aller Farbwerte im Schwarz soll die Aufmerksamkeit auf den Farbstoff und auf die Eigenschaften des Bildes als materielles Ding mit spezifischen sinnlich-taktilen Werten lenken. Der Einspruch gegen die Verflüchtigung des Bildes zu einem Symbol des Übersinnlichen und gegen die Auflösung seiner materiellen Sinnlichkeit in einer Empfindung des Gegenstandslosen ist mit der kritischen Einsicht in die Unzulänglichkeit und innere Widersprüchlichkeit dieses Symbolisierungsversuches von Malewitsch verknüpft. Das von Malewitsch und seinen Anhängern erwählte Quadrat führt nach Meinung von Rodtschenko, aber auch von Tatlin, nur zu einer äußerlichen Dekorierung der Gegenstände, aber keinesfalls zu ihrer Auflösung in der Gegenstandslosigkeit, noch zu einer Konstruktion neuer Gegenstände, die für Rodtschenko von ihrer Funktion, für Tatlin von ihrem Material ausgehen muß, nicht aber vom Primat einer abstrakten Form, und sei sie noch so »objektiv« wie die Formen der Geometrie. Auch sie führe nur zu einem »geometrischen Stil«, aber nicht zu einer neuen Wirklichkeit. »Wir verwerfen ... jeden Stil«, wendet Rodtschenko gegen Malewitsch ein, »denn alles, was die Konstruktion verdeckt, ist Stil.« [11] Die Sinnkrise, die die ungegenständliche Kunst von Anfang an begleitete, wird natürlich nicht dadurch gelöst, daß die Künstler – wie Malewitsch nach seinen weißen Bildern von 1919 – zu malen aufhören und sich ganz auf die Theorieproduktion stürzen oder wie die Konstruktivisten die Verfahren der Malerei auf die Konstruktion von funktionalen Gebrauchsgegenständen übertragen. Denn mit dieser Verlagerung auf andere Praxisfelder werden die Fragen der Bedeutungs- und Sinnkonstitution abstrakter Kunst nur von dem Feld der Malerei auf das Feld der Textproduktion oder Dingfabrikation übertragen, ohne dort besser gelöst werden zu können. Das Problem, das sich abstrakt arbeitenden Künstlern wie Kandinsky (expressive Abstraktion) und Malewitsch (geometrische Abstraktion) in gleicher Weise und radikal neu stellte, war die Begründung und Lösung der Frage der ästhetischen Zeichenkonstitution, da auch ihre nicht-mimetische Malerei etwas bezeichnen und damit Ausdruck und Bedeutung erhalten wollte, die sie ihrer Spezifik als Zeichensystem und ihrer Autonomie versichern konnten. Andernfalls würde die Falle einer bedeutungslosen Dekoration und anderen Zwecken dienenden Schmuckform hinter der abstrakten Kunst zuschnappen. Der Begründung einer spezifisch ästhetischen Bedeutung der ungegenständlichen Kunst haben sich Kandinsky und Malewitsch intensiv gewidmet, wobei sie häufig hin- und herschwankten zwischen einem esoterisch-transzendenten, über die Sterne in den unsichtbaren Kosmos hinausgreifenden Symbolismus und den Versuchen zu einem kunstimmanenten System von Gestaltungsregeln mit dem zweifelhaften Ausgang einer schulmäßigen Akademisierung der

10] Kasimir Malewitsch, zit. n.: *Kasimir Malewitsch, Werk und Wirkung*, Ausst.-Kat. Museum Ludwig, Köln 1995, S. 127.

11] Alexander Rodtschenko: Die Linie (1921), in: Hubertus Gaßner und Eckhart Gillen (Hrsg.): *Zwischen Revolutionskunst und Sozialistischem Realismus.* Dokumente und Kommentare, Köln 1979, S. 116.

Formensprache. Bei dieser Odyssee, die zwischen der Skylla rein subjektiver und willkürlicher Bedeutungsbehauptungen für bestimmte Zeichen und Zeichenrelationen einerseits und der Charybdis eines pseudowissenschaftlich objektivierten Regelsystems von Gestaltungslehren den richtigen Weg zum Ziel zu finden sucht, wollen wir die beiden Künstler begleiten.

Kandinsky und das Geistige in der abstrakten Kunst

Um dem Betrachter den Zugang zu seinen abstrakten Bildern zu erleichtern, führte der Maler in seine gegenstandslosen Farbkompositionen Hieroglyphen ein – zeichenhafte Abbreviaturen aus dem populären Bildfundus der christlichen Ikonographie und der Volkskunst. Diese Formzitate aus den russischen Volksbilderbögen und aus der bayerischen Hinterglasmalerei, aus Illustrationen von Märchen und Heldenlegenden sollten als vertraute Schlüsselmotive dem Betrachter Brücken bauen für die Wahrnehmung und das Verständnis der ihm unbekannten esoterischen Symbolik der abstrakten Farbformen. All diese Hieroglyphen – so zum Beispiel das erste Menschenpaar im Paradies, die Trompete des letzten Gerichts, der Regenbogen als Zeichen der Versöhnung zwischen Gott und Mensch oder der heilige Georg zu Pferd, der als Moskauer Stadtheiliger und Lichtbringer im Kampf mit dem Dunkel des Bösen liegt – handeln von apokalyptischen Themen und haben eine kosmologische Bedeutung. Auf der Stufe der sinnlichen Wahrnehmung und des Wiedererkennens führen diese mehr oder weniger bekannten Bildmotive den Betrachter bis zu jener Schwelle, hinter der sich die ebenfalls kosmologische Bedeutung der abstrakteren und gänzlich ungegenständlichen Zeichen demjenigen zu erkennen gibt, der zur geistigen Schau des inneren, dem normalen Auge unzugänglichen Wesens des Universums fähig ist. Die vornehmlich aus dem eschatologischen Themenkreis der Apokalypse stammenden Sujets stehen deshalb durchaus in einem inneren Zusammenhang mit Kandinskys Entwicklung zur Abstraktion. In den apokalyptischen Szenen bekundet sich Kandinsky einerseits als »Hellseher des … Niedergangs« und der »verzweifelten Angst vor … der großen Finsternis« [12] und andererseits als Visionär der Wiederauferstehung in einer rhythmisch pulsierenden und hell erleuchteten Farbenwelt, die den Betrachter in euphorisierte Hochstimmung zu versetzen vermag. Über den Trümmern des alten materialistischen, an die äußere Erscheinung der Gegenstände geketteten Weltbildes erhebt sich, wie die Burg oder der Kirchturm auf der Bergspitze vieler Bilder, das kommende »Reich des Geistigen« (Kandinsky). Im sichtbar gemachten Zusammenbruch der materiellen Welt entbirgt sich zugleich die Welt des Geistigen und damit die Erlösung des Menschen von seinem leiblichen Körper und materiellen Mangel, weshalb so viele Gemälde Kandinskys von einer Bedeutungs- und Gefühlsambivalenz geprägt sind, in der die Empfindung von Zerstörung und von Befreiung, von Katastrophe und Erlösung, von Bedrohung und jubilierender Freude so dicht beieinanderliegen, daß sie unlösbar vereint sind. Diese Ambiguität von Zusammenbruch und Aufbruch in dem einzelnen Bildzeichen und in ein und derselben Komposition hat in der Vergangenheit häufig zu den unterschiedlichsten Auslegungen einzelner Gemälde geführt, die von dem einen als Darstellung des Weltuntergangs, als Andeutung von Katastrophen und von dem anderen als fröhlich beschwingter Ausdruck paradiesisch dionysischer Freuden interpretiert werden. Solche Widersprüche in der Bildaussage lösen sich auf, wenn wir die Zerstörung und Auflösung der Gegenstandsformen mit Kandinsky und der für ihn vorbildlichen Theosophie als Befreiung des Geistes von der materiellen Wirklichkeit, als Akt seiner Erlösung von der äußeren Welt und als Stärkung der inneren Gefühlswelt begreifen. In den Eruptionen eines chaotisch konvulsivischen Malstroms, in der strahlenden Farbintensität und dem rhythmischen Pulsieren der Bilder begegnet dem Betrachter auch das überschwengliche Gefühl der Seinsbe-

12] Wassily Kandinsky: *Über das Geistige in der Kunst* (Anm. 6), S. 44.

jahung einer positiv gestimmten Seele, die, über die materiellen Niederungen und sozialen Fesseln der Gesellschaft sich erhebend, die Individualseele mit der Weltseele im rauschenden Einklang zeigt – ein kosmisch rhythmischer Zusammenklang, der die Weltuntergangsstimmung und innere Leere der Melancholie in das Gefühl innerer Erfülltheit und hochgestimmter Selbst-Erregung umgießt. Diesem Gefühl geben die expressiven und musikalisch gestimmten Bilder der ersten Abstraktionsphase von 1910 bis 1916 überzeugenden Ausdruck, wobei Kandinsky »Musik als vorbildliche Kunst schlechthin betrachtete«, weil »von allen Künsten allein ihre machtvolle, sofortige Heilwirkung allgemein anerkannt war, wie die Geschichten von Orpheus und David zeigen. Orpheus Musik beendete den Streit zwischen den Tieren, der Symbol für inneren Konflikt war. Davids Musik heilte König Sauls Melancholie.«[13] Mit dem Theosophen Rudolf Steiner, aber auch in Übereinstimmung mit den spätestens seit der Jahrhundertwende populären physikalischen Weltbildern, in denen die Masse durch Energie ersetzt und die Dinge in elektrische Ströme und Strahlen aufgelöst werden, sieht Kandinsky die seelischen Vibrationen des Künstlers wie des Betrachters nicht als Ausdruck persönlicher Seelenzustände oder gar momentaner, schnell vergänglicher Stimmungen, sondern als Erscheinungsformen einer vibrierenden Weltseele, die im Makrokosmos ebenso wie in allen Mikrokosmen pulsiert. In Anlehnung an die naturwissenschaftlichen Erkenntnisse der ständigen Verwandlung von Energie in Materie und vice versa formuliert die sich selbst als »Geisteswissenschaft« (wissenschaftliche Lehre vom »Geistigen«) verstehende Theosophie ihre Vorstellung der Einheit seelisch-leiblicher Schwingungen mit den Schwingungen des Universums. Um diese grundsätzlich gegebene, aber durch die westliche Kultur und technische Zivilisation häufig verschüttete Einheit wieder empfinden und leben zu können, soll der Theosoph lernen, die immateriellen Vibrationen seines »Ätherleibes«, der seinen Körper gleich einer Aura umfängt, als Teil dieses Körpers wahrzunehmen. Laut Rudolf Steiner hat der moderne Mensch verlernt, das »Zusammenklingen« der »Bewegungen rhythmischer Art im Ätherleib« mit den »Bewegungen bestimmter Weltrhythmen« vernehmen zu können. Erst wenn er wieder in seinem »Ätherleib« die »Strömungen und Bewegungen« zu entdecken vermag, »welche in Harmonie stehen mit den Gesetzen und der Entwicklung der Welt, zu welcher der Mensch gehört«,[14] vermag er, in Harmonie mit dem Kosmos zu leben. Das Glücksgefühl des seelischen und körperlichen Vereinigtseins mit der »Weltresonanz« will Kandinsky im »Klang« der Farben und Formen seiner abstrakten, körperlosen Kompositionen aufscheinen lassen und erfahrbar machen. Der abstrakten Malerei wird die Fähigkeit zugesprochen, diese beiden »Bewegungen rhythmischer Art« nicht nur zu bezeichnen, sondern als Niederschlag von seelischen und kosmischen Schwingungen im Akt des Malens und im Nachvollzug durch den Betrachter auch zu realisieren. »Jedes Werk« – lehrt Kandinsky – »entsteht technisch so, wie der Kosmos entstand ... Werkschöpfung ist Weltschöpfung.«[15]

Nun enthält Kandinskys Annahme eines »klingenden Kosmos«, dessen Schwingungen in der individuellen Seele jedes einzelnen Menschen ebenso vibrieren wie in den Wellen, die von den Farbformen der abstrakten Bildkomposition ausgehen, durchaus einen rationalen Kern. Die Theosophie ihrerseits verstand sich ebenso wie der russische Symbolismus ja durchaus nicht als wissenschaftsfeindlicher Okkultismus, sondern als Wissenschaft vom »Geist« oder theosophisch gesprochen als »Geisteswissenschaft«. Im Fahrwasser so unterschiedlicher Wissensgebiete wie zum Beispiel der Rhythmusforschung und der Quantenphysik hat sich seit dem Beginn unseres Jahrhunderts die Überzeugung herausgebildet, daß atomare Schwingungen, biologische Abläufe, Gehirnwellen, zwischenmenschliche Beziehungen und kosmische Strukturen in den vielfältigsten Rhythmen pulsieren, die ungeachtet ihrer Verschiedenartigkeit die Tendenz haben, sich in überein-

13] Donald Kuspit: *Der Kult vom Avantgardekünstler,* Klagenfurt 1995, S. 118.
14] Rudolph Steiner: Wie erlangt man Erkenntnisse der höheren Welten? (1909), in: *Ausgewählte Werke,* Frankfurt a. M. 1987, S. 142.
15] Wassily Kandinsky: *Rückblicke,* Berlin 1913, S. XIX.

stimmenden Schwingungen zu synchronisieren. Wie die Resonanzforschung herausgefunden hat, können solche Schwingungssysteme in den Mikro- und Makrobereichen unter geeigneten Bedingungen ihre Rhythmen untereinander angleichen. Sie treten dann in Resonanz miteinander. Musik und Akustik bilden nur einen Spezialfall dieser universellen Fähigkeit und Tendenz zur Resonanzbildung, wenn auch einen besonders sinnfälligen. Schon Pythagoras, aber auch noch den russischen Symbolisten wie Andrej Bely und Kandinsky schien die Musik deshalb der Schlüssel zum Verständnis der schwingenden Grundstruktur des Universums, weshalb sie sich für eine tiefgreifende Musikalisierung der Sinne und aller Kunstgattungen aussprachen. Für alle schwingenden Systeme wie Atome, Körperorgane und Gehirn, für das organische Wachstum, die gegenseitigen menschlichen Beziehungen und für die Wechselwirkungen zwischen sozialen Gruppierungen gilt, daß sie miteinander in Resonanz treten können. Auf diese Weise läßt sich der Kosmos als ein Zusammenspiel seiner schwingenden Teile beschreiben.[16] Mit anderen Worten: »In jedem von uns, wie unvollkommen er auch sei, schlägt ein lautloser Puls von vollkommenem Rhythmus, ein Komplex von Wellenformen und Resonanzen, der absolut individuell und einzigartig ist und uns gleichzeitig mit dem ganzen Universum verbindet. Gelingt es uns, dieses Pulsschlages inne zu werden, dann kann sich unsere persönliche Erfahrung von Grund auf verändern und damit in gewisser Weise auch unsere Umwelt.«[17] Angesichts dieser wissenschaftlichen Hypothesen und Forschungsergebnisse erscheint Kandinskys von Andrej Bely und Rudolf Steiner entlehnte Vorstellung der Resonanz von schwingendem Makrokosmos und pulsierenden Mikrokosmen wie der menschlichen »Seele« oder einer abstrakten Bildkompositionen so abwegig nicht. Andererseits ist mit der grundsätzlichen Möglichkeit einer Rhythmusangleichung der tatsächliche Zusammenklang der Schwingungssysteme noch längst nicht gegeben. Kandinsky selbst hat sich theoretisch und praktisch immer wieder um die Lösung der Frage bemüht, wie der Prozeß der Resonanz zwischen einem komplex strukturierten rhythmischen Bildmuster, das sich durch viele verschiedene Oszillationsfrequenzen und die Wechselwirkungen zwischen ihnen auszeichnet, und den rhythmisch pulsierenden Systemen im Organismus des Betrachters in Gang gesetzt werden kann. Denn erst wenn sich die Eigenschwingungen des Bildes mit den Schwingungen des Betrachters synchronisieren, vermag er wahrnehmungs- und gefühlsmäßig einen Zugang zum »inneren Klang« abstrakter Kompositionen zu finden. Die Empfindung einer Resonanz stellt sich ein und mit ihr das Gefühl der Übereinstimmung. Kandinsky irrte jedoch mit der Annahme, die gänzliche Eliminierung auch der rudimentären Gegenstandszeichen, bzw. die vollständige Auslöschung des äußeren Referenten abstrakter Bilder würde die Klangintensität der von allen Abbildfunktionen befreiten Farben und Linien steigern, weshalb der Weg letztendlich in die totale Abstraktion beschritten werden müsse. Diese bewußt eingeschlagene Entwicklung hat Kandinsky in den zwanziger Jahren zu einer Didaktisierung seiner Gestaltungsverfahren geführt. Indem er die Bildgestaltung objektivierte, glaubte er den vollständigen Verzicht auf Gegenstandsassoziationen kompensieren zu können, bzw. die Gegenstandsbezüge der abbildenden Darstellung durch einen anderen äußeren Referenten, nämlich durch die wissenschaftliche Objektivität und die hypothetischen Gesetzmäßigkeiten der Wahrnehmung, ersetzen zu können. Diese Versuche einer Verwissenschaftlichung der Bildsprache und Kompositionsweise, die bei Kandinsky in Rußland um 1919 mit der Geometrisierung seiner Bildformen einsetzte und dann im Bauhaus ihren Höhepunkt erreichte, hat ihn jedoch keineswegs zu einer Intensitätssteigerung seiner Bilder geführt, eher zu ihrer Schwächung. Erst seit 1932 und dann vor allem im Pariser Exil fand Kandinsky im Rückgriff auf biomorphe Naturformen wieder zu einem neuen Stil, in dem die Interaktion von abstrakten Farbformen

16] Vgl. Friedrich Cramer: *Symphonie des Lebendigen. Versuch einer allgemeinen Resonanztheorie,* Frankfurt a. M. und Leipzig 1996.
17] George Leonard: *Der Rhythmus des Kosmos,* Hamburg 1986, S. 8.

und organoiden Symbolen der Biosphäre eine innerbildliche Spannung erzeugen, die häufig die Intensität seiner ersten, expressiven Abstraktionsphase erreicht.

Malewitsch und die Suprematie kosmischer Erregung

Für die suprematistische Malerei von Kasimir Malewitsch ergeben sich aus rezeptionsästhetischer wie aus zeichentheoretischer Sicht die gleichen Probleme wie bei Kandinskys abstraktem Expressionismus. Denn auch der Suprematismus versteht sich, ungeachtet seiner geometrischen Formensprache sowohl als Ausdruckskunst, die im Betrachter bestimmte Empfindungen erregen will als auch als eine Spielart des Symbolismus, da sich in den suprematistischen Bildkompositionen nicht nur die innerpsychische Erregung des Künstlers, sondern auch die rhythmischen Schwingungen kosmischer Energiefelder manifestieren sollen. Die materielle Wirklichkeit unterscheidet sich für Malewitsch nicht grundsätzlich von der seelischen des Menschen, denn auch die Materie ist für ihn nichts anderes als eine Zusammenballung von energetischen, rhythmischen Schwingungen, die er wiederum mit seelischen Erregungen gleichsetzt. ▬ In diesem Sinne soll in der suprematistischen Komposition, nicht anders als in Kandinskys gemalten »Klang«-Bildern, die Einheit der Welt im Zusammenklang seelischer und kosmischer Erregungen zum Ausdruck kommen. »Sobald« – schreibt Malewitsch – »ein Schaffender beginnt, seine Erregung durch den Rhythmus auszudrücken, befindet er sich im Einklang mit der kosmischen Wirklichkeit.« [18] Diesen Ausdruck psychischer und kosmischer Erregung oder seelischer und kosmischer Vibrationen, wie Kandinsky und die Theosophie sagen würden, erzeugt der Künstler durch die rhythmische Organisation seiner gegenstandslosen Bilder: »Ein ›Ingenieur‹ des Wortes oder der Farbe« – wie Malewitsch den Künstler im revolutionären, technikeuphorischen Jargon nennt – »versucht immerhin seine Werke in Beziehung zu kosmischen Erscheinungen und kosmischen Zuständen zu bringen, sie in neue Beziehungen zueinander einzuordnen, ihnen fern jeder Verpflichtung mit gegenständlichen Zielen, den Rhythmus und die Dynamik der kosmischen Erregung zu verleihen.« [19] ▬ Das 1915 als Grundform des Suprematismus entstandene und auf der *Letzten Futuristischen Ausstellung 0,10* erstmals gezeigte *Schwarze Quadrat auf weißem Grund* symbolisiert diese Erregung durch gegenstandslose rhythmische Schwingungen. In einem Brief von 1920 versucht Malewitsch das suprematistische Quadrat auf weißem Grund zu definieren: »Und so blicke auch ich forschend in seinen mysteriösen schwarzen Raum, der zu einer Art neuem Gesicht einer suprematistischen Welt, deren Äußerem und Geist wird ... Ich sehe in ihm etwas, was seinerzeit die Menschen im Angesicht Gottes sahen ... Wenn jemand in seiner ergrauten Weisheit in dieses mysteriöse Antlitz des schwarzen Quadrates eindringt, wird er darin möglicherweise dasselbe erblicken wie ich.« [20] Wie sehr sich der Künstler selber mit diesem übermenschlichen Antlitz in Gestalt des *Schwarzen Quadrates* und damit auch mit Christus als dem Gottmenschen identifiziert, belegen zahlreiche Äußerungen Malewitschs, die in der Reduktion der abbildenden Funktionen der Kunst auf das schwarze Quadrat einen Prozeß der Verwandlung des eigenen Selbst sehen wollen. ▬ Wie Kandinsky in Murnau und Bely in Steiners Dornach, so war auch Malewitsch um eine Gemeinschaft von Seelenverwandten bemüht, die diesen Traum vom höheren, alle Empfindungen erregenden Leben mit ihm verwirklichen sollten. Der erste Schritt zu dieser Gruppenbildung, die Malewitsch erst wirklich nach der Revolution von 1917 in der UNOWIS-Gruppe in Witebsk und später im GINChUK in Petrograd gelingen sollte, war die Gründung einer Zeitschrift, über die er im Mai 1915, noch vor der Entdeckung des schwarzen Quadrates schrieb: »Wir beabsichtigen eine Zeitschrift *(Supremus)* herauszugeben und beginnen das ›Wie‹ und das ›Was‹ zu erwägen. Da wir in dieser alles auf Null bringen wollen, entschieden wir uns, sie NULL

18] Werner Haftmann (Hrsg.): *Kasimir Malewitsch, Suprematismus – Die gegenstandslose Welt,* Köln 1962, S. 191.
19] Ebd., S. 205.
20] Kasimir Malewitsch: Brief an Pawel D. Ettinger, 3. April 1920, in: Jewgenij F. Kowtun: *SANGESI. Die russische Avantgarde,* Zürich 1993, S. 136.

zu nennen. Wir selbst werden dann über die Null hinausgehen.« **21]** Das *Schwarze Quadrat auf weißem Grund* erzeugt diese Empfindung der reinen absoluten Leere. Es stellt gleichsam die Membrane dar zwischen der gegenständlichen Vielfalt der sinnlichen Welt und der übersinnlichen Welt gegenstandsloser Empfindungen, die Nullform der diesseitigen und zugleich die Brücke in die jenseitige Welt. Die Empfindung dieser höheren, lichten und farbigen Wirklichkeit sollen die Bilder der suprematistischen »Farbenmalerei« erzeugen, die Malewitsch aus dem schwarzen Quadrat ableitete und mit ihm in der *Letzten Futuristischen Bilderausstellung 0,10* (null-zehn) zeigte. Die 10 hinter dem Komma bezeichnet den Schritt der farbigen Bilder über die 0-Form des schwarzen Quadrates hinaus, ein Schritt in das »10. Land«, von dem die 1913 aufgeführte Oper *Sieg über die Sonne* handelt. In diesem Land ist sowohl die Herrschaft der Schwerkraft als auch des logischen Verstandes aufgehoben. Die von Malewitsch zwischen der Oper und der Ausstellung *0,10* im Jahre 1914 geschaffenen Gemälde veranschaulichen die Existenzweise in diesem Land. Unter den »a-logischen« Bildern kann *Der Aviator* hinsichtlich seiner Symbolfunktion als das bedeutendste und aufschlußreichste gelten. Die komplexe Botschaft, die *Der Aviator* vermittelt, faßt Malewitsch 1915 in seinem Manifest *Vom Kubismus zum Suprematismus in der Kunst, zum neuen Realismus in der Malerei, als der absoluten Schöpfung*, das zur Ausstellung *0,10* erscheint, zusammen: »Ich aber verwandelte mich in die Nullform und kam jenseits heraus: 0-1.« **22]**

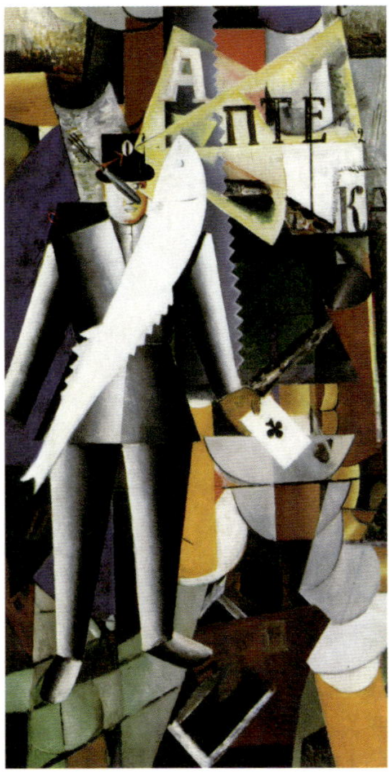

Kasimir Malewitsch · *Der Aviator* · 1914 · Staatliches Russisches Museum, St. Petersburg

Die Angst vorm Fliegen oder die Einsamkeit des Gipfelstürmers

Diese Selbstverwandlung und den Gang über die Grenze der sinnlich gegenständlichen Wirklichkeit in die mit -1 bezeichneten höheren Regionen der gegenstandslosen Erregung und Empfindung der Schwerelosigkeit verkörpert *Der Aviator* auf exemplarische Weise. Er belegt anschaulich, wie sich jenseits der Nullform des schwarzen Quadrates in seinem Kopf die farbigen Flächen entfalten, die wie er selbst schwerelos im Raum schweben. In diesem Schweben veranschaulichen sie das Spiel der unbewußten Einbildungskräfte. Erst in den suprematistischen Bildern jedoch werden diese klaren geometrischen Farbformen von dem Ballast der zersägten und zerschlagenen Gegenstandsfragmente befreit, so beispielsweise in *Supremus 56* (S. 181). Allein schweben sie nun im gereinigten weißen Raum kosmischer Weiten. Die Empfindung des schwerelosen Schwebens und des geruhsamen Aufstiegs ist denn auch der vorrangige Eindruck, den die suprematistischen Bilder erwecken. Sie vermitteln uns die Empfindung eines Zustandes der Erlösung, in dem wir die Erdenschwere der Dinge und die Last des eigenen Körpers überwunden haben. Die Aufhebung der Schwerkraft und die Empfindung der Körperlosigkeit sind jedoch auch von einem Gefühl der Irritation und Verunsicherung begleitet, das angstauslösend wirken kann. Wie die Schauspieler im »10. Land« der Oper *Sieg über die Sonne,* so erlebt auch Malewitsch die Grenzüberschreitung in eine bodenlose und gegenstandslose Welt bei aller rauschhaften Euphorie und bei Allmachtsphantasien als destabilisierend, sinnverwirrend und angsteinflößend. Wenn er die suprematistischen Schwebephantasien malt, empfindet Malewitsch ganz unmittelbar seine Einsamkeit und »Erhabenheit im Raum. Ich bin ja ganz allein drin ... Und niemand, auch wenn er sich noch soviel Mühe gibt, ist mir nahe – nein, er ist mir fern und eine Belastung. Ich habe mich im Raum gesehen, verborgen in farbigen Punkten und Streifen, und dort, in ihrer Mitte, trete ich in den abgrundtiefen Raum ein.« **23]** Das Gefühl der Verlassenheit und des Ausgeliefertseins in der grenzenlosen Leere versucht Malewitsch durch eine gedankliche Volte zu kompensieren, die ihm das Gefühl der Omnipotenz verleiht: »Und ich beschloß, mich zum Vorsitzenden des Raumes zu erklären. Es erleichtert mich, reißt

21] Kasimir Malewitsch: Brief an Michail Matjuschin vom 29. Mai 1915, in: *Kasimir Malewitsch zum 100. Geburtstag*, Ausst.-Kat. Galerie Gmurzynska, Köln 1978, S. 223.
22] Kasimir Malewitsch: Vom Kubismus zum Suprematismus, zum neuen Realismus in der Malerei, als der absoluten Schöpfung, in: *Sieg über die Sonne*, Ausst.-Kat. Akademie der Künste, Berlin 1983, S. 141.
23] Kasimir Malewitsch: Brief an Michail Matjuschin, 10. Nov. 1917, in: *SANGESI* (Anm. 20), S. 136.

mich heraus und läßt mich freier atmen.« 24] Wie bei Kandinsky ist auch bei Malewitsch der Übergang zur Abstraktion ein stufenweiser Prozeß, in dem Verlustängste und der Wunsch nach Befreiung von den Fesseln des eigenen Körpers und der Gegenstandswelt miteinander im Widerstreit liegen. Kandinskys Motive einer Weltuntergangsvision finden sich auch in den Gemälden von Malewitsch aus seiner »a-logischen« Phase, die zwischen der Aufführung der Oper im Dezember 1913 und dem ersten Erscheinen des *Schwarzen Quadrates auf weißem Grund* im Dezember 1915 liegt. In den »a-logischen« Bildern wird der Sinnzusammenhang zwischen den Gegenständen unserer sinnlichen Wahrnehmung zerstört, das Gegenstandszeichen partiell durch gegenstandslose Schwebeformen verdrängt und das Eintauchen in den Raum der Gegenstandslosigkeit vorbereitet.

Der Aviator und mehr noch die gegenstandslosen Flugphantasien der suprematistischen Gemälde verwirklichen im ästhetischen Schein des Bildes beispielhaft die Erlösungs- und Selbsterhebungsträume von Nietzsches Übermenschen. Mit dem Menschlich-Allzumenschlichen streift Zarathustra auch »den Geist der Schwere« von sich ab: »Ich habe fliegen gelernt, seitdem will ich nicht erst gestoßen sein, um von der Stelle zu kommen. Jetzt bin ich leicht, jetzt fliege ich, jetzt sehe ich mich unter mir, jetzt tanzt ein Gott durch mich.« 25] Der *Fliegende Dämon* und *Der gestürzte Dämon* des Symbolisten Michail Wrubel haben den romantischen Traum vom Fliegen bereits im Sinne des nietzscheanischen Übermenschen darzustellen versucht. Wie der Philosoph selbst, so verfiel auch der Maler über der Vollendung der beiden Gemälde in Wahnsinn, weshalb er für Dichter des russischen Symbolismus wie Bely, Blok und Brjussow zum Märtyrer der Hoffnung auf Erlösung durch die Kunst avancierte.

Wie Nietzsche geht es auch Malewitsch nicht um die mechanisch beschleunigte Fortbewegung in der Luft, von dem die flugbegeisterten Futuristen besessen und beseelt sind, vielmehr um die Empfindung des körperlosen und schwerelosen Schwebens im unendlichen Raum, wo nichts ist als grenzenlose Leere und bewegungsloses Schweigen. Diese Empfindung hat Bely bereits kurz nach der Jahrhundertwende in Worte gekleidet, die sich wie eine vorweggenommene Beschreibung suprematistischer Bildräume und Flugphantasien lesen, für die Malewitsch poetische Worte fand: »Ich persönlich bin ein Stern, der sich so weit entfernt im fernen Raum befindet, daß mich kein Teleskop erreichen wird.« Bei Bely heißt es mehr als ein Jahrzehnt zuvor: «Die brillianten Ornamente der Gestirne stehen unbeweglich im schwarzen Weltenwahn, wo alles dahinrast und wo es *nichts* gibt, das ist … Wahnsinnstanz einer bodenlosen Welt. Wohin fliegen wir? Welche Räume durchqueren wir im Flug? Fliegen wir fliegend davon? … fliegen hinweg von der Erde durch die bodenlosen Gefilde des *Nichtseins*.« 26] »Sophia«, die »Weisheit« der intuitiven, nicht verstandesgeleiteten und nicht logisch argumentierenden Vernunft ist nach Bely »das Schlupfloch im ›blauen Gefängnis‹ der drei Dimensionen. Der Mensch wächst zur Welt hinan und rührt schon an das Nichtmehr-Weltliche.« 27]

Auch Malewitsch gründet den Wahrheitsgehalt seines Suprematismus auf das Erkenntnisvermögen der »intuitiven Vernunft«, die er immer wieder gegen das logische und kausale Denken ins Feld führt. Wie Bely sieht er das den Augen noch sichtbare blaue Himmelsgewölbe als Käfig an, in dem sich die an Raum und Zeit gebundene Anschauung und der menschliche Verstand bewegen und den nur die auf Erregung und Empfindung beruhende intuitive Vernunft durchbrechen kann. »Ich habe den blauen Lampenschirm des Himmels heruntergerissen und bin jenseits in die weiße Tiefe, die freie Unendlichkeit« gelangt – so erklärt der Suprematismus die Empfindung, die von seinen Bildern ausgeht. Von der Höhenluft jenseits des blauen Himmels berauscht, ruft er seinen Zeitgenossen zu: »Schwebt mir nach, Fliegergenossen, in die Tiefe, ich habe die Signalmasten des Suprematismus errichtet.« 28] Nicht in die himmlischen Höhen will Malewitsch mit seinen Flugphantasien vor-

24] Ebd.
25] Friedrich Nietzsche: Also sprach Zarathustra, in: ders.: *Werke in drei Bänden*, Bd. 2, München 1966, S. 307.
26] Andrej Bely: Symbolismus als Weltverständnis, in: Andrej Bely und Pawel Florenski: *Der Briefwechsel*, Texte, Ostfildern 1994, S. 95.
27] Ebd.
28] Kasimir Malewitsch: Suprematismus, 1919, in: *Zwischen Revolutionskunst und Sozialistischem Realismus* (Anm. 11), S. 81.

dringen, sondern in die Tiefe des grenzenlosen Raumes, der mehr ein Raum nach innen als nach außen ist. Die weiße unmarkierte Fläche der Leinwand, worauf die körperlosen und dennoch dichten Farbflächen der suprematistischen Bilder wie farbiges Papier zu schweben scheinen, soll die Empfindung dieser bodenlosen Tiefe und das Schweben in ihr vergegenwärtigen. Malewitsch entdeckte, daß die Empfindung unbegrenzter räumlicher Weiten sich paradoxerweise eher auf der zweidimensional begrenzten Fläche mit strikt planimetrischen Formen erzeugen läßt als mit der Illusion einer dreidimensionalen Körperlichkeit und Räumlichkeit. »Doch eine Fläche als Malfarbe, auf der weißen Leinwand aufgehängt, schenkt unserem Bewußtsein unmittelbar ein starkes Raumgefühl. Ich fühle mich in eine bodenlose Wüste versetzt, wo man um sich herum die schöpferischen Punkte des Weltalls empfindet.« **29]** Das Hochgefühl, das sich Malewitsch von der Empfindung des schwerelosen Schwebens im grenzenlosen Raum erwartete, überkam Kandinsky als Höhenrausch bei der Erstürmung jener Berggipfel, die für ihn den Anbruch der Epoche des »Geistigen« symbolisierten. In zahlreichen Gemälden türmen sich steile Berge empor, die auf der Spitze mit Menschen besetzt oder mit einer Burg, einer Kirche bekrönt sind, so beispielsweise im *Blauen Kamm* (S. 131). In den Jahren zwischen 1908 und 1917 entwickelt sich das ritterliche und sakrale Gebäude auf dem Berggipfel regelrecht zu einem Stereotyp. Auch der Umschlag der Programmschrift *Über das Geistige in der Kunst* trägt dieses Motiv. Die gleiche Gipfellage nimmt für Kandinsky auch der abstrakt arbeitende Künstler ein, da er für ihn auf dem in seiner Zeit höchsten Bewußtseinsniveau steht. »Ein großes spitzes Dreieck in ungleiche Teile geteilt, mit der spitzesten, kleinsten Abteilung nach oben gewendet – ist das geistige Leben schematisch richtig dargestellt … An der Spitze der obersten Spitze steht manchmal allein nur ein Mensch. Sein freudiges Sehen ist der inneren unermeßlichen Trauer gleich. Und die, die ihm am nächsten stehen, verstehen ihn nicht. Entrüstet nennen sie ihn: Schwindler oder Irrenhauskandidaten.« **30]** In den literarischen und theoretischen Texten Andrej Belys taucht neben den Flugphantasien auch die Bergkuppe als literarisches Motiv schon Jahre zuvor immer wieder auf. Das Gipfelmotiv, das wegen des Hochgefühls und der Fernsicht bereits in der romantischen Kunst um 1800 eine so wichtige Rolle im Selbstverständnis des Künstler als Prophet kommender Zeiten spielte, erhält spätestens mit Nietzsches *Zarathustra* eine Wendung zum Kult des genialischen Denkers und Künstlers, der als einsamer und von der Gesellschaft verkannter Gipfelstürmer aufgrund seiner Fernsicht die Erlösung der Menschheit prophezeit und als Visionär die Kluft zwischen dem Hier und Jetzt und der geschauten Zukunft durchlebt und durchleidet. Durch seine Nietzsche-Lektüre und vor allem durch das Studium des *Zarathustra* tief geprägt, verkündet Bely 1904 in einer seiner philosophischen Begründungen des Symbolismus: »Die Wanderer im Gebirge, die auf einem einzigen Pfad zum Gipfel aufgestiegen sind, können droben über alle Aufstiegswege nachdenken … Wir stehen an einer Wegkreuzung. Wer diese Wege letztlich beurteilen will, muß sie selbst beschritten haben … Im Namen der anderen, im eigenen Namen müssen wir voranschreiten, unabhängig davon, ob man uns folgt oder nicht. Wenn unsere Sprache nicht vollkommen ist, so kann uns diese Unvollkommenheit nicht die blendende Zärtlichkeit der Morgendämmerung verhehlen. Wir gehen ihr gelassen entgegen.« **31]** Mit den Seelenverwandten aus dem Kreis der russischen Symbolisten und Theosophen sah sich auch Kandinsky dem Gipfeltriumph nahe, wie die zahlreichen Figuren auf den Bergkämmen seiner Bilder. Von diesem erhobenen Standpunkt aus vermeinte der Künstler in der Ferne den Anbruch der kommenden »Epoche des großen Geistigen« erkennen zu können, den er in den Schlußsätzen seiner Abhandlung *Über das Geistige in der Kunst* prophezeit. Andrej Bely bezeichnet Schopenhauer als den »Gipfel, den die ersteigen, die

29] Kasimir Malewitsch: Brief an Michail Matjuschin, Juni 1916, in: *SANGESI* (Anm. 20), S. 130.
30] Wassily Kandinsky: *Über das Geistige in der Kunst* (Anm. 6), S. 29.
31] Andrei Bely: Kritizismus und Symbolismus, in: *Vesy* [Die Waage], Nr. 2, Moskau 1904.

über die Schläfrigkeit des Lebens hinauswollen.« 32] Auf die Bedeutung von Schopenhauers philosophischem Hauptwerk *Die Welt als Wille und Vorstellung* für das Selbstverständnis von Kandinsky und Malewitsch als Mitbegründern der abstrakten Kunst, hat unlängst Beat Wyss eindrücklich in seinem Buch *Der Wille zur Kunst* wieder einmal aufmerksam gemacht. Die wesentliche Vermittlerrolle, die der belesene Schopenhauer- und Nietzschekenner Andrej Bely bei dieser Rezeption des deutschen Philosophen einnahm, ist Wyss dabei jedoch entgangen. Bely ernennt Schopenhauer zum Symbolisten avant la lettre, weil er »mit seiner Unterscheidung von anschauendem, kontemplativen, intuitiven Erkennen und intellektuellem, abstraktem sowie mit seiner Bevorzugung des ersteren nicht nur die symbolische der logischen Methode gegenübergestellt, sondern auch die Möglichkeit eröffnet (habe), sich in Zukunft ganz der symbolischen Methode zuzuwenden.« 33] Diese symbolische Methode entschlüsselt die Welt der sichtbaren Erscheinungen als Symbole, die auf den in ihr waltenden »Willen« als Urgrund allen Seins verweisen. Der Symbolismus, sagt Bely, erschafft in intuitiver Wesensschau künstlerische Symbole, die das blinde und elementare Wirken des all-einen und ewigen »Willens« zur Anschauung bringen.

Kandinskys »klingender Kosmos«, die »Seelenvibrationen« des Künstlers und Betrachters wie auch der »Klang« der befreiten Bildfarbe und die Schwingungen der gegenstandsfreien Linien wollen ebenso als Objektivationen und Individuationen dieses allumfassenden »Willens« verstanden werden wie die kosmischen Erregungen und die dynamischen Bildrhythmen von Malewitsch. Während dieser ganz in Übereinstimmung mit Schopenhauers Maxime der Verneinung des Willens zum Leben von der suprematistischen Gegenstandslosigkeit die Erlösung seiner Prophezeiung *Die Welt als Vorstellung, als Vernunft, als Wille, wird vergehen wie Nebel* erwartet, zeigt sich in Kandinskys expressiv bewegter Abstraktion eher das Wirken eines lebensbejahenden Willens. Der Gegensatz zwischen Kandinskys lebensbejahender, dionysischer Abstraktion und der lebensverneinenden, apollinischen Gegenstandslosigkeit von Malewitsch, der wie Schopenhauer die absolute Ruhe als das ästhetische Ideal des Platonismus anstrebt, wird jedoch durch ihr gemeinsames Streben nach einer Erlösung des Menschen vom ewigen Tretrad seines Strebens und Wollens durch die gegenstandslose Kunst relativiert.

Bely unternimmt in seiner 1904 publizierten Schrift über den *Symbolismus als Weltverhältnis* den Versuch, mit Nietzsche hinauszukommen über Schopenhauers Strategie der Erlösung des Menschen von dem ihn treibenden und mit sich und der Welt entzweienden Willen durch eine Willensverneinung, wie sie am besten in einer interesselosen, selbstvergessenen ästhetischen Kontemplation statthat. Den Schopenhauerschen Pessimismus und selbstlosen Asketismus gegenüber dem aktiven Leben, das vom »Willen« regiert wird, will Bely in den vitalistischen Optimismus und Aktivismus von Nietzsches gottgleichem Tatmensch verwandeln. So schafft sich der nietzscheanisch vitalisierte Symbolismus schließlich selber ab, um die Kunst in ein exaltiertes göttliches Leben zu überführen. »Ist der Symbolismus der erste Versuch, im Zeitlichen das Ewige zu zeigen, so ist die Theurgie der Anfang vom Ende des Symbolismus. Nun geht es schon um die Verkörperung der Ewigkeit in der Verwandlung der auferstandenen Persönlichkeit. Die Persönlichkeit ist der Tempel Gottes, in dem der Herr wohnt.« 34]

Im Gefolge von Nietzsches *Zarathustra* soll der Zeitgenosse sich zum theurgischen »Gottmenschen« (Wladimir Solowjow) wandeln und diese Verwandlung mittels der Kunst bewerkstelligen. In dieser Verwandlung des Menschen käme die symbolistische Kunst an ihr Ziel und ihr Ende, da sie sich im Leben selbst aufhebt. »Ist dann aber die Zukunft Gegenwart geworden, wird die Kunst, die die Menschen auf das, was ihr bevorsteht, vorbereitet hat, verschwinden müssen. Die neue Kunst ist weniger Kunst. Sie ist – Zeichen, Vorläufer.« 35] Als Zeichen und Vorläufer der

32] Andrej Bely: *Symbolismus als Weltverständnis* (Anm. 26), S. 87.
33] Ebd., S. 86.
34] Ebd., S. 107.
35] Ebd., S. 93.

eigenen Selbstverwandlung sahen auch Kandinsky und Malewitsch die abstrakte Kunst an. Die aus der christlichen Ikonographie zitierten Bildchiffren des Weltuntergangs und der nachfolgenden Auferstehung in die »höheren Weiten des Geistigen« schlagen das Thema der Verwandlung des Menschen und seine Erneuerung durch die und in der Kunst an.

In der 1907 verfaßten und 1910 in seinem viel gelesenen Sammelband *Symbolismus* erstmals veröffentlichten Abhandlung *Die zukünftige Kunst* sollte Bely den nietzscheanischen Gedanken der Selbstaufhebung der Kunst im Untergang des alten Menschen und der Heraufkunft des neuen Übermenschen weiter ausführen, wobei das Gipfelmotiv eine neue, auf die Verwandlung des eigenen Ich bezogene Akzentuierung erfährt: »Wir müssen die Gegenwart vergessen. Wir müssen alles aufs neue gestalten ... Und der einzige Berg, den wir noch erklimmen können, das sind wir selbst. Auf dem Gipfel erwartet uns unser Ich. Hier ist die Antwort für den Künstler: Wenn er Künstler bleiben will, ohne aufzuhören, Mensch zu sein, muß er seine eigene künstlerische Form werden. Nur diese Form des Schöpferischen verheißt uns Rettung. Und darin liegt auch die Zukunft der Kunst.« 36]

Bemerkenswert ist, wie Bely in diesem Artikel alle in den Jahren zuvor von ihm aufgestellten Grundsätze einer neuen symbolistischen Kunst verwirft, weil er sie nun als einen »Teufelskreis der Widersprüche« zu erkennen glaubt, aus dem nur die aktive Überführung der Kunst ins Leben herausführen kann. Der Artikel beginnt proklamatorisch mit der Feststellung: »Wir sehen den Weg, den die Entwicklung der Kunst der Zukunft gehen wird, deutlich vor uns. Die Vorstellung von diesem Weg entsteht in uns aufgrund der Antinomie, die wir in der zeitgenössischen Kunst beobachten.« Bely bezeichnet die Musikalisierung aller Kunstgattungen, ihre Synthese in einem Gesamtkunstwerk und die Gegenstandslosigkeit als solche Antinomien und verwirft sie bereits, noch ehe Kandinsky diese drei Verfahren nicht ohne Rückgriff auf Belys Symbolismustheorien als die Pfeiler der neuen Kunst propagiert.

Die seit Richard Wagner immer wieder verkündete und auch in Kandinskys Bühnenstücken und Theaterexperimenten verfolgte Synthese der Künste führt Bely zufolge zur Entdifferenzierung der einzelnen Gattungen, zum Dilettantismus und zur Rückkehr in ein primitives Stadium der Kunst, das ihre gegenwärtige Komplexität über Bord werfen würde. Die »vermeintliche geistige Durchdrungenheit der Musik« ist für ihn ebenfalls »ein Zeichen des Verfalls«. Bei einer an der Musik ausgerichteten Kunst »würde die Betrachtung das Ziel werden, sie würde den kontemplativen Betrachter in einen unpersönlichen Beschauer seiner eigenen Gefühlsregungen verwandeln« und damit den selbstvergessen Hörenden und Sehenden in einen sich selbst bespiegelnden Narziß. Das Werk wäre nur noch Auslöser der Selbstbespiegelung des Betrachters.

Auch bei der Einführung der Gegenstandslosigkeit, die Bely schon 1907 gedanklich antizipiert, sieht er die doppelte Gefahr: entweder eine Auflösung des Kunstwerks in rein subjektive Impressionen des Betrachters, die kein Korrelat mehr in der Werkgestalt haben, oder die Akademisierung der Kunst in einem handwerklichen Formalismus, bei dem die rationalisierte »Methode des Schaffens zum ›Gegenstand in sich selbst‹« wird, was ebenfalls »eine äußerste Individualisierung nach sich zieht«. Denn wenn das Ziel des künstlerischen Schaffens darin besteht, »die eigene Methode zu finden«, dann führt diese »Auffassung vom Schöpferischen ... zum vollständigen Zerfall der Kunstformen, bei dem jedes Kunstwerk seine eigene Form ist.« Von einer intuitiven, künstlerischen und willenlosen Erkenntnis des Wesens der Dinge und der Welt als »Wille« kann dann keine Rede mehr sein.

36] Andrej Bely: *Die zukünftige Kunst*, in diesem Katalog, S. 253.

Die Bilder

Marc CHAGALL

Alexandra EXTER

Pawel FILONOW

Natalija GONTSCHAROWA

Wassily KANDINSKY

Iwan KLJUN

Michail LARIONOW

Wladimir LEBEDEW

Aristarch LENTULOW

Kasimir MALEWITSCH

Ilja MASCHKOW

Ljubow POPOWA

Alexander RODTSCHENKO

Olga ROSANOWA

Wladislaw STRSHEMINSKI

Wladimir TATLIN

Autoren der Bild- und Quellenkommentare

Je. B. – Jelena Basner
S. Gi. – Sebastian Giesen
S. G. – Sybille Greisinger
C. H. – Christoph Heinrich
B. J. – Bettina Jungen
A. K. – Alexandra Köhring
I. M. – Irina Mironowa
O. Sch. – Olga Schichirewa
N. Sm. – Noemi Smolik

Marc Sacharowitsch CHAGALL

1887 Witebsk
1985 St.-Paul-de-Vence

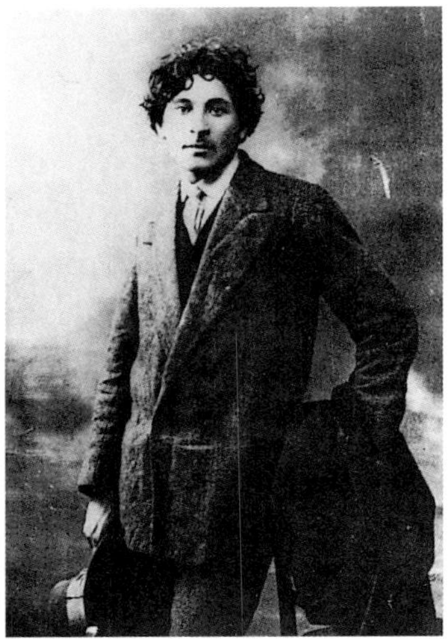

Marc Chagall wurde im jüdischen Ghetto der weißrussischen Kleinstadt Witebsk geboren. Im Winter 1906/1907 ging er nach Petersburg, um Kunst zu studieren. Einer seiner Lehrer war Leon Bakst, der der Gruppe *Welt der Kunst* angehörte und dessen Kunstschule für ihre Offenheit bekannt war. Chagall knüpfte in Petersburg Kontakte zu jüdischen Intellektuellen und wurde in die Kreise von Sammlern und Kunstliebhabern eingeführt. In den Sommermonaten kehrte er immer wieder nach Witebsk zurück. ▬ 1910 erhielt er ein Stipendium für einen Studienaufenthalt in Paris. Dort wendete er sich Themen der jüdischen und der russischen Folklore zu. Seine Bilder fanden schnell Beachtung, und in den folgenden Jahren nahm er an mehreren wichtigen Ausstellungen teil: 1912 am *Salon des Indépendants* in Paris und 1913 am *Ersten Deutschen Herbstsalon* in Berlin. Er war der einzige im Ausland lebende russische Künstler, den Larionow 1913 zur Teilnahme an der Ausstellung *Zielscheibe* nach Moskau einlud. ▬ 1914 reiste Chagall erneut nach Witebsk; der Kriegsausbruch verhinderte seine Rückkehr nach Paris. In Witebsk heiratete er seine Jugendliebe Bella Rosenfeld, der er zahlreiche Gemälde widmete. Das Paar ließ sich in Petrograd nieder und kehrte nach der Revolution in seine Heimatstadt zurück. Dort wurde Chagall zum Kommissar für die Künste des Gouvernements Witebsk ernannt. Er baute eine Kunstakademie auf, die 1919 eröffnet wurde. Chagall berief Iwan Puni, Kasimir Malewitsch und El Lissitzky als Lehrer an die Akademie. Nach kurzer Zeit allerdings gab es Differenzen über die künstlerische Ausrichtung: Malewitsch und El Lissitzky traten für eine nichtgegenständliche Kunst ein, während Chagall in seiner Malerei immer figurativ blieb. Die Konflikte führten dazu, daß Chagall 1920 die Akademie verließ. Er und Bella gingen nach Moskau. Dort erhielt er kleinere Aufträge für das Staatliche Jüdische Kammertheater. Das Paar plante die Auswanderung nach Westeuropa, und es gelang ihm schließlich, 1922 nach Berlin und 1923 nach Paris auszureisen. ▬ Während des Zweiten Weltkriegs lebte Chagall in der Emigration in den USA. Nach dem Krieg kehrte er nach Frankreich zurück und besuchte häufig die Vereinigten Staaten und Israel.

Blick aus dem Fenster in Witebsk 1908

Öl auf Leinwand, auf Karton aufgezogen
67 x 58 cm
Bezeichnet unten rechts:
M. Chagall 1908
Sammlung Gordejewa, St. Petersburg

Das Gemälde gehört zu den frühesten uns bekannten Bildern Chagalls. Seit 1906 lebte er in St. Petersburg, doch die Sommer verbrachte er in seiner Heimatstadt Witebsk. Im Hintergrund erkennt man die Kuppeln der St. Ilytsch-Kathedrale, mit denen Chagall auch in den Bildern *Das alte Witebsk* und *Der Spaziergang* den Ort näher bestimmt. ▬ *Blick aus dem Fenster in Witebsk* dürfte noch vor Chagalls Eintritt in die Malklasse von Leon Bakst entstanden sein, doch läßt bereits dieses Frühwerk seine persönliche Handschrift erkennen. Erstmals begegnen wir hier dem Motiv des geöffneten Fensters, auf das Chagall immer wieder zurückkommen wird.
Mit den kantigen Lichtreflexen, die auf dem Fensterrahmen, der Vase und den Dächern gleichermaßen erscheinen, bindet Chagall Vordergrund und Ausblick in die weite Landschaft zur Fläche zusammen. Fern von Paris nähert sich ein Maler in einer weißrussischen Kleinstadt dem Kubismus an. Je. B.

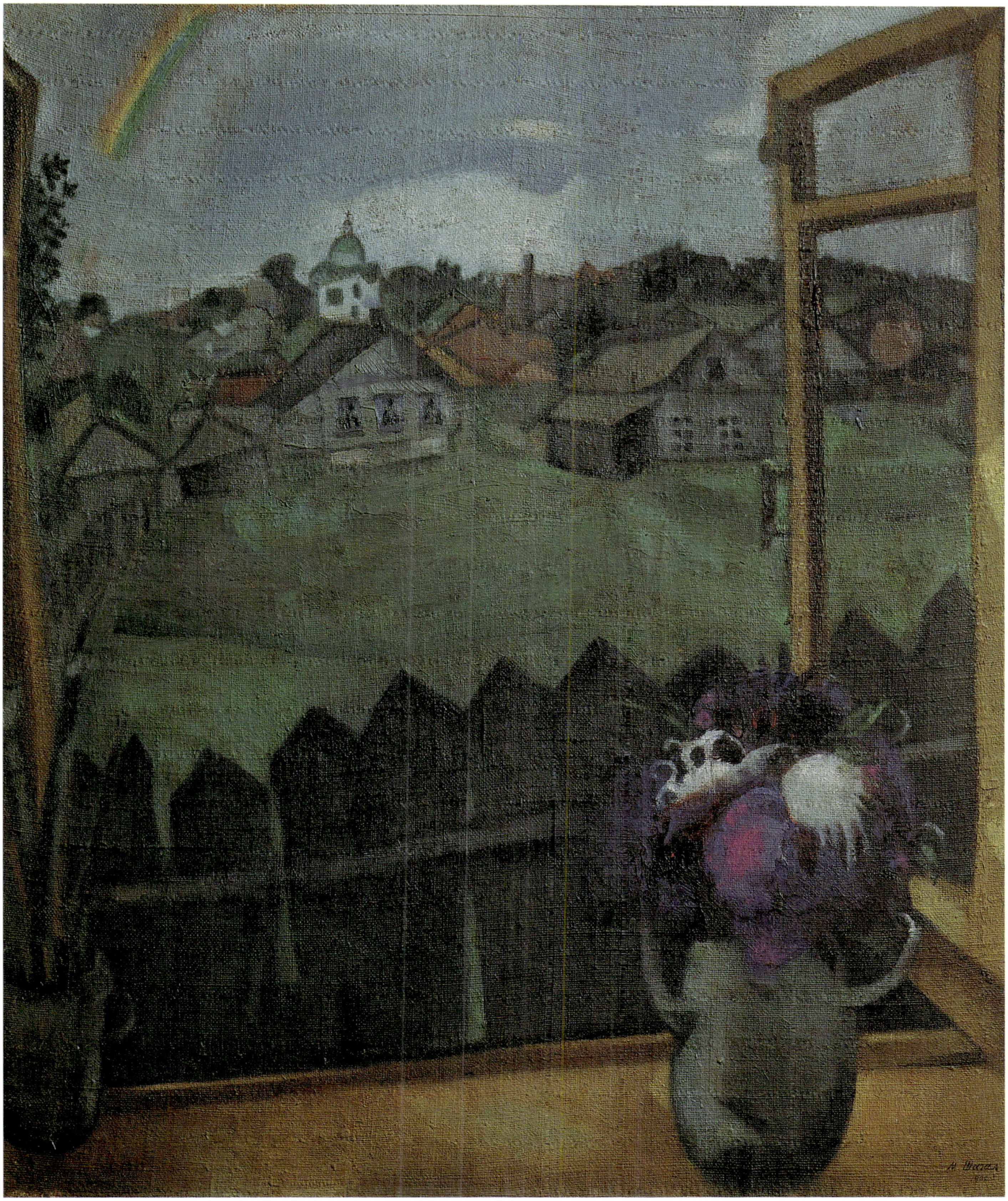

Die Geburt 1909-1910

Öl auf Leinwand
65 x 89,5 cm
Bezeichnet unten rechts: Chagall 1910 (nachträglich datiert; bereits 1909 ausgestellt); Spuren einer früheren Signatur unten links
Herkunft: Schenkung von Max Kohler, Karl G. Steiner, Peter Walder und der Handelsbank in Zürich, 1973; Eigentum der Zürcher Kunstgesellschaft
Inv. Nr. 1973/29
Kunsthaus Zürich

In mehreren frühen Gemälden beschäftigt sich Chagall mit elementaren Ereignissen der menschlichen Existenz, mit Geburt, Hochzeit und Tod. Anlaß waren oftmals persönliche Erlebnisse: »Ich fand das Haus voll von ernsten Männern und Frauen, deren schwarze Massen das Tageslicht verschleierten. Lärm, Geflüster; plötzlich der durchdringende Schrei eines Neugeborenen. Mama, halbnackt, liegt im Bett, blaß, zartrosa. Mein jüngster Bruder kam zur Welt.« 1] Die Hebamme hat das Neugeborene entbunden. Sie steht nicht auf dem Boden, sondern scheint – in realen Raumverhältnissen nicht mehr nachvollziehbar – über dem Bett zu schweben. Chagall erhebt den Vorgang aus der veristischen Szene der noch in ihrem Blut liegenden Mutter zur religiösen Metapher. Der Betthimmel wird zum Baldachin, unter dem das Neugeborene mit feierlichem Ernst dargeboten wird. Der hinter dem Bett lagernde Vater, der sich als Zeuge des mystischen Wunders der Menschwerdung im Verborgenen hielt, kriecht nun hervor. Während die Szene im Vordergrund von einem Leuchten bestimmt wird, das von keiner Lichtquelle begründet wird, faßt rechts ein gelber Lichtkreis eine Gruppe herbeieilender Juden zusammen. Sie drängen sich zur Feier des Neugeborenen in den Raum herein und bringen ein Opfervieh gleich mit. Der Anführer scheint die anderen mit erhobenem Finger zur Ruhe zu mahnen und weist zugleich nach oben, zu Gott. Mit der steil ansteigenden Raumperspektive und dem scherenschnitthaften Charakter seiner Figuren könnte sich Chagall an die volkstümlichen Bilderbögen angelehnt haben, wie sie kurz zuvor auch Larionow und Gontscharowa für ihre Bilderzählungen entdeckt haben.

C. H.

1] Marc Chagall: *Mein Leben*, Stuttgart 1959, S. 45.

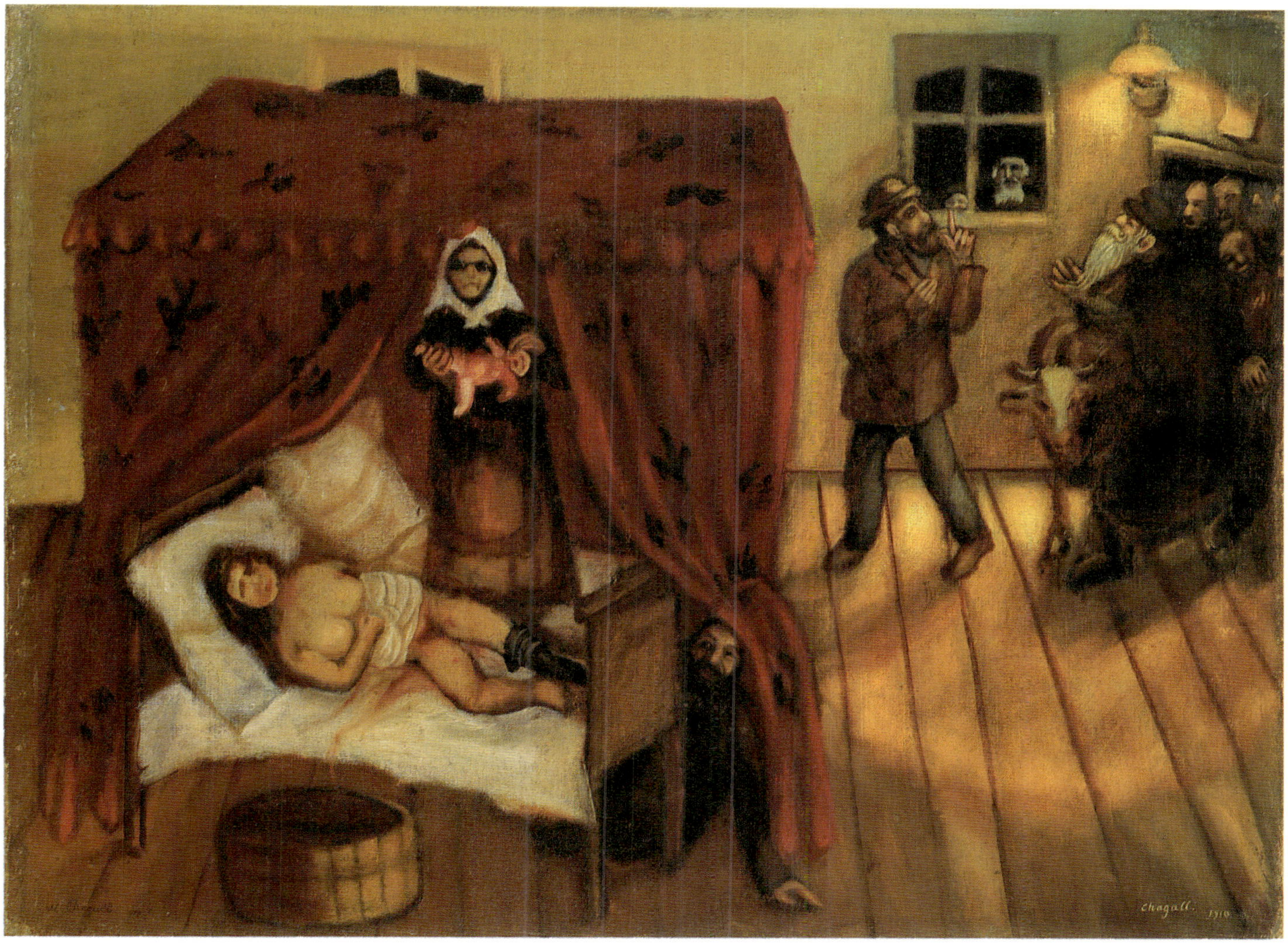
Chagall. 1910

Die Heilige Familie 1910

Öl auf Leinwand
76 x 63,5 cm
Bezeichnet unten rechts: Chagall 1910
Herkunft: Geschenk der Stadt Zürich zum 200-Jahr Jubiläum der Kunstgesellschaft 1987. Eigentum der Zürcher Kunstgesellschaft
Inv. Nr. 1973/33
Kunsthaus Zürich

Das Gemälde entstand noch in Witebsk, kurz bevor Chagall nach Paris aufbrach, um dort die neuen künstlerischen Strömungen kennenzulernen. Wie Marika Kékkő darlegt, liegen dem Bild zwei Ikonentypen zugrunde, die Chagall miteinander verschmolzen hat: Die zentrale Komposition weist auf die *Vaterschaftsikone,* und die Anordnung der Dargestellten folgt dem Typus der *Heiligen Familie*[1]. Auf dem Schoß des Vaters, mehr thronend als sitzend, die Figur des Christuskindes. Der dunkle Vollbart des Kindes nimmt ebenso wie die Schlachtszene am Bildrand das Schicksal des Erwachsenen und damit die Passion vorweg. Nach dem Vorbild der Ikonen greifen die plastischen Elemente, etwa Gesten und Gewandfalten, nicht in den Bildraum aus, sondern werden in die Fläche eingebunden. Der gelbe Himmel erinnert an den Goldgrund der Ikone. Auf der Suche nach einer erdgebundenen und gleichzeitig mystischen Kunst verbindet Chagall die überlieferten Bildmittel der Ikone mit einer volkstümlich derben Erzählweise. C. H.

1] Marika Kékkő: *Marc Chagall im Kunsthaus Zürich* (= Kunsthaus Zürich Sammlungsheft 7), Zürich 1989, S. 12.

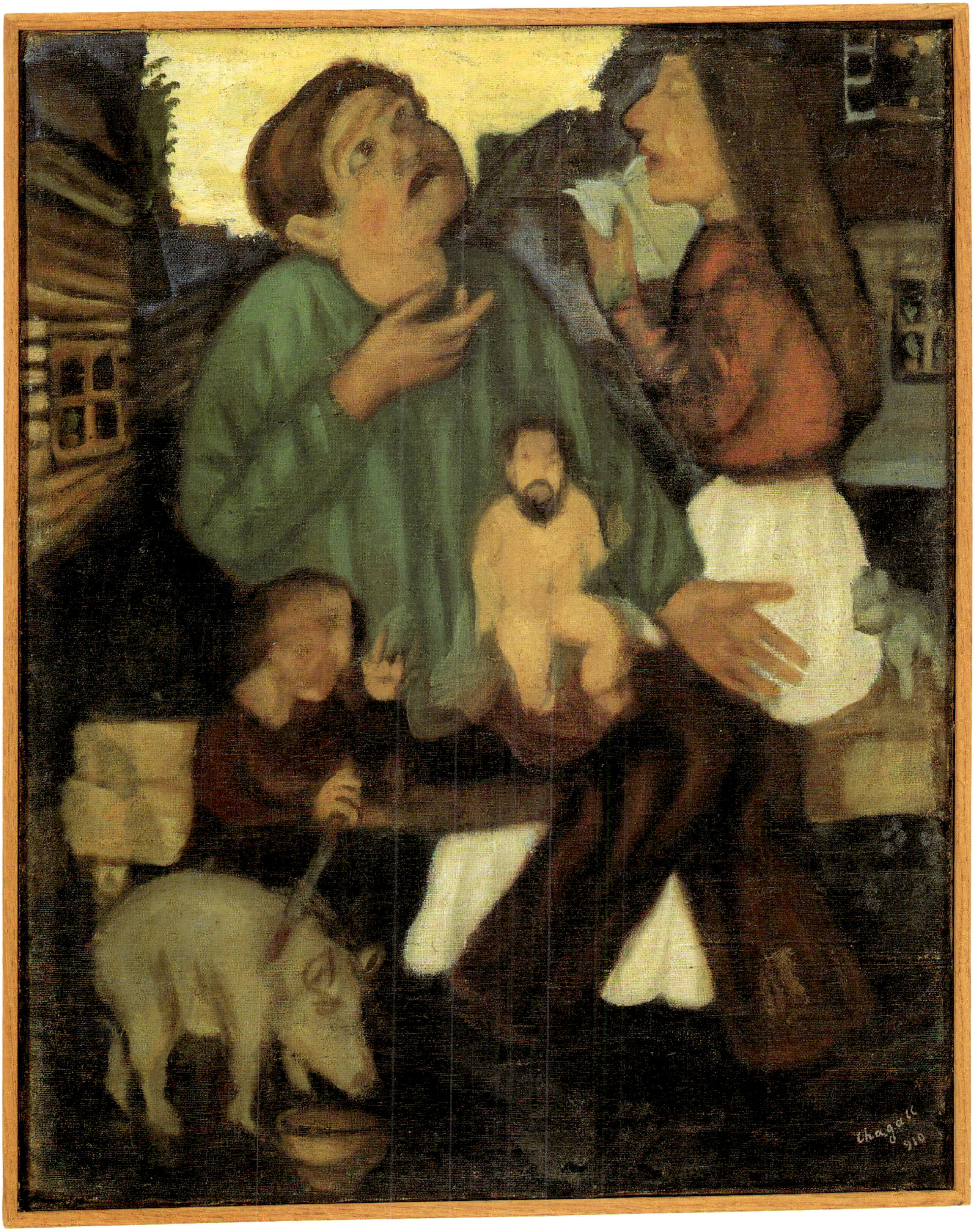

Marc CHAGALL

Der Vater 1914

Tempera auf Papier, auf Karton aufgezogen
49,4 x 36,9 cm
Bezeichnet unten rechts: Chagall. Der Vater 1914
Herkunft: 1926 aus dem Museum für Künstlerische Kultur, Leningrad
ShB-1898
Staatliches Russisches Museum, St. Petersburg

Nur kurz hatte Chagall 1914 nach Witebsk reisen wollen, doch der Erste Weltkrieg und die anschließenden Revolutionsjahre zwangen ihn, länger zu bleiben. Die Rückkehr in die Stadt der Kindheit hinterließ Spuren in seinem Schaffen. Es entstand eine Serie von Werken, die Verwandten, nahen Freunden und dem Alltagsleben in dem kleinen jüdischen Ort gewidmet sind. In Paris hatte sich Chagall von den postimpressionistischen Strömungen, von Fauves, Kubisten und Orphisten anregen lassen. Zurück in Witebsk nimmt er seine Umgebung ganz unmittelbar und skizzenhaft wahr. Leidenschaftlich und offenherzig beschreibt er Alltägliches, bis hin zu Kleinigkeiten wie den Zuckerwürfeln, die auf der schlichten Tischdecke verstreut liegen. Der Ausdruck von Melancholie in den Gesichtern des Vaters und der Großmutter, deren Züge er fast karikiert, und der intensive Klang von Grün und Gelb, der das Bild durchdringt, lassen eine verborgene Unruhe und Sehnsucht erahnen. Je. B.

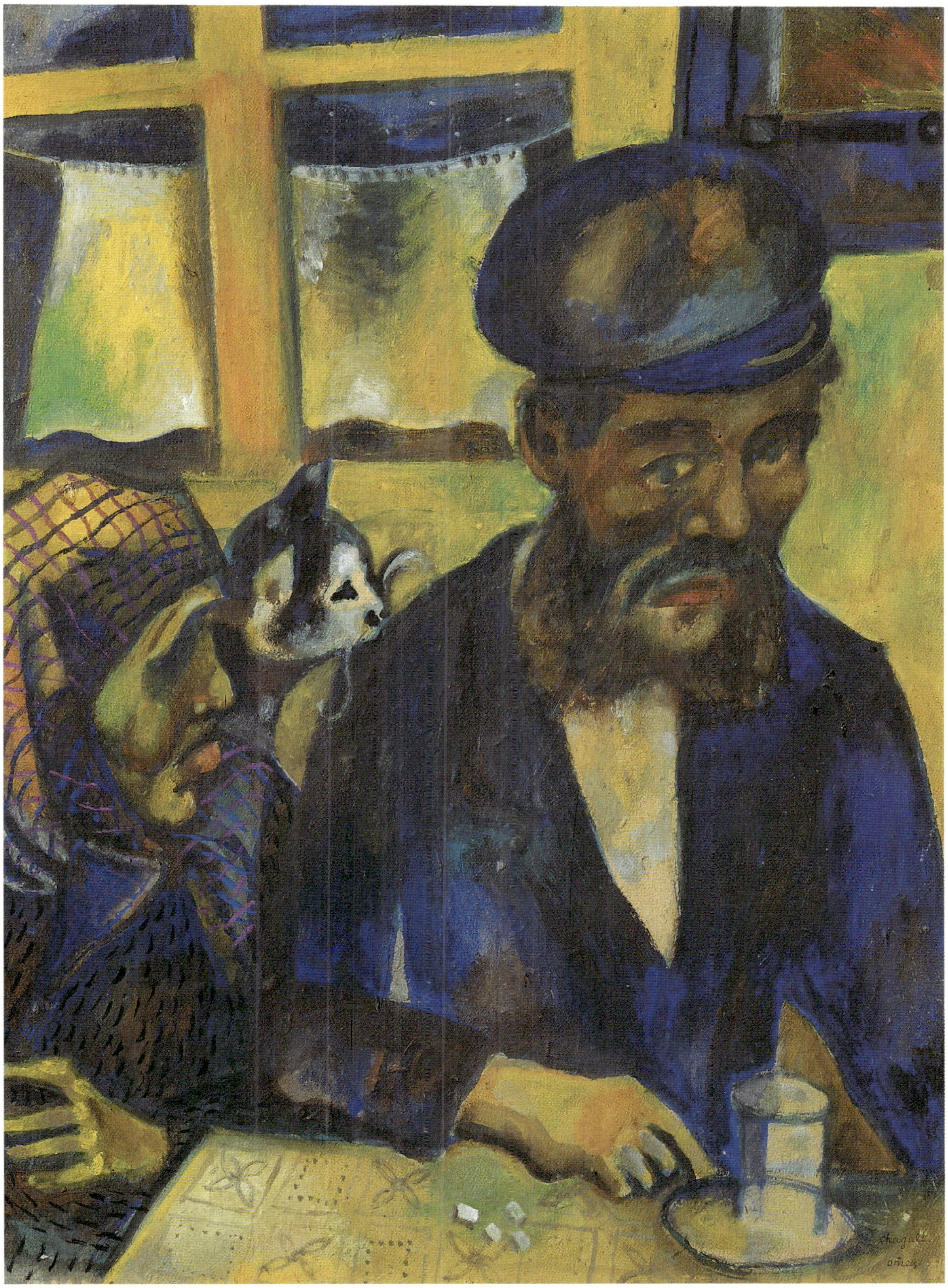

Laden in Witebsk 1914

Tempera auf Papier, auf Karton aufgezogen
49 x 48,5 cm
Bezeichnet unten rechts: Chagall
Auf der Kartonrückseite: Laden in Witebsk 1914 Chagall
Herkunft: 1926 aus dem Museum für Künstlerische Kultur, Leningrad
ShB-1518
Staatliches Russisches Museum, St. Petersburg

Wie das Bild des *Vaters* zieht auch *Laden in Witebsk* den Betrachter unmittelbar in den Bildraum hinein; er steht gewissermaßen als Kunde am Ladentisch und könnte im nächsten Moment von der aus den hinteren Räumen kommenden Frau bedient werden. Chagall malt das Geschäft seiner Mutter als Schatzkammer. Die einfachen Lebensmittel, Zuckerkringel, Mehl und der kleine Fisch glänzen und funkeln im Licht. Sie erscheinen wie der Garant eines bescheidenen aber sicheren Wohlstands: »Ist es auch nicht das ›Paradies auf Erden‹, so doch ein ruhiger Hafen, in dem Stille herrscht.« [1] C. H.

1] Alexander Kamenski: *Chagall: Die russischen Jahre 1907-1922*, Stuttgart 1989, S. 157.

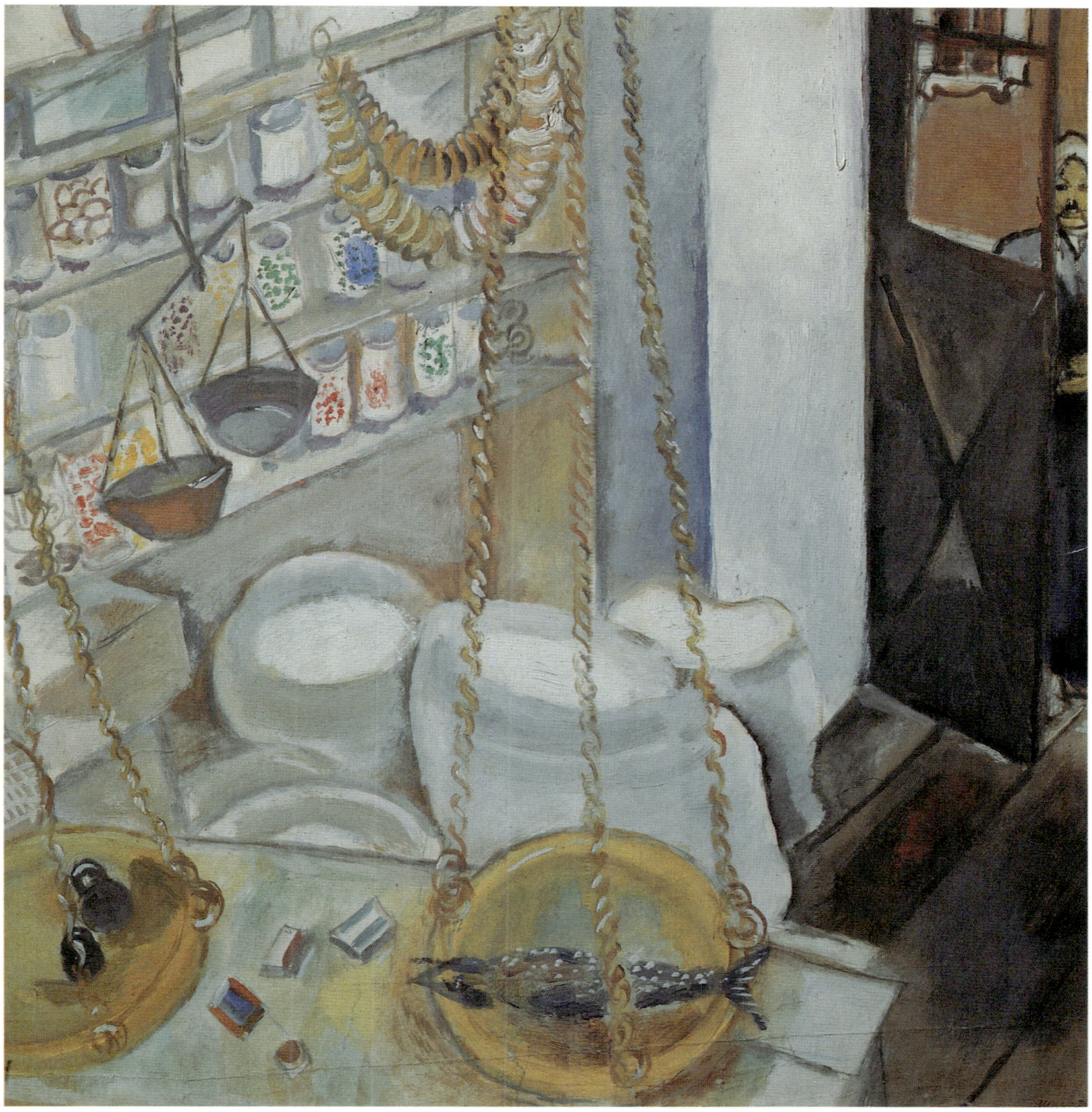

Das alte Witebsk 1914

Entwurf zu dem Gemälde *Über Witebsk*

Mischtechnik auf Karton
19,5 x 25 cm
Bezeichnet unten rechts: Chagall 1914
Sammlung Silina, St. Petersburg

Viele Bilder Chagalls, die nach seiner Rückkehr aus Paris entstanden, wurden durch den Anblick seiner Heimatstadt ausgelöst. Die Gemälde der Reihe *Über Witebsk* besitzen eine besondere poetische Kraft. Über einer menschenleeren Straße und vor dem Hintergrund eines Abendhimmels zeichnet sich die geheimnisvolle Silhouette des alten ruhelosen Wanderers, des ewigen Pilgers ab. Er verwandelt den Straßenzug in ein Gleichnis von philosophischer Tiefe.

Je. B.

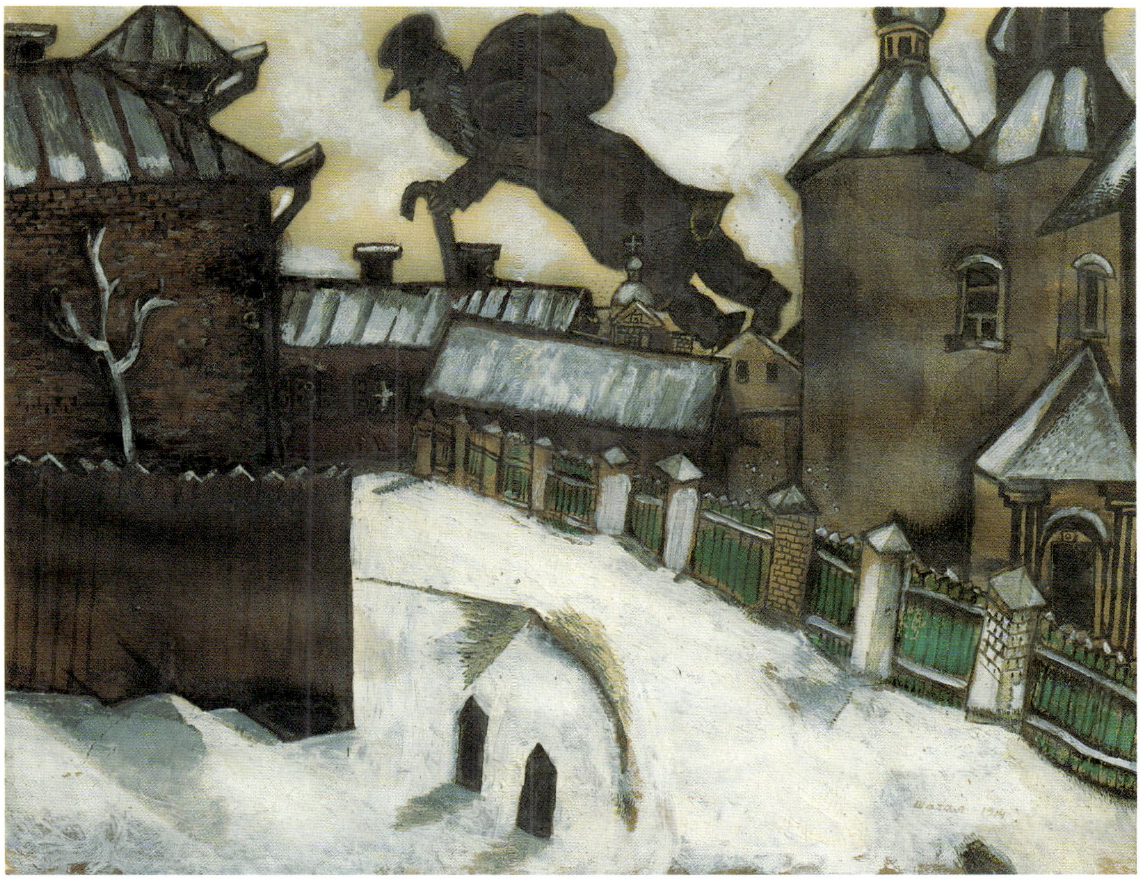

Marc CHAGALL

Über Witebsk 1922

Öl auf Leinwand
73 x 91 cm
Bezeichnet unten rechts: Marc Chagall 1922
Herkunft: Schenkung der Union Rückversicherungsgesellschaft, Zürich, 1974; Eigentum der Zürcher Kunstgesellschaft
Inv. Nr. 1973/34
Kunsthaus Zürich

Immer wieder hat Chagall den über den Dächern von Witebsk fliegenden alten Wanderer gemalt. Auch diese Figur dürfte durch ein Erlebnis aus der Kindheit angeregt worden sein: »Mein Vater hebt sein Glas und sagt, ich solle die Tür öffnen. Zu so später Stunde die Tür öffnen, die Tür nach draußen, um den Propheten Elia hereinzulassen? ... Doch wo ist Elia und sein weißer Wagen? Vielleicht steht er noch im Hof und wird gleich in Gestalt eines schwächlichen Alten, eines gebeugten Bettlers ins Haus treten, mit einem Sack auf dem Rücken und einem Stock in der Hand?« 1]

Bei dem Bild aus dem Kunsthaus Zürich handelt es sich um eine Wiederholung des Hauptwerks von 1914 (heute Sammlung Zacks, Toronto). Die frühere Version, zu welcher *Das Alte Witebsk* (S. 67) eine vorbereitende Studie ist, wirkt durch die dicht stehenden dunklen Häuser beengt und schwermütig. In der Zürcher Wiederholung, die kurz nach seiner Abreise aus Rußland entstand, rückt Chagall dagegen die Kuppeln der St. Ilytsch-Kathedrale, die Häuser und den fliegenden Wanderer in die Ferne und öffnet so einen Raum, in dem sich das kühle Winterlicht entfalten kann.

C. H.

1] Marc Chagall: *Mein Leben*, Stuttgart 1959, S. 40.

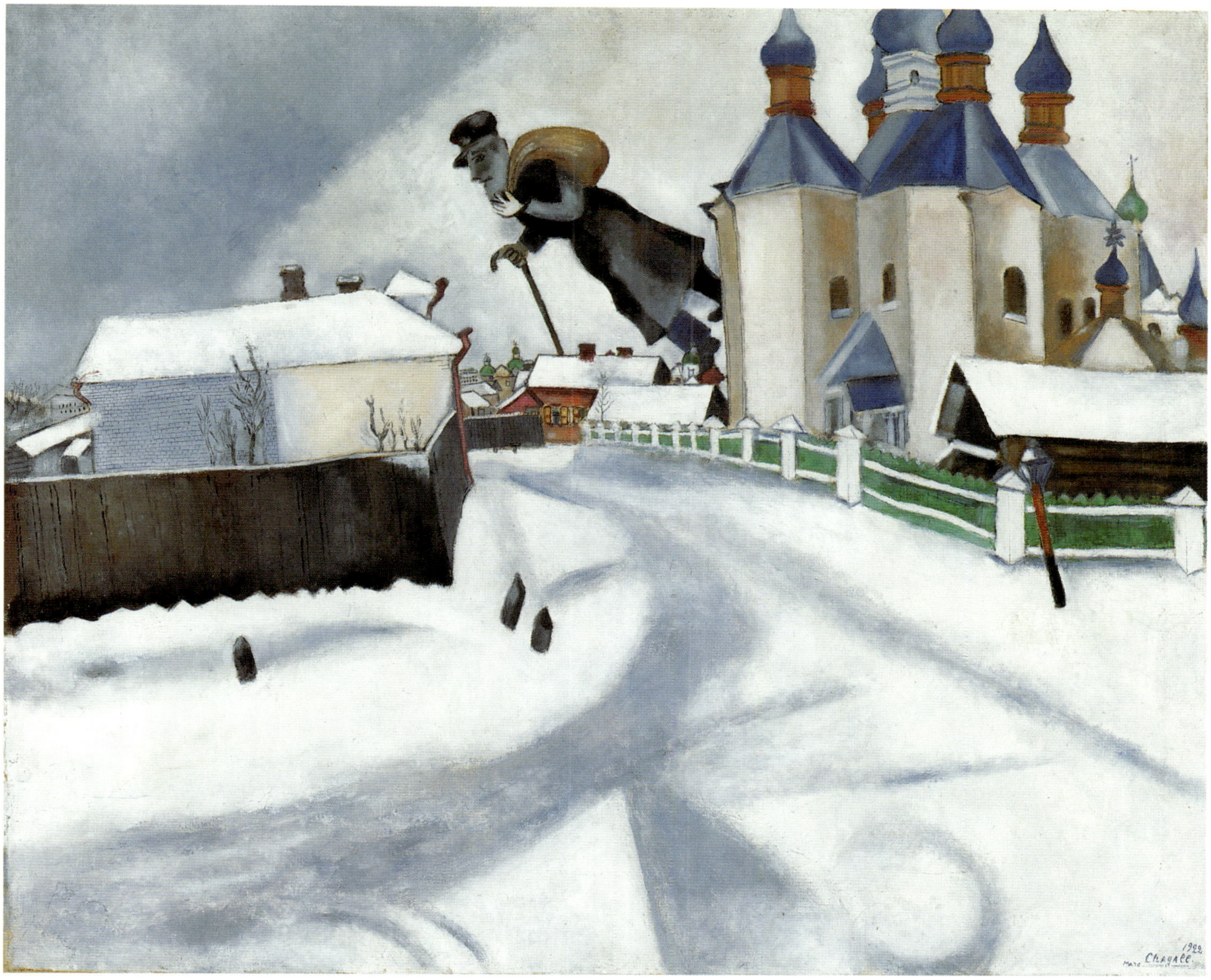

Chagall
1922

Marc CHAGALL

Selbstbildnis mit Palette 1914

Öl auf Leinwand
72 x 47 cm
Bezeichnet unten rechts: Marc Chagall 1914
Sammlung Kosinzewa, St. Petersburg

Immer wieder wählte Chagall in seinen Selbstbildnissen die Rolle des Gauklers oder Artisten, um sein Selbstverständnis als Künstler zum Ausdruck zu bringen. Mit dem Zirkus, der in späteren Jahren ein zentrales Thema für ihn werden sollte, verbindet Chagall die magische Verwandlung des Alltags durch die Kraft der Phantasie. In diesem Gemälde verkleidet sich der Maler mit Trikot und Spitzenkragen als Akrobat. Er durchstößt die Enge des Ateliers und öffnet mit dem Pinsel einen weiten, lichtvollen Himmel, dessen Widerschein seine Kleidung beleuchtet und so den Künstler zum Wesen dieser anderen Welt macht. Das Gemälde schenkte der Maler seinem Freund, dem Schriftsteller Ilja Ehrenburg. Es gilt als ein Meisterwerk des jungen Chagall. »Zugleich Weiser und Clown, Romantiker und Spaßmacher ist Chagall hier in dieser bescheidenen Witebsker Wohnung und zugleich in einem Raum ohne Grenzen.« 1] C. H.

1] Alexander Kamenski: *Chagall: Die russischen Jahre 1907-1922*, Stuttgart 1989, S. 171.

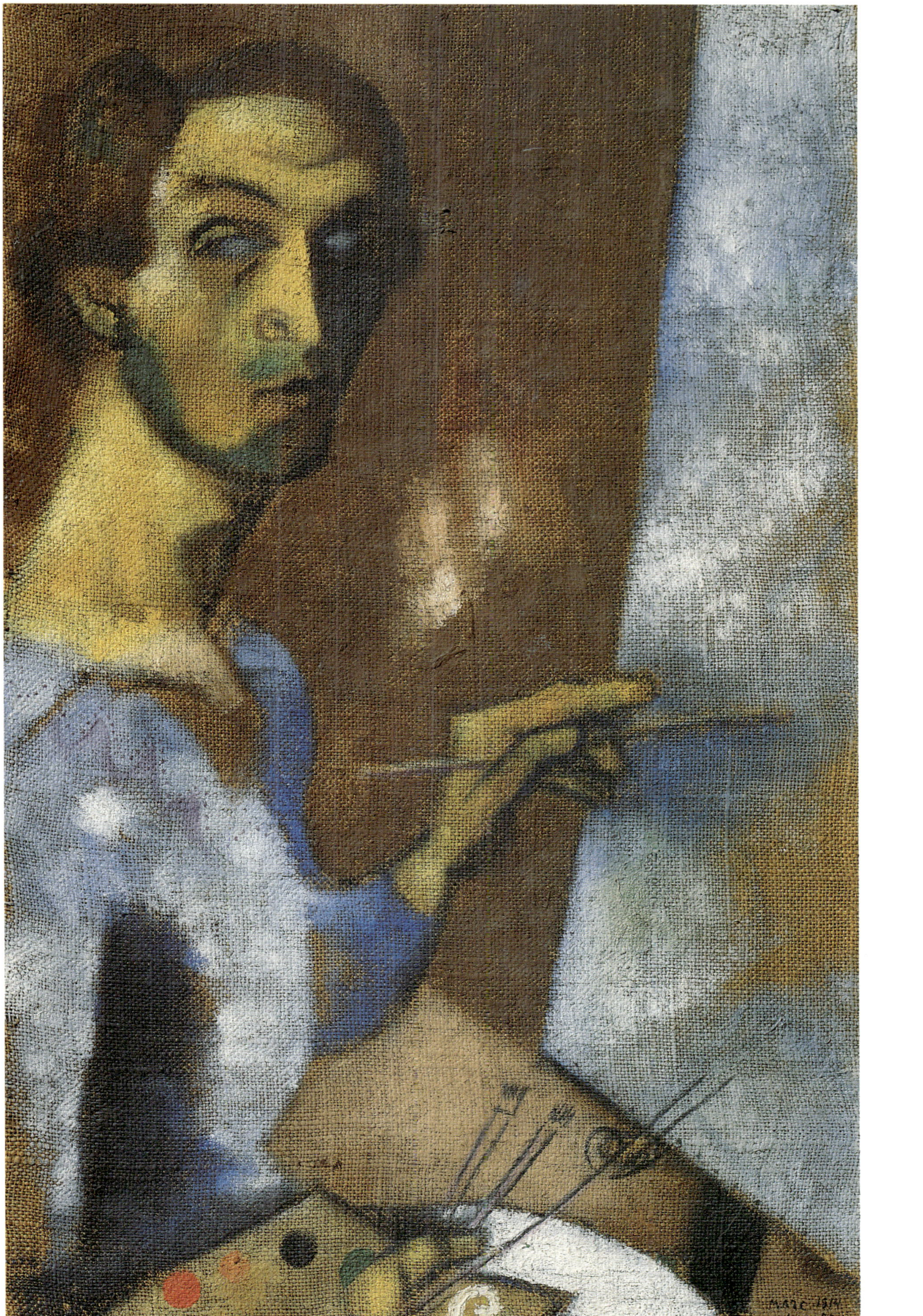
MARC 1914
CHAGALL

Mariaska (Portrait der Schwester) 1914-1915

Öl auf Leinwand
51 x 36 cm
Bezeichnet unten links: Chagall
Sammlung Sandler, St. Petersburg

Dargestellt ist die jüngere Schwester Mariaska, zu deren Hochzeit Chagall 1914 nach Witebsk zurückgekommen war. Im gleichen Jahr verwendete er ihre Züge für eine Allegorie der Mutterschaft, und so wäre es möglich, daß auch dieses Bild verschlüsselt auf zu erwartende Mutterfreuden hinweist. Mariaska sitzt versonnen in einem Sessel, nährt sich von bereitstehendem Gebäck und könnte bereits unter der sanften Kurve ihrer leuchtend roten Bluse ein Kind austragen. Die hinter ihr stehende Pflanze verbildlicht Fruchtbarkeit und Wachstum. Ein einzelnes Blatt schiebt sich nach vorn, fast als lege sich eine beruhigende Hand auf ihre Schulter.

C. H.

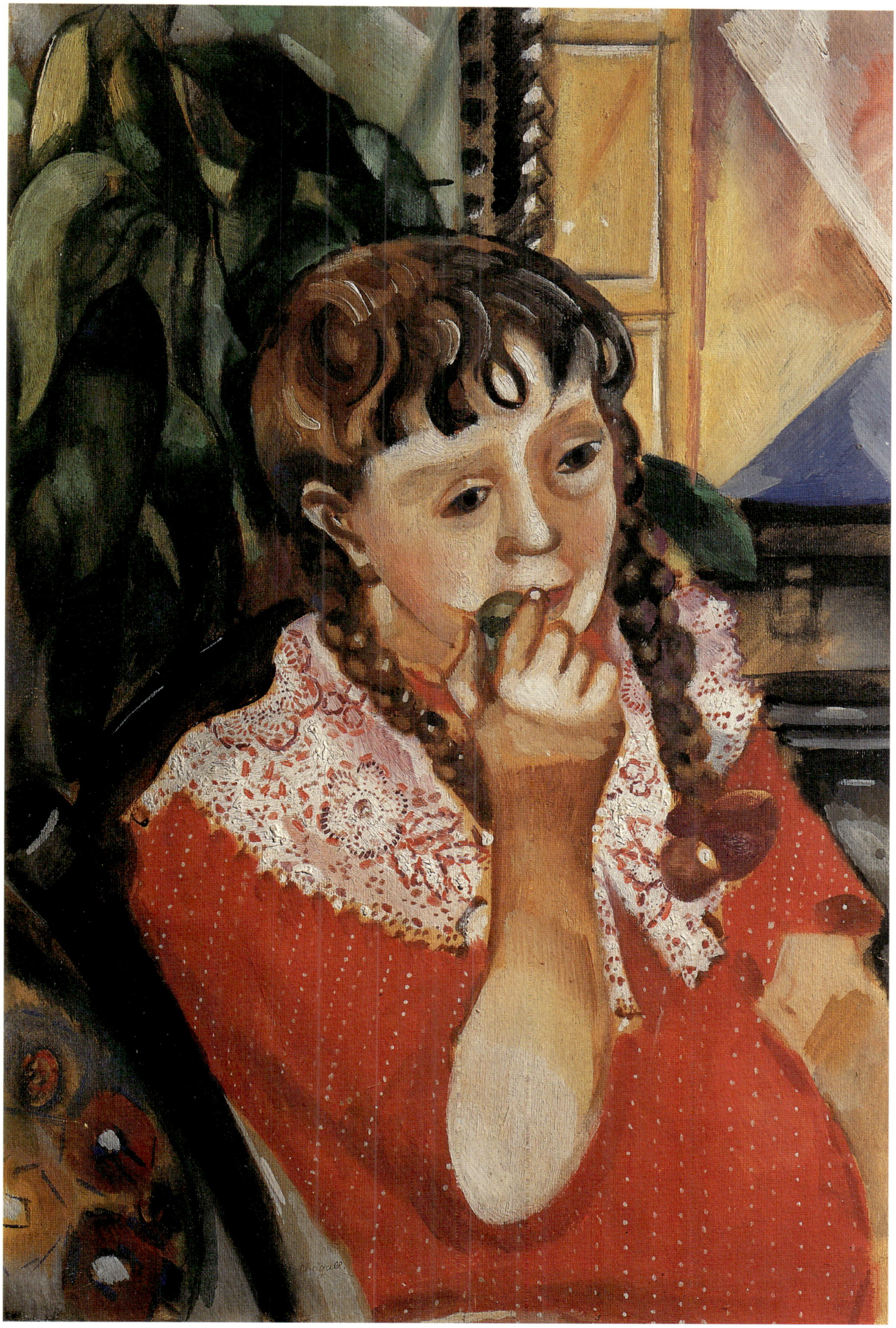

Marc CHAGALL

Der Spiegel 1915

Öl auf Karton, auf Leinwand aufgezogen
100 x 81 cm
Bezeichnet unten rechts: Chagall
Herkunft: 1926 aus dem Museum für Künstlerische Kultur, Leningrad
ShB-1707
Staatliches Russisches Museum, St. Petersburg

Wahrscheinlich malte Chagall dieses Gemälde in St. Petersburg, wo er sich im Herbst 1915 niederließ. Es ist eines seiner dramatischsten Bilder aus der Zeit des Ersten Weltkriegs. Eine besondere Intensität ist schon in der leuchtenden Farbigkeit zu spüren, in der kontrastreichen Farbzusammenstellung von Hellgelb, Grün und dunklem Violett. Die wesentliche Bedeutung dieses Werkes liegt jedoch in seiner räumlichen Gestaltung. Mit der collageartigen Verschränkung der beiden Ebenen und mit der Maßstabsveränderung greift Chagall dem Surrealismus vor. Hinter dem Spiegel öffnet sich der Raum und dehnt sich zu einem weitläufigen Platz aus. Eine einfache Petroleumlampe verwandelt sich in eine monumentale Säule, die an die berühmte Alexandersäule in St. Petersburg erinnert. Der Lampendocht erscheint wie das unerbittlich allessehende Auge. Der winzigen menschlichen Figur, die am Rand des Spiegels auf einem Stuhl hockt, ist der Kopf auf den Tisch gesunken. »Die Monumentalität der Gegenstände soll nicht auf die Bedeutungslosigkeit des Menschen hinweisen, sondern Metapher für das Imaginäre sein, das in den Personen liegt ... Das Bild meint also eine Projektion der Realität; der Maler verfremdet sie, aber sie bleibt stets konkret.« [1]

Je. B.

1] Alexander Kamenski: *Chagall: Die russischen Jahre 1907-1922*, Stuttgart 1989, S. 203.

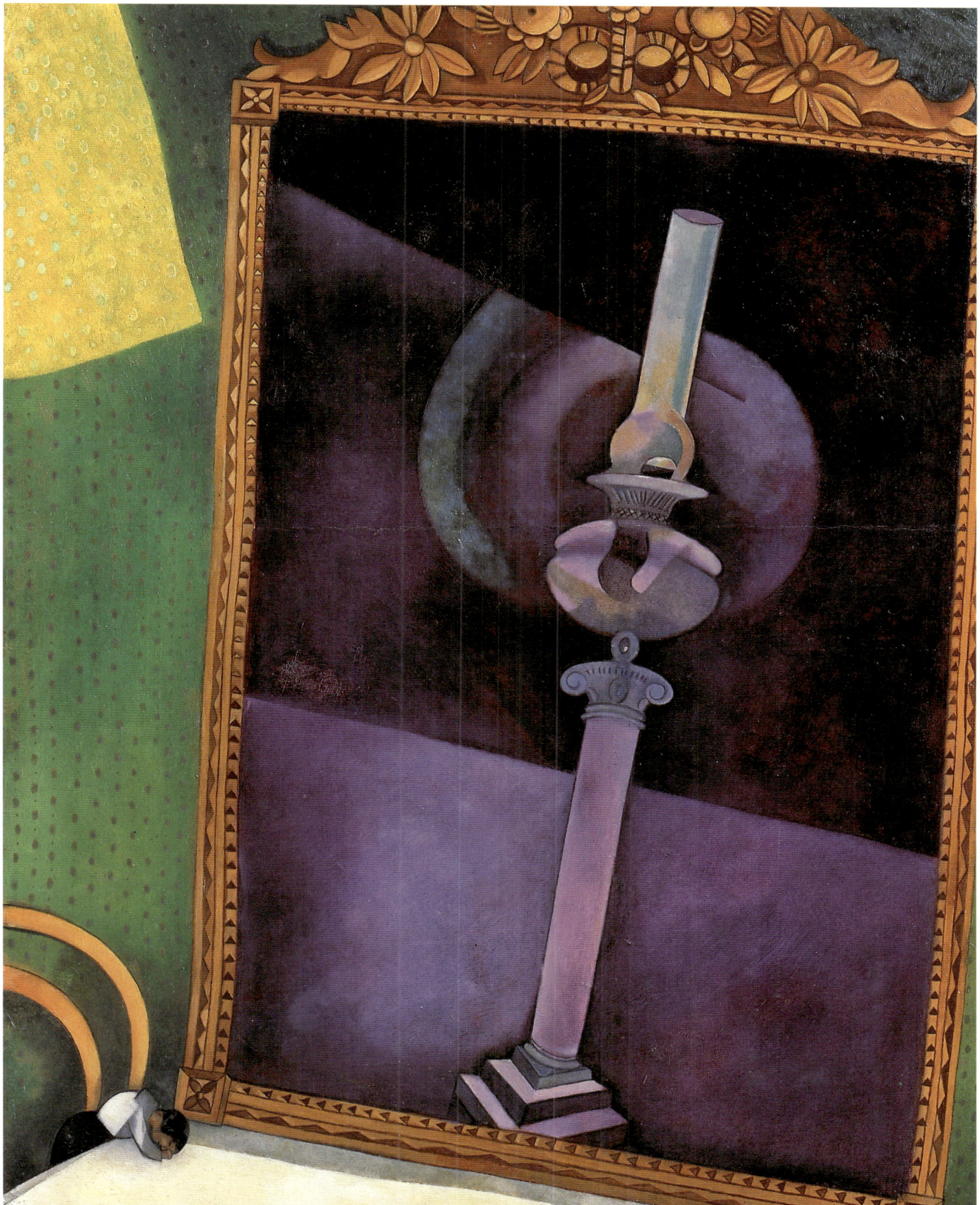

Marc CHAGALL

Das Bad des Kindes 1916

Tempera auf Karton
63 x 46,5 cm
Bezeichnet unten rechts: Chagall
Inv. Nr. 5758
Staatliches Freilichtmuseum für Kunst, Geschichte und Architektur, Pskow

Noch einmal kehrt Chagall zu den Ikonen zurück. Das *Bad des Kindes* liest sich wie ein Pendant zur *Geburt* von 1909/10 (S. 59). Die Szene ist auf vergleichbare Weise nach vorn gekippt, die Perspektive scheint Blickwinkel von mehreren Seiten zu erlauben. Im Zentrum des Bildes baden zwei Frauen das Kind. Ihr gesenkter Blick drückt dabei ebenso Behutsamkeit wie Andacht aus. Das Kind selbst erinnert in seiner aufrechten Haltung mehr an den segnenden Christus als an einen schreienden Säugling. Wie in der Geburt wird alltägliches Geschehen erhöht. Auch hier gibt es biographische Bezüge, Chagall hatte 1915 Bella Rosenfeld geheiratet. Ihr charakteristischer Pagenkopf läßt sich in der linken Frau erkennen, beim Kind dürfte es sich um Chagalls Tochter Ida handeln, die 1916 geboren wurde. C. H.

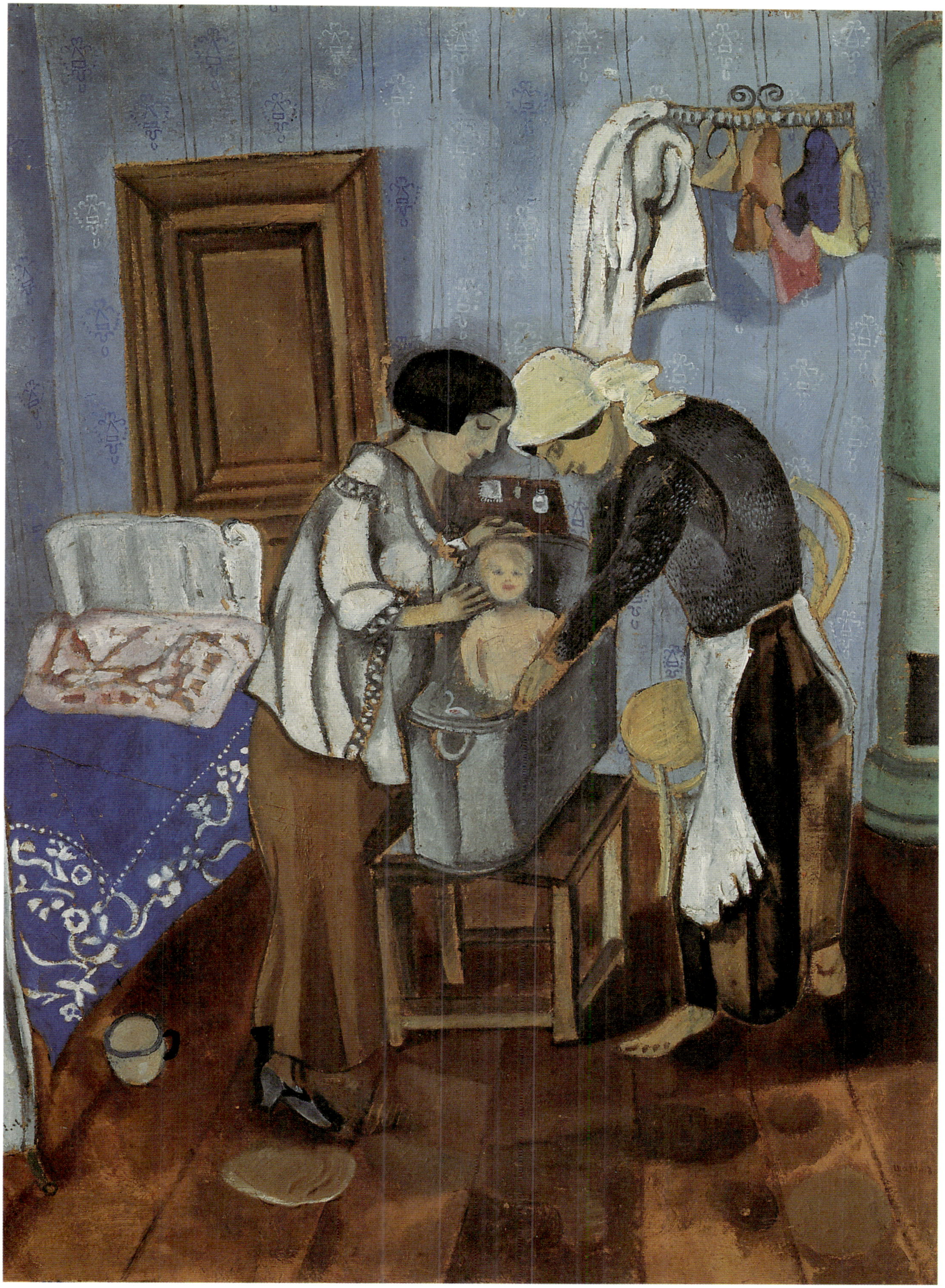

Marc CHAGALL

Der Spaziergang 1917-1918

Öl auf Leinwand
170 x 163,5 cm
Bezeichnet unten rechts: Chagall 1917
Herkunft: 1924 aus dem Staatlichen Museumsfond
ShB-1726
Staatliches Russisches Museum, St. Petersburg

Zwischen 1915 und 1918 malte Chagall einen Zyklus von Doppelbildnissen, die ihn und seine junge Frau Bella zeigen. Bella war eine ungewöhnliche Persönlichkeit – Gelehrte und Künstlerin zugleich: Sie hatte maßgeblichen Einfluß auf die poetische Welt Chagalls.

Der Spaziergang gehört sicherlich zu den hellsten und fröhlichsten Bildern aus dieser Zeit. Das Motiv der schwerelosen Figur findet im Spaziergang seine lebendigste und unmittelbarste Verkörperung – und eine ganz einfache Erklärung: Es gibt zu wenig Platz auf der Erde für die Verliebten, also muß Bella in den Himmel hinauf.

Überhaupt steckt das Gemälde voller Metaphern: Das wunderbare Stilleben auf der prächtig bestickten Decke, der frisch austreibende Zweig und der Vogel, den der Künstler fest in seiner Hand hält.

Der russische Kunstwissenschaftler Gleb Pospelow schrieb, der Künstler verweise mit der zuletzt genannten Metapher auf das bekannte Sprichwort von Spatz und Taube. In Rußland spricht man allerdings von der Meise in der Hand, die besser sei als der Kranich am Himmel. Der glückliche Chagall hat beides, die Meise und den prächtigen Kranich.

Je. B.

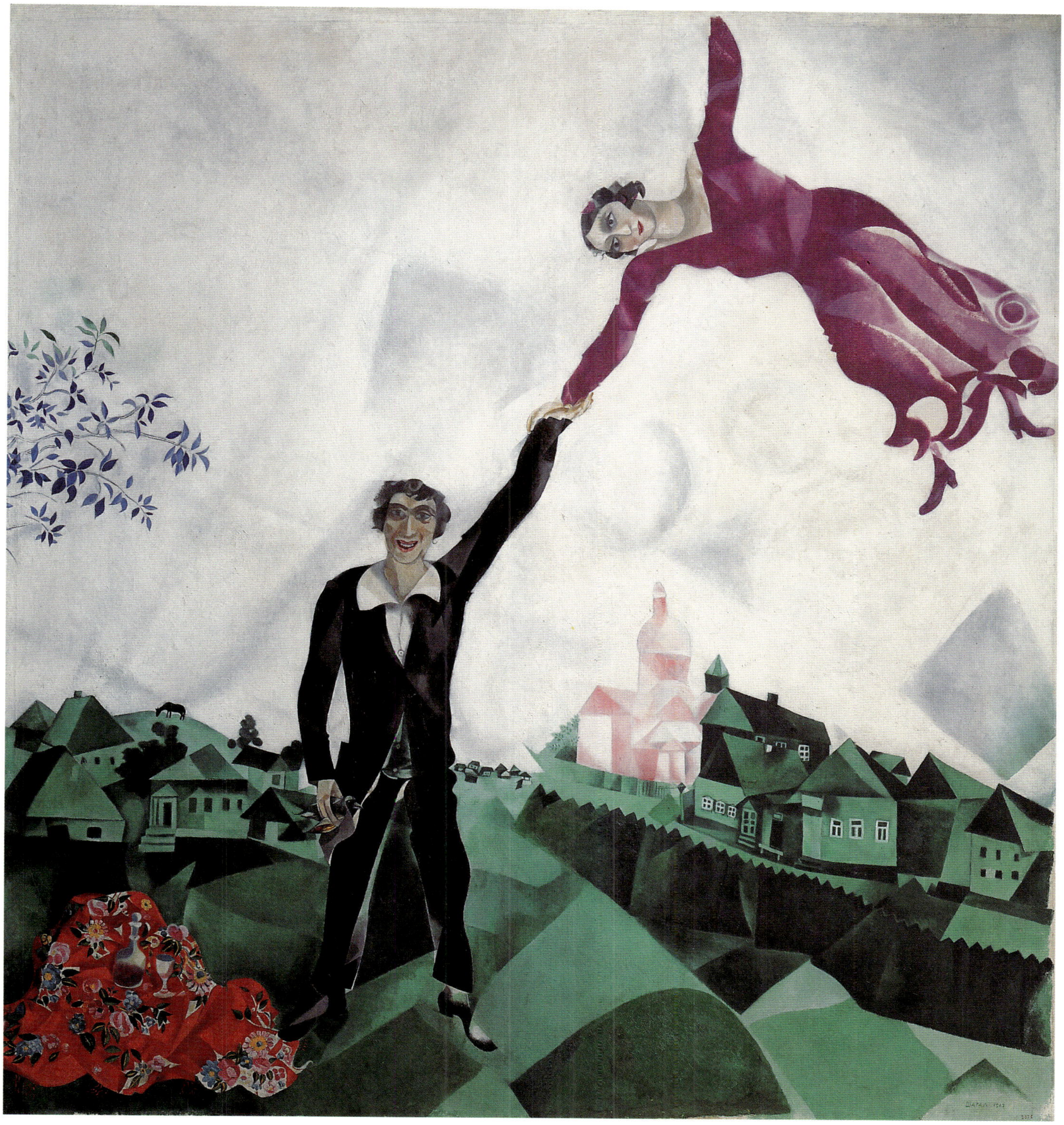

Alexandra Alexandrowna EXTER

1882 Belostok bei Kiew
1949 Fontenay-aux-Roses

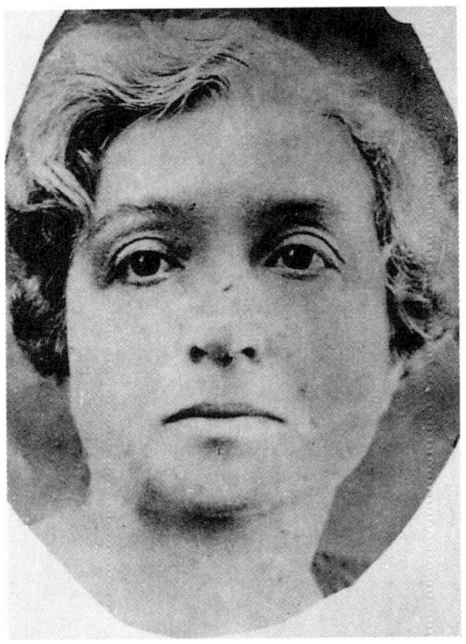

Nach ihrem Studium in Kiew reiste Alexandra Exter 1907 nach Paris, wo sie die erste retrospektive Ausstellung Cézannes und die Arbeiten der Kubisten sah. Zurück in Moskau lernte sie 1908 Michail Larionow und Natalija Gontscharowa kennen. In den folgenden Jahren lebte und arbeitete sie abwechselnd in Kiew, dem kulturellen Zentrum der Ukraine, sowie in Moskau und St. Petersburg. Bis 1914 unterhielt sie ein Atelier in Paris. Während des Ersten Weltkriegs lebte Exter ausschließlich in Rußland. 1914 besuchte Marinetti Rußland und lud daraufhin Alexandra Exter zusammen mit Olga Rosanowa und Alexander Archipenko ein, Arbeiten auf der *Freien futuristischen Ausstellung* von 1914 in Rom zu zeigen. In Exters Œuvre bildeten Theaterarbeiten einen Schwerpunkt. Die Arbeit fürs Theater spielte in der russischen Avantgarde eine große Rolle: Bühne, Kostüme und Licht eigneten sich, eine nach neuen Prinzipien gestaltete Welt vor Augen zu führen. 1916 entwarf Exter die Innenausstattung des Kammertheaters in Moskau, für das sie später auch Bühnen- und Kostümentwürfe schuf (*Famira Kifared* von I. Annenski, Regie A. Tairow, 1916; *Salome* von Oscar Wilde, Regie A. Tairow, 1917). 1918 kehrte sie nach Kiew zurück und eröffnete dort ein Atelier, das sich hauptsächlich mit Bühnenentwürfen beschäftigte. 1920 zog sie wieder nach Moskau und war wie Rosanowa im Bereich Industrie- und Textildesign tätig; so fertigte sie unter anderem Entwürfe für Uniformen der Roten Armee. 1924 emigrierte sie nach Paris, vertrat allerdings die Sowjetunion noch auf mehreren Ausstellungen. In ihren späteren Lebensjahren arbeitete Exter weiter an Theaterprojekten und fürs Marionettentheater.

Stilleben 1909-1910

Öl auf Leinwand
80,5 x 65 cm
Sh-224
Museum für Geschichte und Kunst, Serpuchow

Das *Stilleben* entstand in der kurzen Phase Exters, in der sie sich nicht nur am klassischen Impressionismus, sondern auch an Cézanne orientierte. Impressionistisch ist vor allem die Malweise: Kleine Farbflecken sind in starken Kontrasten nebeneinander gesetzt. Die Materialität tritt gänzlich in den Hintergrund, die Komposition scheint wie aus einer Lichtmasse geformt, dabei bestimmen Gelb- und Hellblautöne den Eindruck des Leuchtens. In den lebhaften Farben klingt die ukrainische Volkskunst an, welche der Künstlerin sehr am Herzen lag. Der schwungvolle Farbauftrag weist schon auf Exters ungegenständliche Arbeiten hin. B. J.

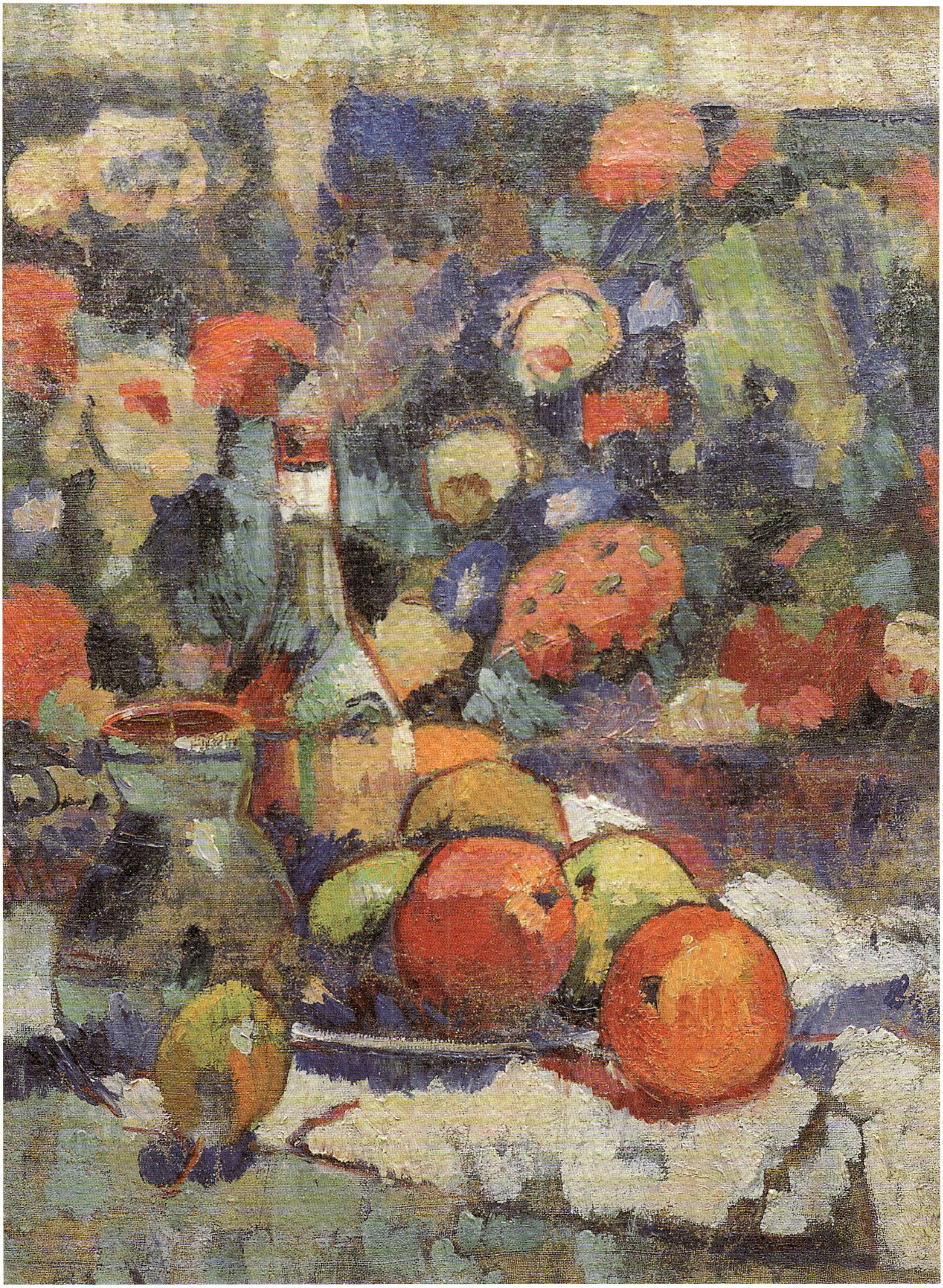

Alexandra EXTER

Stadt 1913

Öl auf Leinwand
88,5 x 70,5 cm
Herkunft: 1927 aus dem Staatlichen Museumsfond ins Regionale Landeskundliche Museum, von dort 1970 in die Gemäldegalerie
Sh-614
Regionale Gemäldegalerie, Wologda

Alexandra Exter liebte die Dynamik und das Pulsierende der modernen Stadt. Rhythmus und Bewegung prägen auch ihre Bilder. Sie war auf der Suche nach der Formel der Stadt und versuchte mittels kubistischer Brechung der Form und dynamisierender Formung und Anordnung der Flächen, den Puls der Stadt fühlbar zu machen. Im Gegensatz zu späteren Werken basiert das Gemälde *Stadt* noch auf gegenständlichen Elementen. Auf Ausstellungen bis 1915 trug es den Titel *Kiew*. In der Bildmitte sind eine Allee und Flaggen zu erkennen. Die Straße wird von Häusern gesäumt, die Gebäude scheinen zu schwanken oder gar zu kippen. Es ist, als ob von der Mitte aus ein Sturm durch das Bild fegt.

B. J.

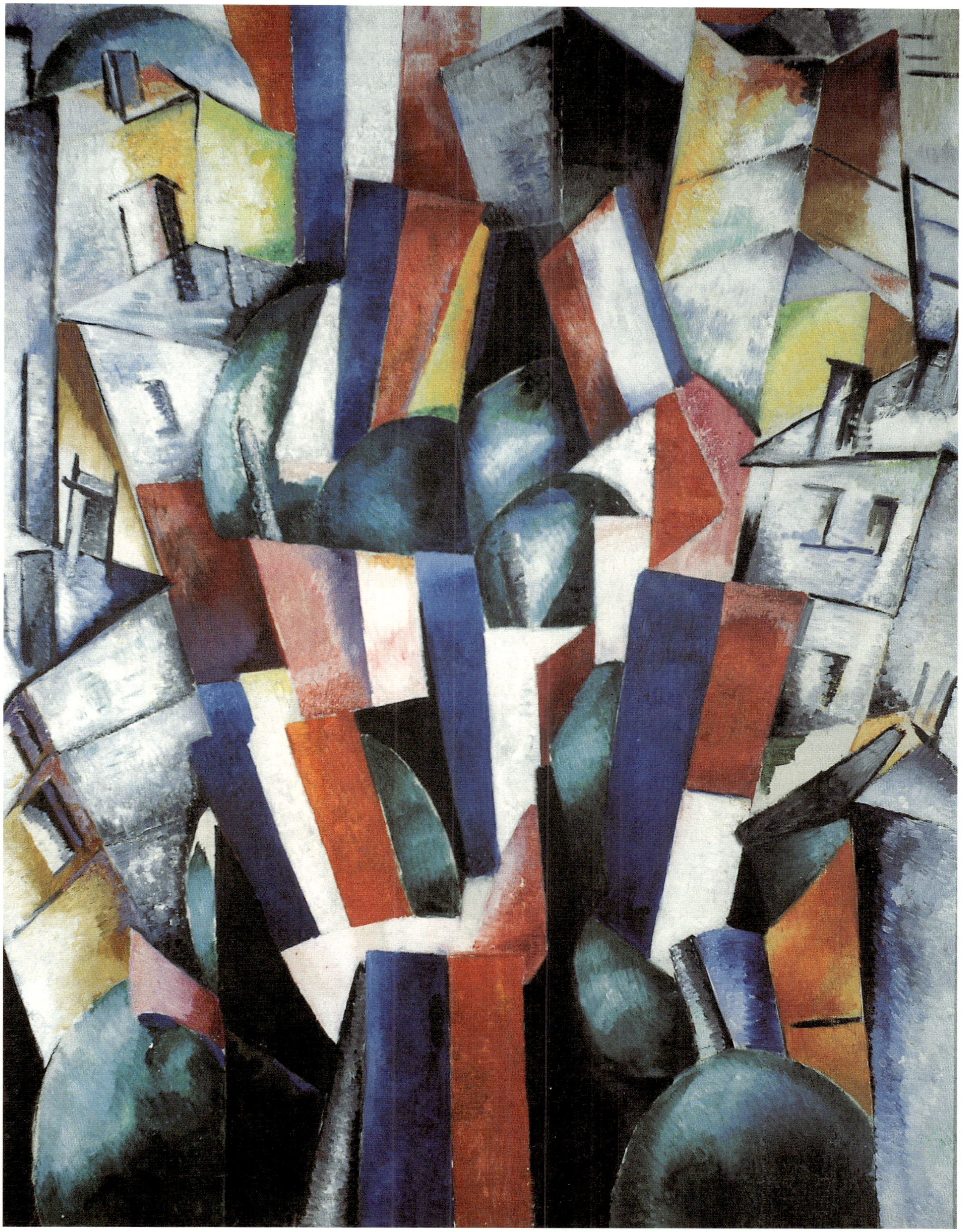

Alexandra EXTER

Stilleben 1914

Öl auf Leinwand
89 x 72 cm
Herkunft: 1922 aus dem NARKOMPROS
R-9381 Sh-142
Staatliches Freilichtmuseum Rostower Kreml, Rostow

Abb. S. 86

Stilleben mit Eiern 1914

Öl auf Leinwand
89 x 71 cm
Herkunft: 1928 aus dem Museum für Künstlerische Kultur, Leningrad
ShB-1411
Staatliches Russisches Museum, St. Petersburg

Abb. S. 87

Konstruktives Stilleben 1917

Öl auf Leinwand
121 x 100 cm
ShB-1506
Staatliches Russisches Museum, St. Petersburg

Das *Stilleben* von 1914 weist motivische Ähnlichkeit mit den Arbeiten des Futuristen A. Soffici auf, mit dem Exter in Paris das Atelier teilte. Melonenschnitze, Vasen und Eier gehören in dieser Zeit zum Repertoire der Stilleben-Kompositionen beider Künstler. Auffällig ist die zweiteilige Struktur des Gemäldes. Auf der einen Seite versinken Gläser und Flaschen langsam in den Hintergrund. Der Raum verschmilzt zu einer grauen facettierten Fläche, in der sich die plastischen Elemente auflösen. Die Methode, Bildraum und Bildobjekte zu zersplittern und in der Bildebene anzuordnen, übernahm Exter von den Kubisten. Auf der anderen Seite treten einzelne farbige und körperhaft modellierte Elemente aus der Bildfläche hervor. Sie scheinen sich dem Sog ins Bildinnere zu verweigern. Geradezu verspielt wirken die roten Früchte, die aus ihrer in den Hintergrund versinkenden Schale herauszuhüpfen scheinen. Die Zeichen in Exters *Stilleben mit Eiern* haben dieselbe Funktion wie bei dem mit ihr befreundeten Picasso. Sie dienen als optische Anhaltspunkte in den durch Verzerrungen raumlosen Bildern. Darüber hinaus könnte das große kyrillische »Ja« im oberen Bildteil auf die Eier [Jaiza] verweisen. Die buntbemalten Eier stehen im Mittelpunkt der Komposition. Sie spielen auf die Ostertradition des Eierschmückens an, welche in der Heimat der Malerin besonders ausgeprägt war. Die Motive der Dekoration entstammten oft der Volkskunst, insbesondere der Stickerei. Die Bedeutung der Ostereier in der Ukraine spiegelt ein Volksglaube wider: Solange die Tradition des Eierverzierens lebendig ist, bleibe die Welt bestehen. Im *Konstruktiven Stilleben* sind keine lesbaren Bildelemente mehr zu finden; vergleichbar sind die *Malerischen Architektoniken* Popowas. Es scheint, als ob die gemalten Formen von der Bildfläche abgelöst und im Raum vor der Leinwand dreidimensional angeordnet worden wären. Dieselbe Idee führte übrigens zu Tatlins *Konterreliefs*. Bei Exter spielte jedoch nicht nur die räumliche Anordnung der Formen eine Rolle. Charakteristisch für ihr Schaffen ist die Einsetzung der Linie bzw. der Kontur zur Rhythmisierung und Dynamisierung der Bildfläche. B. J.

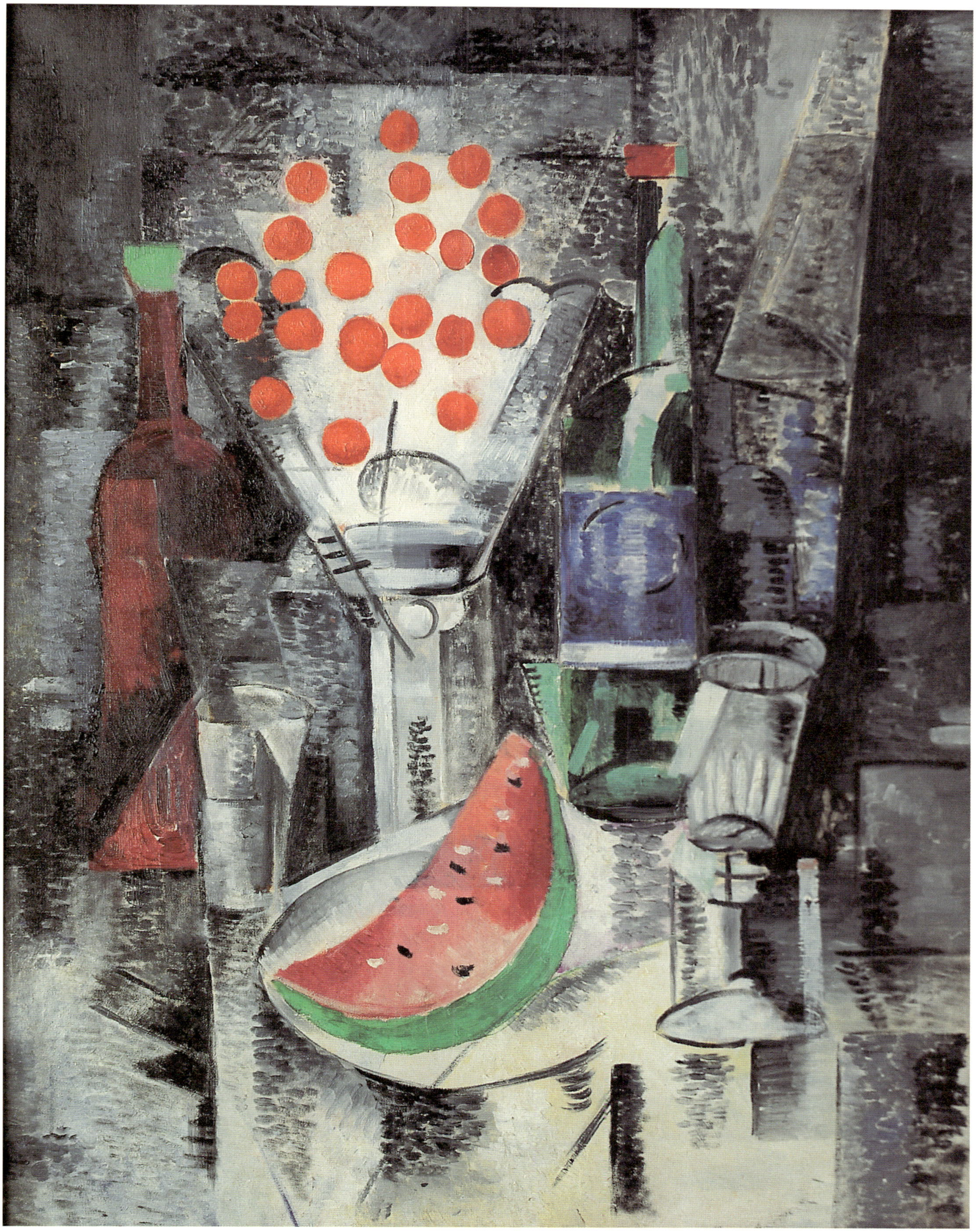

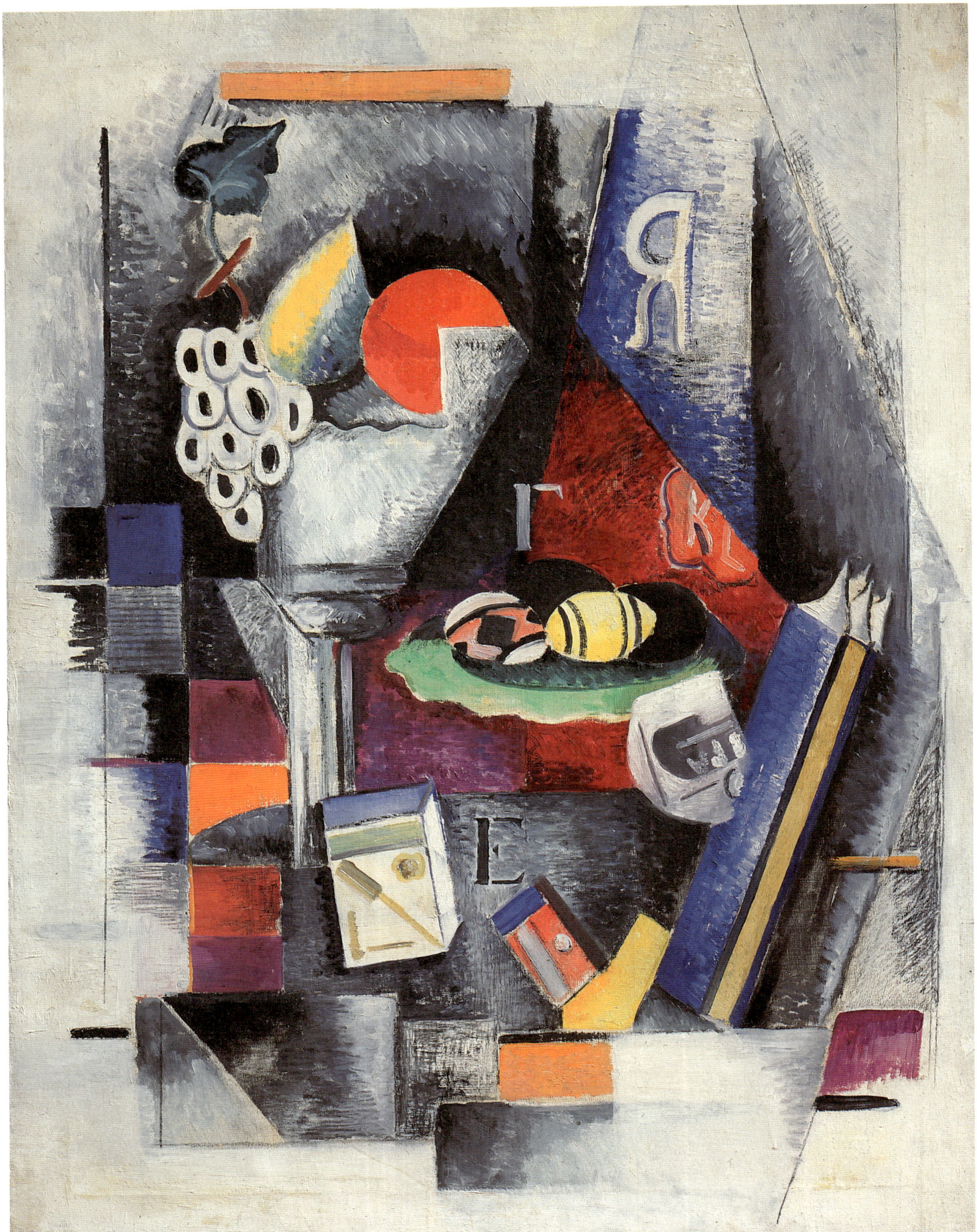
Я
Г
Е

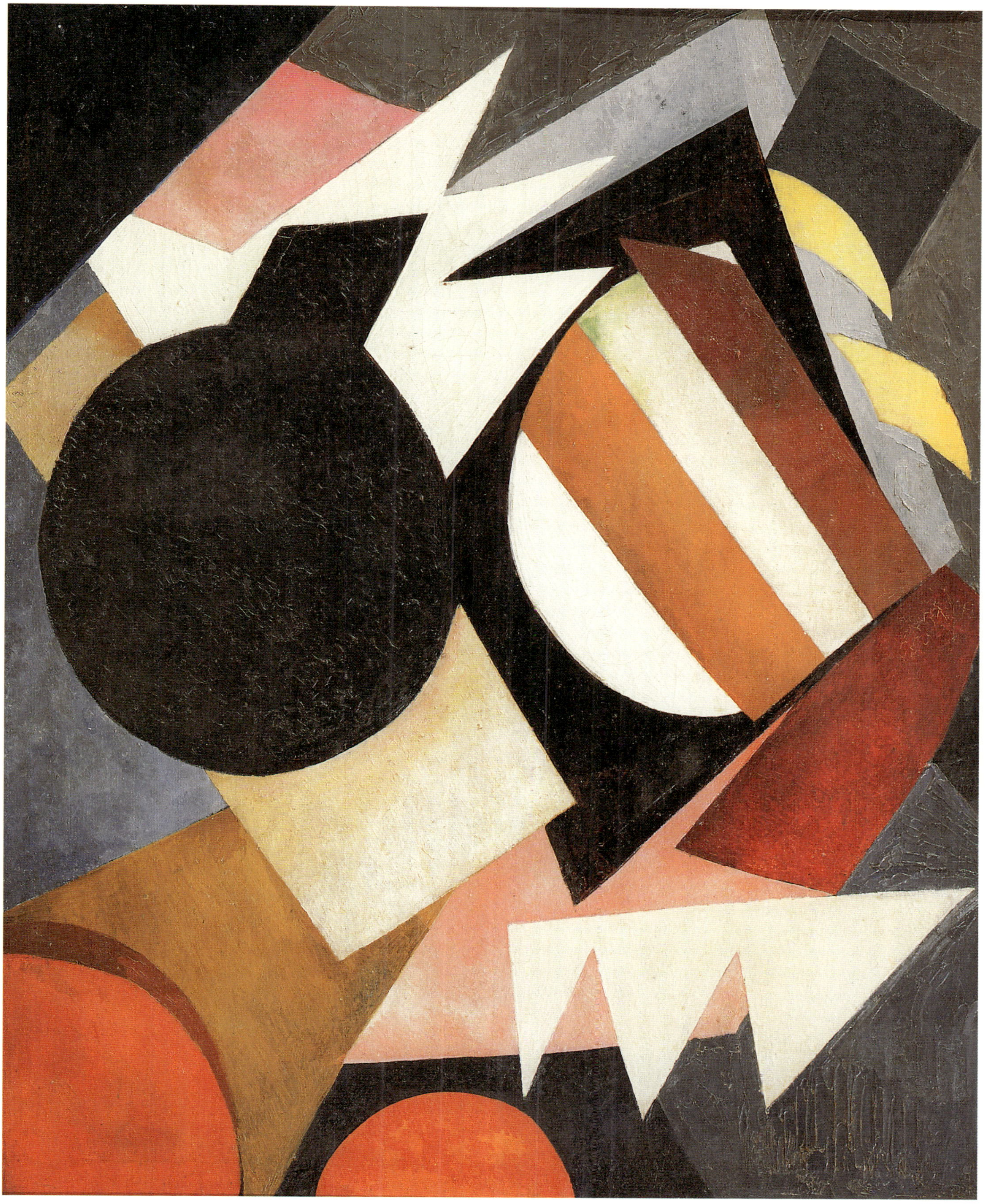

Alexandra EXTER

Stadt bei Nacht 1915

Öl auf Leinwand
88 x 71 cm
ShB-1683
Staatliches Russisches Museum, St. Petersburg

Im Gemälde *Stadt bei Nacht* vereinen sich Licht und Farbe zu einem leuchtenden Ganzen. Kreisförmige Farbflächen suggerieren eine drehende Bewegung, deren Beschleunigung zur Mitte hin zunimmt. Man meint, Scheinwerferkegel kämen direkt auf den Betrachter zu. Doch ist keine Lichtquelle zu erkennen; denn Exter stellte im Gegensatz zu den Futuristen keine bewegten Objekte dar. Es ging ihr allein um den Eindruck der Bewegung, nicht um deren photodynamische Fixierung. Die spiralförmigen, konzentrischen Drehbewegungen und die leuchtenden Farben des Bildes erinnern an Werke der Ukrainerin Sonja Delaunay. Beide Künstlerinnen verbanden die Eindrücke ihres Vaterlandes mit denjenigen ihres urbanen Lebensumfeldes. B. J.

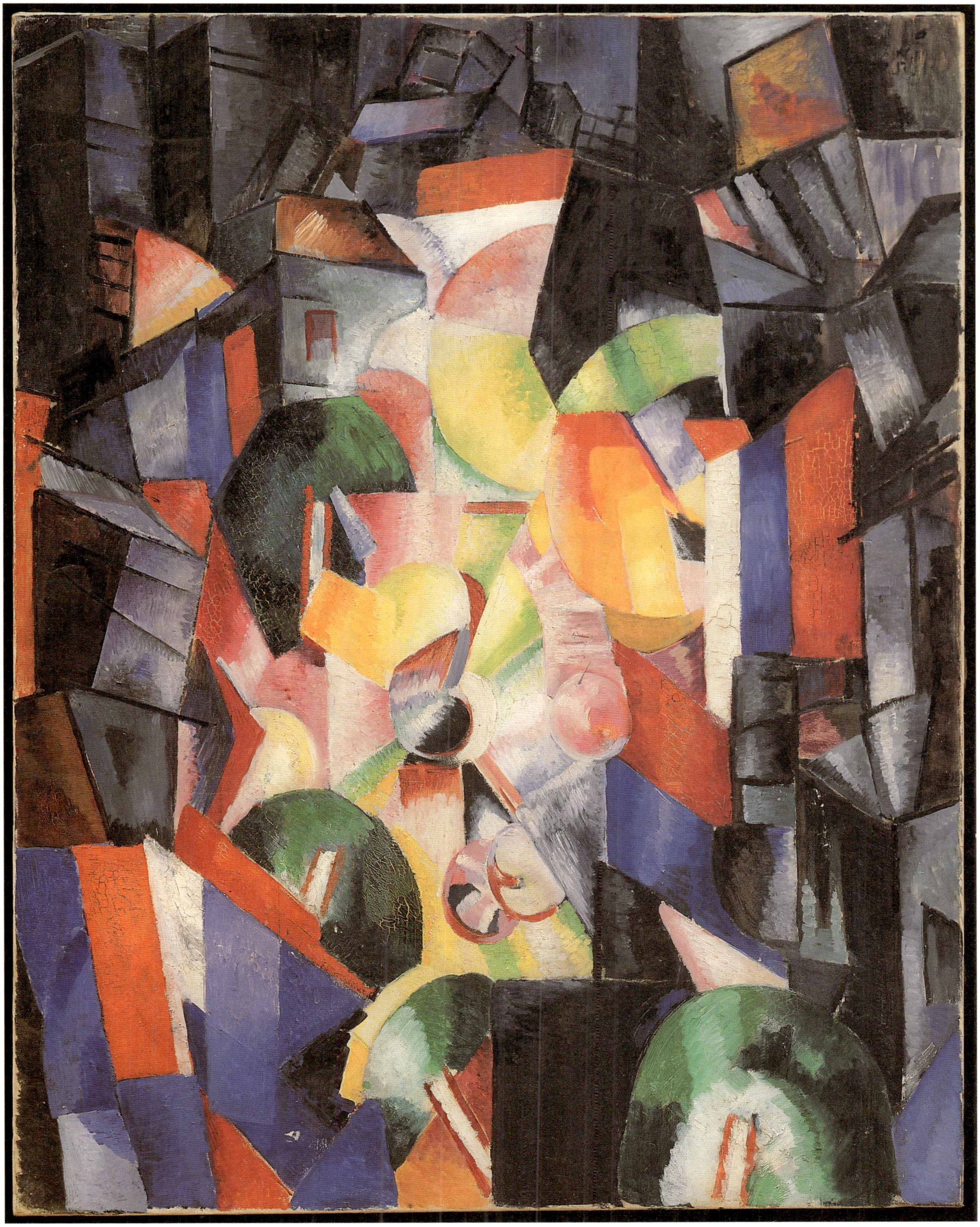

Pawel Nikolajewitsch FILONOW

1883 Moskau
1941 Leningrad

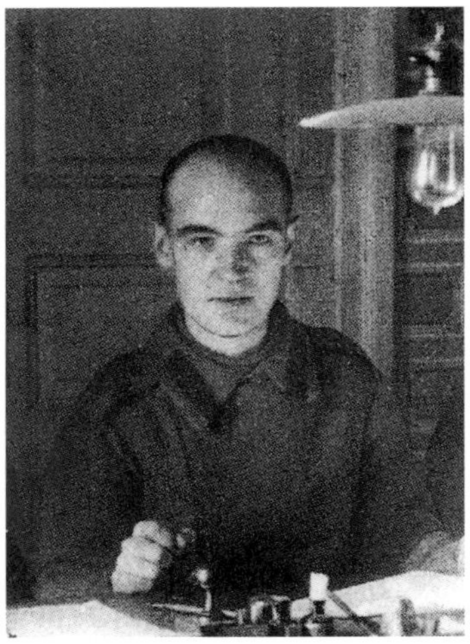

Filonow begann 1897 eine Ausbildung als Malerhandwerker und arbeitete bis 1902 in diesem Beruf. Anschließend absolvierte er bis 1908 ein Privatstudium im Atelier des Akademiemitglieds Dmitrijew-Kawkaski und bei der Gesellschaft zur Förderung der Künste. Er gehörte 1910 zu den Gründungsmitgliedern des *Bund der Jugend* und nahm an den von Larionow organisierten Ausstellungen teil (*Eselsschwanz*, 1912, *Zielscheibe*, 1913 in Moskau). Wie die meisten Künstler der russischen Avantgarde reiste Filonow viel und sammelte im Ausland und im eigenen Land Anregungen für seine künstlerische Arbeit: 1905 fuhr er die Wolga entlang und bereiste den Kaukasus, 1907 ging es über Konstantinopel nach Palästina, 1911 bis 1912 hielt er sich in Frankreich und Italien auf. Seine Begegnung mit der zeitgenössischen Kunst des Westens verarbeitete er in dem 1912 veröffentlichten Aufsatz *Kanon und Gesetz*. Darin distanzierte er sich von der kubo-futuristischen Malerei und erklärte die »analytische Malerei« zu seinem künstlerischen Ziel. Mit der »analytischen Malerei« wandte er sich gegen die Vereinfachung und Geometrisierung sichtbarer Formen, ein Prinzip, das er im Kubismus sah, und forderte, das Bildganze vielmehr »von innen«, aus dem einzelnen zu entwickeln. Vorbild für dieses Vorgehen war ein organisches Prinzip, wie er es in der Natur wirksam sah. Der Künstler sollte sein Bild wie die Natur wachsen lassen. 1914 gründete Filonow die *Intime Werkstatt der Maler und Zeichner »Gemachte Bilder«*, die sich streng an den von ihm propagierten künstlerischen Prinzipien orientierte. 1916 wurde Filonow eingezogen. Nach dem Krieg ging er nach Petrograd, wo er am *Museum für Künstlerische Kultur* mitarbeitete und ab 1923 Leiter der *Abteilung für allgemeine Ideologie* war. Er stand an der Spitze einer Gruppe, die 1927 als *Kollektiv der Meister der analytischen Kunst* offiziell anerkannt wurde, und stellte mit dieser Gruppe bis in die dreißiger Jahre aus. Filonow starb 1941 während der Blockade Leningrads an Unterernährung.

Kuhmägde 1914

Öl auf Leinwand
117 x 152,5 cm
Herkunft: 1926 aus dem Museum für Künstlerische Kultur, Leningrad
ShB-991
Staatliches Russisches Museum, St. Petersburg

Filonow, selbst aus einer ärmlichen Arbeiterfamilie stammend, machte oft die bäuerliche Lebensweise zum Inhalt seiner Bilder. Für ihn verkörperte die Stadt die alles vernichtende Bedrohung, das Land hingegen Friede und Erfüllung. Vor diesem Hintergrund ist auch das Bild *Kuhmägde* zu sehen. Eine Frau melkt eine Kuh, während eine andere das sich bereits ungeduldig um sie scharende Federvieh zu füttern beginnt. Die ländliche Idylle, in der Mensch und Tier zusammen in Harmonie mit der Natur leben, wird von der unten sich ins Bild schiebenden düsteren Stadtlandschaft umschlossen; das Paradiesische scheint in Gefahr, allmählich verdrängt zu werden. Besonders an der Darstellung der Tiere läßt sich Filonows Interesse an der Anatomie, am Knochenbau und an der Struktur von Körpern erkennen. In Filonows Gemälden ist die Zeichnung ein formbildender Teil des Malprozesses. S. G.

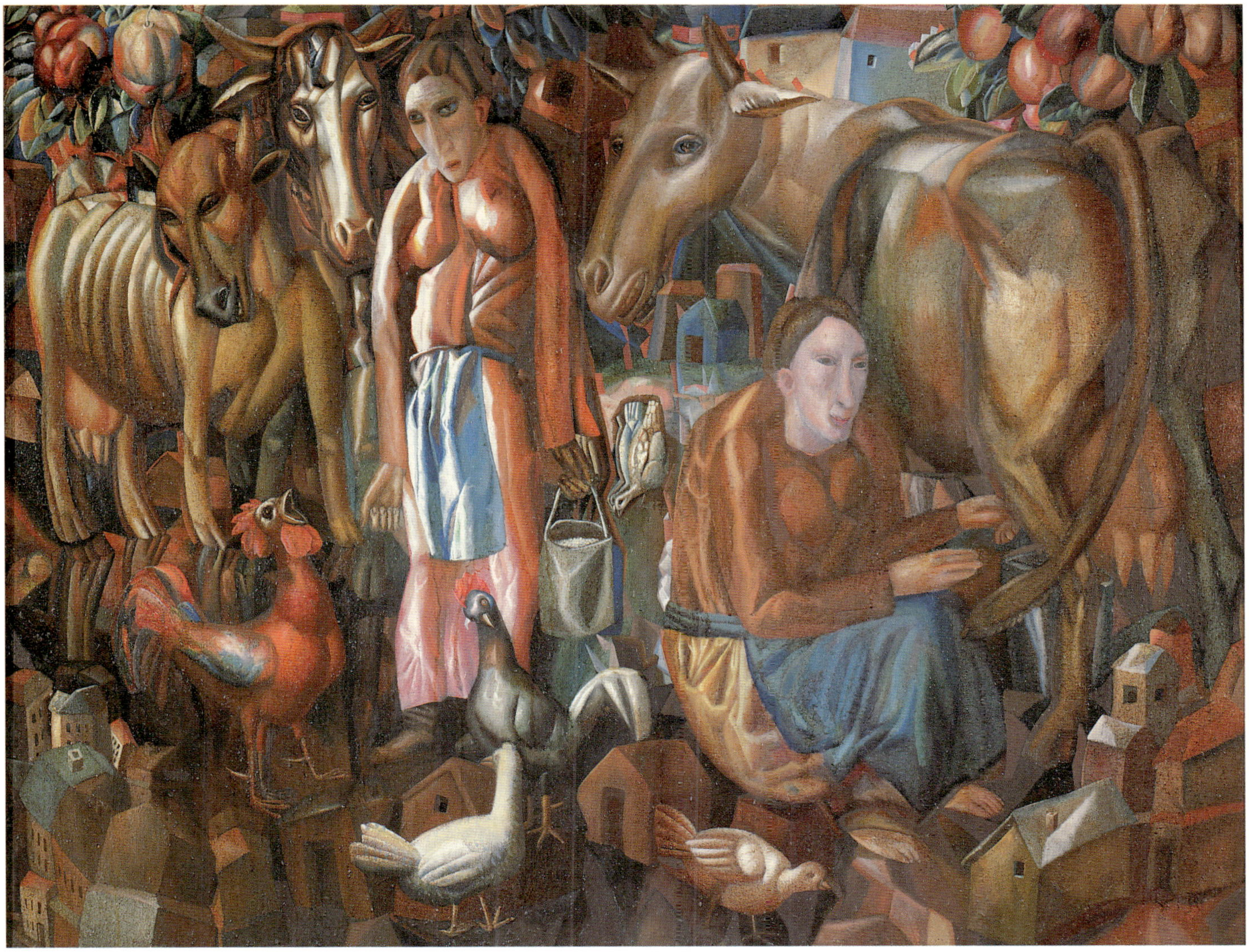

Pawel FILONOW

Drei am Tisch 1914-1915

Öl auf Leinwand
98 x 101 cm
Bezeichnet rückseitig mit Kreide: 4093
Herkunft: 1973 von der Schwester des Künstlers Je. N. Glebowa, Leningrad
Sh-8910
Staatliches Russisches Museum, St. Petersburg

Disziplin und Wissenschaft sind für Filonow die Grundlage seiner Kunst. »Wir brauchen die wissenschaftliche Methode … Sie wird uns die analytische Kunst geben.« [1] Die analytische Malerei entwickelt das Gemälde ähnlich der Natur, die aus Atomen und Molekülen ein großes Ganzes erwachsen läßt, aus kleinen Farbfacetten zu einem Gesamtbild. Das Gemälde bezieht sich auf eine Szene aus dem Alten Testament. Gott erscheint Abraham in der Gestalt von drei Engeln (Moses 1,18). Filonow unterteilt die Bildfläche in Vorder- und Hintergrund. Vorne, als eine Art Barriere zum Betrachter, befindet sich der reich gedeckte Tisch; dahinter spielt sich die eigentliche Szene ab. Unterschieden werden die drei Charaktere besonders durch die Gestaltung der Gesichter. Diese löst Filonow unterschiedlich stark in Segmente auf, und auch die Farbgebung unterstreicht, daß hier eigenständige Typen dargestellt wurden.

S. G.

1] Pawel Filonow, zit. n. John E. Bowlt, in: *Filonow und seine Schule*, Ausst.-Kat. Städtische Kunsthalle Düsseldorf 1990, S. 64.

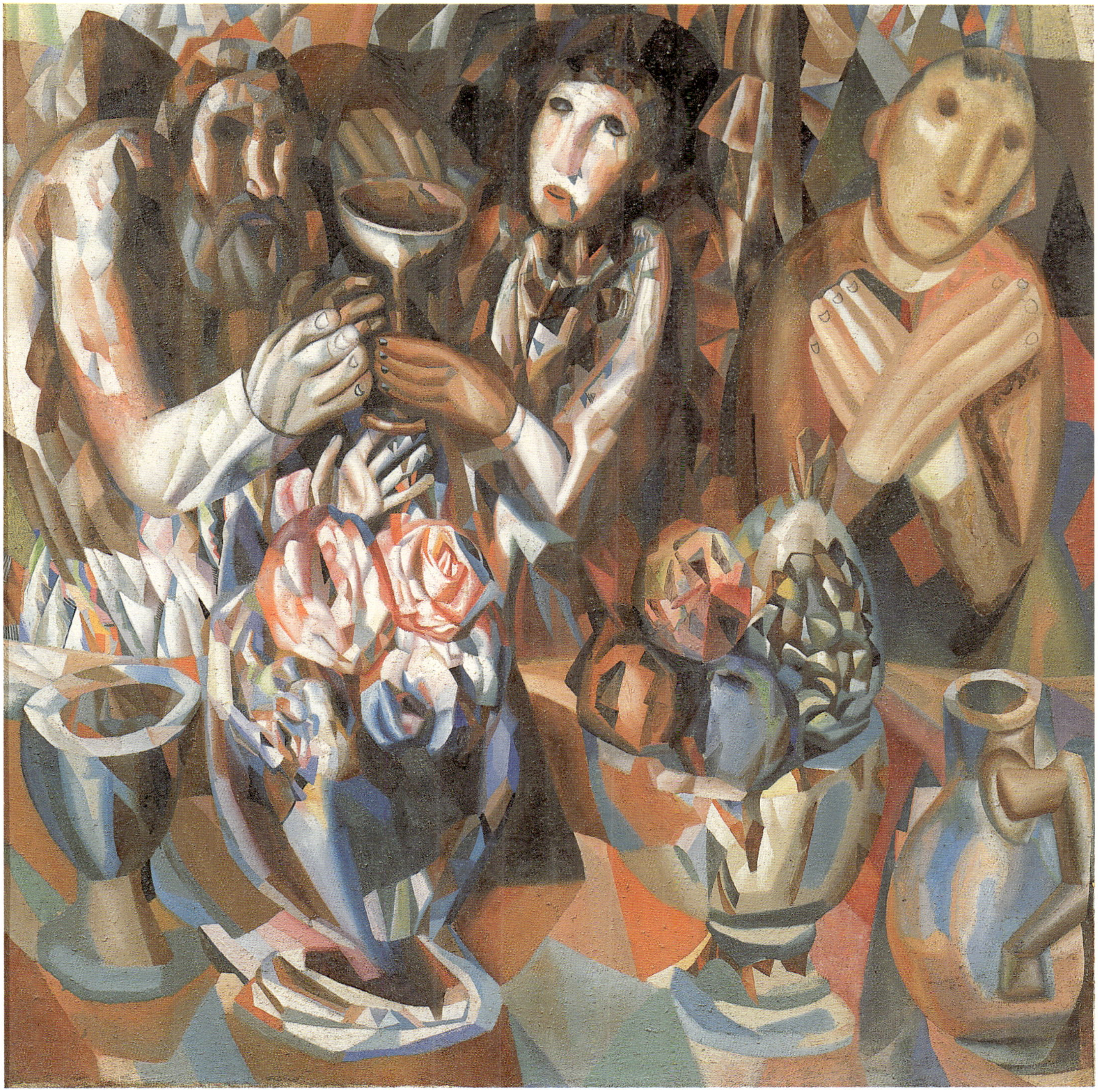

Pawel FILONOW

Umwandlung des Menschen (Umwandlung eines Intelligenzlers)
1914-1915

Öl auf Leinwand
116,5 x 154 cm
Herkunft: 1973 von der Schwester des Künstlers Je. N. Glebowa, Leningrad
Sh-8911
Staatliches Russisches Museum, St. Petersburg

Eine düstere Vision vom Stadtleben breitet sich vor dem Betrachter aus. In expressiver Verzerrung zeigt Filonow Menschen auf der Straße vor dem Hintergrund eines in sich verschachtelten Häusermeeres. In den Gesichtern der Menschen vereinen sich Gefühle von Leere und Einsamkeit; die Stadt verwandelt den Menschen und macht ihn zu einem anderen – zum Produkt seiner Umwelt. Filonows intensive Beschäftigung mit Anatomie und Ethnographie und sein Studium körperlicher Deformationen aller Art waren auch hier die Grundlage. Die Figur im Zentrum des Gemäldes scheint mit zwei weiteren verwachsen zu sein, ihre Hände und Füße sind fast ornamental gereiht. Die Motive der Isolation und Entfremdung finden sich auch in Filonows Illustrationen zu seinem *Gesangbuch vom Weltgewächs* wieder, das im März 1915 in St. Petersburg erschien. S. G.

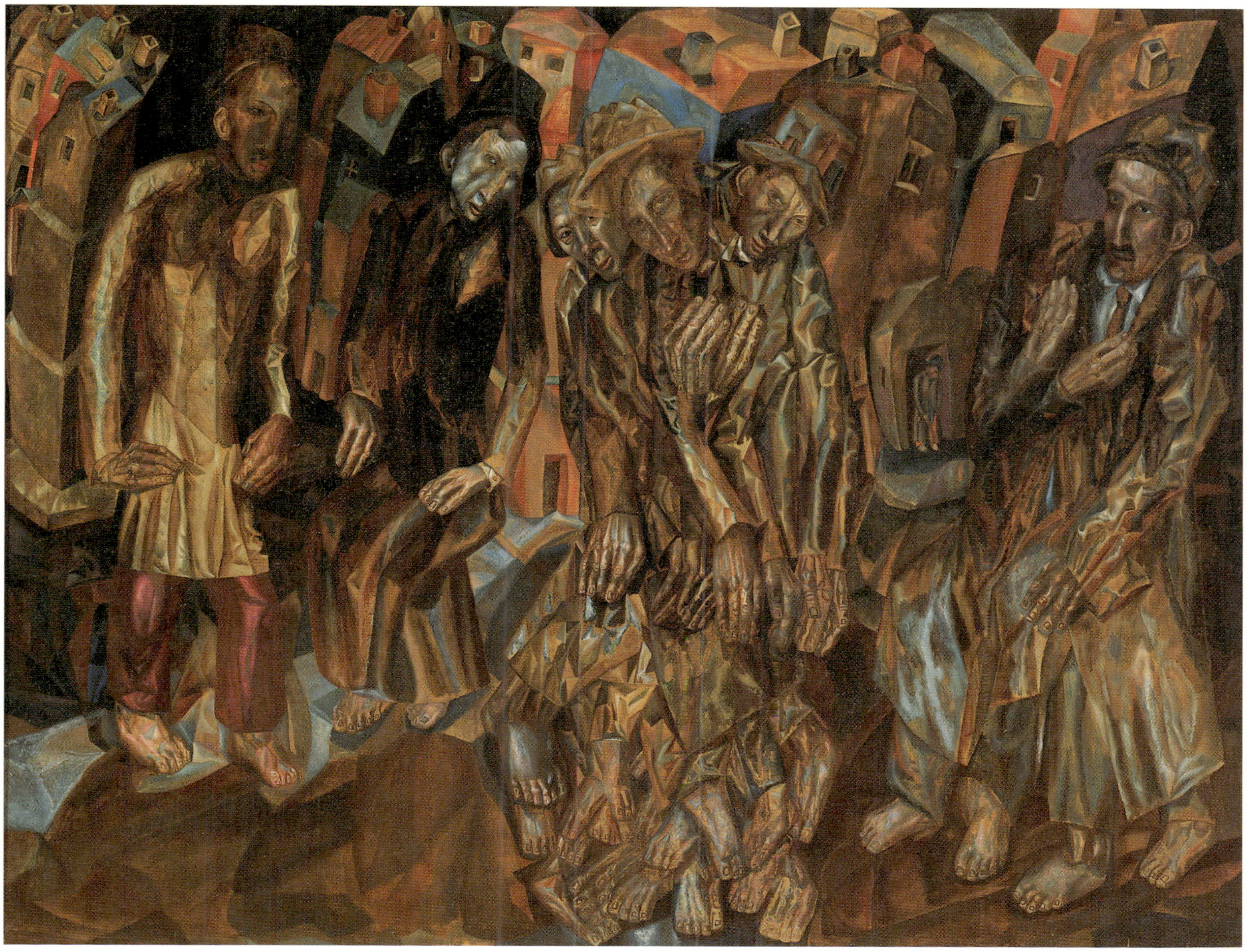

Pawel FILONOW

Krieg mit Deutschland 1914-1915

Öl auf Leinwand
176 x 156,3 cm
Herkunft: 1926 aus dem Museum für Künstlerische Kultur, Leningrad
ShB-987
Staatliches Russisches Museum, St. Petersburg

Das Thema Krieg beschäftigte Filonow sowohl in seinen Gemälden als auch in seinen Schriften. Chaos, Grauen und Zerstörung zeigen sich in diesem Gemälde in den zersplitterten und zerlegten Leibern, die sich zu einer Einheit zusammenfügen. Lediglich einzelne Körper, Arme und Köpfe tauchen wie Assoziations- oder Erinnerungsfetzen aus dem Rotbraun der alles bedeckenden Leibermasse auf. Verletzung, Folter, Schmerz und Verzweiflung bestimmen das Bild und geben Hinweise auf die Opfer des Ersten Weltkriegs. Doch in Verbindung mit den anderen Bildern des Zyklus' *Einführung in das Welterblühen* gewinnt auch der Krieg für Filonow etwas von einem organischen Prozeß, in dem Vernichtung und Wachstum ineinandergreifen. S. G.

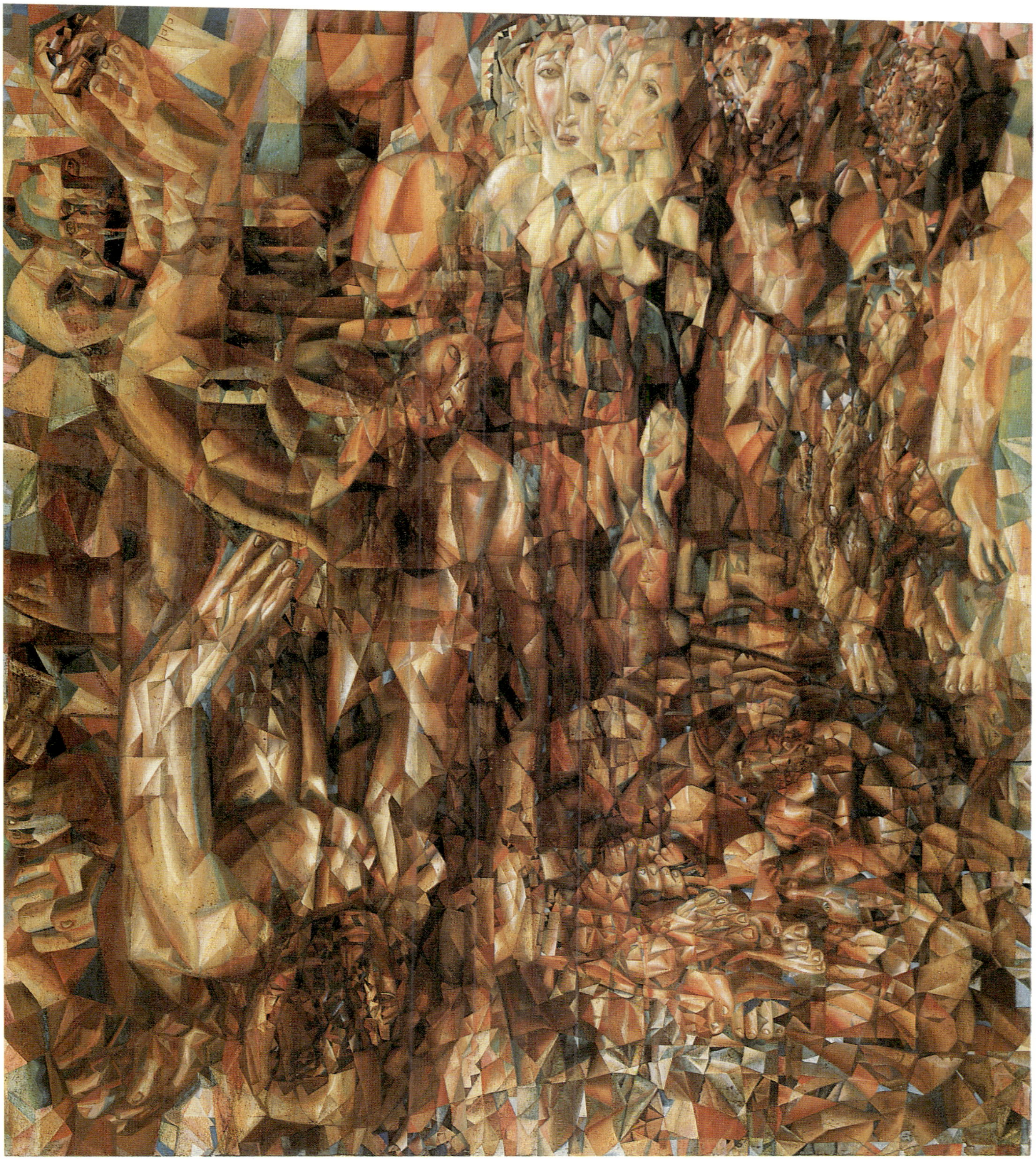

Pawel FILONOW

Blumen des Welterblühens 1915

Öl auf Leinwand
154,5 x 117 cm
Herkunft: 1926 aus dem Museum für Künstlerische Kultur, Leningrad
ShB-990
Staatliches Russisches Museum, St. Petersburg

Dieses Gemälde gehört wie die Bilder *Krieg in Deutschland* und *Drei am Tisch* zu Filonows Zyklus *Einführung in das Welterblühen*, der 1919 in der *Ersten Staatlichen Freien Ausstellung* im Winterpalast gezeigt wurde. Aus Farbprismen und -segmenten erwachsen in einer Art wechselseitiger Durchdringung kleinteilige Blumen. Filonows Prinzip des »biologisch gemachten Gemäldes« 1], das den Prozeß des Wachstums der Natur auf die Entstehung der Struktur eines Bildes überträgt, wird an diesem Gemälde am deutlichsten. Dazu schrieb Filonow in seiner *Ideologie der analytischen Kunst:* »Führe beharrlich und genau die durchzuarbeitende Farbe in jedes Atom ein, damit sie sich da hineingraben kann, wie Wärme in einen Körper, oder organisch mit der Form verbunden ist, wie in der Natur die Zellen der Blume mit der Farbe.« 2] Das Wachsen der Pflanze wird in *Blumen des Welterblühens* nachvollziehbar. Filonow macht mit seiner künstlerischen Umsetzung auf Prozesse aufmerksam, die jenseits der Wahrnehmungsgrenzen liegen. Es vollzieht sich die Verschmelzung einer Welt von sichtbaren und unsichtbaren Phänomenen. Von allen hier gezeigten Werken Filonows erreicht *Blumen des Welterblühens* den höchsten Grad an Abstraktion. S. G.

1] Pawel Filonow: Deklaration des Welterblühens, in: *Filonow und seine Schule*, Ausst.-Kat. Städtische Kunsthalle Düsseldorf 1990, S. 76.
2] Pawel Filonow: Ideologie der analytischen Kunst, zit. n. ebd., S. 18.

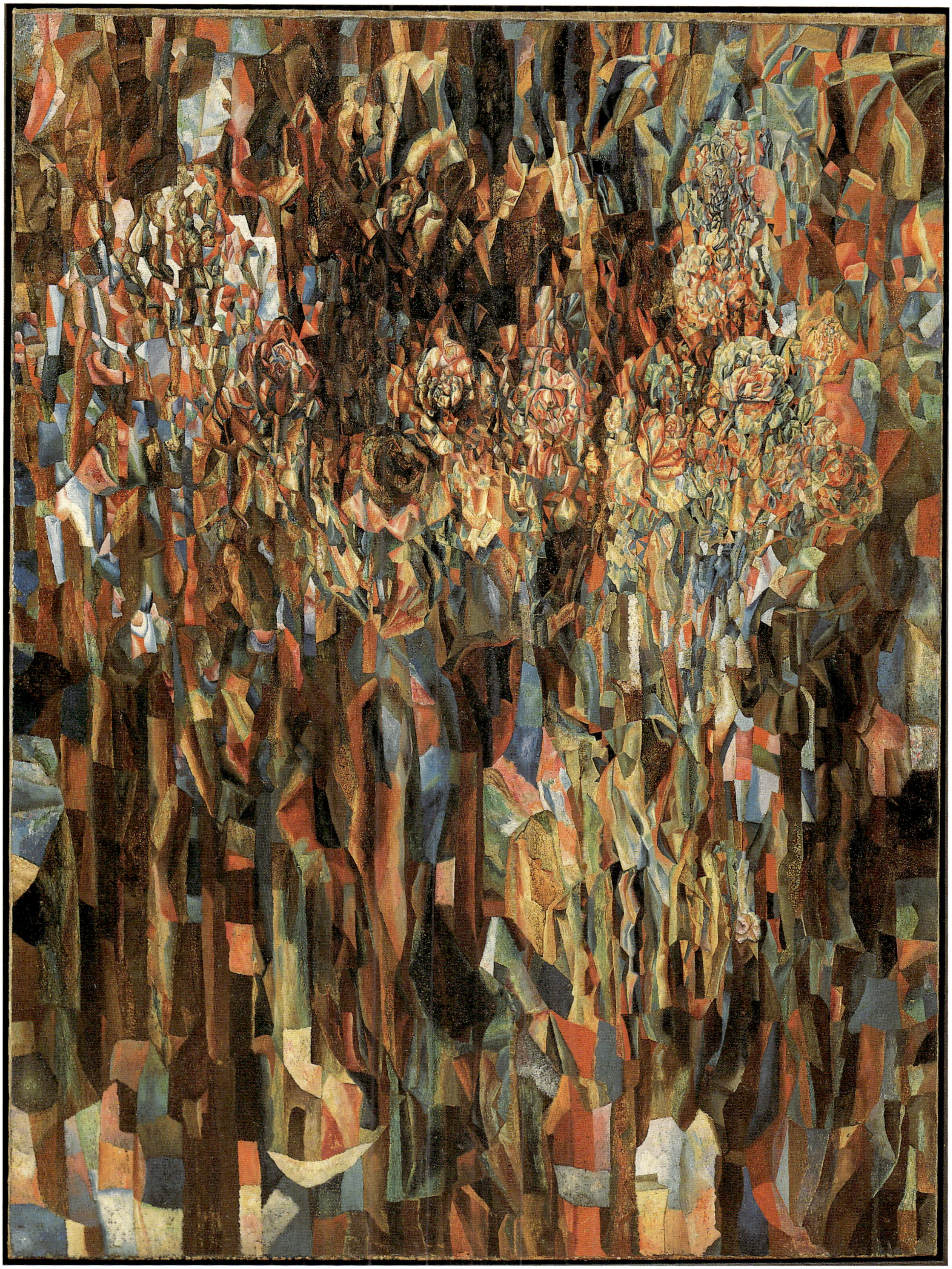

Natalija Sergejewna GONTSCHAROWA

1881 Ladyshkino bei Tula
1962 Paris

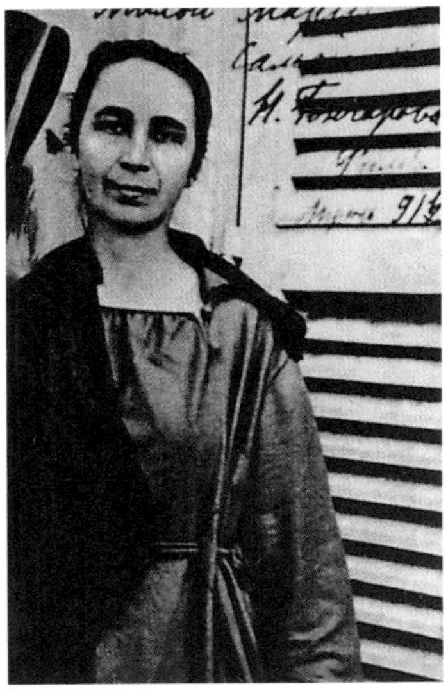

Natalija Gontscharowa studierte von 1901 bis 1909 an der Moskauer Kunstschule zunächst Skulptur und dann Malerei bei Konstantin Korowin. Im Atelier Korowins lernte sie Michail Larionow kennen. Die Verbindung mit ihm prägte ihren gesamten persönlichen und künstlerischen Werdegang: Larionow und Gontscharowa reisten gemeinsam, stellten zusammen aus und entwickelten ihre künstlerischen Vorstellungen in engem Austausch. Beide nahmen an zahlreichen Ausstellungen im In- und Ausland teil, so an den Ausstellungen des *Goldenen Vlies* 1908-10, der *Welt der Kunst* 1911-13, des Petersburger *Bund der Jugend* 1911-12 sowie des *Blauen Reiter* in München 1912 und des *Ersten Deutschen Herbstsalons* in Berlin 1913. Sie gehörten selbst keiner Künstlergruppe an, da ihrer Auffassung nach diese Form der Zusammenarbeit unweigerlich zu schöpferischer Stagnation führe. Das Künstlerpaar gruppierte jedoch stets eine Schar Gleichgesinnter um sich. Nach dem Bruch mit den *Karo-Buben* 1911 wandten sie sich ihren nationalen Traditionen zu, unter denen sie vor allem Ikonenmalerei und Bilderbögen verstanden. Die Beschäftigung mit Ikonenmalerei bildete vor allem im Schaffen Gontscharowas einen Schwerpunkt. Sie widmete sich außerdem der Darstellung des bäuerlichen Lebens. Ab 1911 entwickelten Larionow und Gontscharowa das malerische Konzept des *Rayonismus*, das sie in mehreren Schriften und Ausstellungen verbreiteten (*Zielscheibe*, 1913; *No. 4*, 1914). Von Gontscharowas Bekanntheit und Wertschätzung zeugten eine 1913 in Moskau stattfindende Retrospektive und eine Einzelausstellung 1914 in der Galerie Nadeshda Dobytschina, Petrograd. 1915 ging sie auf Einladung Djagilews gemeinsam mit Larionow in die Schweiz und lebte ab 1917 ständig in Paris, wo sie wie Larionow hauptsächlich als Bühnenbildnerin für Djagilew tätig war.

Im Atelier der Künstlerin 1908

Öl auf Leinwand
109 x 97 cm
Herkunft: 1939 aus dem Regionalen Landeskundemuseum, Tula, dorthin 1926 aus dem Künstlerisch-Industriellen Technikum, Tula
Sh-151
Regionales Kunstmuseum, Tula

Das für ein Stilleben unübliche Hochformat nutzt Gontscharowa, um ein Arrangement wiederzugeben, wie sie es vielleicht selbst aufgebaut hat, um in bequemer Höhe die Früchte malen zu können. Auf einem grünen Polstersessel balanciert ein Hocker mit Früchten, auf der Lehne eine Ikone, auf der angrenzenden Fensterbank stehen eine kleine Venusstatue und eine Ölskizze, die vielleicht genau diese Statue darstellt. Links neben dem Sessel lehnt eine Staffelei. Die Staffelei gibt den Hinweis, daß es sich hier um ein künstlerisches Bekenntnis, ein verschlüsseltes Selbstbildnis handeln könnte: Mit den Früchten verweist Gontscharowa auf die Stilleben Cézannes, die für sie von großer Bedeutung waren, Statue und Skizze spielen auf die akademische Tradition an. Eingespannt ist dieses Arrangement zwischen drei Achsen: die auf die Künste verweisende Staffelei, dem Fenster zur Natur und der die Anordnung bekrönenden Ikone. »Die Kunstwerke des Ostens kopieren die Natur nicht, sie verbessern sie nicht, sie schaffen sie neu«, wird Natalija Gontscharowa einige Jahre später schreiben.[1] C. H.

1] Zit. n. Verena Kriegers Aufsatz in diesem Katalog, S. 32.

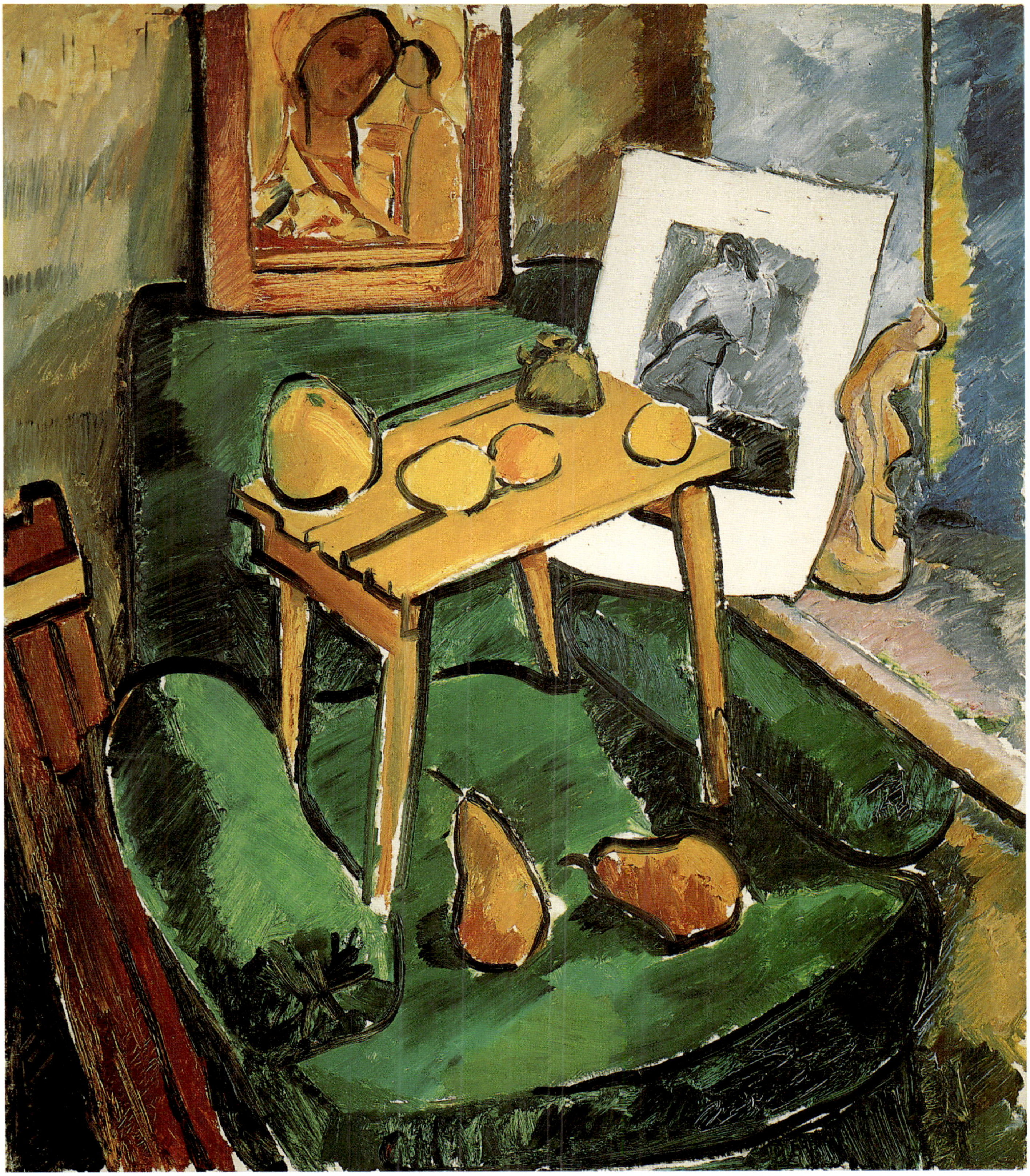

Linnenbleiche 1908

Öl auf Leinwand
115 x 103,5 cm
Bezeichnet rückseitig von der Künstlerin: N 427 z. [Preis] 700 r. [Rubel]
Herkunft: 1920 aus der Sammlung von A. A. Korowin
ShB-1569
Staatliches Russisches Museum, St. Petersburg

Das Gemälde gehört zu den reifen primitivistischen Werken der Künstlerin. Sie benannte später zwei Quellen für ihre Bilder – die »skythischen Steinweiber« und die »russischen farbigen Holzpuppen, die auf Jahrmärkten verkauft werden«.[1] Ihr Bestreben, sich die charakteristischen Merkmale der Volkskunst anzueignen und in ihrer Kunst zu verarbeiten, verleitete sie nicht dazu, diese Arbeiten einfach zu imitieren. Ihr gelang es vielmehr, das eigentlich Spezifische der Volkskunst zu vermitteln: Sie ließ hinter der Monumentalität der Formen und der fast sakralen Tiefe des Ausdrucks ihre eigene Person und Handschrift zurücktreten. Je. B.

1] Natalija Gontscharowa: *Gegen den Strom*, Brief, vorgetragen auf einem Disput des *Karo-Buben* im Polytechnischen Institut, Moskau 1912, zit. n.: *Russische Avantgarde und die Volkskunst*, Ausst.-Kat. Staatliche Kunsthalle Baden-Baden 1993, S. 29.

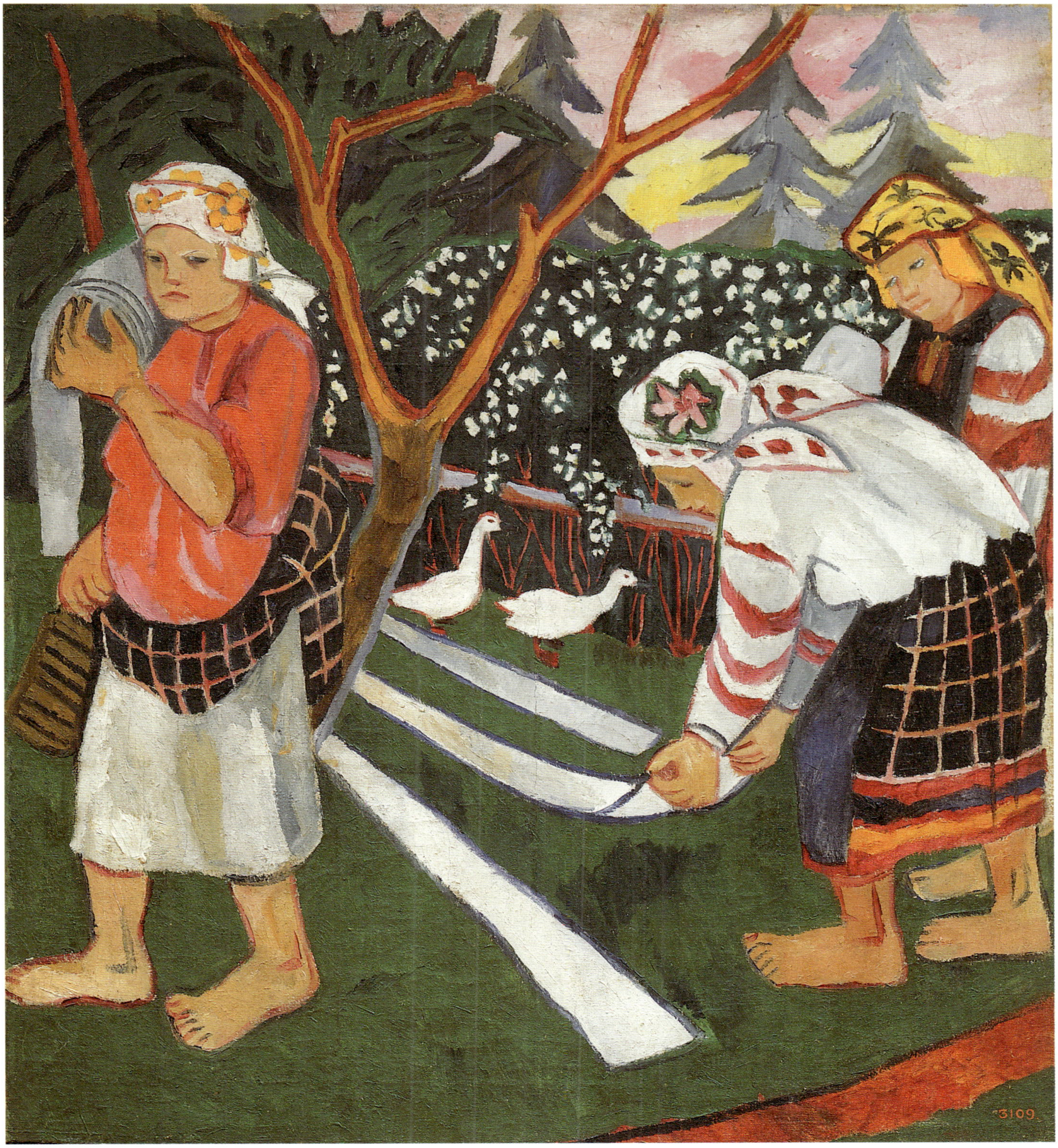
3109

Natalija GONTSCHAROWA

Stilleben mit Portrait und weißem Laken 1908-1909

Öl auf Leinwand
80,5 x 103 cm
Bezeichnet rückseitig von der Künstlerin: Nature Morte, Blumen und Portrait. N 38 a z. [Preis] 650 r. [Rubel]
Herkunft: 1920 aus der Abteilung für Bildende Künste des NARKOMPROS
ShB-1602
Staatliches Russisches Museum, St. Petersburg

Ein volkstümlich bemalter Bilderrahmen, eine Vase, ein Brett und einige Früchte sind locker auf dem Tischtuch verteilt; durch die großen Abstände zwischen den einzelnen Dingen entsteht eine spannungsvolle, zu den Seiten hin konzentrierte Komposition. Geheimnisvoll wird das Gemälde durch das in den Hintergrund gestellte Portrait einer männlichen Figur, dessen gespannt unbeweglicher Blick sich aus der Tiefe direkt auf den Betrachter richtet.

Wie die meisten jungen Künstler der ersten beiden Jahrzehnte dieses Jahrhunderts wurde auch Natalija Gontscharowa durch die neuere französische Kunst beeinflußt, die den Moskauern vor allem aus den Sammlungen von Schtschukin und Morosow bekannt war. Für die Jahre vor 1910 waren Gauguin, van Gogh und Cézanne ihre wichtigsten Vorbilder.

Je. B.

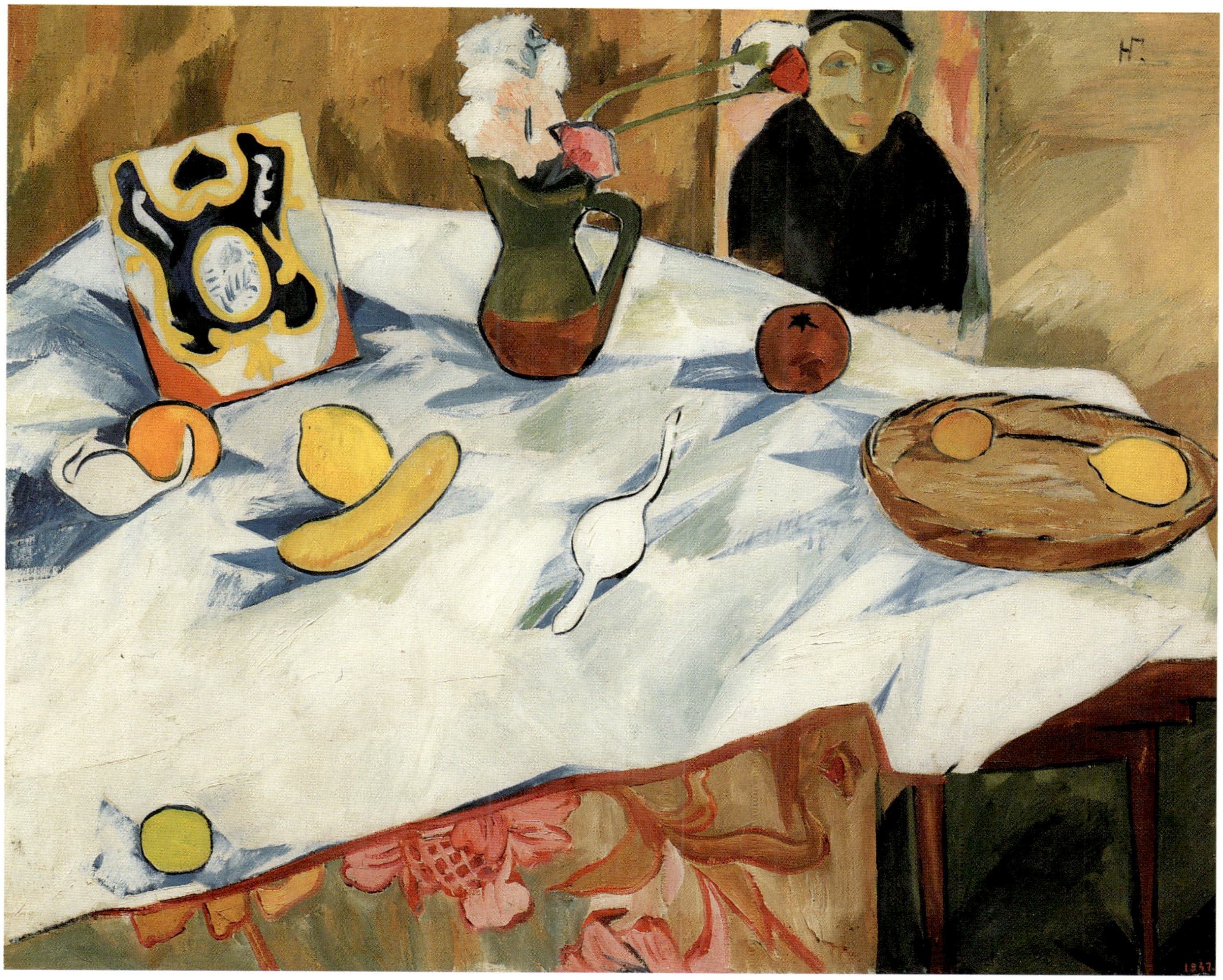
НГ

Natalija GONTSCHAROWA

Ringer 1908-1909

Öl auf Leinwand
100 x 122 cm
Bezeichnet rückseitig von der Künstlerin:
N 440 z. [Preis] 400 r. [Rubel]
Herkunft: 1926 aus dem Museum für Künstlerische Kultur, Leningrad
ShB-1595
Staatliches Russisches Museum, St. Petersburg

Die beiden Muskelpakete scheinen die Dimensionen der Leinwand bis ins Äußerste zu dehnen. Der dicke Farbauftrag und die starken Farben betonen das Fleischige ihrer Leiber. ■ Das für Gontscharowas primitivistische Periode charakteristische Gemälde wurde erstmals auf der Ausstellung der *Karo-Buben* im Jahr 1910 gezeigt. Ein Kult der Stärke läßt sich in manchen Werken aus der Frühzeit dieser Künstlergruppe erkennen, etwa in Maschkows *Selbstbildnis mit Kontschalowski* (S. 193) oder in Malewitschs Darstellungen der stolzen und robusten Bauern (S. 173). Diese Rhetorik der Kraft mag Alexander Benois' Urteil über die dort ausstellenden Maler beeinflußt haben: »Das sind alles wahre Athleten, sie werden schon noch zeigen, was in ihnen steckt.« [1]

C. H.

[1] Zit. n. Gleb Pospelow: *Moderne russische Malerei – Die Künstlergruppe Karo-Bube*, Dresden 1985, S. 83.

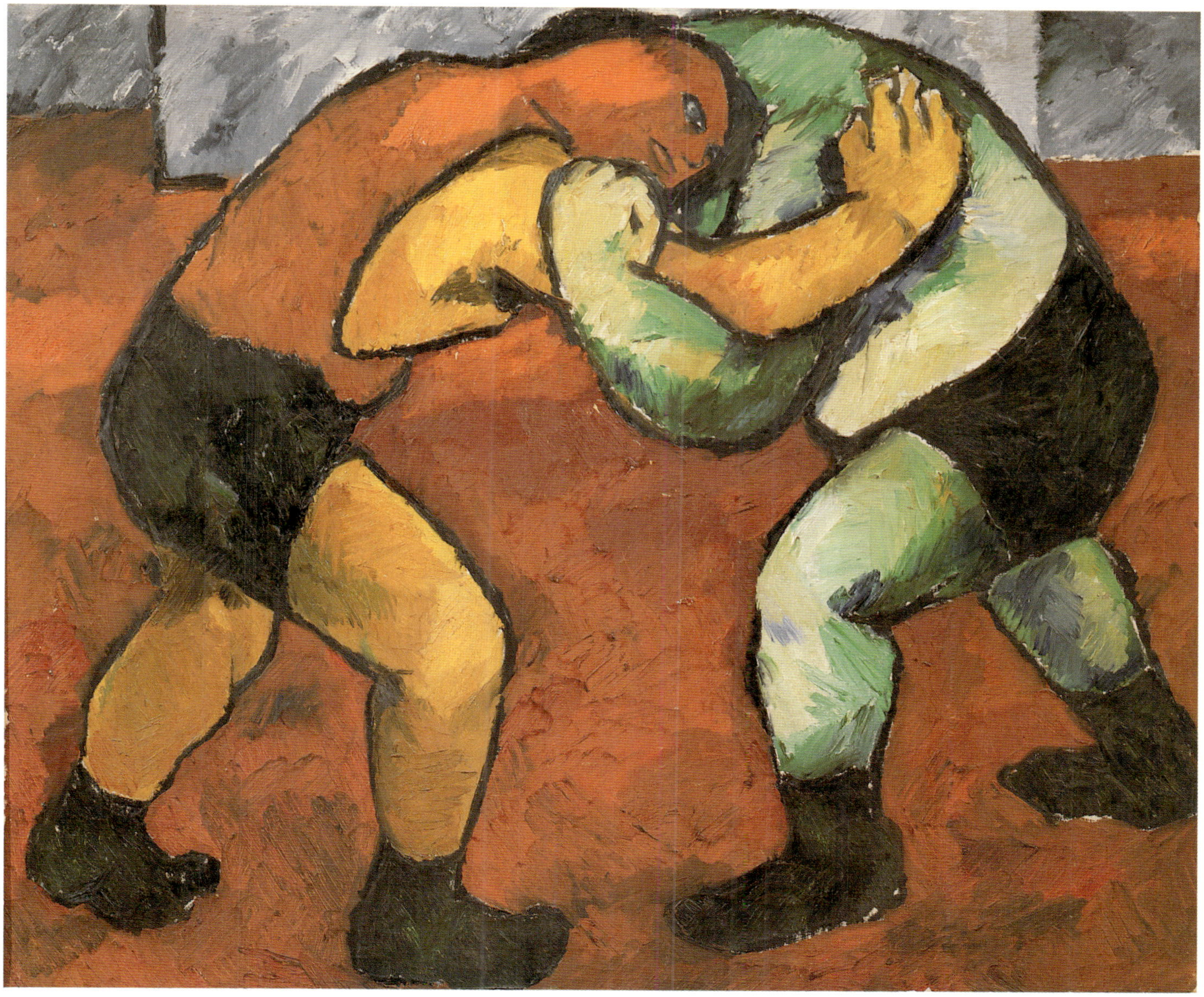

Natalija GONTSCHAROWA

Rauhreif 1910-1911

Öl auf Leinwand
101 x 132 cm
Herkunft: 1926 aus dem Museum für Künstlerische Kultur, Leningrad
ShB-1598
Staatliches Russisches Museum, St. Petersburg

Ein häufig in Gontscharowas Gemälden und Graphiken auftauchendes Motiv ist die Natur mit ihrer Ruhezeit im Winter und dem Wiedererwachen im Frühling. Die kalte, fast monochrome Farbskala und der schroffe Pinselstrich erwecken den Eindruck, als läge hier tatsächlich Rauhreif über dem Bild. Im pastosen Farbauftrag scheinen sich die Atmosphäre und die Kälte der Luft zu materialisieren. Die »nadelförmige« (um die Terminologie jener Jahre zu gebrauchen) Textur nimmt Larionows Rayonismus vorweg.

Je. B.

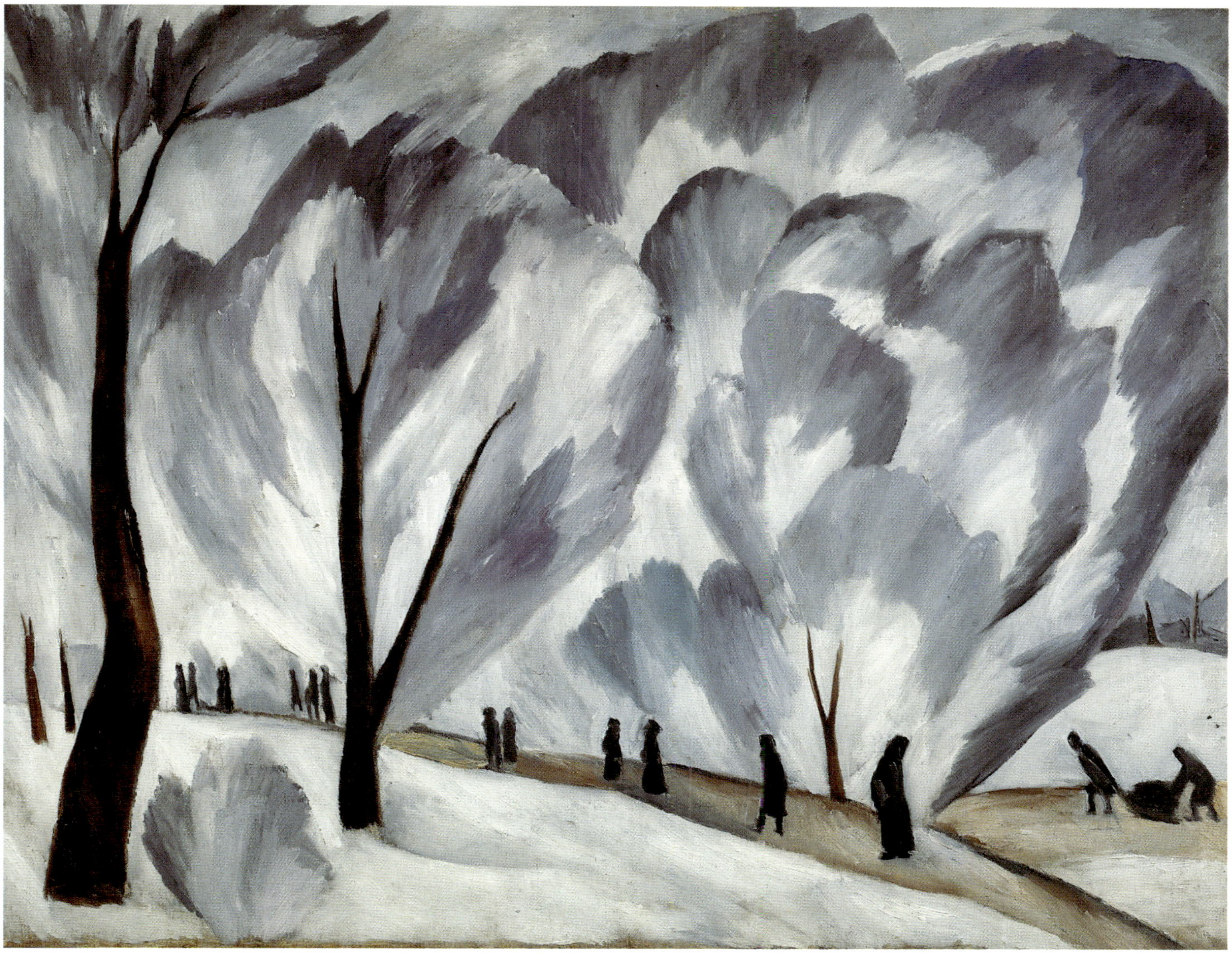

Natalija GONTSCHAROWA

Wäscherinnen 1911

Öl auf Leinwand
102 x 146 cm
Bezeichnet rückseitig von der Künstlerin: N 560 z. [Preis] 600 r. [Rubel]
Herkunft: 1926 aus dem Museum für Künstlerische Kultur, Leningrad
ShB-1321
Staatliches Russisches Museum, St. Petersburg

Im Jahr 1911 verstärkt sich die Tendenz zu Expression und Monumentalität. Es ging Gontscharowa darum, jene Ausdruckskraft einzufangen, die sie in der alten russischen Ikonenmalerei und in den bemalten Holzskulpturen der Volkskunst sah. In der Arbeit der Bauern fand sie das geeignete Bildthema, in dem sich für sie Einfachheit und Pathos verbanden. Die Frauen scheinen mit den großen Laken das Bild zu verhängen und den Raum zu verschließen. Die weiße Farbe und die Falten der Laken haben sich in wie Hiebe aufgetragenen Pinselstrichen am unteren Bildrand verselbständigt. Je. B.

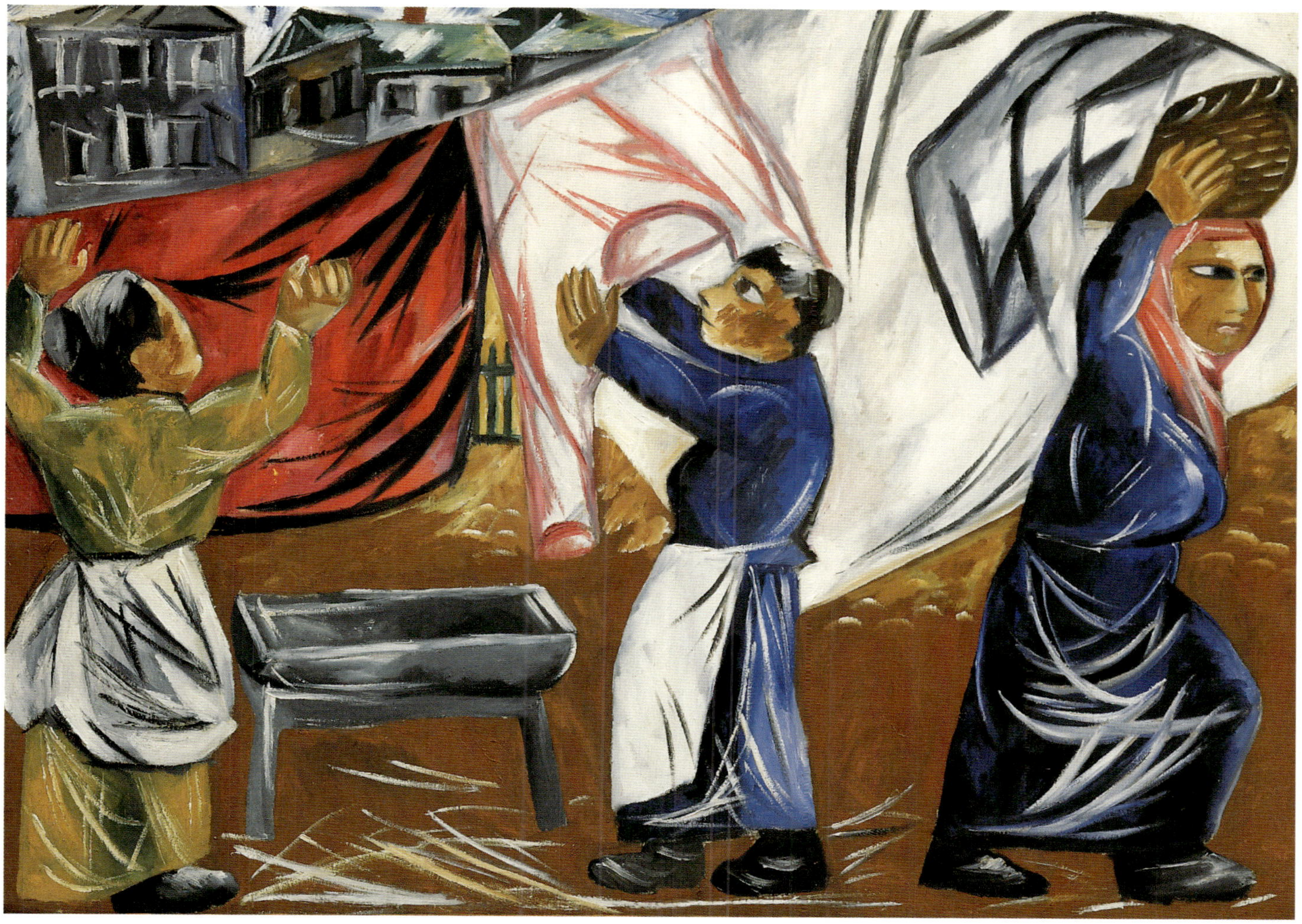

Natalija GONTSCHAROWA

Fabrik 1912

Öl auf Leinwand
102,5 x 80 cm
Bezeichnet rückseitig von der Künstlerin: NG N 610 z. [Preis] 500 r. [Rubel]
Herkunft: 1926 aus dem Museum für Künstlerische Kultur, Leningrad
ShB-1601
Staatliches Russisches Museum, St. Petersburg

Das Bild war 1913 in Gontscharowas Einzelausstellung mit dem Untertitel »futuristisch« versehen. Der Futurismus faszinierte sie in erster Linie als künstlerische Methode. Sie interessierte sich für die Idee, Dynamik anschaulich zu machen, und benutzte das Verfahren der futuristischen Komposition, Linien und Flächen zu verschieben. Der Technikbegeisterung und der Verneinung der Vergangenheit in der futuristischen Weltanschauung hingegen stand sie kritisch gegenüber. Die weiße Farbe, die zwischen den Formen hervortritt, wirkt wie Dampf. Die Energie des Arbeitsprozesses in der Fabrik tritt gleichsam nach außen und bindet Fabrik und umgebende Landschaft zu einer Einheit zusammen. Je. B.

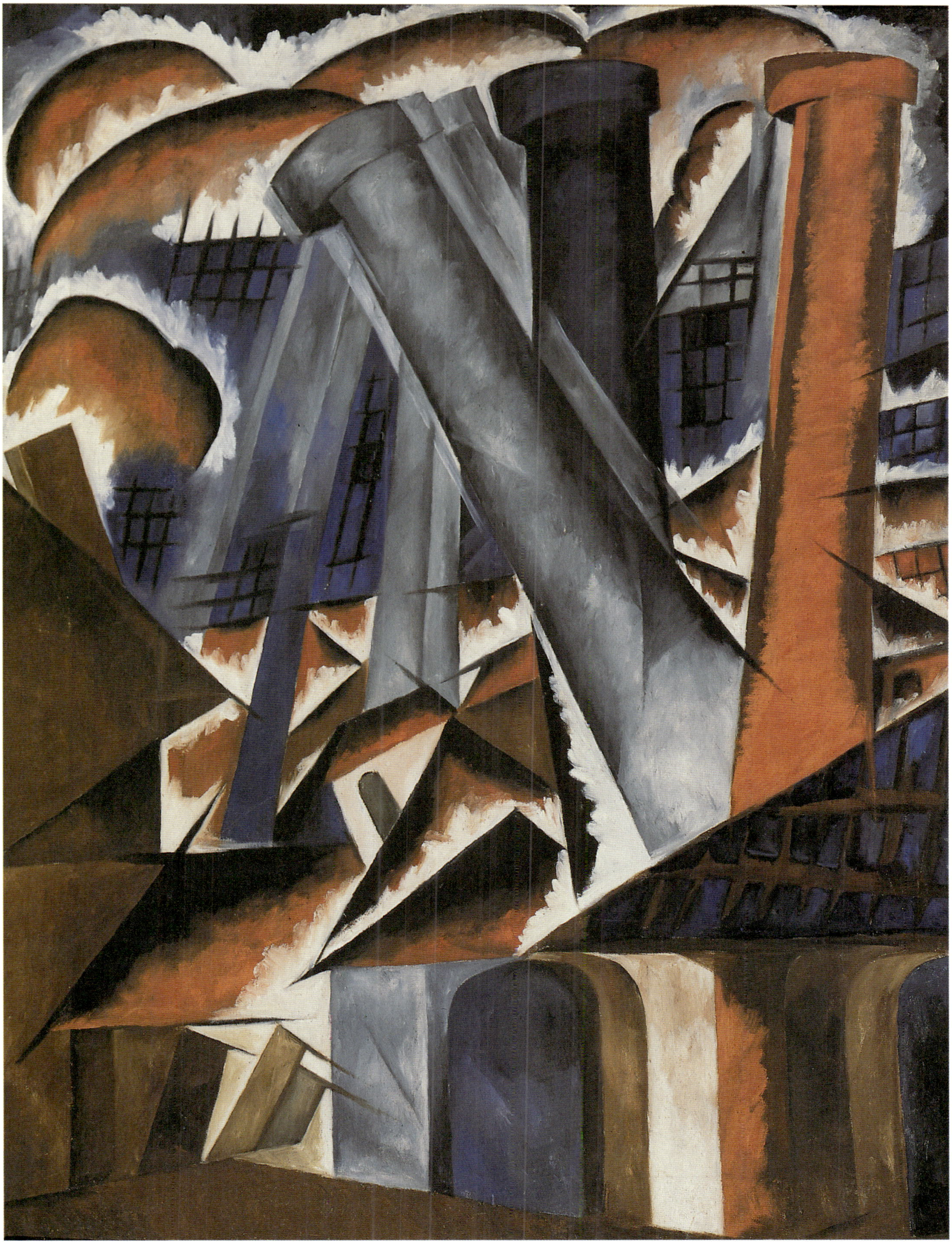

Ernte 1911

Öl auf Leinwand
92 x 99 cm
Bezeichnet rückseitig oben rechts: N. G.
Herkunft: 1932 aus der Tretjakow-Galerie, Moskau, dorthin aus dem Museum für Malerische Kultur, Moskau
Sh-439
Regionales Museum für Bildende Künste, Omsk

Das Gemälde gehört zu einem neunteiligen Polyptychon, das Gontscharowa in Anlehnung an die großen Friese von Matisse schuf. Dessen Arbeit *La Danse* hatte Schtschukin 1911 angekauft und in seiner Sammlung ausgestellt. Gontscharowa greift biblische Themen auf und stellt sie in eine Reihe mit Szenen des bäuerlichen Lebens.[1] Die flächigen Bildelemente wirken wie grob aus Papier geschnitten – es sind Formfetzen im buchstäblichen Sinne. Die Anordnung dieser Formen zielt auf eine größtmögliche Bewegung. Das Heu und die Sichel wirbeln um die Figur herum, die selbst nach rechts unten aus dem Bild gezogen zu werden scheint. Der schwarze Stern in der linken oberen Bildecke kann auch als Zeichen für eine Explosion gelesen werden, die den Bildaufbau durcheinander gebracht hat.

A. K.

1] Das Polyptychon wurde nur auf Gontscharowas Einzelausstellungen 1913 in Moskau und St. Petersburg zusammenhängend gezeigt. Die Künstlerin stellte die Bilder jedoch auch einzeln aus. Später kamen die einzelnen Teile in verschiedene Sammlungen.

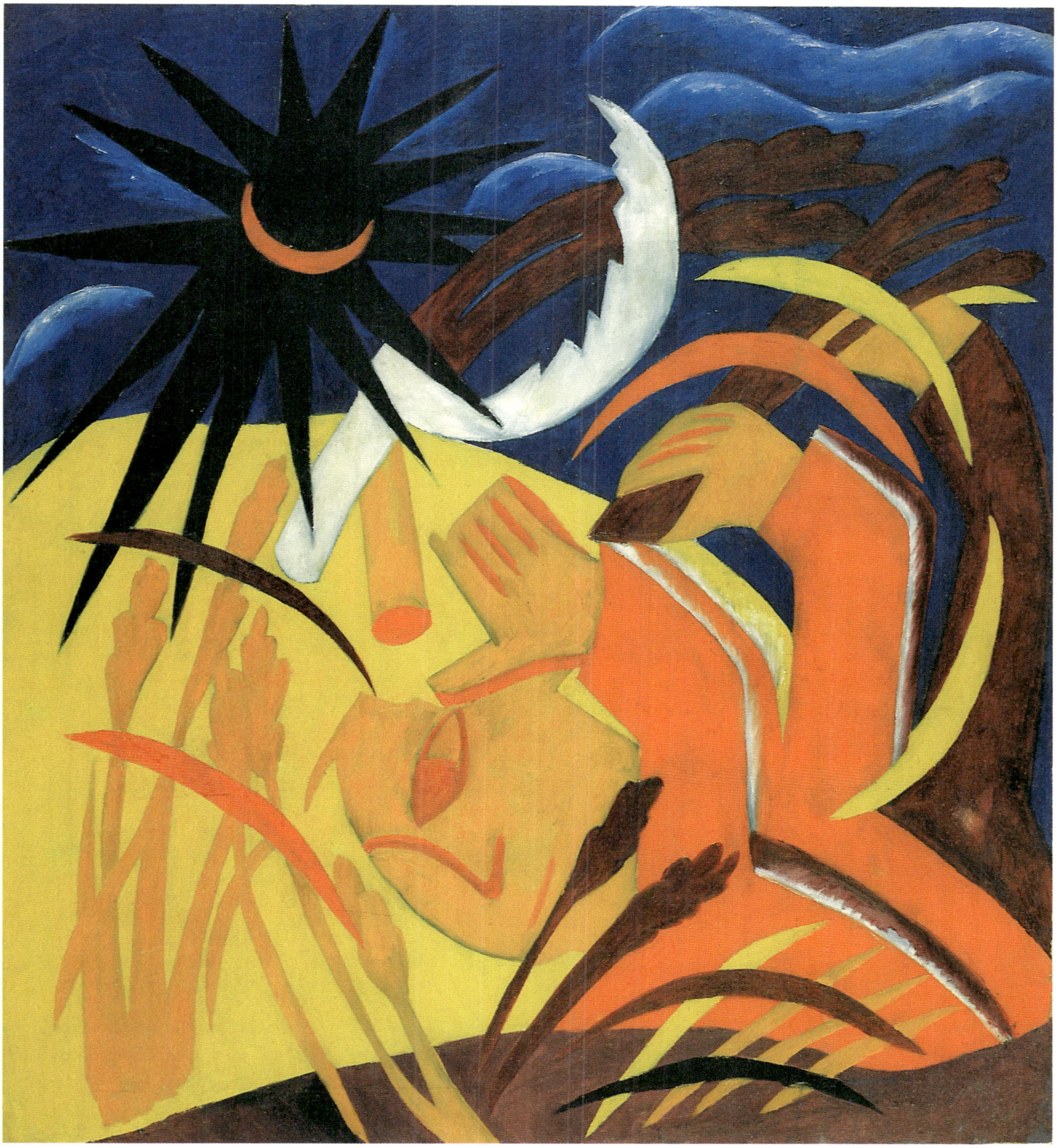

Der Radfahrer 1913

Öl auf Leinwand
79 x 105 cm
Bezeichnet im Bild: T. 402, »schelk« [Seide], »Schl...ja« [Hut], »nit...« [Faden]
Herkunft: 1926 aus dem Museum für Künstlerische Kultur, Leningrad
ShB-1569
Staatliches Russisches Museum, St. Petersburg

Der *Radfahrer* ist eines der charakteristischsten Beispiele futuristischer Malerei in der russischen Kunst. Die Umrisse des Radfahrers und der anderen Bildgegenstände sind mehrfach verschoben und aufgesplittert. Ebenso sind die Aufschriften und Auslagen der Schaufenster im Hintergrund in einzelne Teile und Buchstaben zerfallen. Es entsteht eine zeitliche und räumliche Abfolge von Bewegungsmomenten. Die Unruhe, der Lärm und die Bewegung in der Stadt finden darin ihren lebendigen Ausdruck. Die Komposition ist zwischen Horizontalen und Vertikalen ausbalanciert. Der Radfahrer ist in die Mitte des Bildes gesetzt, und die Reifen seines Fahrrads berühren fast die Bildränder. In dem aus einem dynamischen Ablauf herausgenommenen Moment arbeiten Stillstand und Bewegung gegeneinander. Je. B.

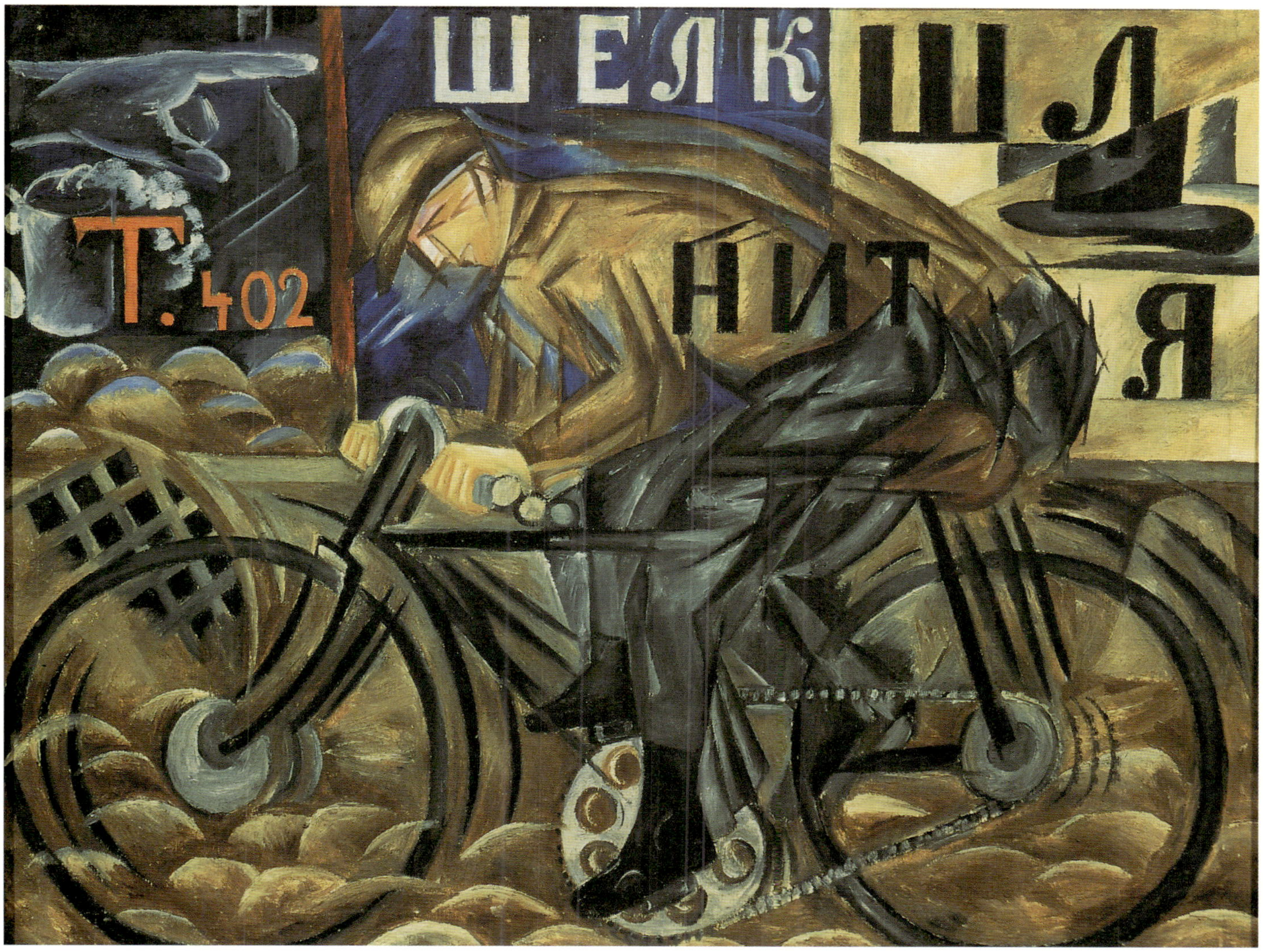
ШЕЛК
ШЛ
Т. 402
НИТ
Я

Wassily Wassiljewitsch KANDINSKY

1866 Moskau
1944 Neuilly-sur-Seine

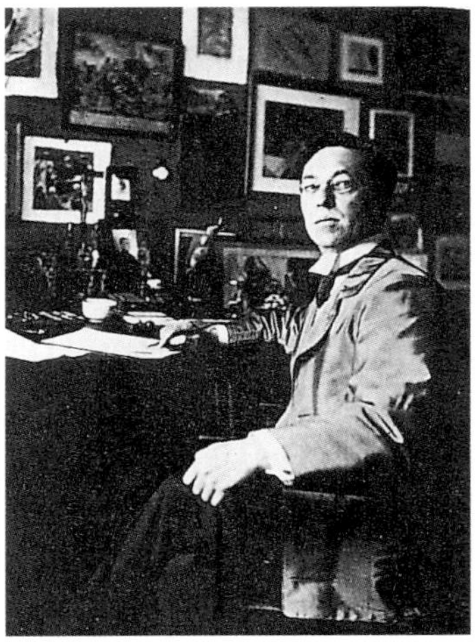

Kandinsky begann 1885 das Studium der Rechtswissenschaften in Moskau, das er 1893 abschloß. Die ihm daraufhin angebotene Professur in Tartu lehnte er jedoch ab und ging nach München, um Kunst zu studieren. Er arbeitete zunächst in der privaten Malschule von A. Ashbé. 1898 wurde er an der Akademie der Künste abgelehnt, zwei Jahre später jedoch gelang ihm die Aufnahme in das Atelier Franz von Stucks. In den folgenden Jahren schloß Kandinsky Bekanntschaft mit anderen Künstlern und Künstlerinnen in München wie Alexej Jawlensky und Marianne Werefkin. 1903 lernte er Gabriele Münter kennen, mit der er mehrere Jahre zusammenlebte. Kandinsky war ein Bindeglied zwischen dem westeuropäischen und dem russischen Kunstleben. Er reiste viel, 1906/1907 lebte er mit Gabriele Münter in Paris und 1907/1908 in Berlin und beteiligte sich rege am kulturellen Leben: 1901 gründete er die Vereinigung *Phalanx,* an deren Kunstschule er auch lehrte. Ab 1904 nahm er regelmäßig am *Salon d'Autonome* in Paris teil. 1909 gehörte er zu den Gründern der *Neuen Künstlervereinigung* München. 1911 arbeitete er mit Franz Marc am Almanach *Der Blaue Reiter* und stellte in München mit dieser Gruppe aus. 1912 erschien seine berühmte Schrift *Über das Geistige in der Kunst.* Gleichzeitig hielt er den Kontakt mit russischen Künstlern und Kritikern wie Nikolai Kulbin, Natalija Gontscharowa und Michail Larionow. Er berichtete in mehreren Artikeln über die künstlerischen Entwicklungen des Westens und zeigte seine Arbeiten auf einigen Ausstellungen (ab 1902 Ausstellungen in Odessa, *Welt der Kunst* 1902, *Karo-Bube* 1910 und 1912). Bei Ausbruch des Ersten Weltkriegs reiste Kandinsky über die Schweiz nach Rußland und ließ sich in Moskau nieder. Nach Kriegsende blieb er in Rußland und beteiligte sich an der Umstrukturierung des kulturellen Lebens nach der Revolution. Er wurde 1919 Direktor des *Museums für Malerische Kultur* und lehrte am *Institut für Künstlerische Kultur,* Moskau. Bis 1921 nahm er den Vorsitz der Ankaufskommission der Abteilung für Bildende Künste des NARKOMPROS ein. Dann arbeitete er kurzzeitig am Aufbau der RAChN *(Russische Akademie der Kunstwissenschaften)* mit. 1921 kehrte er nach Deutschland zurück und lehrte von 1922 bis 1933 am *Bauhaus* in Weimar, Dessau und Berlin. Ab 1933 lebte Kandinsky, dessen Kunst im Dritten Reich als »entartet« galt, in Frankreich und erwarb 1939 die französische Staatsbürgerschaft.

Rote Mauer (Kuppeln) 1909

Öl auf Leinwand
83 x 116 cm
Bezeichnet unten links: Kandinsky 1909
Herkunft: 1919 aus der Abteilung für Bildende Künste des NARKOMPROS
Sh-458
Staatliche Kustodiew-Gemäldegalerie, Astrachan

Wie ein Keil durchschneidet die grell leuchtende Mauer das Bild. Mit den dahinterliegenden, klar umrissenen Kuppeln erscheint sie wie eine uneinnehmbare Festung. Dagegen ergeben die lockeren Pinselstriche, mit denen die Landschaft gestaltet ist, einen Eindruck des Atmosphärischen. Alles scheint zu fließen und in Verwandlung begriffen zu sein. Das machtvolle Rot triumphiert über das lebendig glitzernde Grün und Blau der Landschaft. Die klaren Farben erinnern an Kandinskys Hinterglasmalereien, in denen lichtdurchdrungene Farbflächen den Betrachter unmittelbar ansprechen. B. J.

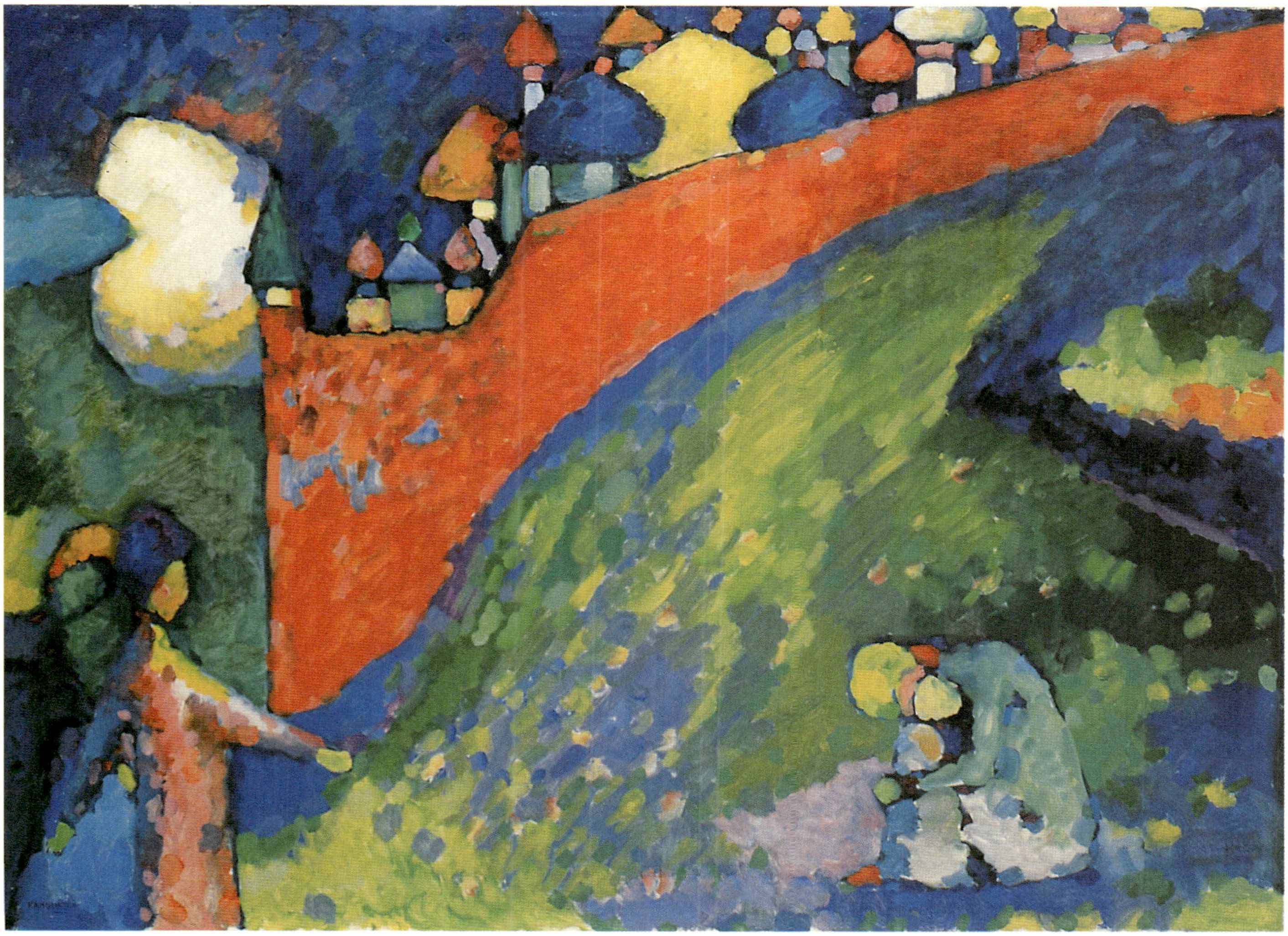

Wassily KANDINSKY

Improvisation 4 1909

Öl auf Leinwand
107 x 158,5 cm
Bezeichnet unten rechts: Kandinsky 1909
Herkunft: 1920 aus der Abteilung für Bildende Künste des NARKOMPROS Sh-415
Staatliches Kunstmuseum, Nishni Nowgorod

In seiner Schrift *Über das Geistige in der Kunst* unterscheidet Kandinsky zwischen den drei Ausgangspunkten seiner Malerei: »1. direkter Einfluß von der ›äußeren Natur‹, welcher in einer zeichnerisch-malerischen Form zum Ausdruck kommt. Diese Bilder nenne ich ›Impressionen‹; 2. hauptsächlich unbewußte, größtenteils plötzlich entstandene Ausdrücke der Vorgänge inneren Charakters, also Eindrücke von der ›inneren Natur‹. Diese Art nenne ich ›Improvisationen‹; 3. auf ähnliche Weise (aber ganz besonders langsam) sich in mir bildende Ausdrücke, welche lange und beinahe pedantisch nach den ersten Entwürfen von mir geprüft und ausgearbeitet werden. Diese Art Bilder nenne ich ›Komposition‹.«[1] Kandinsky schuf seit 1909 etwa 35 numerierte Improvisationen. Einige davon tragen Begleittitel, die dem Betrachter den Einstieg in das »Lesen« und »Erleben« des Bildes erleichtern. So nannte der Künstler dieses Gemälde auch *Bild mit Reiter hinter Baum* oder *Abend.* Doch solche Anspielungen auf Gegenständliches oder auf die Atmosphäre des Gemäldes treten zugunsten der starken, impulsiven Farbwirkung in den Hintergrund. S. Gi.

1] Zit. n.: *Der frühe Kandinsky 1900-1910,* Ausst.-Kat. Brücke-Museum, Berlin 1994, S. 294.

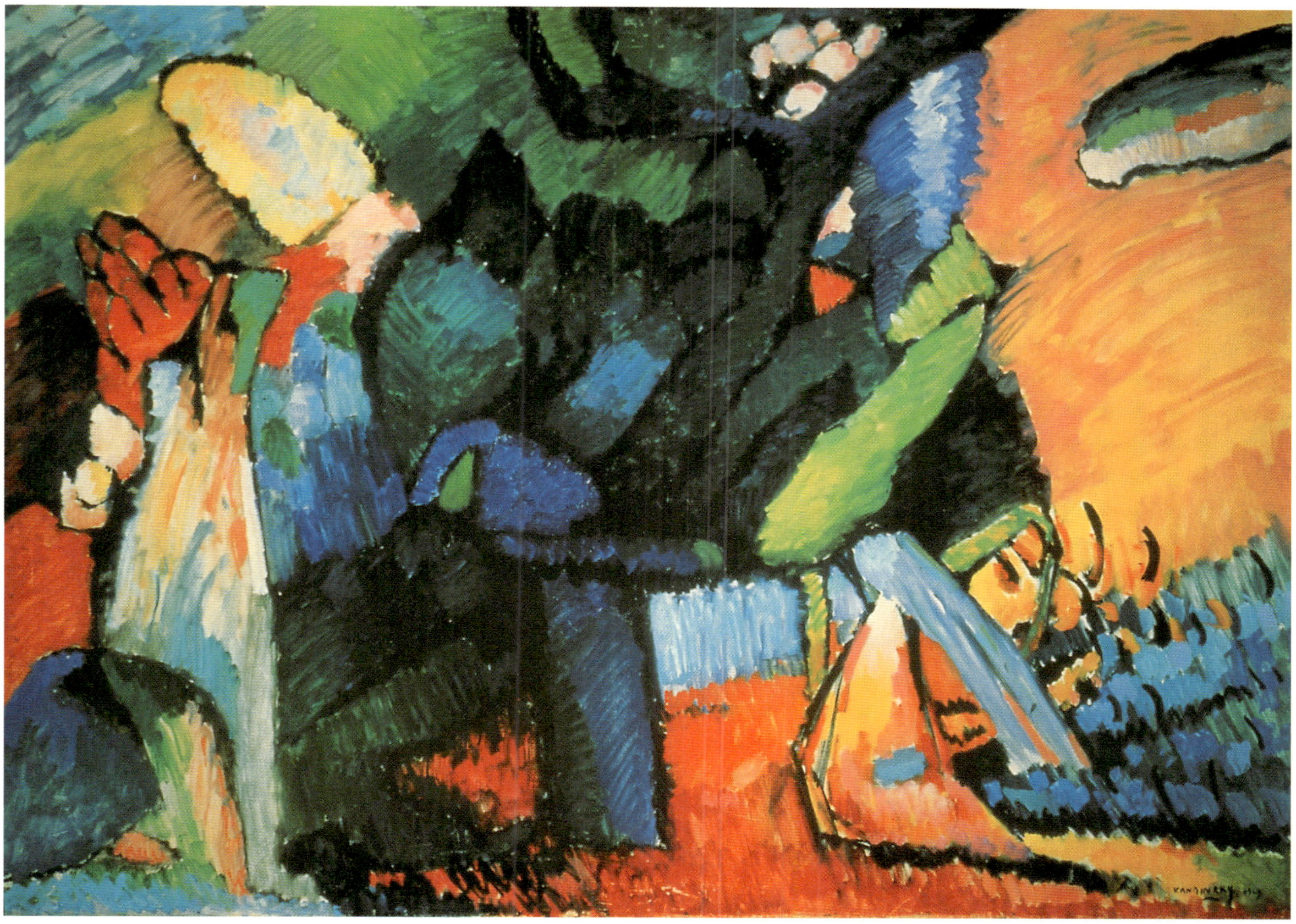

Wassily KANDINSKY

Arabischer Friedhof 1909

Öl auf Pappe
71,5 x 98 cm
Bezeichnet unten rechts: Kandinsky 09
Erworben 1954
Herkunft: Sammlung Dr. Richard Reiche, Wuppertal, Sammlung Ekkehardt Reiche, Hamburg
Inv.Nr. 2962
Hamburger Kunsthalle

Orientalische Friedhöfe konnte Kandinsky auf seiner Tunesienreise im Jahr 1905 kennenlernen. Im Vordergrund des Bildes stehen Gestalten mit Turbanen, dahinter sind Grabsteine und betende, verschleierte Frauen zu erkennen. Es schließt sich die Friedhofsmauer mit Portal und Treppe an. Im Hintergrund rechts erhebt sich ein Kuppelbau.

Der *Arabische Friedhof* ist ein Beispiel für die Stilstufe kurz vor dem Umbruch zur Abstraktion. Kandinsky hat die Farben unabhängig von den Gegenständen eingesetzt. Es ist erstaunlich, wie er seine Erinnerung an die monochrom sandfarbene Gräberfolge, die nur durch die grünen Kuppeln akzentuiert wird, in ein leuchtendes Farbereignis überführt. Nur das flimmernde Licht der orientalischen Sonne vermag solch eine Vision hervorzurufen. Der Eigenwert der Farbe ist bis zum Äußersten gesteigert. Im nächsten Moment scheinen die Farben über die Grenzen der Gegenstände fließen zu wollen, und es entsteht ein diffuser Eindruck von Realität. Der »innere Klang« kommt frei vom »äußeren Sinn« zum Ausdruck. S. Gi.

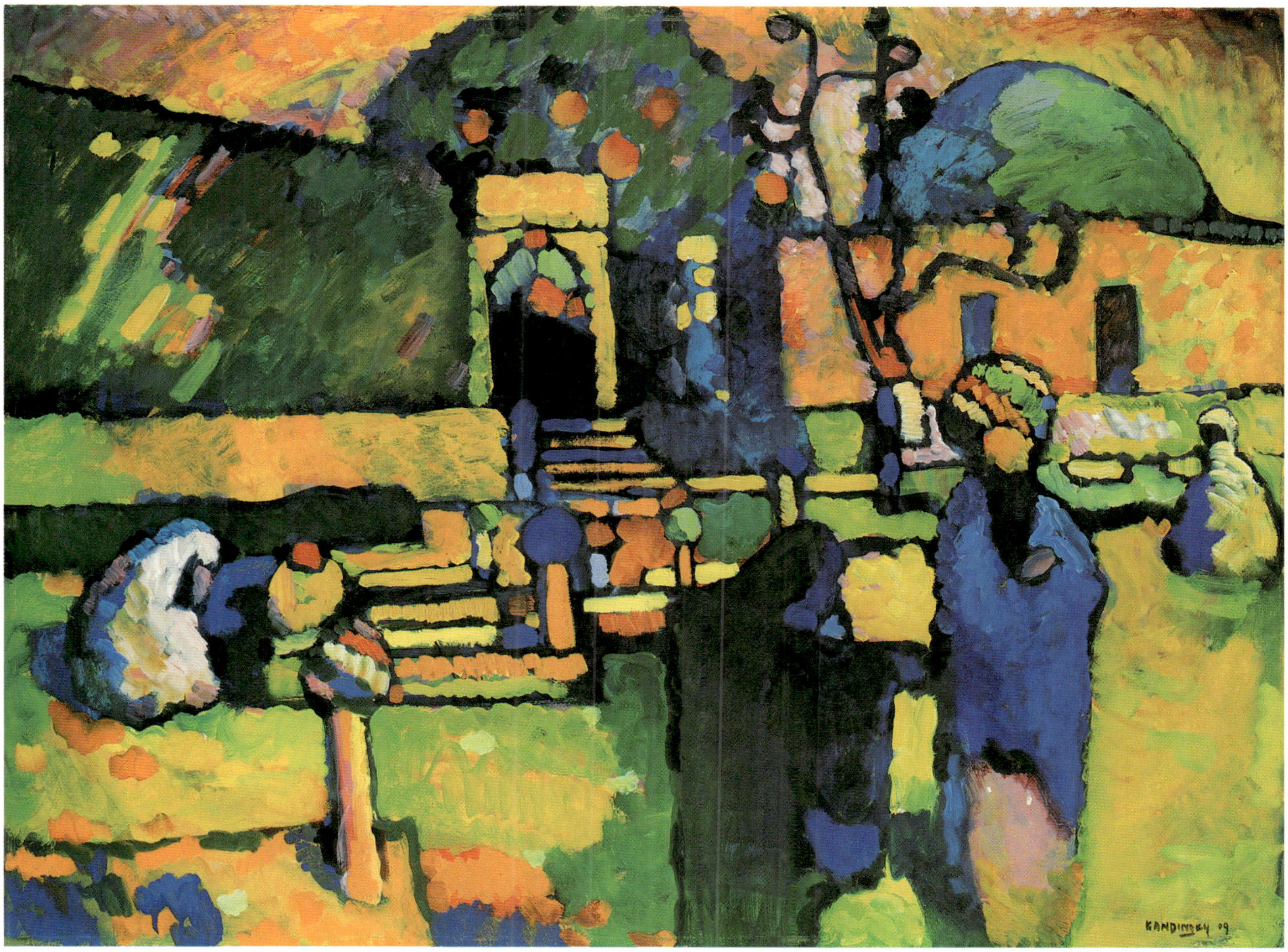
KANDINSKY 09

Improvisation 11 1910

Öl auf Leinwand
97,5 x 106,5 cm
Bezeichnet unten rechts: Kandinsky 1910
Herkunft: 1930 aus der Staatlichen Tretjakow-Galerie, Moskau
ShB-1423
Staatliches Russisches Museum, St. Petersburg

Im Hintergrund sind Mauerzinnen auszumachen, davor rudern Gestalten in einem Segelboot gegen eine große Welle an. Der Blitz, der aus der roten Wolke heraustritt, ist einerseits – ganz gegenständlich – Teil des Unwetters, andererseits stellt er einen tranzendentalen Bezug her: Geistige Kräfte werden gleichsam blitzartig offengelegt. Naturgewalt und menschliche Aggression, charakterisiert durch die Lanzenträger am rechten Bildrand und die roten Männer mit Dolch im Mittelgrund, lassen das Bild zu einer Metapher von Kampf und Flucht werden. ■ Der Titel *Improvisation* stellt eine Verbindung zur Musik her, die für Kandinskys Malerei von zentraler Bedeutung war. Zur Frage der Wechselwirkung von Kunst und Musik schrieb er: »Der Künstler ... ist ein Schöpfer, welcher seine innere Welt ausdrücken will und soll. Mit Neid sieht er, wie natürlich und leicht dies der Musik gelingt, die heutzutage von allen Künsten die am wenigsten materielle ist.« [1] Je. B.

1] Wassily Kandinsky: *Über das Geistige in der Kunst*, Bern 1967, S. 52-54.

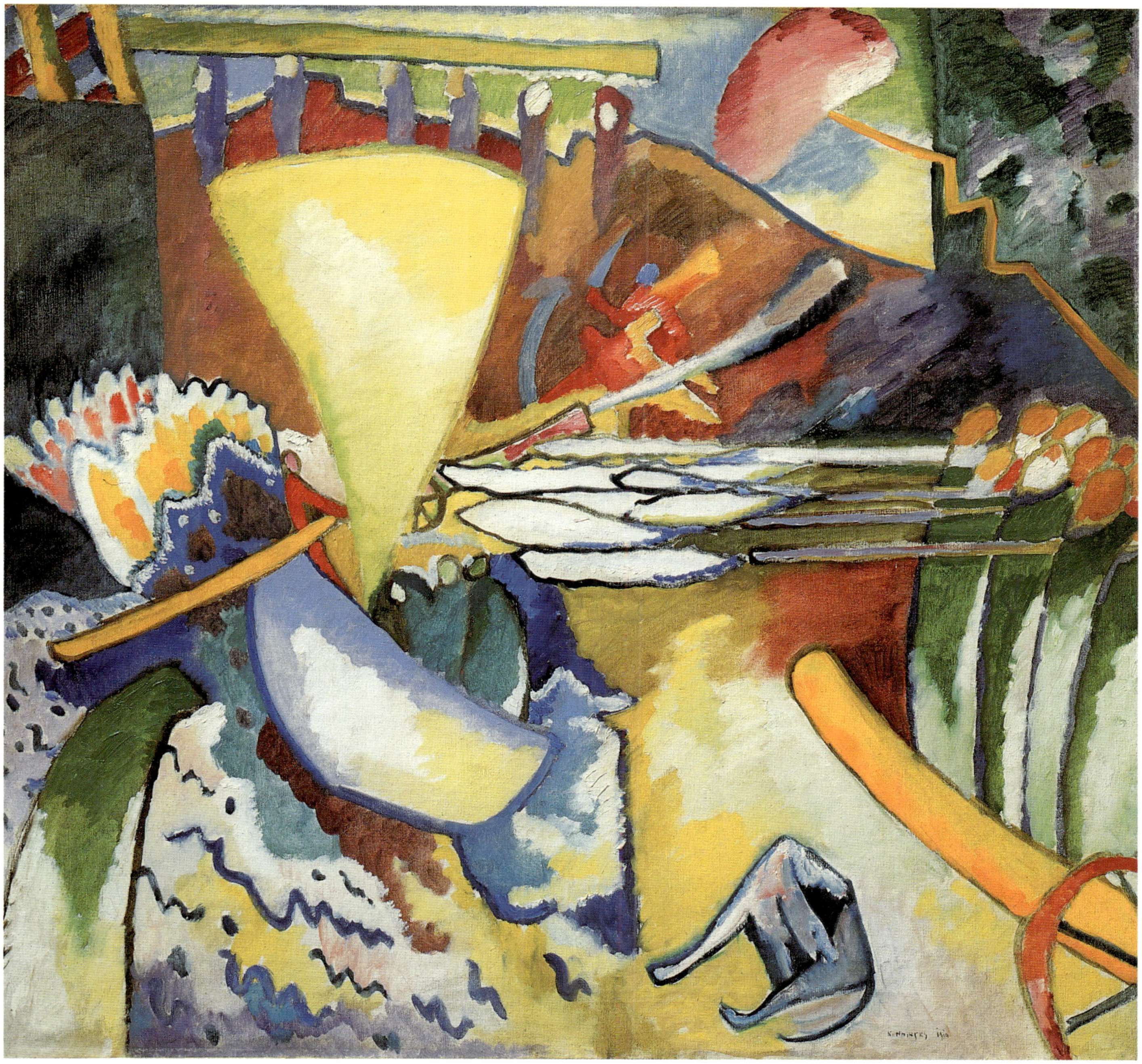

Wassily KANDINSKY

Araber III (mit Krug) 1911

Öl auf Leinwand
106 x 157 cm
Bezeichnet unten links: Kandinsky 1911
Herkunft: 1932 aus der Staatlichen Tretjakow-Galerie, Moskau
931/1406
Nationalgalerie Armeniens, Jerewan

Inspiriert wurde Kandinsky zu *Araber III* auf einer Reise nach Tunis, die er mit Gabriele Münter im Jahre 1905 unternommen hatte. Das Gemälde wurde auch *Schöne Orientalin* genannt. Innerhalb Kandinskys Schaffen steht es am Übergang zur Abstraktion. Konturen, Farbflecke und Linien verdichten sich nur flüchtig zu fliegenden Reitern, zu einem Krug oder zu den Umrissen einer Frau, um sich sogleich wieder aufzulösen und in andere Formen zu verwandeln. Daraus bezieht das Bild seine Dynamik. Die zarten Farben und der Kontrast zwischen kalten und warmen, leuchtenden und erdigen Farbtönen rufen eine orientalische Atmosphäre hervor. S. Gi.

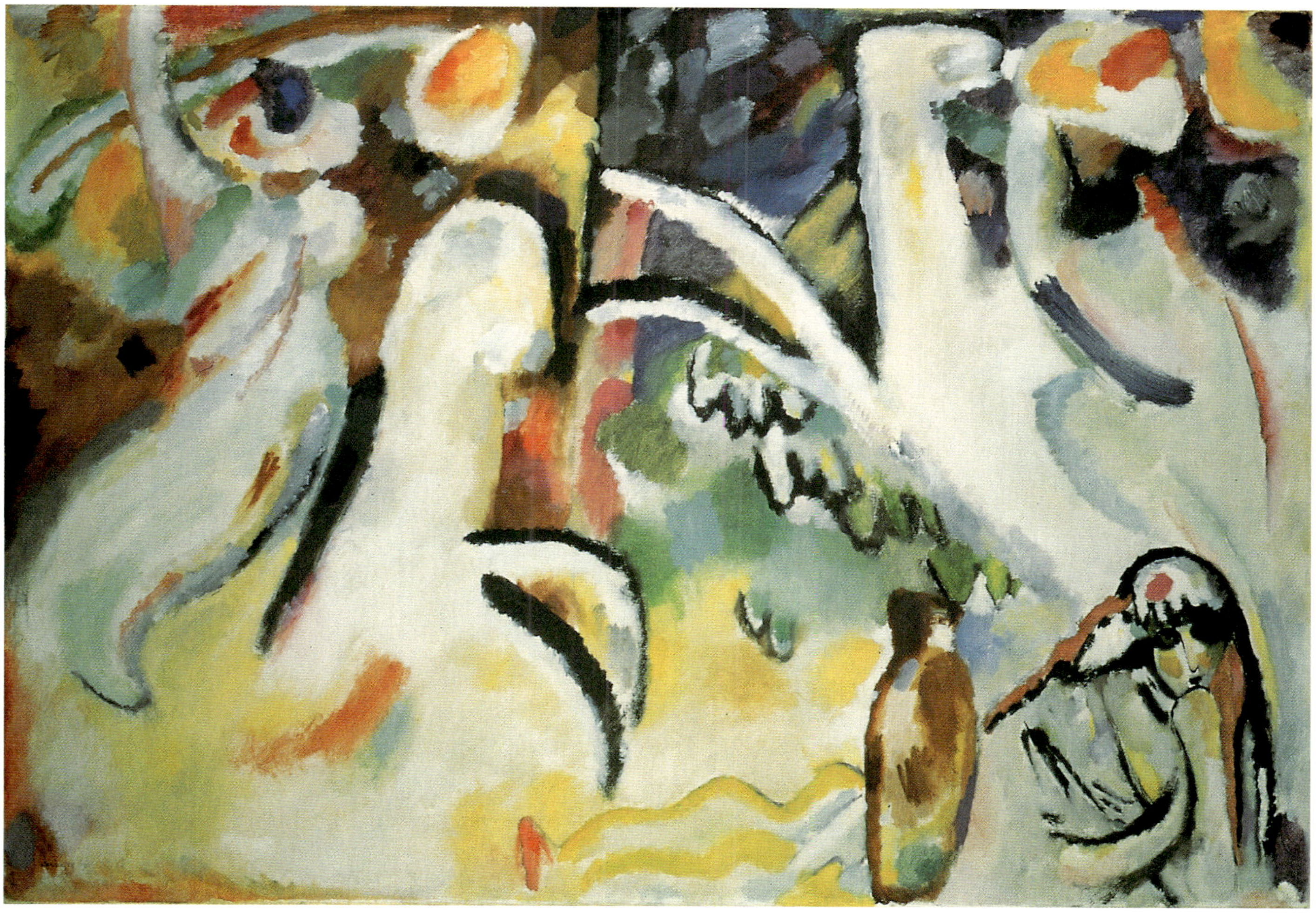

Wassily KANDINSKY

Bild mit weißem Rand (2. Entwurf, Moskau) 1913

Öl auf Karton
70 x 106 cm
Herkunft: 1930 aus der Staatlichen Tretjakow-Galerie, Moskau
ShB-1459
Staatliches Russisches Museum, St. Petersburg

Das Gemälde gehört zu den Entwürfen, die das gleichnamige Hauptwerk im New Yorker Guggenheim Museum vorbereiten. Kandinsky begann mit der Arbeit im Dezember 1912, gleich nach seiner Rückkehr aus Moskau. Er hinterließ eine detaillierte Beschreibung, aus der wir erfahren, daß diesem Werk sein Eindruck von Moskau, »Moskau selbst«, zugrunde liegt: »Links oben blieb das Trojkamotiv, das ich schon sehr lange in mir hatte und das ich in verschiedenen Zeichnungen verwendet hatte«. Er erläutert dieses Motiv: »Dreigespann. So nenne ich drei mit verschiedenen Abweichungen nebeneinander laufende Linien, die oben gebogen sind. Auf diese Form kam ich durch die Rückenlinien der drei Pferde im russischen Dreigespann.« 1] In den verschiedenen Fassungen des Bildes wird dieses Motiv immer wieder eingesetzt und variiert. Doch sind abstrakte Formen nicht immer bei Kandinsky auf Gegenständliches zurückzuführen. So erwähnt er in seinen Selbstinterpretationen auch die weißen zickzackförmigen Linien, »die ein Gefühl ausdrücken, das ich in Worten nicht geben kann. Vielleicht erregt es ein Gefühl von Hindernis, das die Trojka aber schließlich nicht abhalten kann.« 2]

Je. B.

1] Wassily Kandinsky, zit. n. Felix Thürlemann: *Kandinsky über Kandinsky. Der Künstler als Interpret seiner Werke*, Bern 1986, S. 181; dort auch eine ausführliche Darstellung der Werkgenese.
2] Ebd., S. 184.

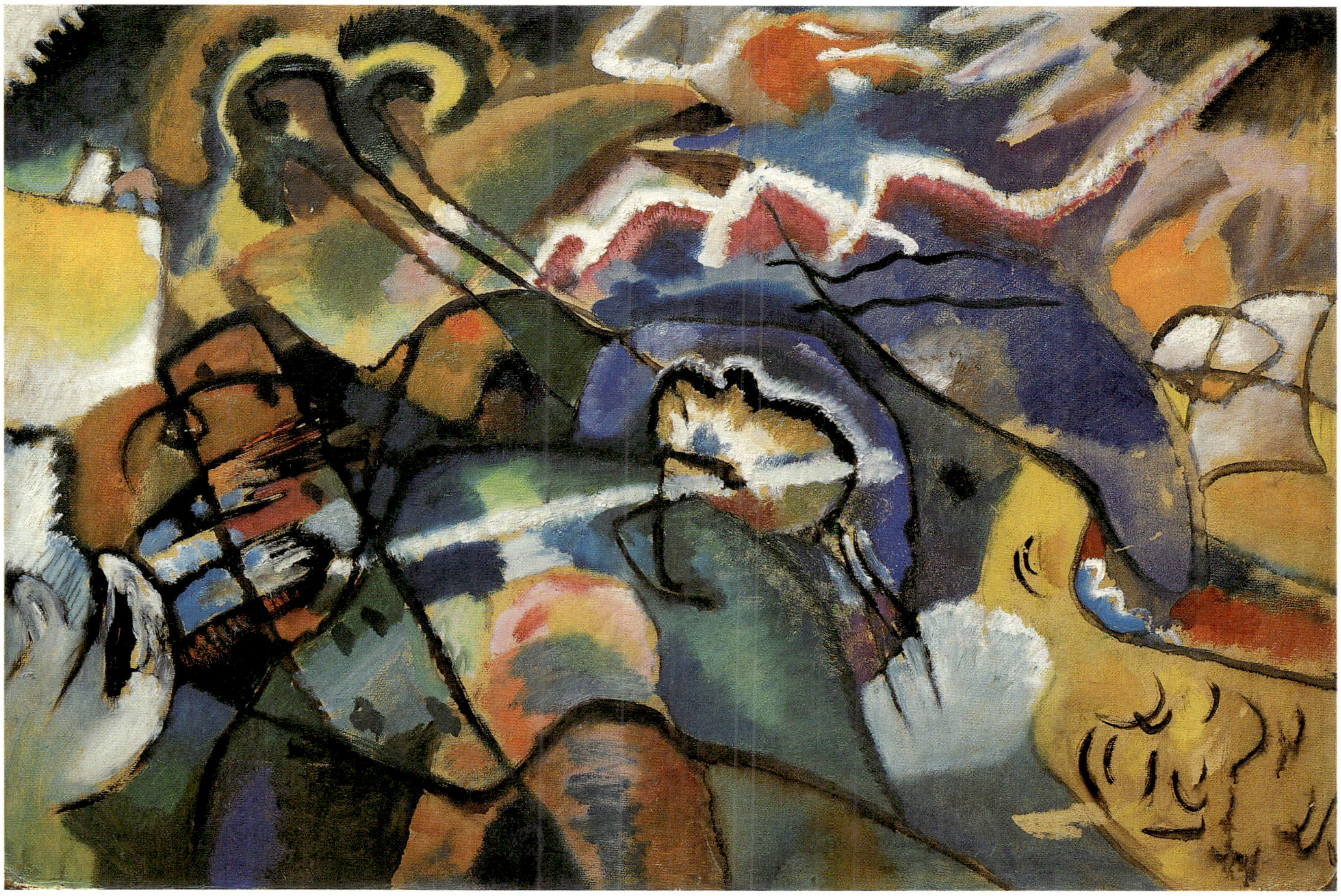

Blauer Kamm (Blauer Bogen)
1917

Öl auf Leinwand
133 x 104 cm
Bezeichnet unten links: K (im Kreis) 17.
Herkunft: 1920 aus der Abteilung für Bildende Künste des NARKOMPROS
ShB-1609
Staatliches Russisches Museum, St. Petersburg

Abb. S. 132

Zwei Ovale 1919

Öl auf Leinwand
107 x 95 cm
Bezeichnet unten links: K (im Halbkreis) 19
ShB-1406
Staatliches Russisches Museum, St. Petersburg

Abb. S. 133

Schwarzer Fleck 1921

Öl auf Leinwand
138 x 120 cm
Herkunft: Erworben 1973
Inv.Nr. 1947/5
Kunsthaus Zürich

Die drei folgenden Gemälde stehen gemeinsam in einer Entwicklungslinie, die noch vor 1910 in Murnau beginnt und bis weit in Kandinskys Jahre am Bauhaus reicht. Kandinsky türmt Bögen und Dreiecke zu einer zentralen Bergformation auf. Ein sakral anmutendes Gebäude aus Kuppeln und spitzen Türmen bekrönt den Bergkamm. Wie Hubertus Gaßner in seinem hier publizierten Aufsatz ausführt, entwickelte Kandinsky das Gipfelmotiv zu einer Chiffre, die metaphorisch für das Bewußtsein des abstrakt schaffenden Künstlers steht. ■ Auch der Umschlag seiner programmatischen Schrift *Über das Geistige in der Kunst* trägt dieses Bergmotiv. Dort schreibt Kandinsky: »An der Spitze der obersten Spitze steht manchmal allein nur ein Mensch. Sein freudiges Sehen ist der inneren unermeßlichen Trauer gleich. Und die, die ihm am nächsten stehen, verstehen ihn nicht.« [1] ■ Malewitschs Idee der lebendigen Formen, die auf dem Aktionsfeld einer weißen, raumlosen Fläche schweben, war von großer Wirkung auf die Maler seiner Zeit. Selbst der zwölf Jahre ältere Kandinsky ließ sich davon beeinflussen, was ein Vergleich zwischen Malewitschs *Supremus 56* (S. 181) und dem Zürcher *Schwarzen Fleck* deutlich macht. Wie Malewitsch verzichtet Kandinsky auf einen Illusionsraum und eine Modellierung, mit der er den Formen in den vorhergehenden Bildern plastisches Volumen gegeben hatte, doch bleibt er bei einer festgefügten Komposition. Die linearen Strukturen, die noch deutliche Anklänge an *Blauer Kamm* und *Zwei Ovale* zeigen, übernehmen dabei die Funktion eines Gerüsts, das den frei schwebenden Formen stützende Balance gibt. ■ *Schwarzer Fleck* zählt zu den letzten Werken, die Kandinsky in Moskau gemalt hat. Nach der Revolution hatte er sich beim Aufbau neuer künstlerischer Ausbildungs- und Sammlungseinrichtungen engagiert, doch Unstimmigkeiten mit der jüngeren Generation drängten ihn aus den Funktionen. Er erneuerte seine Kontakte nach Deutschland und nutzte die Einladung, am Weimarer Bauhaus zu unterrichten, um Rußland im Dezember 1921 für immer zu verlassen.

C. H.

1] Wassily Kandinsky: *Über das Geistige in der Kunst*, Bern 1965, S. 29.

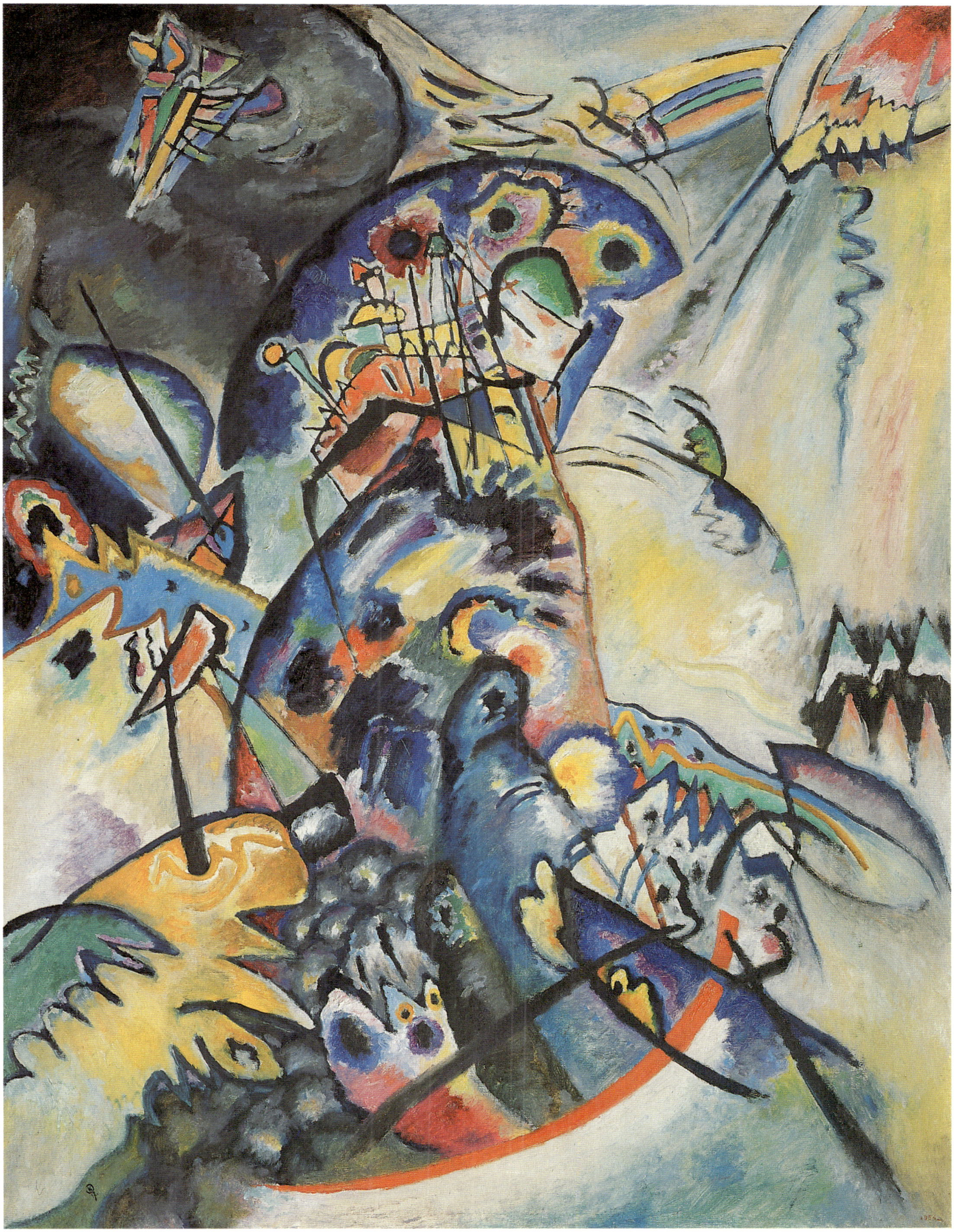

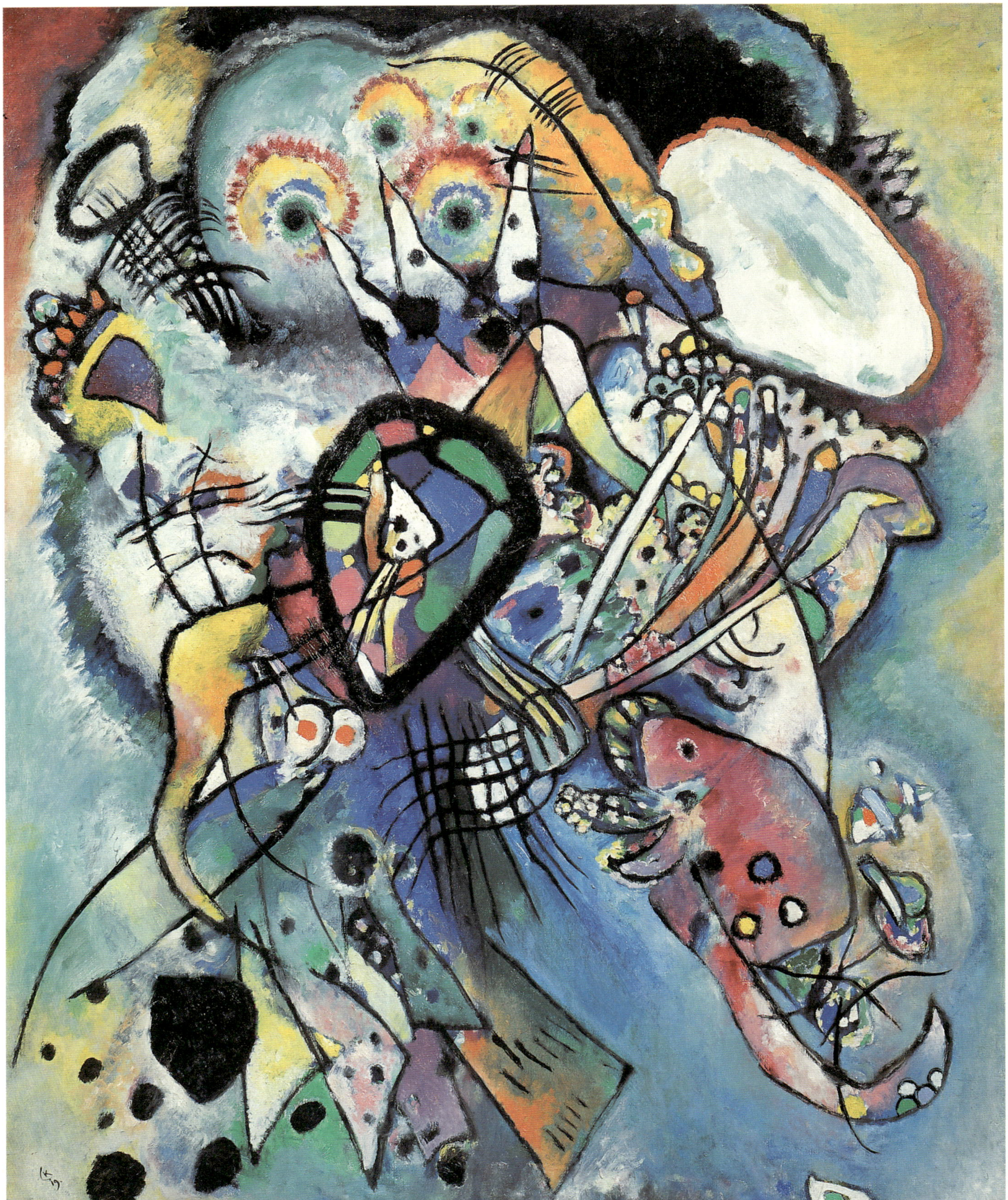

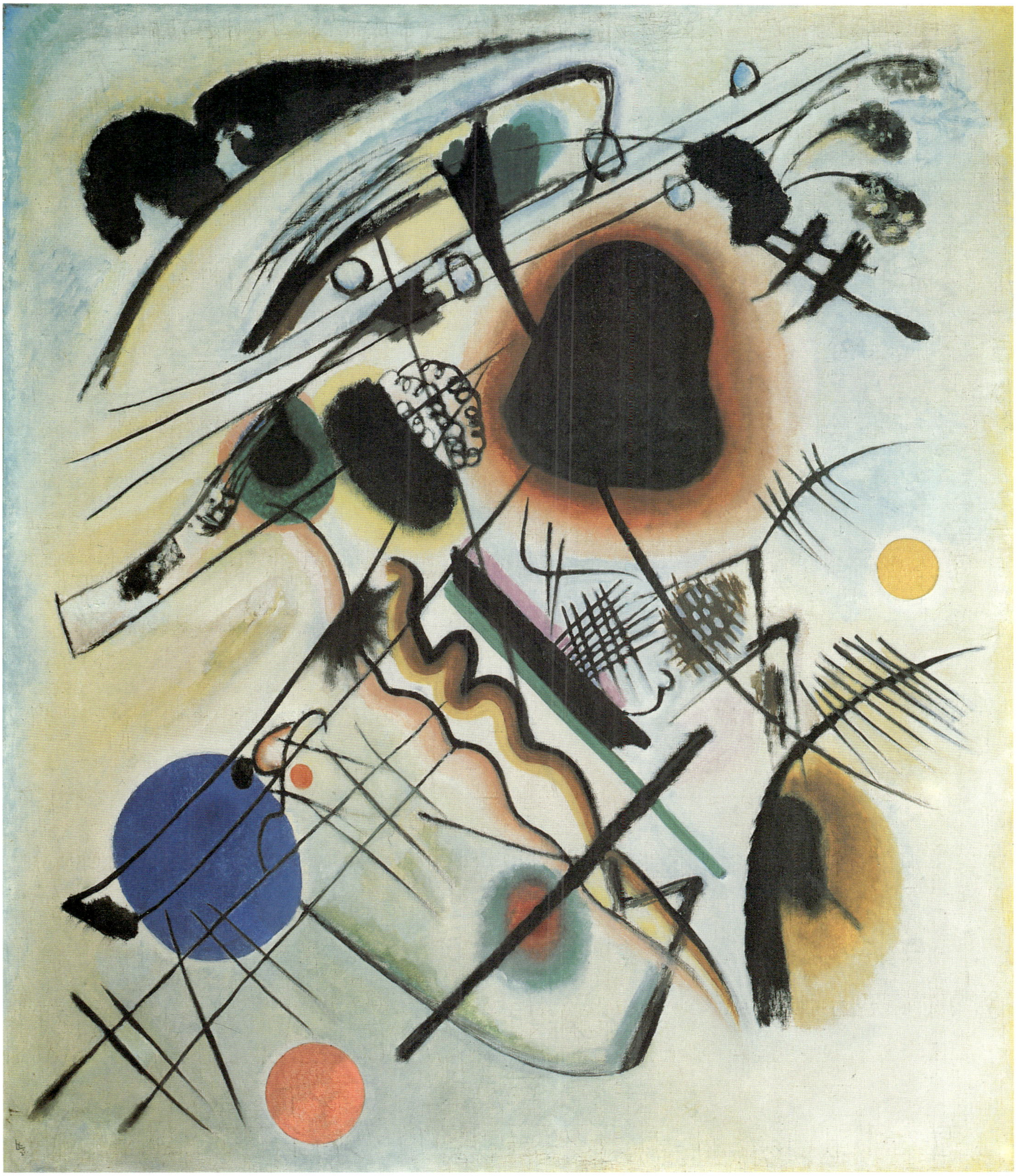

Iwan Wassiljewitsch KLJUN (Kljunkow)

1873 Kiew
1942 Moskau

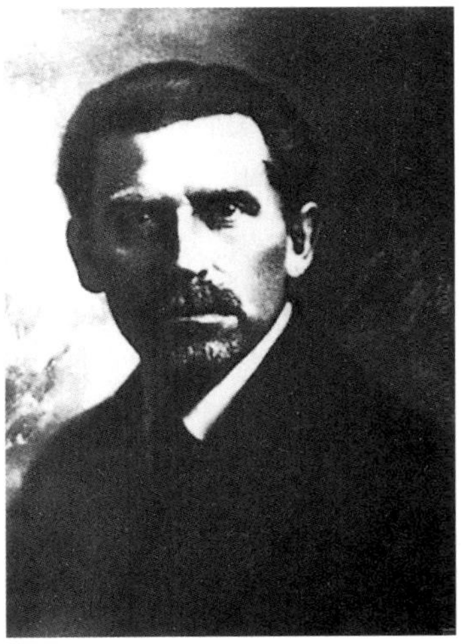

Iwan Kljun erhielt seine künstlerische Ausbildung in Warschau und Kiew und besuchte ab 1904 das private Atelier von Ilja Maschkow in Moskau. Er stellte sowohl mit dem Petersburger *Bund der Jugend* als auch mit den Moskauer *Karo-Buben* aus. Kljun orientierte sich stark an Kasimir Malewitsch, den er 1907 kennenlernte, und sein Schaffen nahm eine ähnliche Entwicklung: Folgte er zunächst dem Kubo-Futurismus, so arbeitete er ab Mitte der zehner Jahre an »gegenstandslosen Kompositionen«. Zugleich war er aber auch von Wladimir Tatlin beeinflußt, mit dem er auf der Ausstellung *Tramwai W* 1915 in Petrograd Arbeiten zeigte, und teilte dessen Interesse an einer »Kultur der Materialien«. Im Laufe der zehner Jahre distanzierte er sich daher zunehmend von der suprematistischen Theorie. Wie viele der jungen Künstler und Künstlerinnen der Avantgarde hatte auch Kljun nach der Revolution kurzzeitig die Möglichkeit, an den neu gegründeten oder umstrukturierten Institutionen leitende Positionen einzunehmen und seine künstlerischen Auffassungen weiterzugeben. Er wurde Direktor des NARKOMPROS; 1918 bis 1921 unterrichtete er an den SWOMAS und den WChUTEMAS. Ab 1921 befaßte er sich als Mitglied des *Instituts für Künstlerische Kultur* (INChUK) und der *Staatlichen Akademie für Kunstwissenschaften* (GAChN) in Petrograd auch mit Kunsttheorie. Ab 1925 gehörte er der Vereinigung der *Vier Künste* an, die 1932 nach der Gründung des sowjetischen Künstlerverbandes aufgelöst wurde. Über die künstlerische Tätigkeit in seinen späteren Lebensjahren bis zu seinem Todesjahr 1942 (das auch auf 1943 datiert wird) gibt es keine Informationen – ein Umstand, der für viele der Avantgardekünstler gilt, die in der Sowjetunion geblieben waren.

Komposition (Kubismus) 1913-1914

Öl auf Leinwand
53 x 42 cm
Bezeichnet oben links: I. K.
Herkunft: 1925 aus dem Staatlichen Museumsfond, fälschlicherweise als Arbeit Ljubow Popowas ausgegeben
Sh-1649
Kowalenko-Landeskunstmuseum, Krasnodar

Wie Kljun mit dem Untertitel anzeigt, experimentiert er in dieser Arbeit mit den Gestaltungsmitteln des Kubismus. In den Formfragmenten, aus denen er die Komposition zusammensetzt, sind Gesichtszüge und Hände sowie gegenständliche Elemente wie Werkzeuge zu erkennen. Der Dargestellte scheint diese Werkzeuge zu handhaben, so daß die Komposition dynamisiert wird. Das Gemälde macht deutlich, wie die russische Avantgarde den französischen Kubismus abwandelte: Kljun strebt ein Gleichgewicht zwischen figürlicher Darstellung und (kubistischer) Abstraktion an. Er bindet die zersplitterten Formen zusammen, indem er sich um ein ausgewogenes Farbverhältnis bemüht und die »Schnittstellen« weich gestaltet. Die Komposition wirkt geschlossen, trotz der Bewegung der dargestellten Handlung.

A. K.

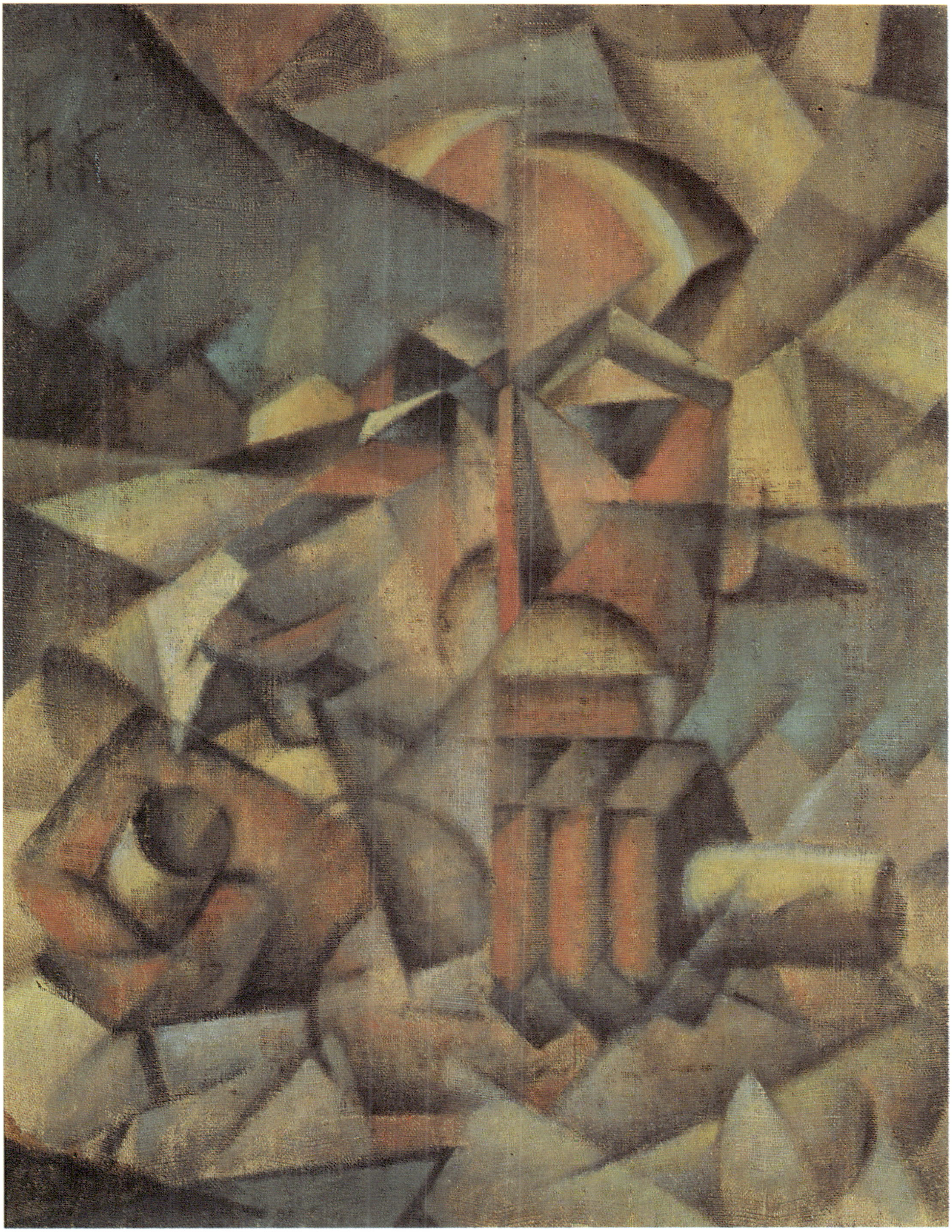

Iwan KLJUN

Selbstportrait mit Säge 1914

Öl auf Leinwand
71 x 62 cm
Herkunft: Aus dem NARKOMPROS, Datum unbekannt
Sh-460
Staatliche Kustodiew-Gemäldegalerie, Astrachan

Die als *Selbstportrait* bezeichnete Komposition läßt kaum noch figurative Elemente erkennen. Es ist eher ein Portrait in dem Sinne, daß der Künstler eine Aussage über sein künstlerisches Verfahren macht. Kljun geht es nicht um die Geschlossenheit der Komposition, er nähert sich der Montage: Die Formen durchschneiden sich gegenseitig. Mit der Darstellung eines Sägeblatts wird diesem Vorgehen bildhafter Ausdruck verliehen. Außerdem deutet sich ein Element an, das in Kljun späteren Arbeiten bestimmend werden sollte, die Nachahmung der Oberflächenstruktur verschiedener Materialien wie Metall oder Holz, also die Rückführung der Collage in die Malerei. A. K.

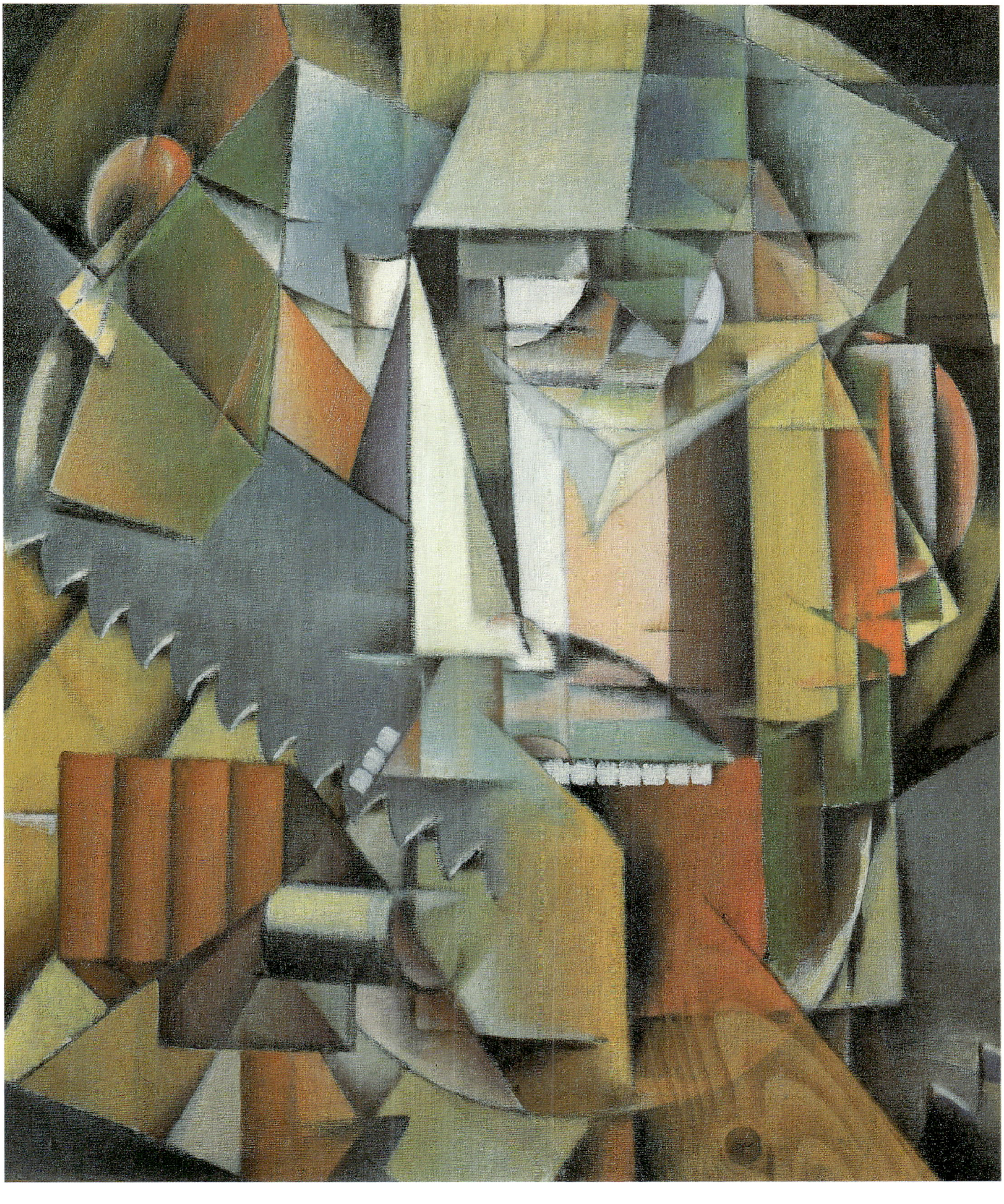

Ozonator 1914

Öl auf Leinwand
75,5 x 66,5 cm
Bezeichnet unten links: I. Kljun
Herkunft: 1920 aus der Abteilung für Bildende Künste des NARKOMPROS
ShB-1504
Staatliches Russisches Museum, St. Petersburg

Kljun zeigte das Gemälde zum ersten Mal unter dem Titel *Ozonator (elektrischer transportabler Ventilator)* 1914 auf der Ausstellung *Tramwai W* in St. Petersburg, mit der die avantgardistischen Künstler und Künstlerinnen, die keinen festen Gruppen angehörten, ein Bild von den neuesten Tendenzen zeichnen wollten. Kljun bezieht sich mit der Darstellung eines dynamischen Mechanismus auf die Malerei des italienischen Futurismus. Allerdings »verniedlicht« er das futuristische Ideal von mechanischer Bewegung, indem er den Ventilator im Verhältnis zur Gesamtkomposition klein wie ein Spielzeug darstellt. Der Titel der Arbeit spielt auf den kubistischen Maler Amédée Ozenfant an, dessen Name als »Ozone fan« (»Liebhaber frischer Luft«) in dem Bild auftaucht.

Je. B.

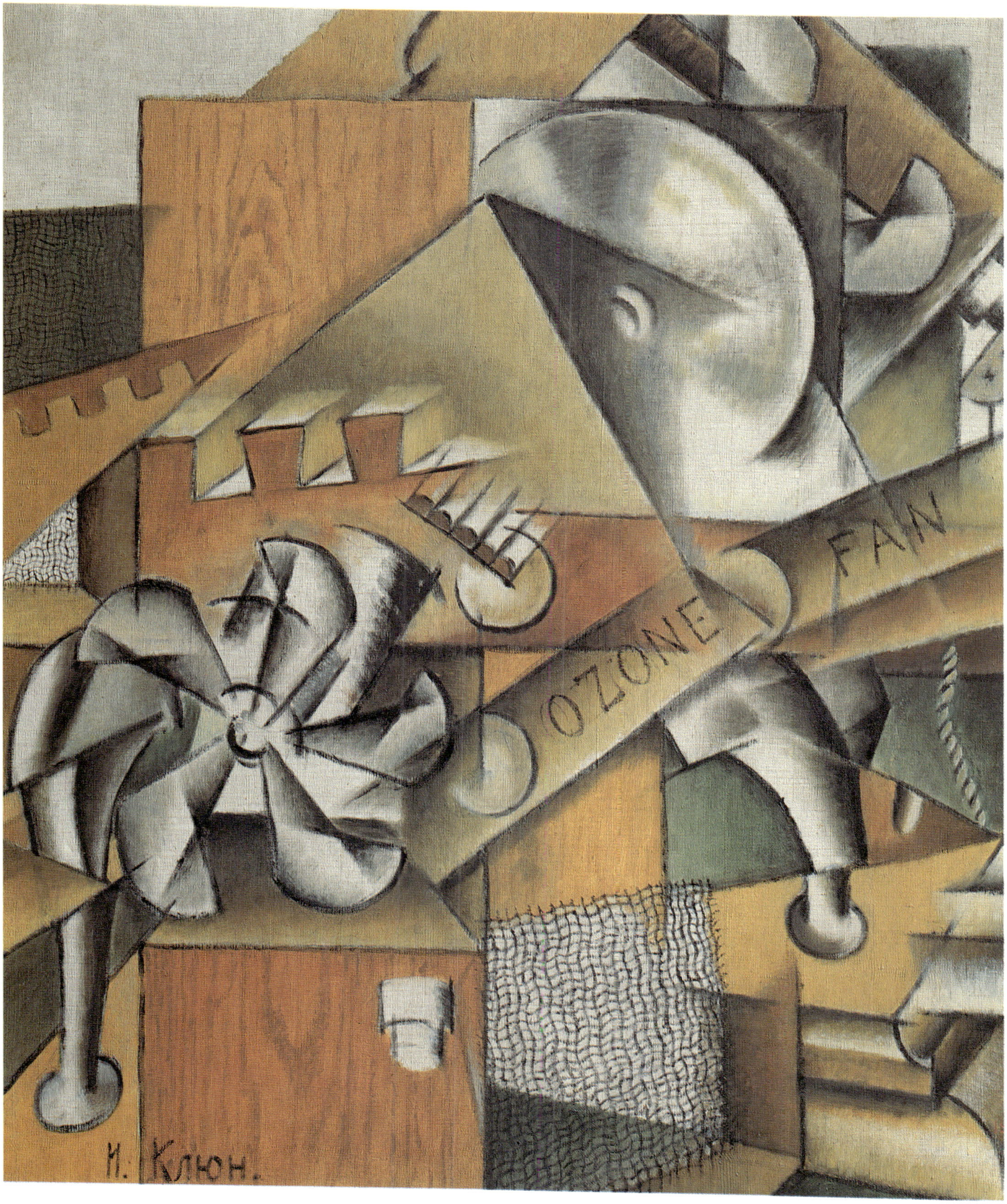

FAN
OZONE
И. Клюн.

Iwan KLJUN

Suprematismus 1915

Öl auf Leinwand
64,7 x 53,5 cm
Herkunft: 1929 aus der Staatlichen Tretjakow-Galerie, Moskau
ShB-1347
Staatliches Russisches Museum, St. Petersburg

Kljun löste sich auf seinem Weg zur nicht-figurativen Kunst von futuristischen und kubistischen Gestaltungsmitteln und orientierte sich stark an der suprematistischen Malerei Kasimir Malewitschs, die dieser Mitte der zehner Jahre begonnen hatte. Gleichzeitig war er aber auch beeinflußt von Wladimir Tatlins Experimenten zu einer »Kultur der Materialien«, der Arbeit mit konkreten Gegenständen und Werkstoffen. Das Gemälde *Suprematismus* zeigt, wie Kljun sich mit diesen beiden Tendenzen der avantgardistischen nichtgegenständlichen Kunst auseinandersetzt und sie geschickt miteinander verknüpft. Er befaßt sich weniger mit dem Verhältnis der geometrischen Formen zum weißen Bildraum, um das es Malwitsch ging, vielmehr setzt er Flächen und Linien ineinander, »verkantet« sie zu einem Gefüge, das an die Materialkombinationen Tatlins erinnert. A. K.

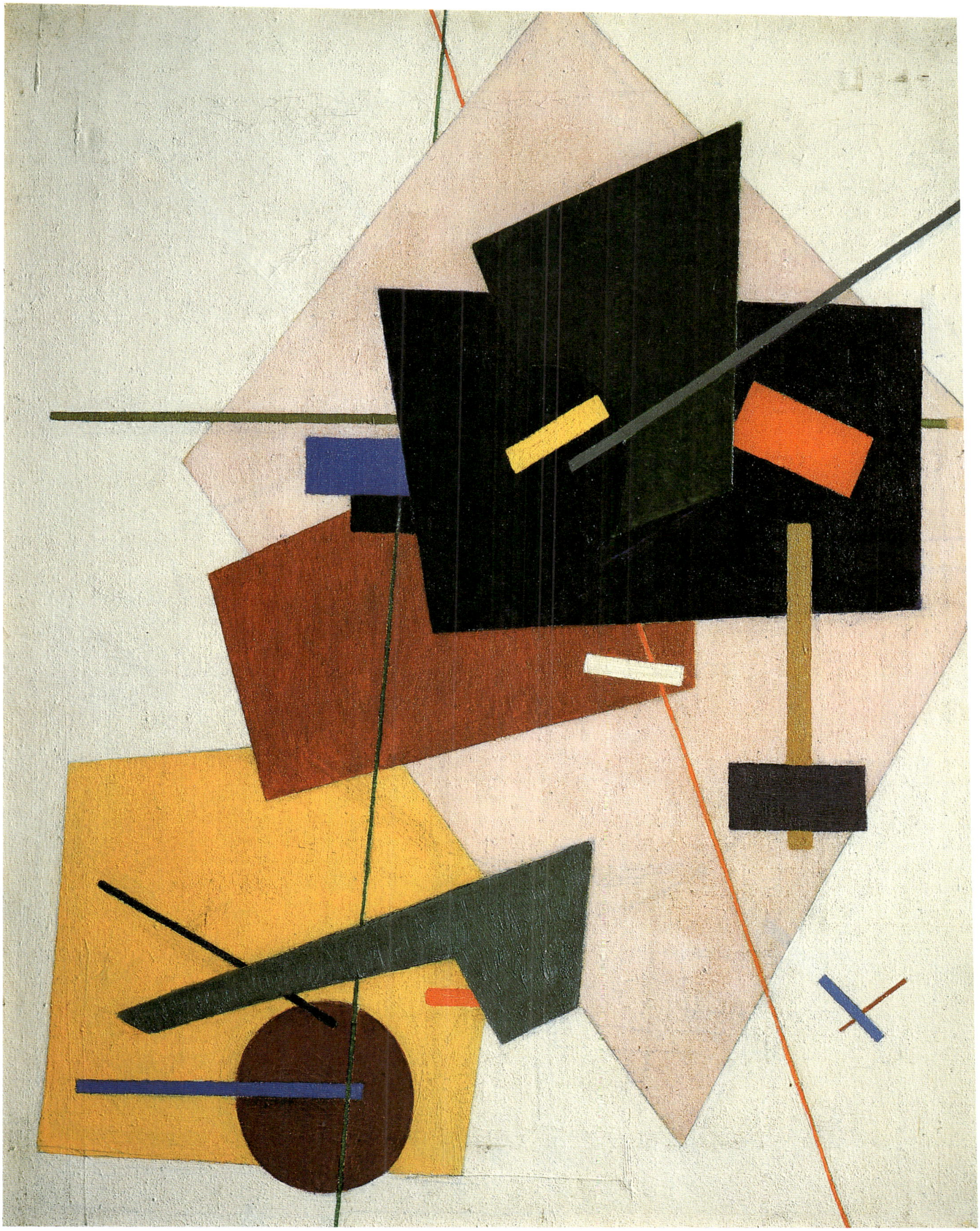

Suprematismus 1917-1918

Öl auf Leinwand
49 x 44 cm
Bezeichnet unten links: I. K.
Herkunft: 1921 aus dem NARKOMPROS, dorthin 1919 aus dem Besitz des Künstlers
Sh-345
Kunstmuseum, Jaroslawl

Während im Titel noch das Bekenntnis zu Malewitsch abgelegt wird, zeigt das Bild bereits die Distanzierung an: In diesem Werk geht es vor allem um das Wechselspiel verschiedener farblicher Texturen, um die Spannung zwischen grobem und beinahe transparentem Farbauftrag. Das Kennzeichen des Suprematismus, den weißen Hintergrund, ersetzt Kljun durch ein tiefes Schwarz und kommentiert damit offensichtlich und ironisch die Malerei seines ehemaligen Lehrers und Vorbilds. 1919 verkündete Kljun, daß »die erstarrten, unbeweglichen Formen des Suprematismus keine neue Kunst offenbaren, sondern ein Leichengesicht mit erstorbenem Blick zeigen.« Dagegen formulierte er eine eigene Theorie, eine »Neue Kunst des Lichts«, in der »die Farbmasse lebt und sich bewegt und der Farbe höchste Stärke an Spannung verleiht« [1] A. K.

1] Ausst.-Kat: *Bespredmetnoje iskusstwo i suprematism* [Ungegenständliche Kunst und Suprematismus], Moskau 1919, S. 14-15.

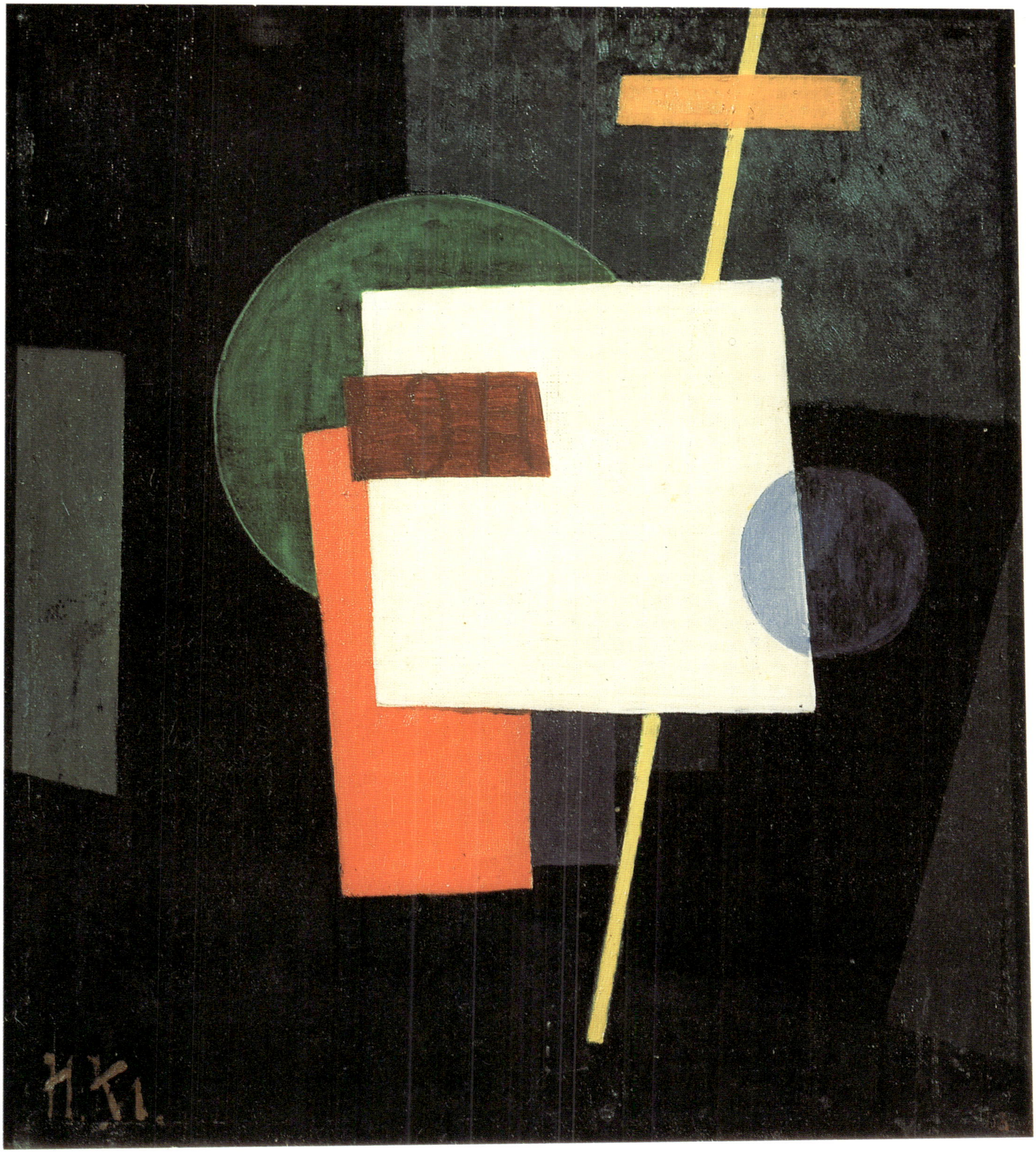

Michail Fjodorowitsch LARIONOW

1881 Tiraspol
1964 Fontenay-aux-Roses

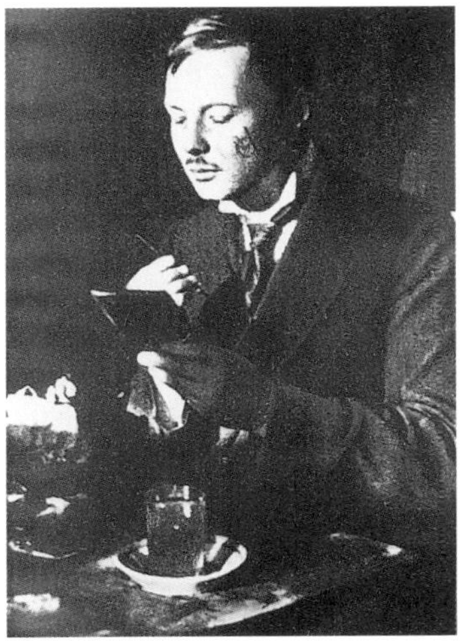

Michail Larionow studierte von 1898 bis 1910 an der Moskauer Kunstschule bei Serow, Lewitan und Korowin, die postimpressionistisch und symbolistisch malten. An der Kunstschule lernte er Natalija Gontscharowa kennen, mit der er sein Leben lang zusammenarbeiten sollte. 1906 schloß er in Paris Bekanntschaft mit dem Ballettimpresario Sergej Djagilew. ▬ 1910/1911 leistete er seinen Militärdienst ab – die Graffiti an den Wänden der Soldatenkasernen und die Malereien, denen er in den Provinzstädten begegnete, wurden zu einer Inspirationsquelle für seine Kunst. ▬ 1910 initiierte er in Moskau zusammen mit David Burljuk und Wassily Kandinsky die Ausstellung *Karo-Bube*. Larionow wurde allerdings nicht Mitglied der 1911 gegründeten gleichnamigen Gesellschaft; er brach mit Burljuk, um seine eigene Ausstellungsreihe zu organisieren: In der Ausstellung *Eselsschwanz* 1912 distanzierte er sich von westlichen künstlerischen Traditionen. Parallel zu seiner nächsten großen Ausstellung *Zielscheibe* 1913 stellte Larionow Ikonen und Bilderbögen aus, um seine künstlerischen Vorbilder vorzuführen. Im selben Jahr veröffentlichte er das Manifest *Rayonistische Malerei*, die erste theoretische Formulierung einer nichtfigurativen Malerei. ▬ 1912-1914 gestaltete er Bücher mit den Petersburger futuristischen Schriftstellern Welimir Chlebnikow und Alexej Krutschonych. Einen Affront für das zeitgenössische Publikum waren die Straßenumzüge, in denen die Künstler und Künstlerinnen mit bemalten Gesichtern auftraten und damit ihren radikalen künstlerischen Anspruch, den direkten Übergriff der Kunst ins Leben, nach außen trugen. ▬ 1914 reisten Larionow und Gontscharowa nach Paris, wo sie in der Galerie von Paul Guillaume eine gemeinsame Ausstellung eröffneten. Sie begannen in Paris ihre ersten Arbeiten für das *Russische Ballett* von Djagilew. Ende 1914 wurde Larionow während eines kurzen Aufenthaltes in Rußland eingezogen, doch kurz darauf nach einer Verletzung vom Kriegsdienst befreit. 1915 verließen Larionow und Gontscharowa Rußland und reisten auf Einladung von Djagilew nach Lausanne, später nach Paris, wo sie bis 1929 als Bühnenbildner für Djagilew arbeiteten. Beide Künstler blieben in Frankreich.

Der Friseur 1907

Öl auf Leinwand
77,5 x 59,5 cm
Bezeichnet oben links: M. L.
Herkunft: 1920 aus der Abteilung für Bildende Künste des NARKOMPROS
ShB-1366
Staatliches Russisches Museum, St. Petersburg

Zwischen 1907 und 1909 schuf Larionow mehrere Versionen dieses Motivs. Nicht nur das Sujet eines Ladenschildes aus der Provinz wollte er hier wiedergeben, er griff auch dessen Stil und Ausdruck auf und spitzte sie ironisch zu. Larionow liebte solche Schilder. In seinen lyrischen Aufzeichnungen über Odessa beschrieb er sie enthusiastisch: »Eine ganze Galerie unter dem graublauen Himmel, eine Bildergalerie mit Ladenschildern unter den goldenen Sonnenstrahlen. Gelbe Hände vor gelbem Hintergrund gießen Wasser aus einem weißen Krug … Alle leben ein seltsam phantastisches Leben. Der Friseur sieht aus wie ein Gespenst und rasiert einen Offizier mit großem Säbel. Eine Schöne kämmt ihr grünes Haar. Purpurrote, blaue und weiße Bänder flattern am Himmel.«[1] Je. B.

1] Unveröffentlichtes Manuskript, Privatarchiv.

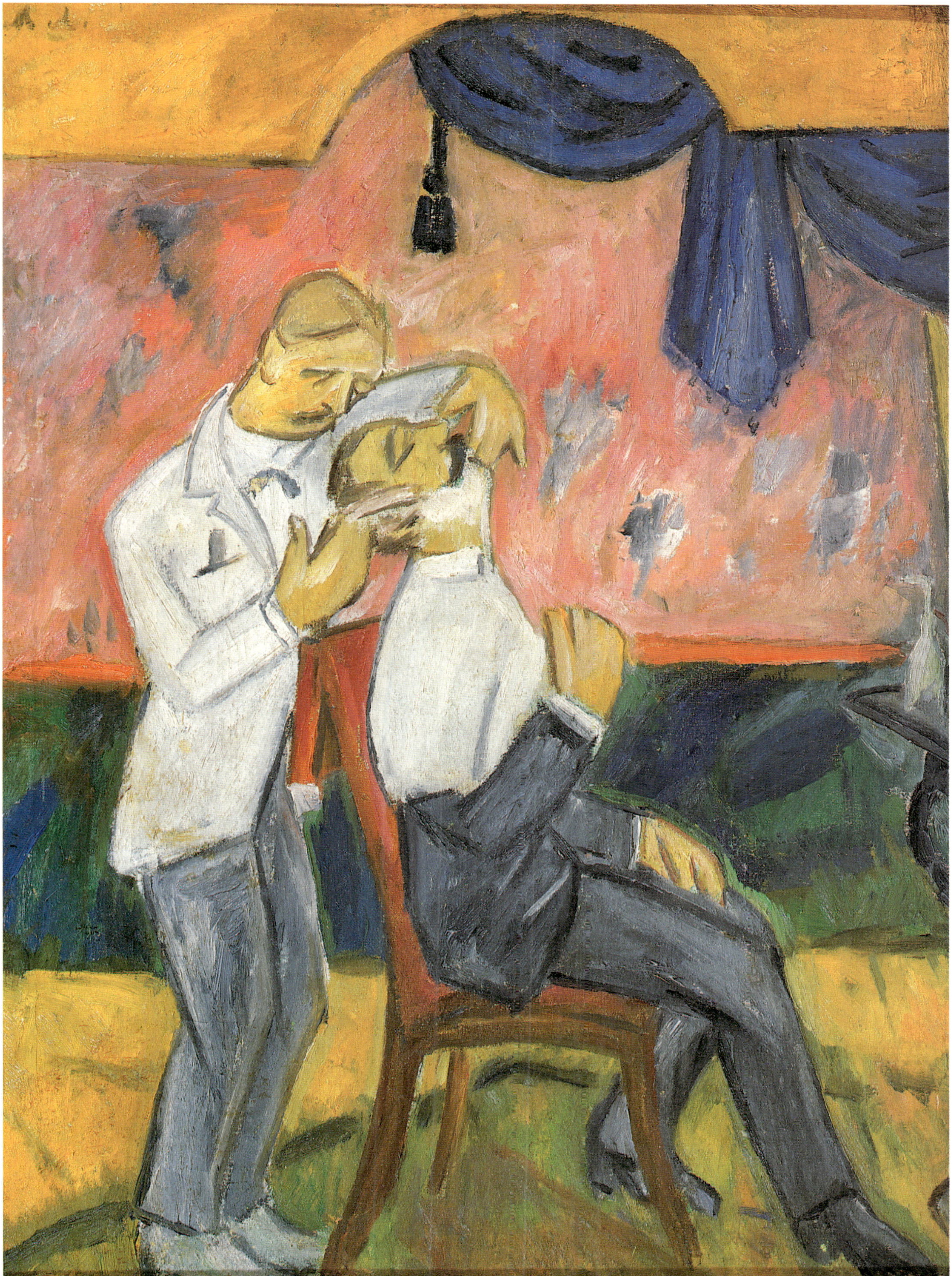

Pferde mit Hirt 1908

Öl auf Leinwand
71 x 97 cm
Bezeichnet oben links: M. L.
Herkunft: 1929 aus der Staatlichen Tretjakow-Galerie, Moskau
ShB-1685
Staatliches Russisches Museum, St. Petersburg

Die Thematisierung des einfachen Landlebens kann als exemplarisch für den russischen Primitivismus gelten. Für Larionow besonders typisch sind die Ironie, mit der er das Sujet behandelt, und sein frecher und ungestümer Malstil. Larionow besaß ein ganz außergewöhnliches Farbempfinden. In Anlehnung an das »absolute Gehör« beim Musiker sprach ein zeitgenössischer Künstler dem Kollegen Larionow das »absolute Sehen« zu. Nach dem Frühwerk im impressionistischen Stil wurde seine Palette immer frischer und kühner. Besonders die Gemälde mit ländlichen Motiven sind Experimente mit der Farbe, die sich von der Realität löst. Das wird beispielsweise in der Darstellung der Schweine auf der rechten Bildseite deutlich, von denen eins zartrosa ist und das andere überraschend hellblau.

Je. B.

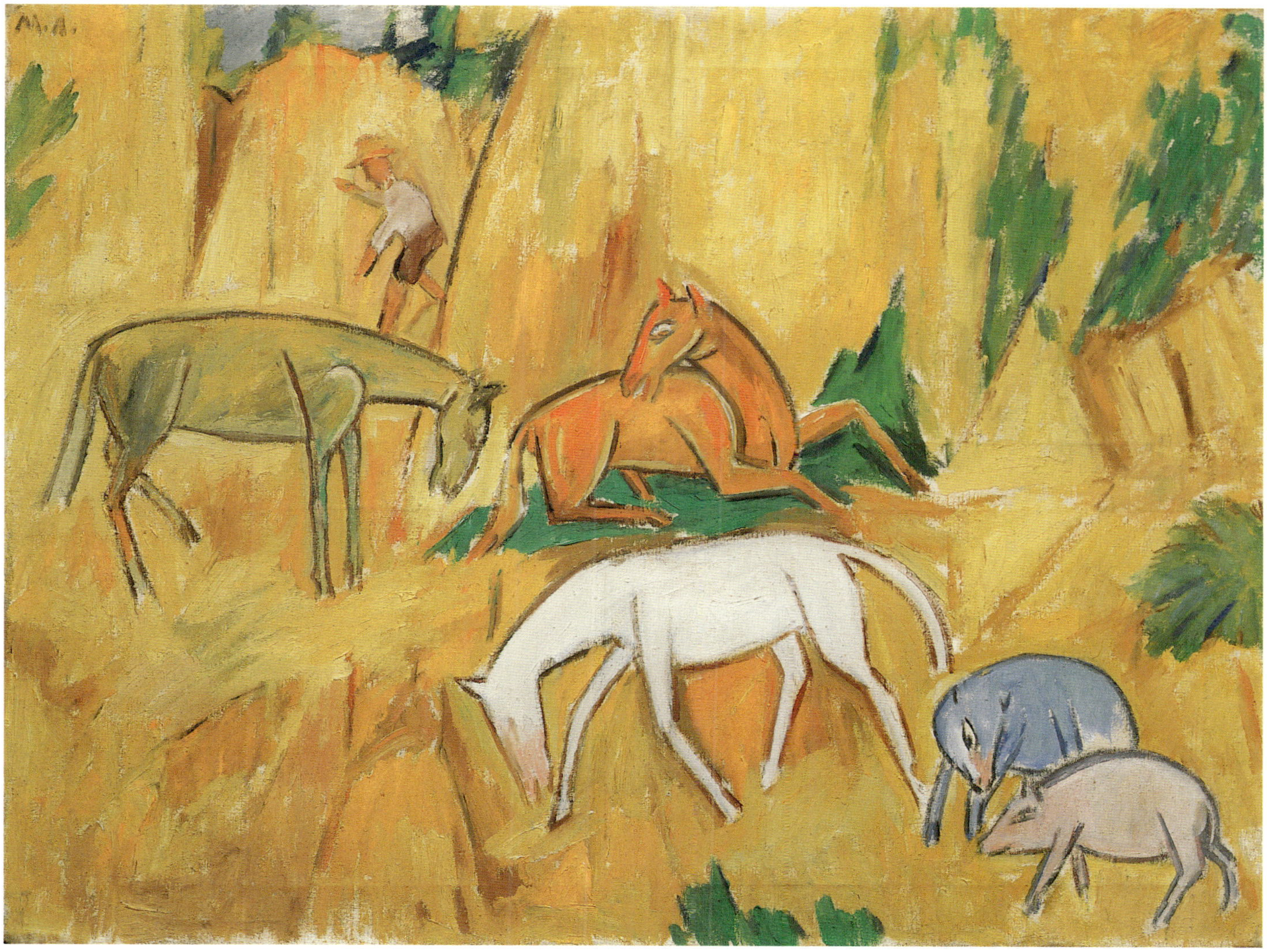
M.A.

Michail LARIONOW

Zirkustänzerin 1911

Öl auf Leinwand
105 x 73,6 cm
Herkunft: 1932 aus der Staatlichen Tretjakow-Galerie, Moskau, dorthin aus dem Museum für Malerische Kultur, Moskau
Sh-250
Regionalmuseum für Bildende Künste, Omsk

Neben den bäuerlichen Szenen bezog Larionow seine Anregungen aus dem städtischen Alltag: Soldaten in einer Kleinstadt, Bäcker, eine Kellnerin in einem Café und das Publikum in einem Kino gehörten zu seinen Motiven oder, wie auf dem Bild aus Omsk, die Tänzerin vor ihrem Auftritt. Larionow zeigte das in großen Strichen locker gemalte Werk im März 1912 in der *Eselsschwanz*-Ausstellung. Das offensichtlich auf einen Vorhang gemalte Bild im Hintergrund (eine flott skizzierte Verführungsszene) stellt den Bezug zum Tingeltangel her und erklärt so die nach damaligen Maßstäben wenig schickliche Kleidung der jungen Frau. C. H.

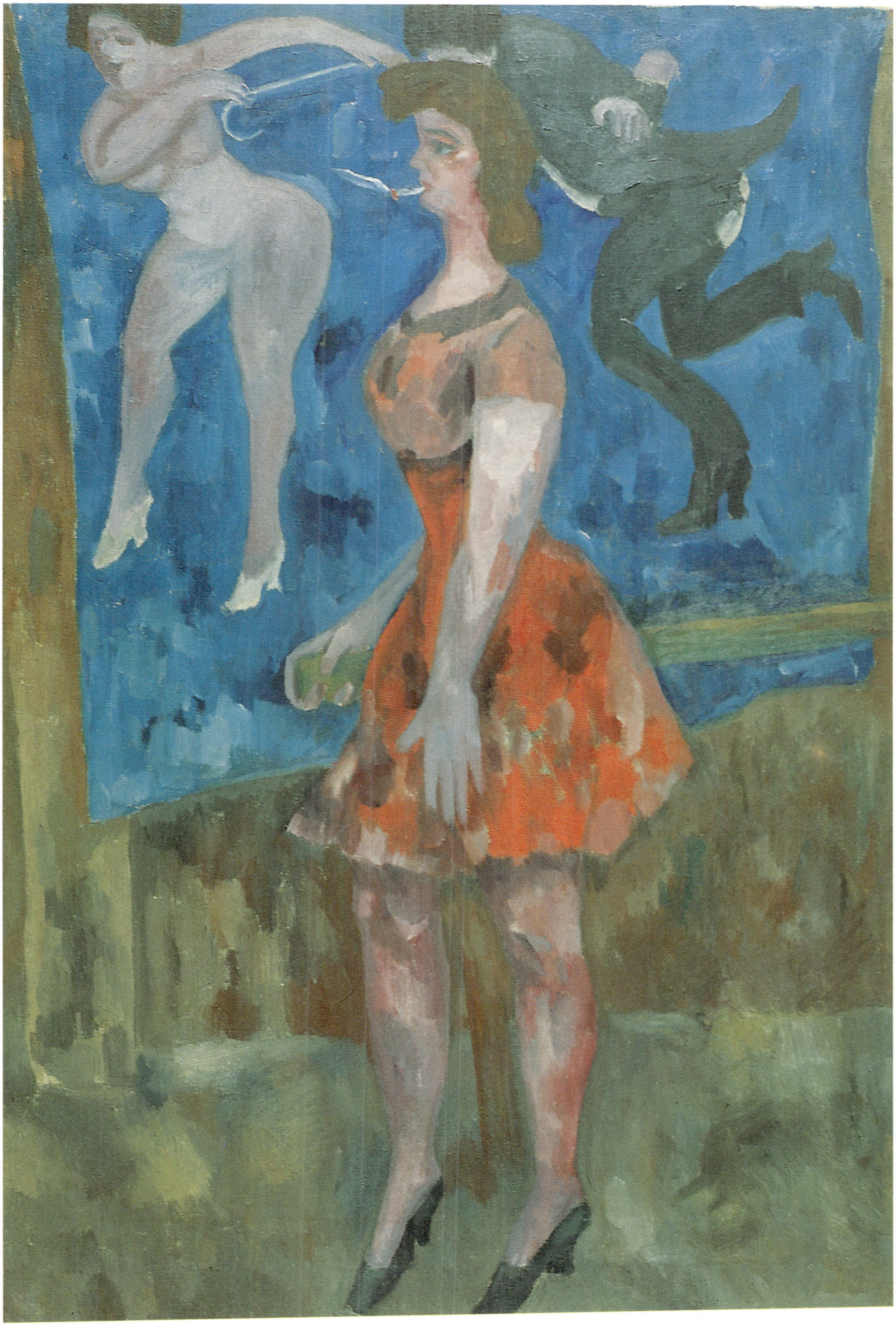

Streit in einer Taverne 1911

Öl auf Leinwand
70,7 x 93,6 cm
Bezeichnet unten links: M
Herkunft: 1920 aus der Abteilung für Bildende Künste des NARKOMPROS
ShB-194
Staatliches Kunstmuseum, Nishni Nowgorod

Mit der Keilerei im Wirtshaus greift Larionow ein Thema auf, das in der Kunstgeschichte seit den Niederländern des 17. Jahrhunderts Tradition hat. Die Mimik der Figuren bleibt bei ihm allerdings maskenhaft, er drückt die Turbulenz dieses Handgemenges einzig durch die Verschränkung der papierflachen Körper aus. Die Gruppe der Streitenden wird so zum Slapstick, fast zum tänzerischen Pas de Trois. Die hier geschilderte Situation war dem Maler nicht unbekannt: Die Auseinandersetzungen zwischen den rivalisierenden Künstlergruppen, aber auch die Debatten zwischen Künstler und Publikum gingen häufig über das Verbale hinaus. So schrieb Larionow, man solle sich für manche Diskussionen »mit allen Mitteln« bewaffnen, »bis zur Karaffe über den Schädel«, und als er sich 1913 wegen einer Prügelei bei einem Disput der *Zielscheibe* vor dem Friedensrichter verantworten mußte, beteuerte Larionow, »er hätte nicht wirklich mit dem Stuhl und der Lampe nach dem Publikum geworfen«. [1]

C. H.

1] Gleb Pospelow: *Moderne russische Malerei – Die Künstlergruppe Karo-Bube*, Dresden 1985, S. 74.

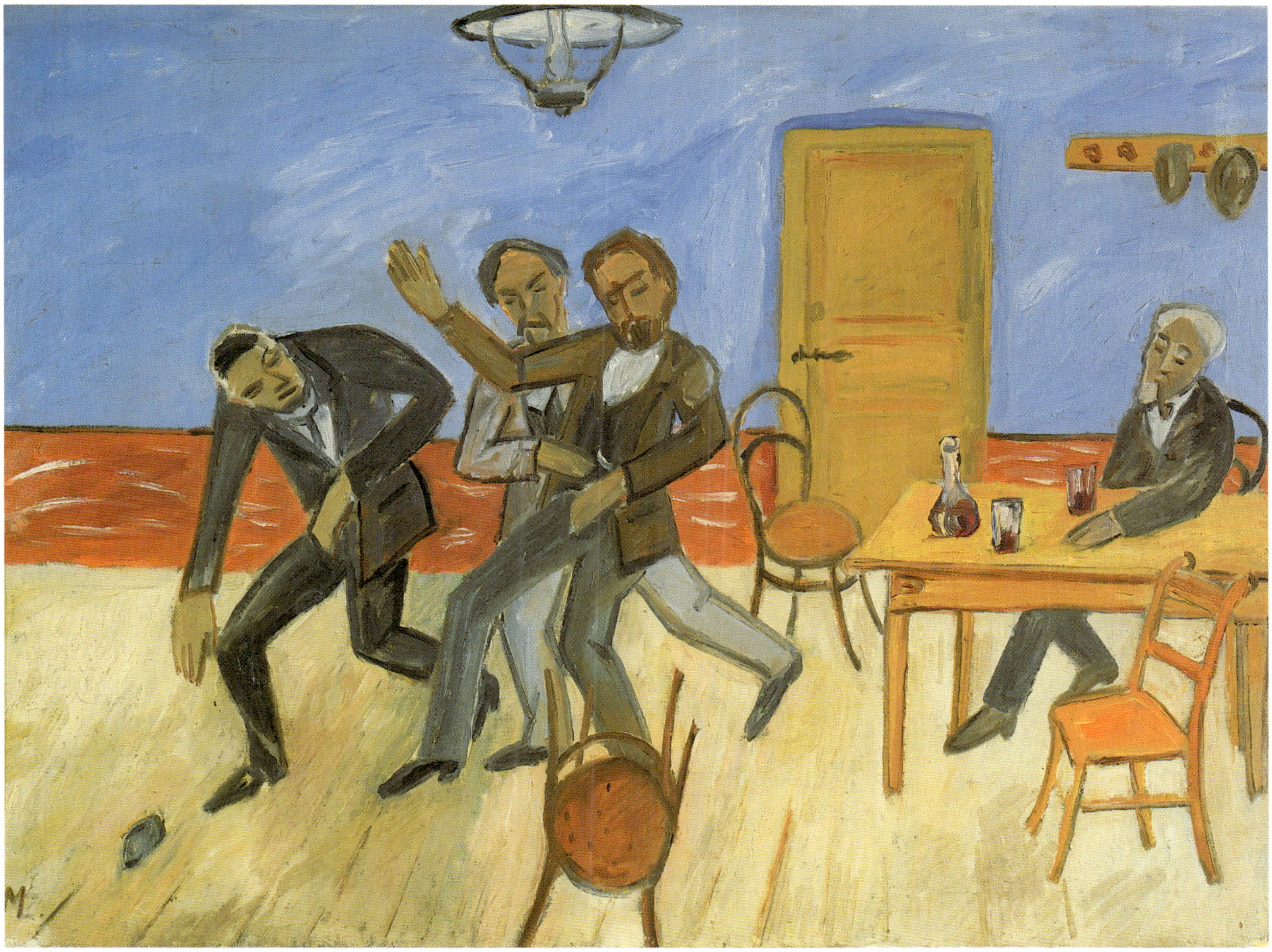

Michail LARIONOW

Der Baum um 1910

Öl auf Leinwand
66,5 x 72 cm
Herkunft: 1920 aus der Abteilung für Bildende Künste des NARKOMPROS
ShB-1527
Staatliches Russisches Museum, St. Petersburg

Das Leben in der russischen Provinz, besonders der südlichen Region, aus der er stammte, war eines der Lieblingsthemen Larionows. Als Maler begeisterten ihn die Fülle des Lichts und die frischen leuchtenden Farben der Natur – und die Kleider der Provinzschönheiten. Diese Vorliebe findet sich in dem Gemälde *Der Baum* wieder. Auf einer Gasse flanieren Damen mit kleinen Schirmen, und ein von der Hitze erschöpfter Hund rekelt sich im Schatten des Baumes.

Doch das eigentliche Thema ist der Baum, der zum Vorwand für reine Malerei wird – ein Ausbruch hell leuchtender Farben. In Larionows Aufzeichnungen aus Odessa findet sich eine Passage, welche die hier gemalte Situation zu beschreiben scheint: »Ein Morgen in Odessa, allein Gott weiß, wie herrlich das ist. Was für seltsame Menschen hier vorübergehen, … bezaubernd, venusgleich, in Kleidern, welche die Farbe der aufgehenden Sonne haben, mit Schirmen, die über ihnen wie Schmetterlinge flattern. All das spielt sich auf asphaltierten Wegen ab, die wie polierter Stahl glänzen.« [1]

Je. B.

[1] Unveröffentlichtes Manuskript, Privatarchiv.

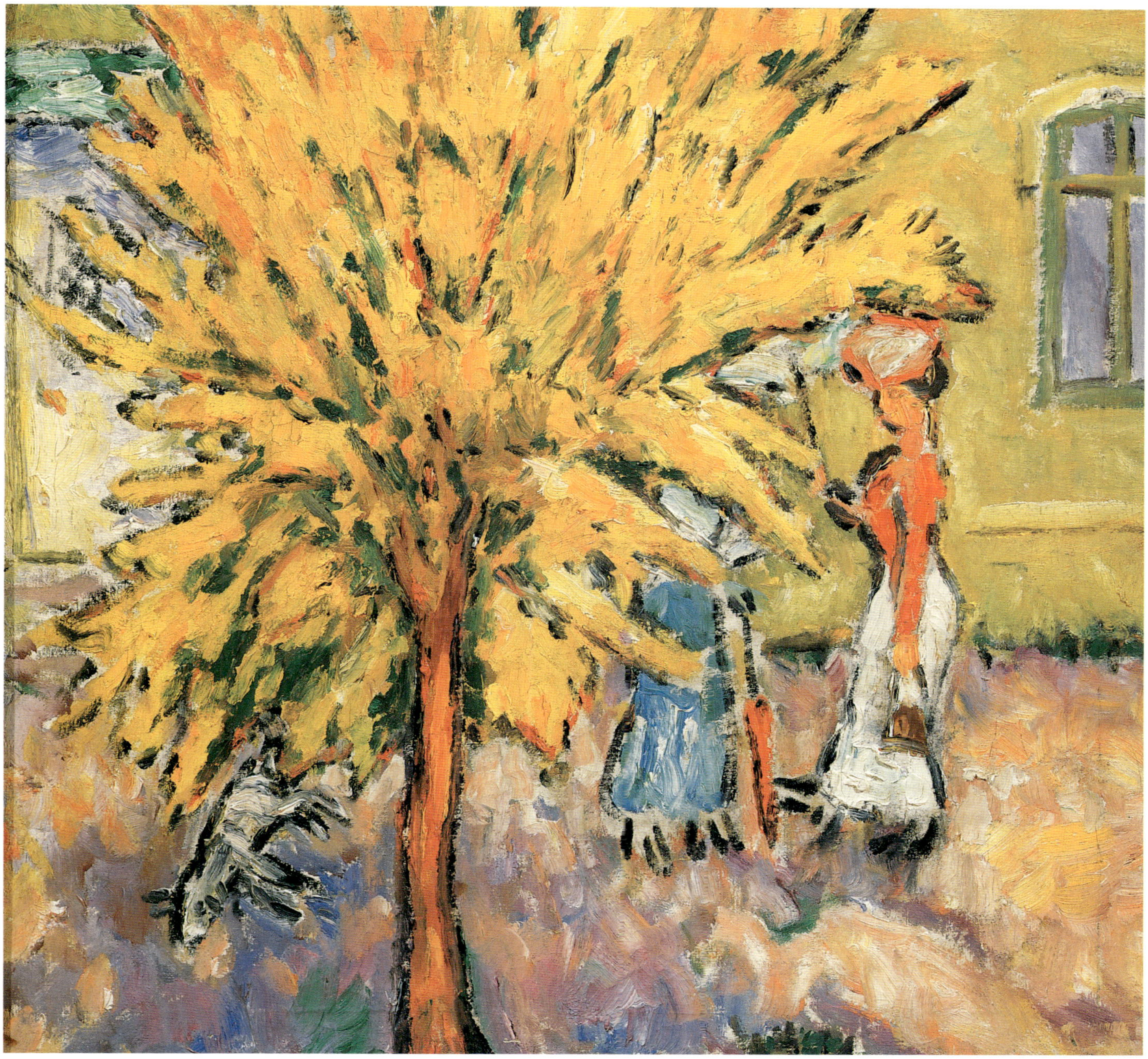

Rayonistische Landschaft 1912

Öl auf Leinwand
71 x 94,5 cm
Herkunft: 1928 vom Künstler, vermittelt durch L. F. Shegin
ShB-1484
Staatliches Russisches Museum, St. Petersburg

Larionows Beitrag zur abstrakten Malerei war ein eigenes Verfahren – der Rayonismus [im russischen Lutschismus, lutsch = Strahl]. Auf der von ihm organisierten Ausstellung *Eselsschwanz* zeigte er 1912 erstmals seine konsequent gegenstandslosen Kompositionen. Eine theoretische Grundlage gab er der Methode in seiner Schrift *Rayonistische Malerei:* »Die Malerei ist sich selbst genug, sie besitzt ihre eigenen Formen, ihre eigene Farbe und ihren eigenen Klang ... Die ureigenen Gesetze der Malerei sind: Farbmasse und Textur. Jedes Bild besteht aus einer farbigen Fläche, der Textur (dem Zustand dieser Farbfläche, ihrem Klang) und aus der Empfindung, die diese beiden Gegebenheiten hervorrufen.«[1] Von neuesten naturwissenschaftlichen Erkenntnissen inspiriert, ging Larionow davon aus, daß jeder Gegenstand sichtbar wird, wenn er Licht reflektiert. Mit seiner Forderung nach einer absoluten Malerei verband Larionow einen deutlich definierten Stil. Alle Formen und Flächen werden als prismatisch gebrochene, ineinanderschießende Strahlenbündel dargestellt. Ohne Unterscheidung werden so Flächen und Körper als Lichtreflexe malerisch umgesetzt. Der um 1910 gemalte *Baum* (S. 153) stellt mit seiner Lichtexplosion eine unmittelbare Vorstufe zu dieser systematischen Gegenstandsauflösung dar. C. H.

1] Michail Larionow: *Rayonistische Malerei,* Moskau 1912, veröffentlicht in der Anthologie *Eselsschwanz und Zielscheibe,* Moskau 1913, hier zit. n.: *Europa, Europa, Das Jahrhundert der Avantgarde in Mittel- und Osteuropa,* Bd. 3: Dokumente, Ausst.-Kat. Kunst- und Ausstellungshalle der Bundesrepublik Deutschland, Bonn 1994, S. 127.

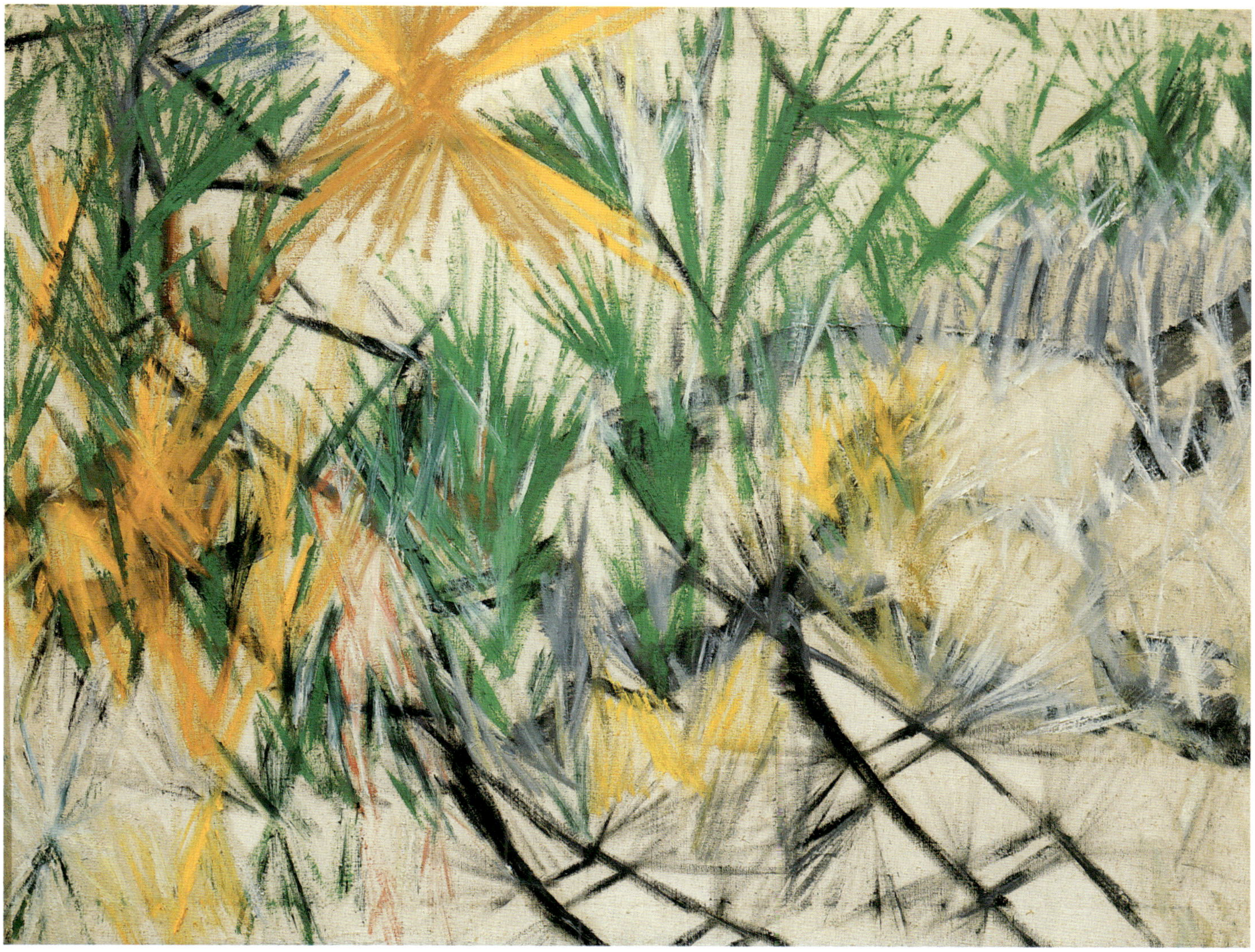

Michail LARIONOW

Kazapskaer Venus 1912

Öl auf Leinwand
99,5 x 129,5 cm
Bezeichnet unten links
Herkunft: 1920 aus der Abteilung für Bildende Künste des NARKOMPROS
Sh-459
Staatliches Kunstmuseum, Nishni Nowgorod

Im Herbst 1912 erschien in einer der hauptstädtischen Zeitungen folgende Notiz: »Der Künstler M. F. Larionow malt zur Zeit an einer Venus-Serie. In diesen Werken will er die charakteristischen Merkmale verdeutlichen, mit denen jedes Volk sein Schönheitsideal ausstattet. Die *Kazapskaer Venus,* die europäische Venus und die Zigeuner-Venus sind schon fertig. Die Entwürfe für weitere sind schon gemacht: für die moldawische, türkische, chinesische, japanische, indische, afrikanische, kleinrussische und die französische Venus. In diesen Werken verzichtet der Künstler ganz auf jene trübe graue Farbskala seiner letzten Werke aus der Soldaten-Periode. In den neuen Werken sind vorwiegend satte, sonnige, lebensfrohe und helle Ströme zu sehen.« Der ukrainische Volksmund nennt die Russen Kazapskaer.

Je. B.

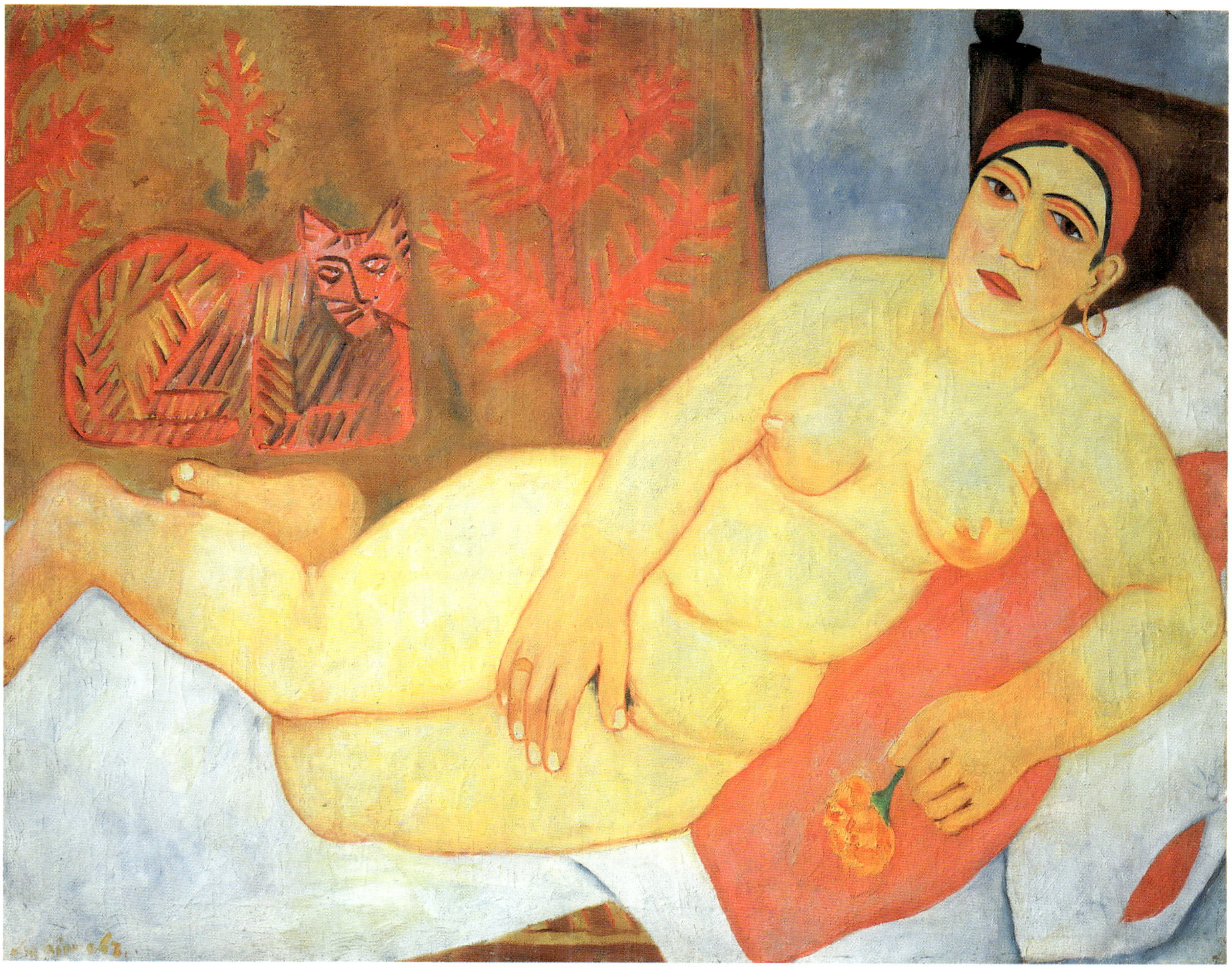

Venus 1912

Öl auf Leinwand
68 x 85,5 cm
Bezeichnet unten rechts: 1912 Michail
oben links: Venus
Herkunft: 1926 aus dem Museum für Künstlerische Kultur, Leningrad
ShB-1528
Staatliches Russisches Museum, St. Petersburg

Es läßt sich kaum sagen, welchen nationalen Charakter die Venus aus der Sammlung des Russischen Museums repräsentiert. Sicher ist nur, daß Larionow hier, wie auch im *Glücklicher Herbst* die Mittel seines »Infantilen Stils« zum Einsatz bringt: einen verschmitzten Humor, lebendige Unmittelbarkeit und eine Lust an der leuchtenden Farbigkeit. Während der kecke Amor die Venus in ihrer ganzen Schönheit freilegt, bringt eine weiße Taube einen Liebesbrief. Je. B.

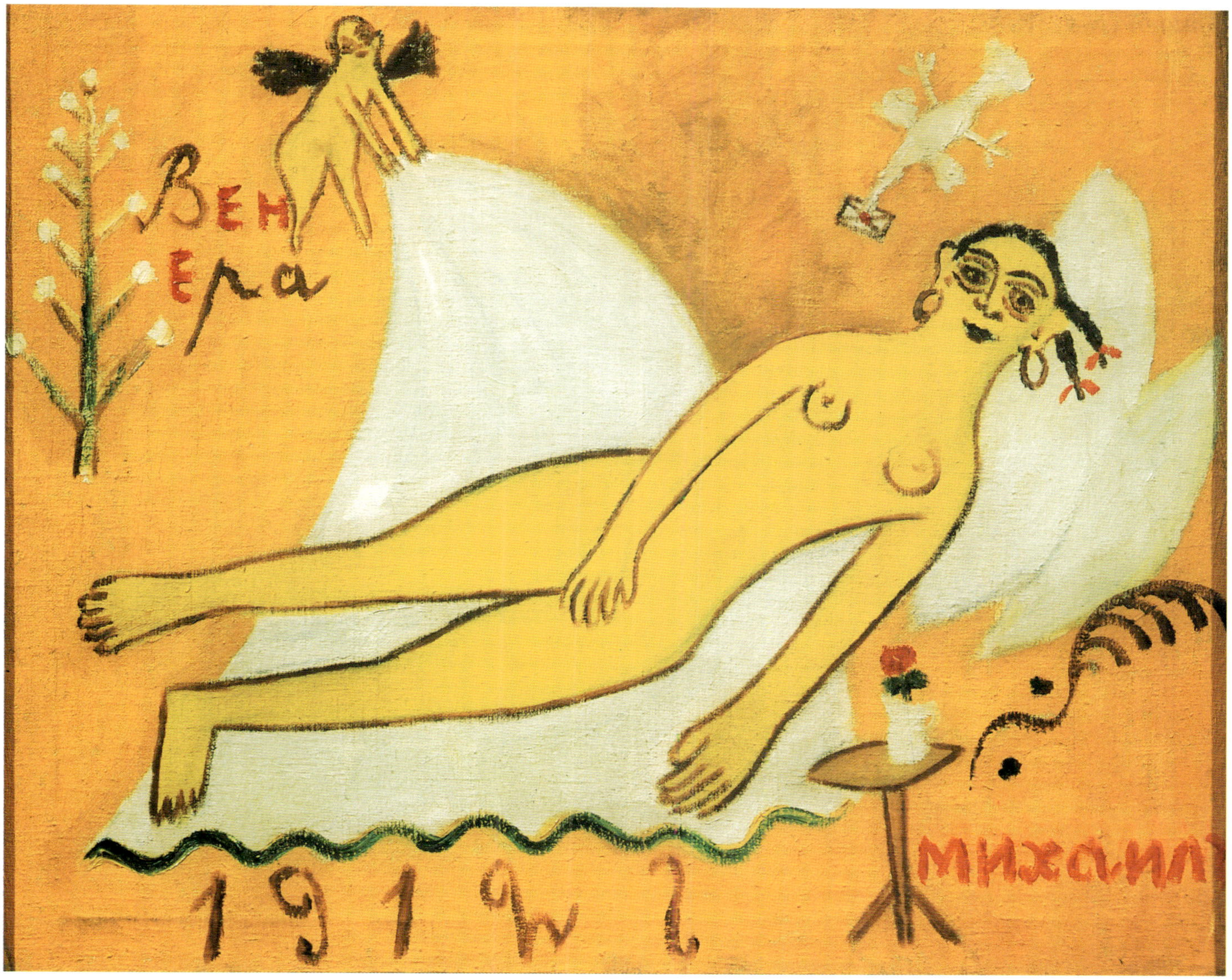
Вен
Ера
Михаил

Glücklicher Herbst 1912

Öl auf Leinwand
53,5 x 44,5 cm
Bezeichnet unten: 1912 Glücklicher Herbst
Herkunft: 1929 aus der Staatlichen Tretjakow-Galerie, Moskau
ShB-1576
Staatliches Russisches Museum, St. Petersburg

Parallel zu seinen rayonistischen Werken arbeitete Larionow 1912 an einer Reihe von Bildern in infantilem Stil. Das Bild *Glücklicher Herbst* gehört zu einem Zyklus der *Jahreszeiten*. Die Natürlichkeit und Naivität, mit der Larionow diese Bilder malt, hat er Kinderzeichnungen entlehnt, für die er sich so begeisterte, daß er sich im Laufe seines langen Lebens eine große Sammlung davon zulegte. Die Freude am Spontanen findet sich in diesem Bild in der ausdrucksvollen Schlichtheit der Farbe und der bewußt ungeschickten, fehlerhaften Aufschrift wieder. Statt »glücklich« schreibt er hier »glückich«. In der stilisierten Art, mit der Larionow Lippen, Ohrringe und Buchstaben zeichnet, nimmt er vorweg, was er später in seinem futuristischen Buch zum Prinzip macht: die Einheit von Bild und Wort.

Je. B.

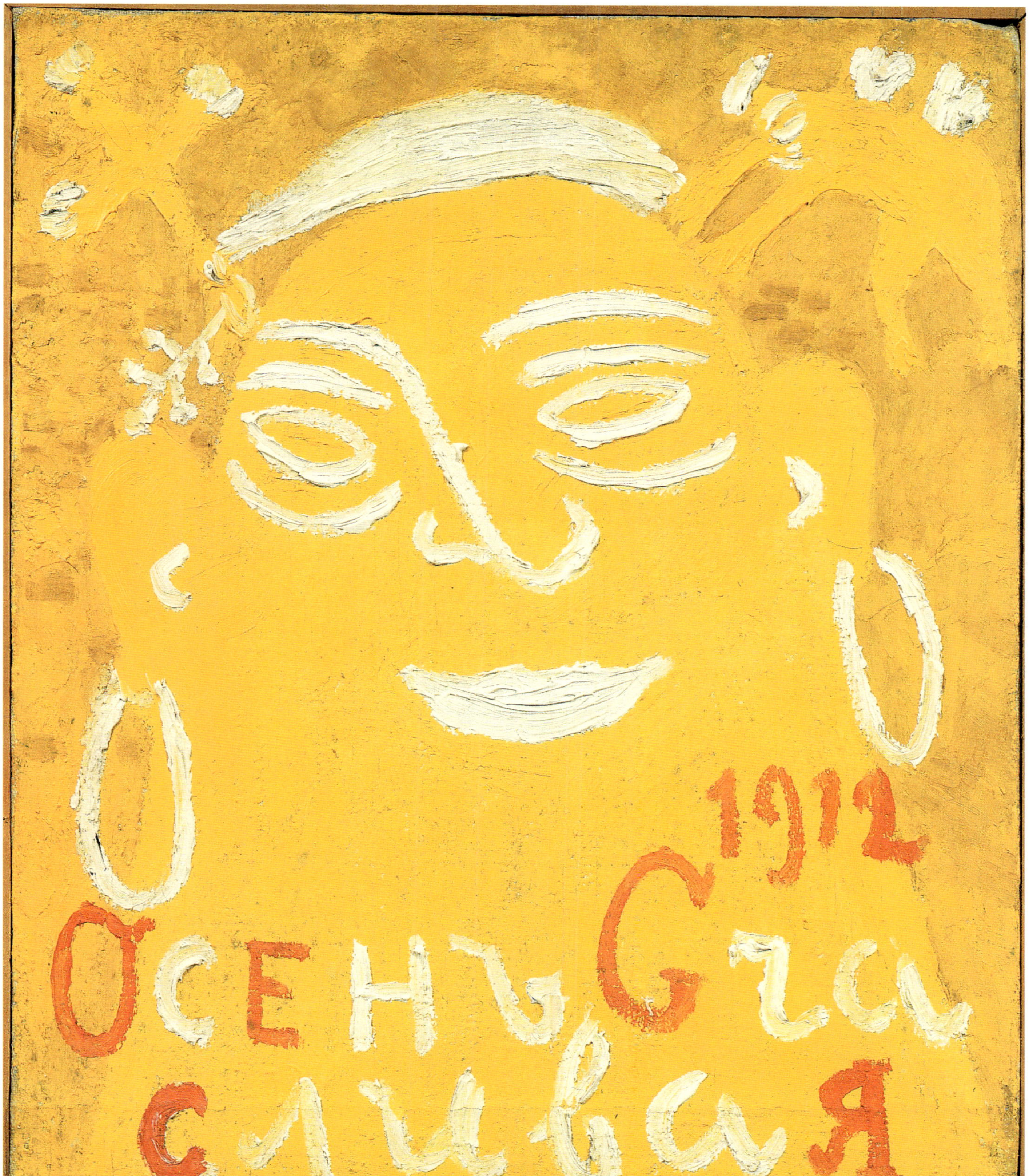
1912
ОСЕНЬ Сча
сливая

Wladimir Wassiljewitsch LEBEDEW

1891 St. Petersburg
1967 Leningrad

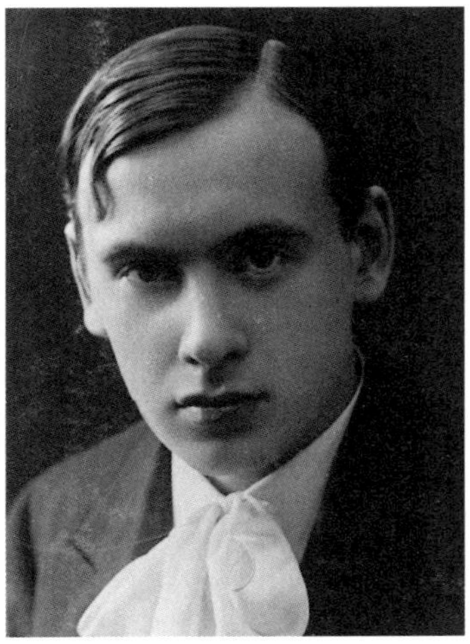

Lebedew studierte in St. Petersburg an verschiedenen Kunstschulen. Im Atelier von Michail Bernschtein begegnete er schon Anfang der zehner Jahre Wladimir Tatlin, von dem er sich zu räumlichen Arbeiten inspirieren ließ. Nach der Revolution lehrte er 1918 bis 1921 an den WChUTEMAS und gestaltete 1920/1921 Plakate für die Propagandaagentur ROSTA. Außerdem fertigte er politische Karikaturen. In den folgenden Jahren arbeitete er als Kinderbuchillustrator und war von 1924 bis 1933 Chefredakteur der Kinderbuchabteilung im Staatsverlag Leningrad. In den sechziger Jahren wurde Lebedew wiederentdeckt. Er erhielt mehrere Auszeichnungen und wurde 1967 mit einer großen Einzelausstellung in Moskau geehrt.

Konterrelief 1920

Holz, Metall, Ölfarbe
84,7 x 53,5 cm
Herkunft: 1990 vom Kultusministerium, Moskau
ShS-208
Staatliches Russisches Museum, St. Petersburg

Lebedews *Konterrelief* ist sowohl Objekt als auch Bild. Die weiß bemalten Holzlatten, auf denen die Elemente der Konstruktion angebracht sind, zitieren den klassischen Malgrund. In ihrer groben Bearbeitung erhalten sie selbst Objektcharakter. Lebedew folgt dem gestalterischen Verfahren der »faktura«. Mit dem Ausdruck »faktura« prägte die russische Avantgarde einen neuen ästhetischen Begriff, der ein von abbildender Funktion unabhängiges Gestaltungsprinzip bezeichnet: »Faktura« bedeutet das Kombinieren von verschiedenen Materialien zu einer »notwendigen« Form – das Objekt soll die den Materialien eigenen Ausdruckswerte sichtbar machen und in ein harmonisches Verhältnis zueinander setzen. Die Kombination verschiedener realer Gegenstände und Materialbehandlung durch den Künstler haben dabei gleiche Wichtigkeit. »Faktura« machte auch Licht, umgebenden Raum und Farbe zum Bestandteil der Konstruktion. Auch in der malerischen Abstraktion spielte »faktura« eine große Rolle, so bei Alexander Rodtschenko oder Olga Rosanowa: Farbe wird als Material aufgefaßt, mit dem unterschiedliche Oberflächen modelliert werden können. O. Sch.

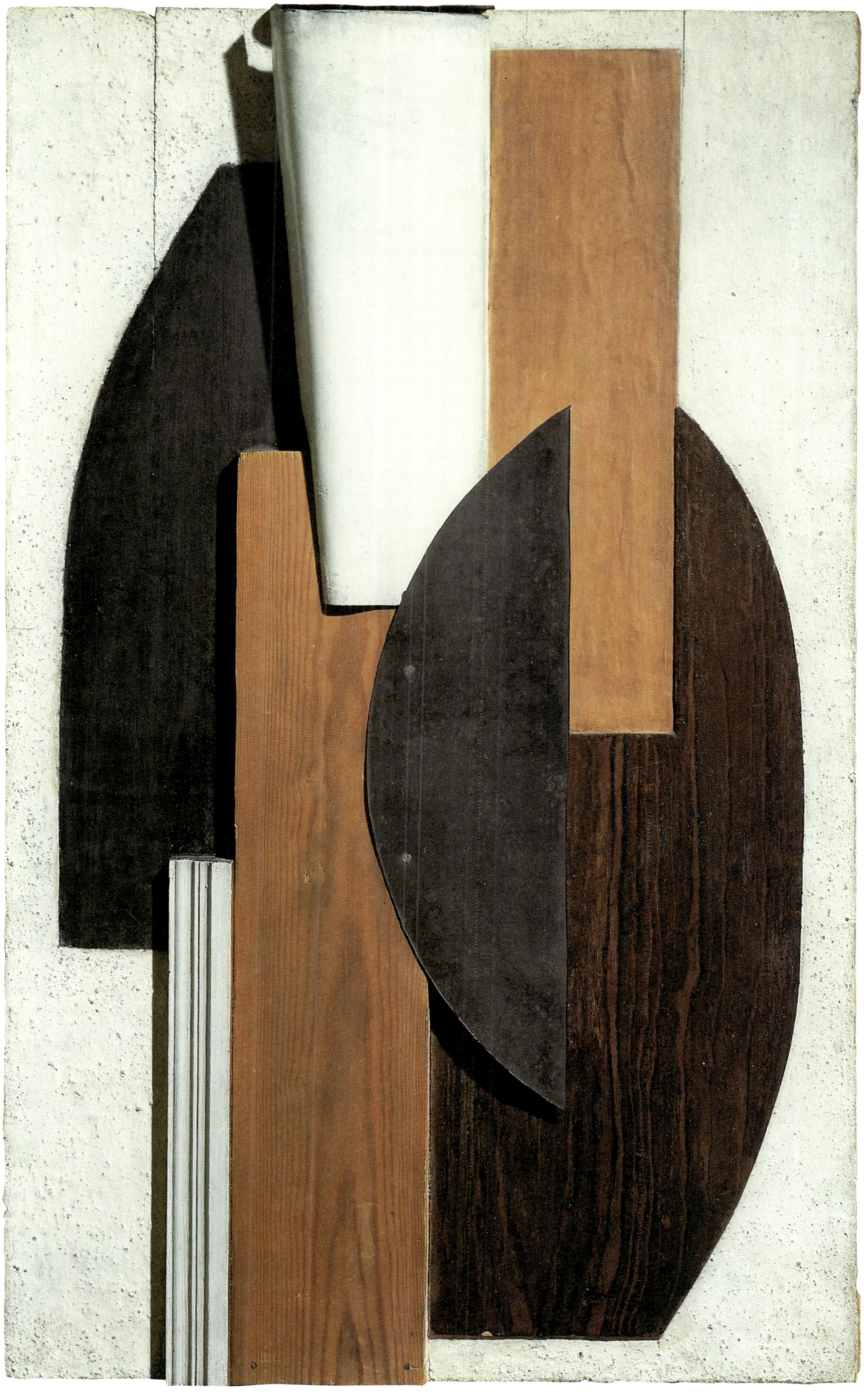

Aristarch Wassiljewitsch LENTULOW

1882 Nishni Lomowo
1943 Moskau

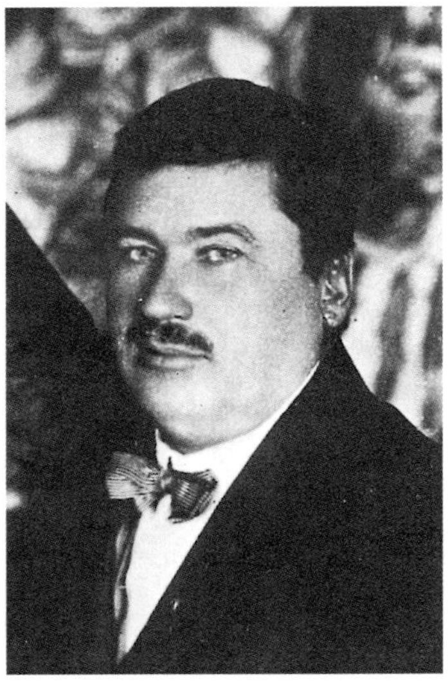

Als Sohn eines orthodoxen Priesters ging Lentulow zunächst 1889 bis 1898 auf das Priesterseminar der Region Pensa und besuchte anschließend bis 1905 die Kunstschulen in Pensa und Kiew. Erst 1906 ging er nach Petersburg und schloß sich 1910 den *Karo-Buben* an. Reisen nach Paris 1911 und 1912 brachten ihn unmittelbar in Kontakt mit den zeitgenössischen Kunstströmungen des Westens: Er arbeitete im Atelier von Le Fauconnier, stellte mit dem Kreis um Robert Delaunay aus und sah die Arbeiten der italienischen Futuristen. Er benutzte kubistische und orphistische Formensprache. Lentulow war wie die meisten Künstler und Künstlerinnen der russischen Avantgarde nicht in einer der russischen Metropolen aufgewachsen. Seine Herkunft war bestimmend für die späteren Arbeiten. In Stadtbildern wie *Kloster* und *Neues Jerusalem* verknüpfte er die neuen malerischen Mittel mit dem national besetzten Motiv der orthodoxen Kirche. Nach der Revolution gestaltete Lentulow gemeinsam mit Wladimir Tatlin und Alexander Rodtschenko auch Interieurs wie das *Café Pittoresque* in Moskau und entwarf in Zusammenarbeit mit Wladimir Majakowski und Wassili Kamenski Straßendekorationen für den Maifeiertag. Er arbeitete an mehreren der neu entstandenen bzw. neu organisierten künstlerischen Institutionen, so 1919 in den Werkstätten für Bühnenbild der *Freien Künstlerischen Werkstätten* (SWOMAS) und ab 1920 in der Bühnenbildabteilung der WChUTEMAS.

Sonnenschirme um 1910

Öl auf Leinwand
101 x 88 cm
Herkunft: 1980 von I. M. Esrach, Leningrad
Sh-10140
Staatliches Russisches Museum, St. Petersburg

Lentulow verbrachte wie viele russische Künstler die Sommer auf der Krim, wo er in Ruhe arbeiten konnte. Während dieser Aufenthalte entstanden zahlreiche Strandszenen, zu denen auch *Sonnenschirme* gehört. Der junge Maler hat diesen betont skizzenhaften Entwurf mit Meisterschaft und energischem Pinselstrich gemalt. Farbigkeit und Malweise erinnern an den Fauvismus, von dem Lentulow sich in dieser Zeit inspirieren ließ. Doch die Art und Weise, wie er die einzelnen Figuren dicht miteinander verwebt, läßt bereits seine spätere, vom Kubismus beeinflußte Handschrift erkennen. O. Sch.

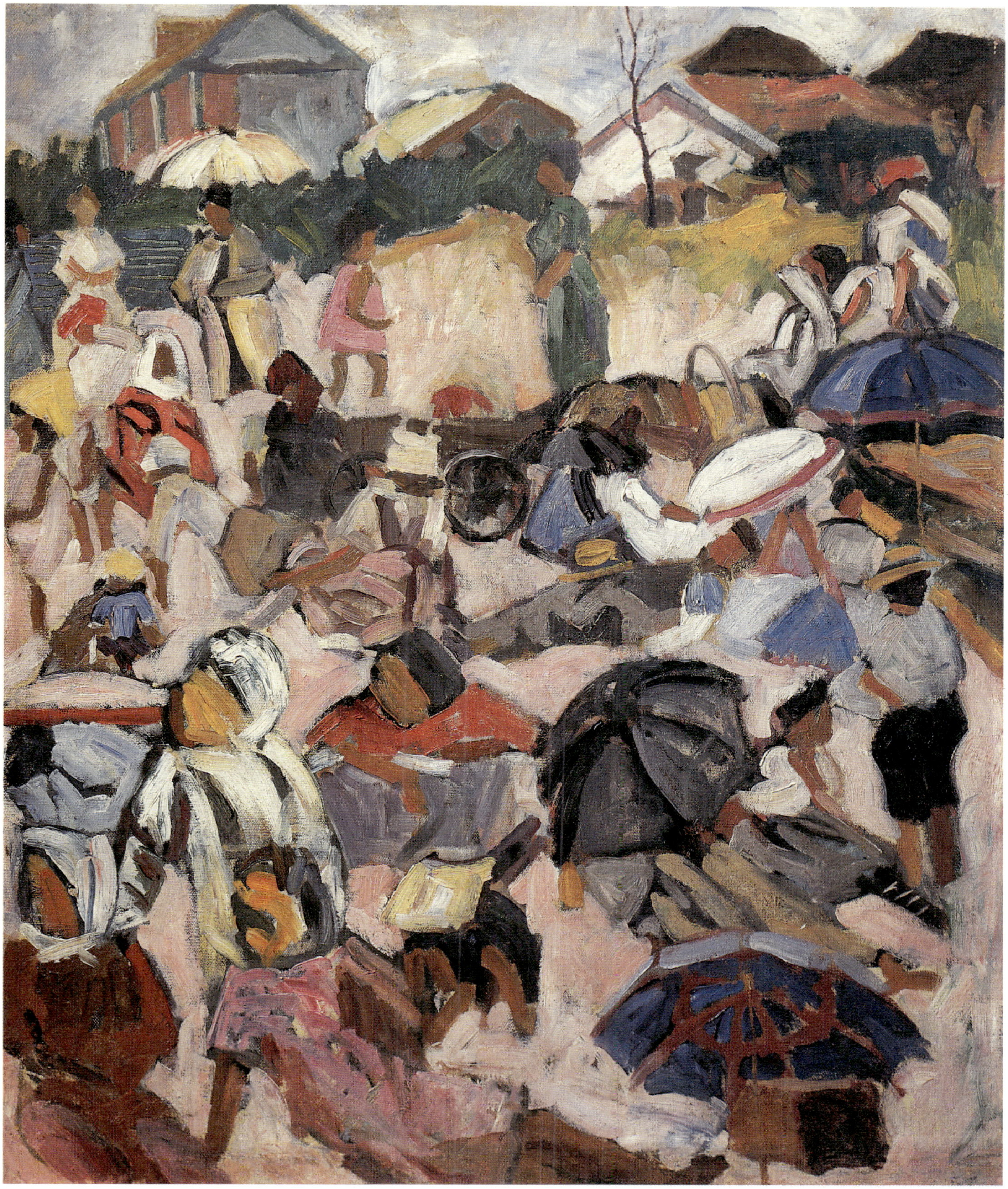

Aristarch LENTULOW

Samowar 1913

Öl auf Leinwand
102 x 100 cm
Herkunft: 1971 von der Tochter des Künstlers M. A. Lentulowa
Sh-8707
Staatliches Russisches Museum, St. Petersburg

Das *Stilleben mit Samowar* malte Lentulow bald nach seiner Rückkehr aus Paris. Im Atelier von Le Fauconnier hatte er den Kubismus kennengelernt und konnte sich der Begeisterung für diese Methode nicht entziehen. Der leichte, trockene Pinselstrich, die verhalten geometrisierenden Konturen und die wie Flicken nebeneinander gesetzten Farbflächen lassen das Stilleben fast ungegenständlich erscheinen. Überdies hat Lentulow die Farbflächen kaleidoskopartig angeordnet, dadurch ruft das Bild den Eindruck von ständiger Vibration und Veränderung hervor. Noch sind die Farben unter dem kubistischen Einfluß gedämpft, doch läßt sich dahinter schon die lebhafte Farbigkeit der späteren Bilder Lentulows erahnen. O. Sch.

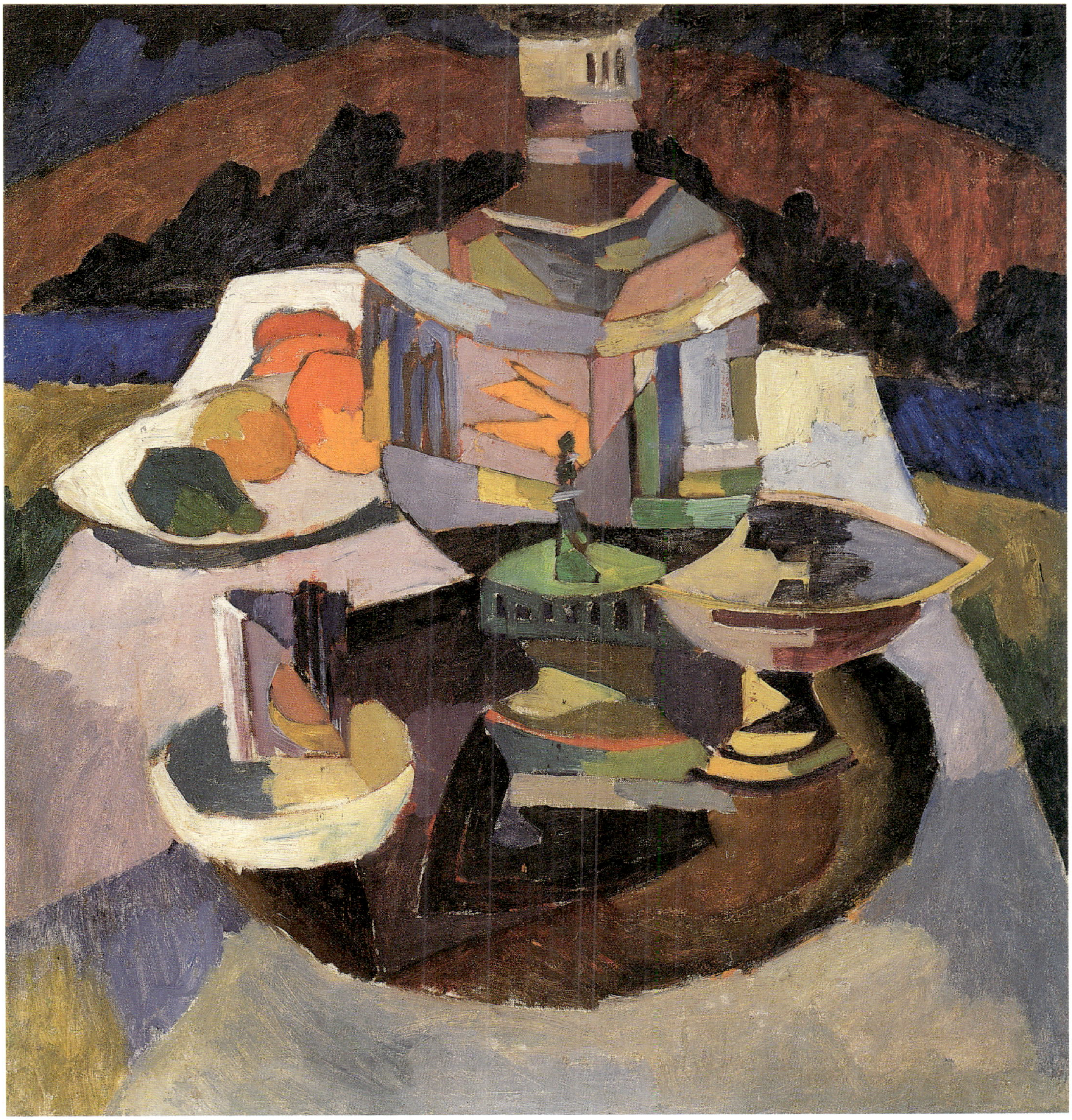

Aristarch LENTULOW

Landschaft mit rotem Haus
um 1917

Öl auf Leinwand
103 x 98 cm
Herkunft: 1926 aus der Staatlichen Tretjakow-Galerie, Moskau
Sh-218
Regionales Kunstmuseum, Samara

Abb. S. 170

Kloster (Hof des Erzbischofs im Kloster Neues Jerusalem)
1917

Öl auf Karton
101,5 x 98 cm
Bezeichnet unten links: Lentulow
Herkunft: 1926 aus dem Museum für Künstlerische Kultur, Leningrad
Sh-1706
Staatliches Russisches Museum, St. Petersburg

Abb. S. 171

Türme des Klosters Neues Jerusalem 1917

Öl auf Leinwand
100 x 100 cm
Herkunft: 1929 aus der Staatlichen Tretjakow-Galerie, Moskau
ShB-1489
Staatliches Russisches Museum, St. Petersburg

Seit 1913 tauchen vermehrt architektonische Motive, besonders russische Kirchen, in Lentulows Bildern auf. In einer Serie von Gemälden sind Teile des am Stadtrand von Moskau liegenden Klosters *Neues Jerusalem* [Nowy Ierusalim] dargestellt. Lentulow bedient sich kubistischer Verfahren, doch tauscht er die gedeckten Töne gegen eine strahlende volkstümliche Farbigkeit ein. ■ Die Gemälde können als Etappe auf Lentulows Weg in Richtung Cézanne gesehen werden; ein Jahr später wandte er sich endgültig dem Franzosen zu und übernahm auch dessen gedeckte Farbpalette. Noch aber stand das phantastische Element im Vordergrund, und so muten beide Gemälde wie märchenhafte Theaterkulissen an. Die leuchtenden Farben und der Strudel der prismatisch gebrochenen Formen zerfallen und vereinen sich in phantastischen Kristallen. In all diesem materialisiert sich die für Lentulow so charakteristische, von Festtagsstimmung und Begeisterung getragene Wahrnehmung seiner Umwelt.

O. Sch.

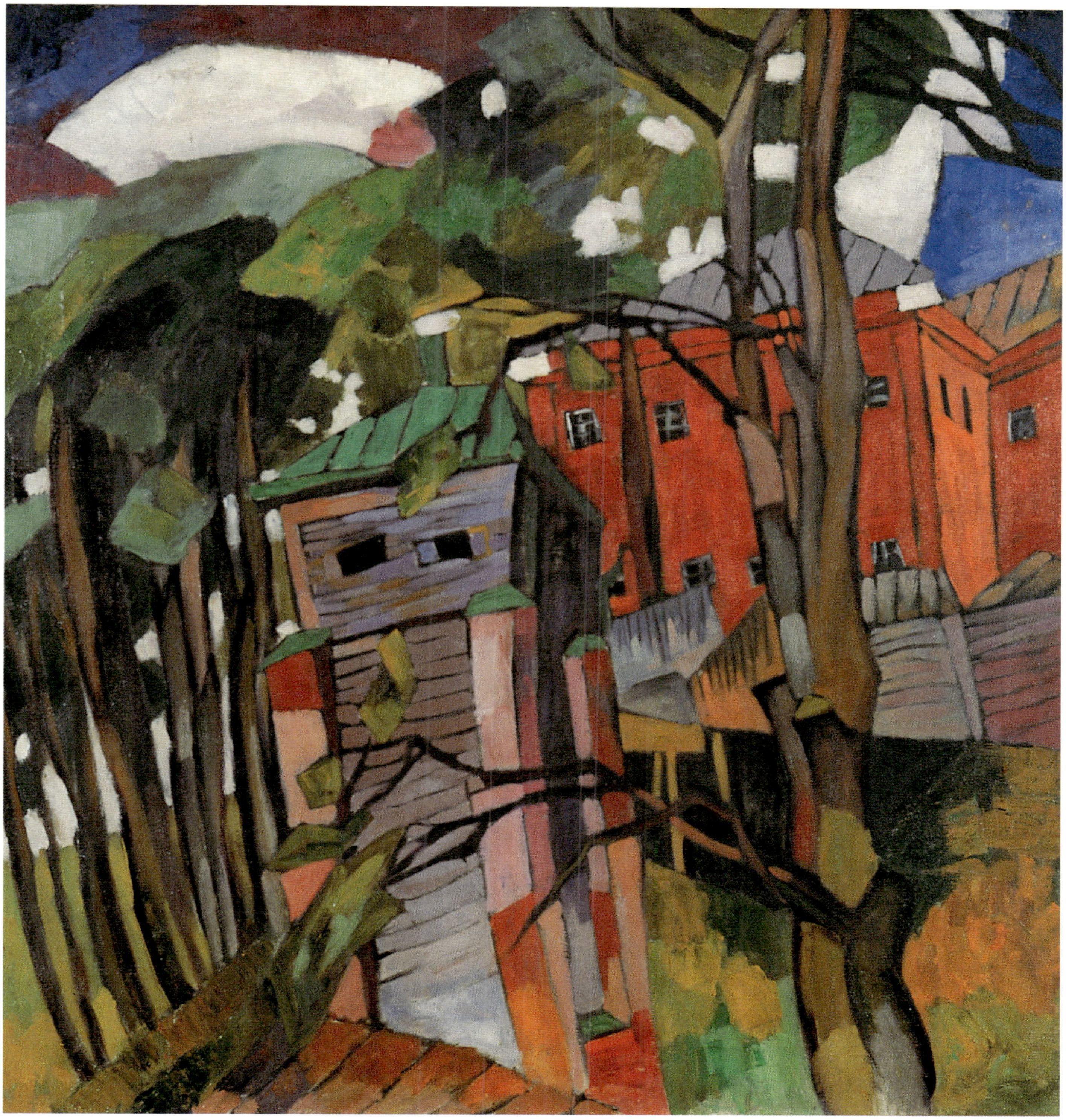

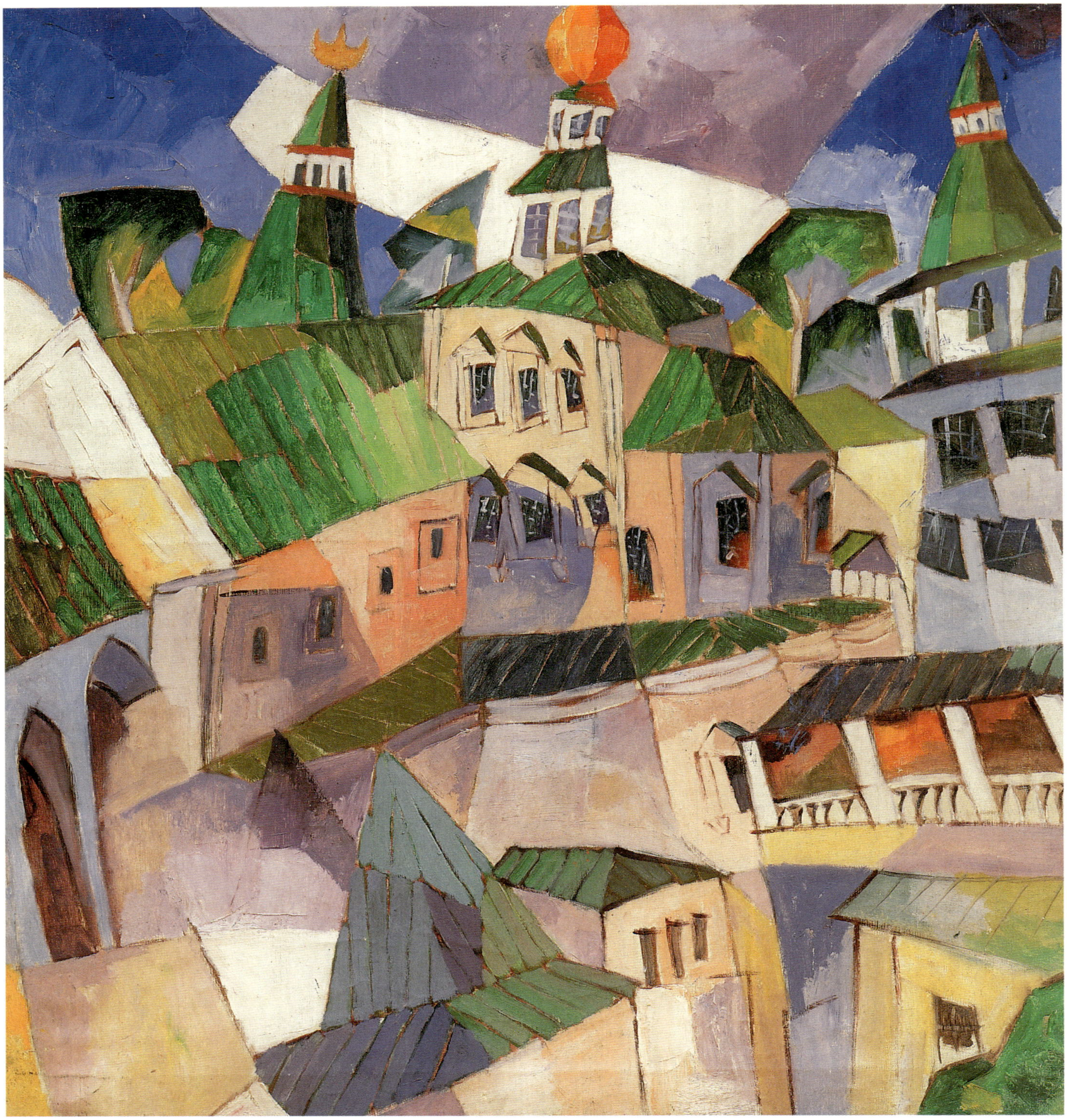

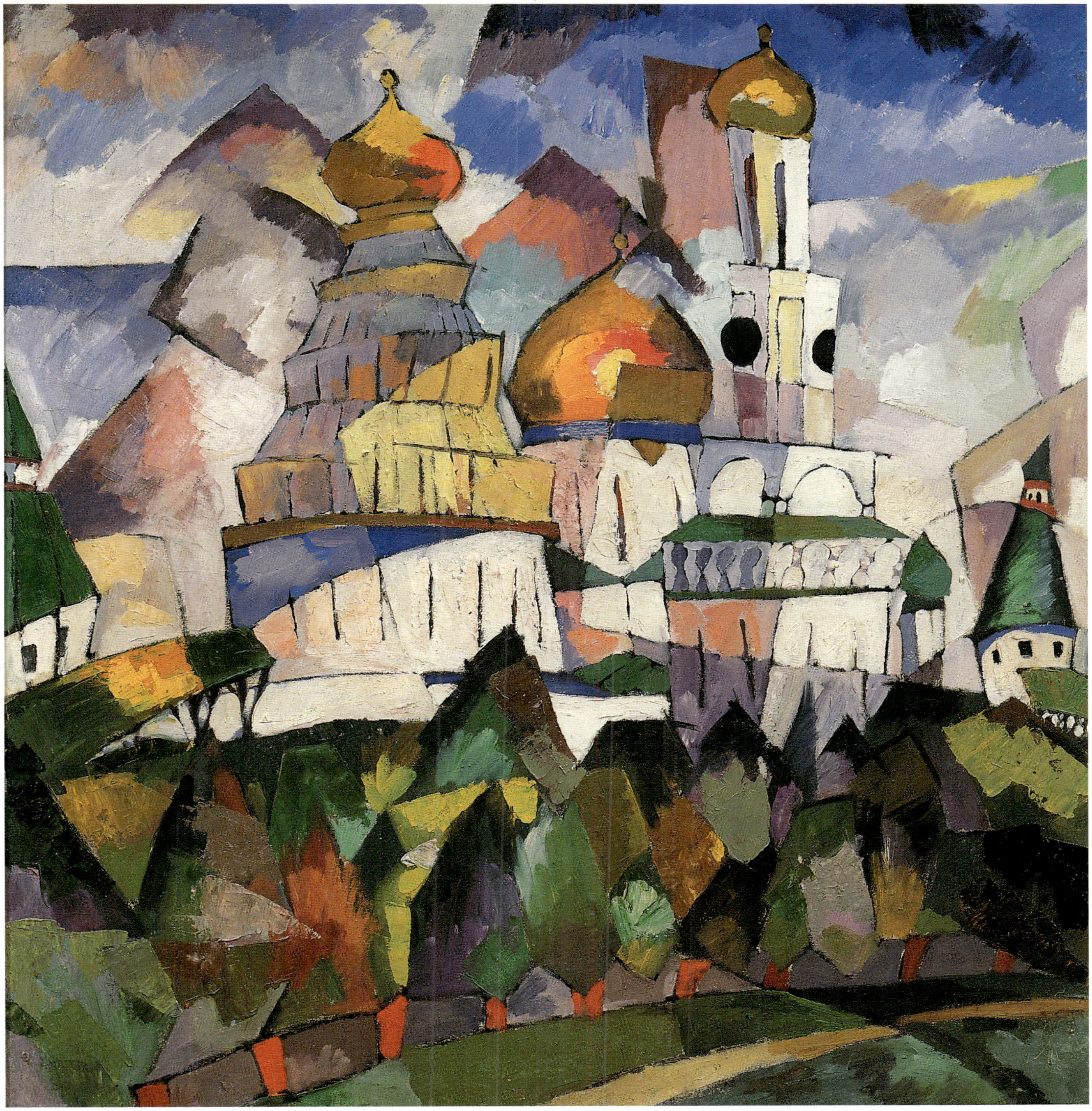

Kasimir Sewerinowitsch MALEWITSCH

1878 Kiew
1935 Leningrad

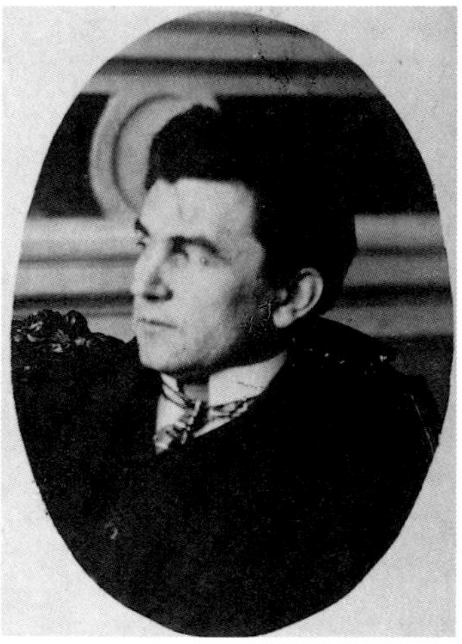

Malewitsch kam 1904 nach Moskau, wo er an der Kunstschule studierte. Ab 1910 war er auf allen wichtigen Ausstellungen in Moskau und St. Petersburg vertreten und gehörte den Künstlergruppen *Karo-Bube* und *Bund der Jugend* an. In den Jahren 1911 bis 1913 entwickelte er seine Variante der kubo-futuristischen Malerei, die er »Alogismus« nannte. In diesen Arbeiten sind verschiedene Gestaltungsmittel in einem Bild als Versatzstücke zusammengeführt. 1912 lernte er Michail Matjuschin kennen, der ihn und den Schriftsteller Alexej Krutschonych im Juli 1913 zur Ausrichtung einer futuristischen Oper einlud. Der *Sieg über die Sonne* setzte programmatisch das Ende der traditionellen ästhetischen Vorstellungen und einen radikalen künstlerischen Neubeginn in Szene. Auf der *Letzten futuristischen Ausstellung 0,10* in Petrograd stellte Malewitsch erstmals suprematistische Bilder aus. Von 1916 bis 1917 arbeitete er an der Herausgabe der Zeitschrift *Supremus,* in der die von einem kosmischen Weltverständnis getragene suprematistische Theorie umfassend dargestellt werden sollte. Anhänger Malewitschs wie Iwan Kljun oder Olga Rosanowa nahmen allerdings weniger den weltanschaulichen Hintergrund für sich in Anspruch, sie fanden über die Auseinandersetzung mit den formalen Aspekten des Suprematismus zur nichtfigurativen Malerei. Nach der Revolution arbeitete Malewitsch von 1918 bis 1919 im NARKOMPROS und wurde 1919 an die Kunsthochschule in Witebsk berufen, wo er 1920 eine suprematistische Schule, die UNOWIS ins Leben rief und dort bis 1922 lehrte. 1923 bis 1926 war Malewitsch Direktor des *Museums für Künstlerische Kultur* (MChK), das unter seiner Leitung 1924 zum *Institut für Künstlerische Kultur* (GINChUK) umstrukturiert wurde. 1927 besuchte Malewitsch das Bauhaus. Nach seiner Rückkehr arbeitete er an der *Staatlichen Akademie für Kunstwissenschaften* (GAChN), konnte aber seiner theoretischen Arbeit nicht mehr ungehindert nachgehen. 1929 wurde er wegen Differenzen über seinen künstlerischen Ansatz von der Institutsarbeit suspendiert und zog sich nach Kiew zurück, wo er an der Kunsthochschule lehren konnte. 1932 bis 1933 wurde ihm eine Arbeitsmöglichkeit im Experimentellen Laboratorium des Russischen Museums in Leningrad zugewiesen.

Schnitterin 1913

Öl auf Leinwand
60 x 68 cm
Herkunft: 1919 aus dem Staatlichen Museumsfond
Sh-469
Staatliche Kustodiew-Gemäldegalerie, Astrachan

Die Schnitterin füllt mit ihren vereinfachten voluminösen Körperformen beinahe den gesamten Bildraum. Ihr Körper ist wie die Garben im Hintergrund aus scharf konturierten Formen gebildet. Die rötliche Farbe ihrer Hände und Füße sowie des Gesichts bindet sie in den Raum ein und läßt sie als organischer Teil der Natur erscheinen. Die Bäuerin schneidet das Heu, und es scheint, als schneide sie direkt in den Raum und zerteile dabei die Formen des Bildes. Menschliche Arbeit und schöpferische Kraft werden in unmittelbaren Zusammenhang gebracht. Zugleich wirkt ihre Handlung mechanisch. Sie erinnert ans zeitgenössische Theater, in dem ähnlich automatisiert wirkende Figuren agieren. Mechanisches wurde mit einem verborgenen inneren Antrieb gleichgesetzt, der den wesenhaften Kern sowohl des Menschen als auch der Natur bildet. A. K.

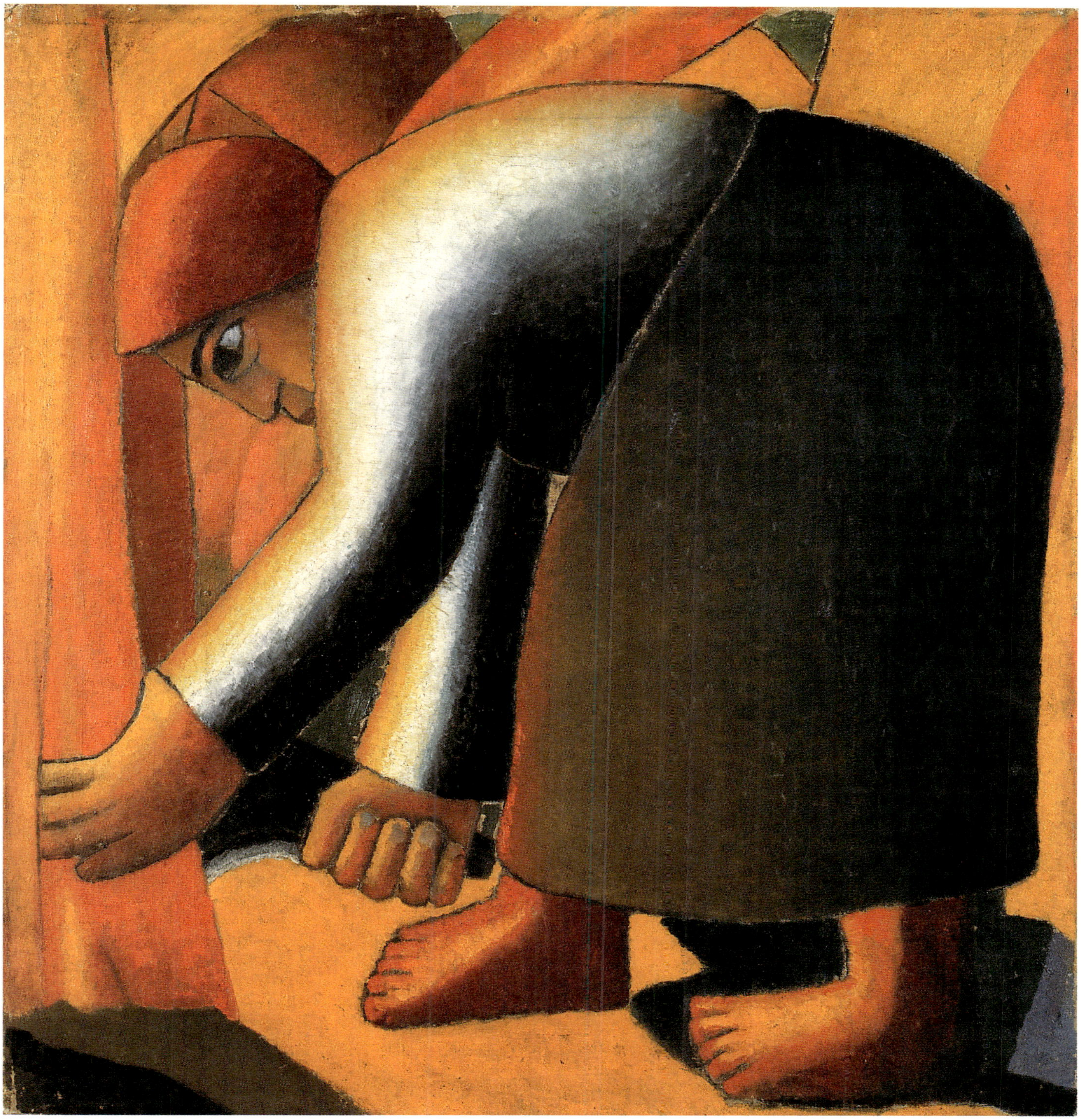

Kasimir MALEWITSCH

Portrait Kljuns 1913

Öl auf Leinwand
112 x 70 cm
Bezeichnet unten links: K. Malewitsch 1911
Herkunft: 1926 aus dem Museum für Künstlerische Kultur, Leningrad
ShB-1469
Staatliches Russisches Museum, St. Petersburg

Das Gesicht ist wie ein Heiligenbildnis aus der Ikonenmalerei frontal in die Bildfläche eingespannt. Es ist in Fragmente aufgebrochen und mit Teilen des ebenso zersplitterten Hintergrunds durchsetzt. Innen und Außen, Figur und Grund greifen ineinander. Malewitsch bezeichnete seine Bilder mit einem futuristischen Begriff als »Zaum-Realismus« – «Realismus der Übervernunft«. So wie in der futuristischen Dichtung das Wort in Laute zerfällt, um einen unmittelbaren Ausdruck zu schaffen, gerät in der Malerei der logische Bildaufbau ins Wanken. Malewitsch portraitiert seinen Künstlerfreund Iwan Kljun. Die brachiale Formzersplitterung und die Nähe zu altrussischen Heiligendarstellungen monumentalisieren das Bildnis. Der Portraitierte schaut mit einem Auge aus dem Bild, das andere scheint einen Einblick in das Innere des Schädels zu gewähren: Es besteht aus kleinteiligen Formen, die die fragmentarische Struktur des gesamten Bildes mikroskopisch wiederholen. Malewitsch verleiht dem Künstler neben dem Auge, das die äußere Welt sieht, ein »inneres« Auge, das in der Vorstellung ein Bild entwirft. A. K.

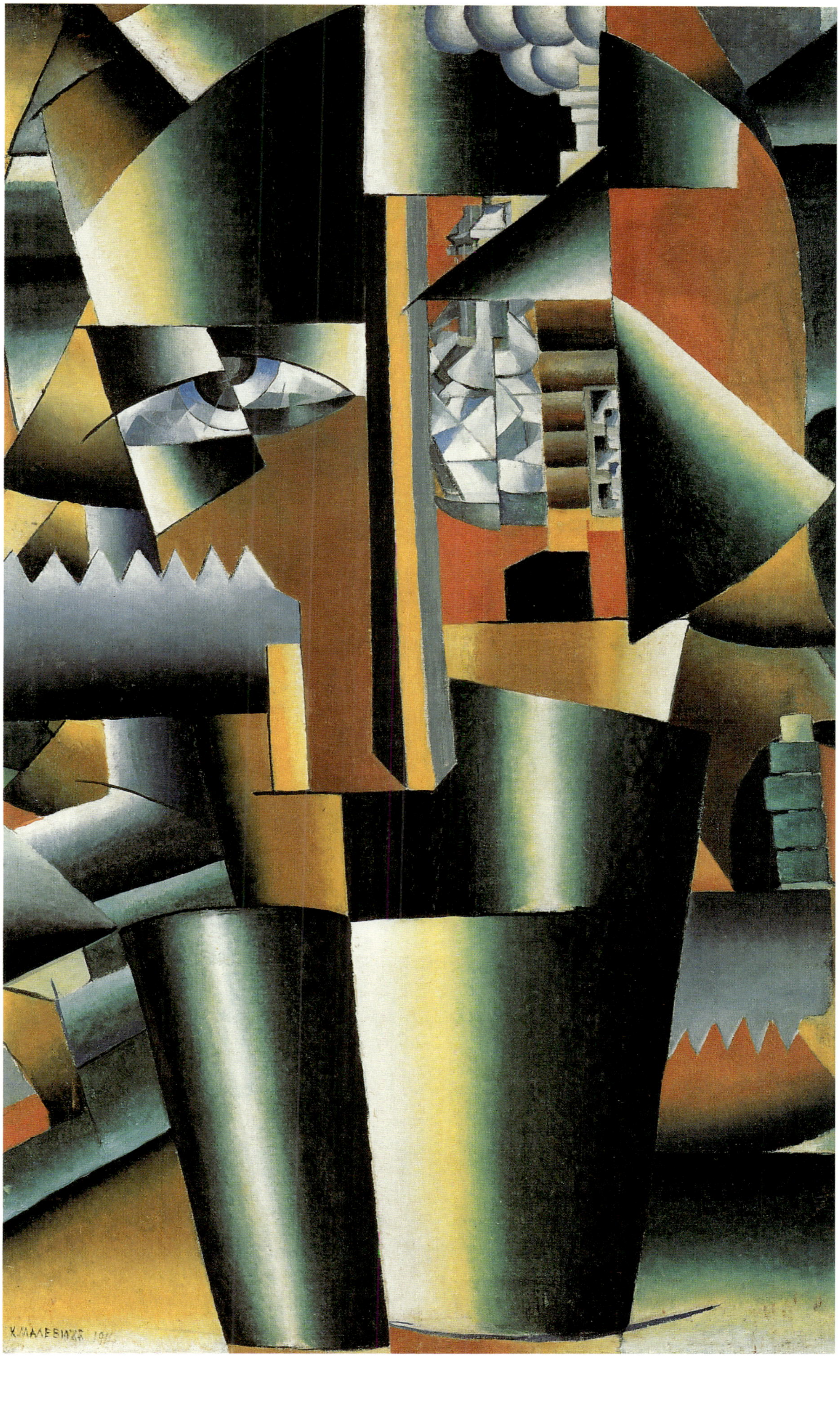

Komposition mit Gioconda 1914

Ölfarbe, Papier, Leinwand
62,5 x 49,3 cm
Bezeichnet unten links: Malewitsch
Text: Teilweise Sonnenfinsternis;
Wohnung zu vergeben; in Moskau.
Herkunft: 1990 aus der Sammlung N. N. Suetina, St. Petersburg
ShS-440
Staatliches Russisches Museum, St. Petersburg

In einem nur durch eine vertikale Linie angedeuteten Raum türmt sich ein vielteiliges Gebilde auf: Eine Reproduktion der *Mona Lisa,* Formenfragmente, die an kubistische Bilder erinnern, und zuoberst geometrische Farb-Formen sind wie zu einem Haufen übereinandergeschichtet. Die *Gioconda,* die in zeitgenössischen Diskussionen als das Beispiel für die abbildende Funktion der Malerei galt, ist mit zwei kräftigen roten Kreuzen ausgestrichen. Der darunter aufgeklebte Satz »Wohnung zu vergeben« macht unmißverständlich deutlich: Diese Art der Malerei ist überlebt, und es gilt, ihren Platz neu zu besetzen. Aus der Ansammlung von Formen treten ein weißes und ein schwarzes Rechteck hervor. Die Wörter »Teilweise Sonnenfinsternis« verweisen auf die Oper *Sieg über die Sonne,* in dem die Sonne als Sinnbild für traditionelle ästhetische Vorstellungen auftauchte; sie kommentieren das Bild ironisch: Sowohl das Chaos der Formen als auch das tiefschwarze Rechteck »verdunkeln« die traditionellen Werte der Malerei. A. K.

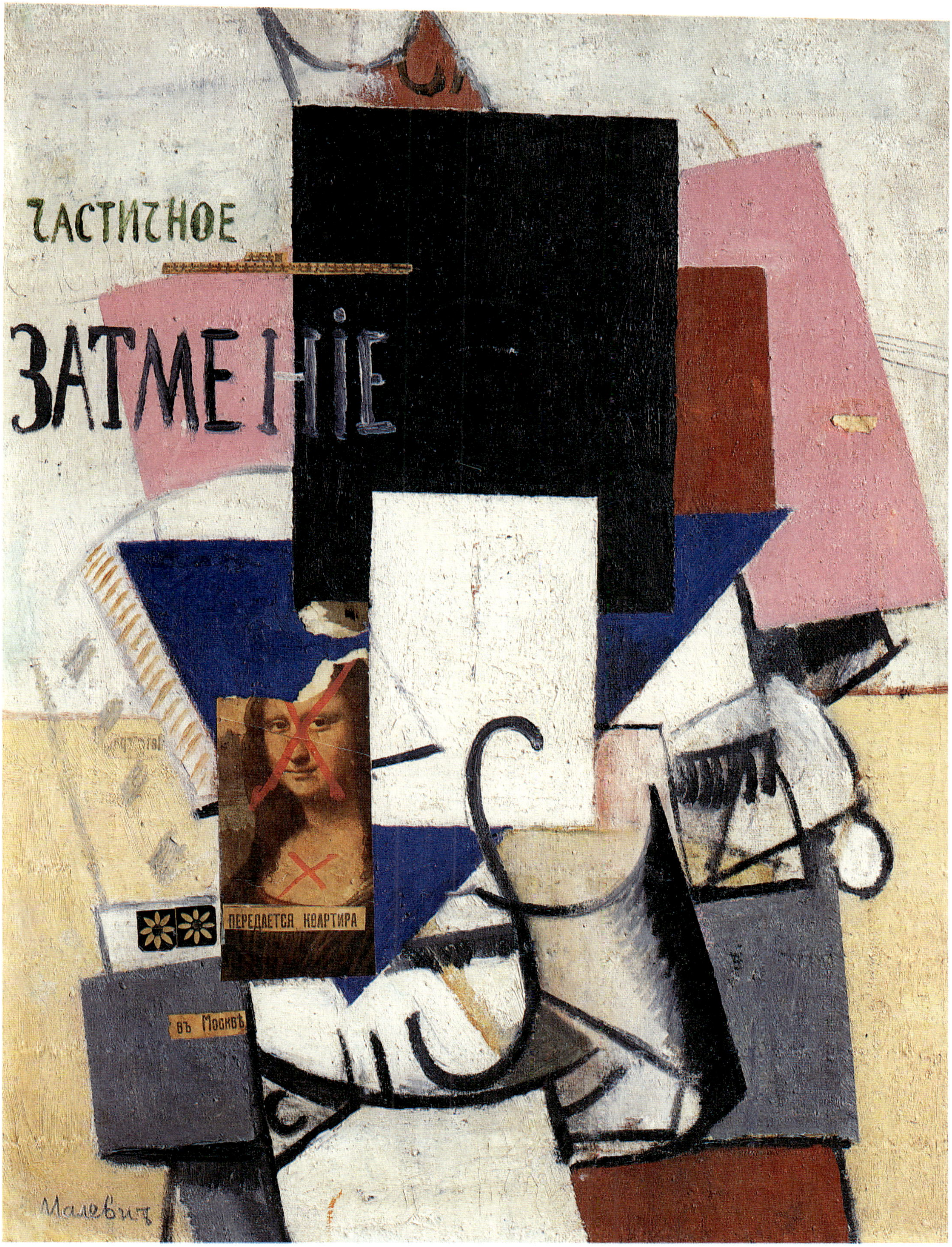

ЧАСТИЧНОЕ
ЗАТМЕНІЕ
ПЕРЕДАЕТСЯ КВАРТИРА
въ Москвѣ
Малевичъ

Suprematismus 1915

Öl auf Leinwand
53,5 x 53,7 cm
Bezeichnet rückseitig: Malewitsch No 2700 K.R.T.G.
Herkunft: 1961 aus dem Regionalen Landeskundemuseum Iwanowo, dorthin 1929 aus der Staatlichen Tretjakow-Galerie, Moskau
ShS-786
Regionales Kunstmuseum, Iwanowo

Aus dem Quadrat leitete Malewitsch das Formenrepertoire seiner suprematistischen Malerei ab: Durch Teilung entstehen Rechtecke, die sich immer weiter zu Balken und Linien reduzieren lassen.

Farbe und Form sind in Malewitschs Malerei selbständig geworden. Er definiert Kunst als »die Fähigkeit, eine Konstruktion zu schaffen, die der Wechselbeziehung von Formen und Farben entspringt und nicht auf einem ästhetischen Urteil über die Schönheit der Komposition beruht, *sondern auf dem Gewicht, Geschwindigkeit und der Bewegungsrichtung.*« [1] Das frühe suprematistische Bild aus Iwanowo macht Malewitschs Theorie geradezu lehrbuchhaft anschaulich. Der weiße Grund wird zum unendlichen Raum, in dem sich die Farbflächen bewegen, als seien sie schwerelos. C. H.

1] Kasimir Malewitsch: *Vom Kubismus und Futurismus zum Suprematismus. Der neue Realismus in der Malerei,* Moskau 1916; vgl. in diesem Katalog, S. 262.

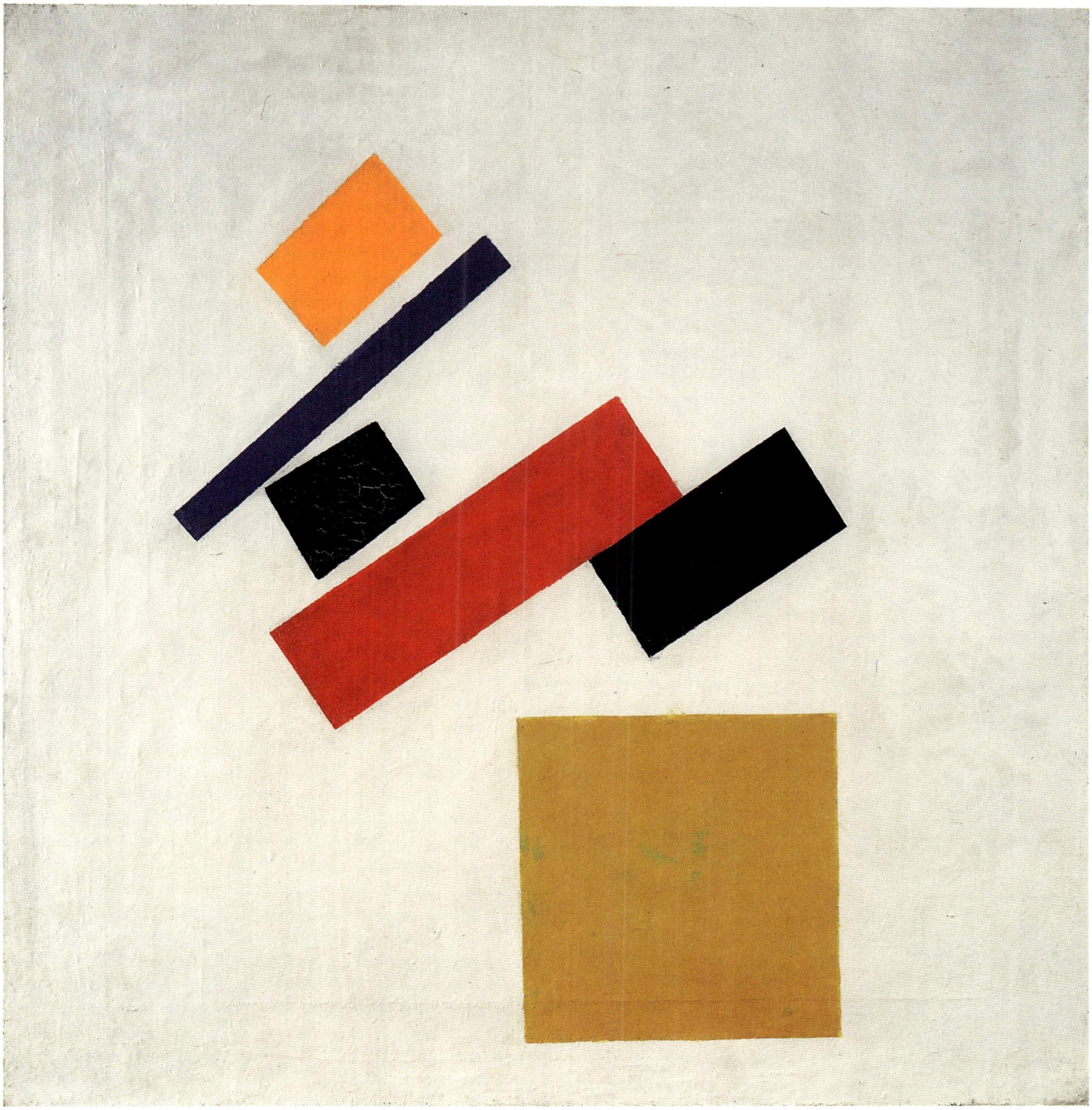

Kasimir MALEWITSCH

Suprematismus (Supremus 56) 1916

Öl auf Leinwand
80,5 x 71 cm
Bezeichnet rückseitig: Supremus Nr. 56
K. Malewitsch Moskau 1916
Herkunft: 1920 aus der Abteilung für Bildende Künste des NARKOMPROS
ShB-1421
Staatliches Russisches Museum, St. Petersburg

Malewitsch nannte die Farbflächen in seinen Gemälden »lebendige Formen«. Neben Bildern, in denen nur wenige, einfache Formen zueinander in Beziehung gesetzt werden, gibt es kleinteilige und vielfarbige Konstruktionen. Durch die Farben entsteht der Eindruck von Bewegung der Formen im tiefenlosen (oder unendlich tiefen) Raum des weißen Bildgrundes. Es scheint, als ob die einzelnen Elemente ein Eigenleben führten und ständig ihre Position veränderten. Sie verbildlichen die Vorstellung von der Auflösung der Gegenstandswelt in reine Energie. In seinen konsequent gegenstandslosen Gemälden sah Malewitsch die Rückführung der Kunst auf sich selbst. Er proklamierte mit ihnen die Befreiung »vom spießigen Gedanken des Sujets« und den Beginn des neuen malerischen Realismus oder auch »Suprematismus«. Mit dieser Benennung wollte der Künstler die Vorherrschaft (lat. supremus) der reinen Empfindung gegenüber der Wahrnehmung der Wirklichkeit zum Ausdruck bringen. Dank der reinen Empfindung könne sich der Betrachter im Einklang mit der kosmischen Wirklichkeit fühlen.[1] C. H.

1] Kasimir Malewitsch: *Vom Kubismus und Futurismus zum Suprematismus. Der neue Realismus in der Malerei*, Moskau 1916; vgl. in diesem Katalog, S. 259-271.

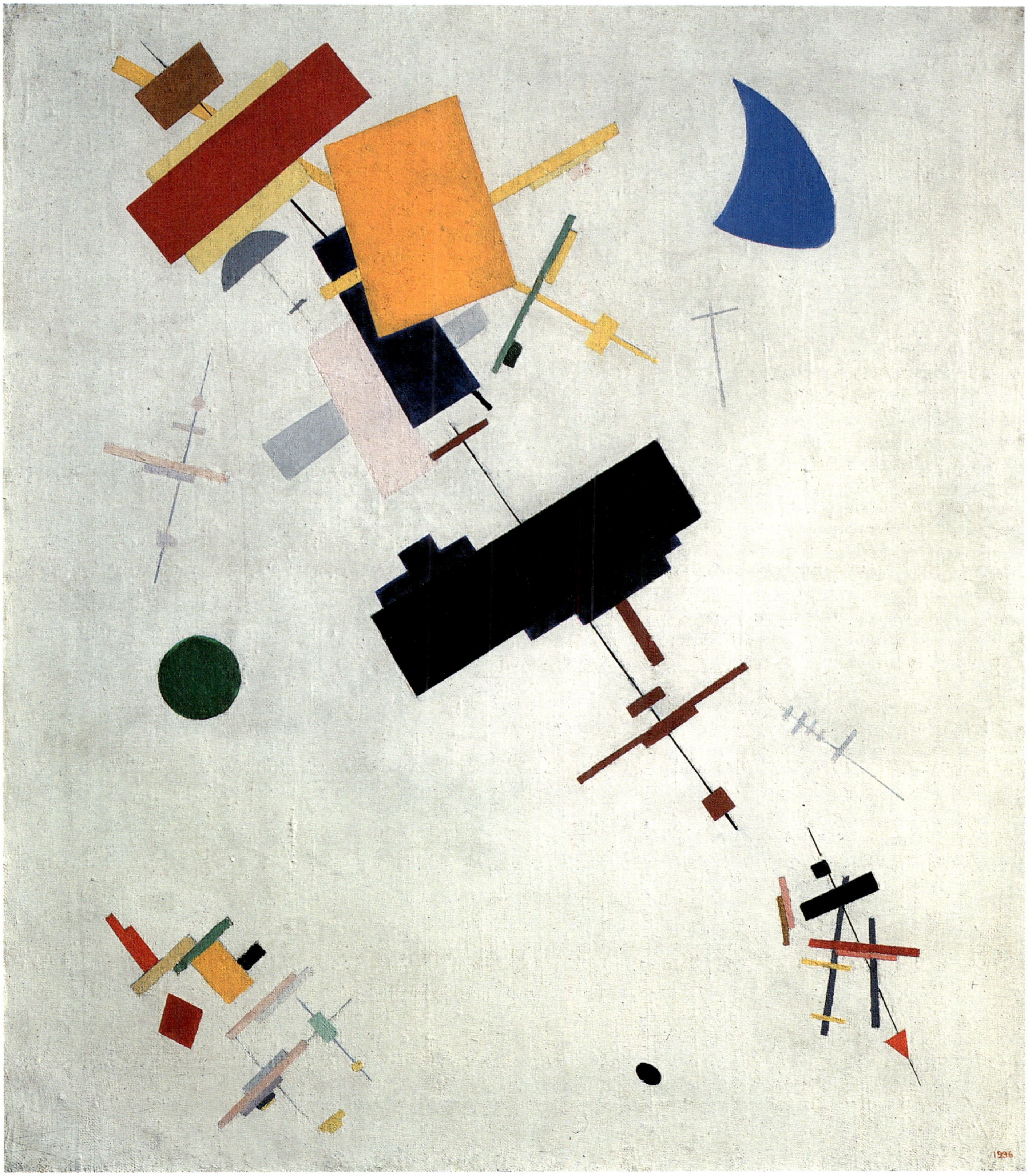
1936

Kasimir MALEWITSCH

Suprematismus (Skizze) 1920

Öl auf Leinwand
70 x 48 cm
Herkunft: 1991 aus dem Regionalen Landeskundemuseum Tula, dorthin 1926 aus dem Künstlerisch-Industriellen Technikum, Tula
Sh-111
Regionales Kunstmuseum, Tula

In seinen suprematistischen Gemälden erzeugt Malewitsch häufig Spannung, indem er die Formen so anordnet, daß sie der Erdanziehungskraft widersprechen. Schwerelos steigt die kompakte schwarze Fläche nach oben, während der dünne Balken Stabilität herstellt. Er verbindet die Schenkel des Rahmens miteinander und macht so die Rahmenleisten zum Bestandteil der Konstruktion. Damit wird der Bildträger als Objekt reflektiert, wie es in diesen Jahren am radikalsten Tatlin mit seinen Konterreliefs getan hat. C. H.

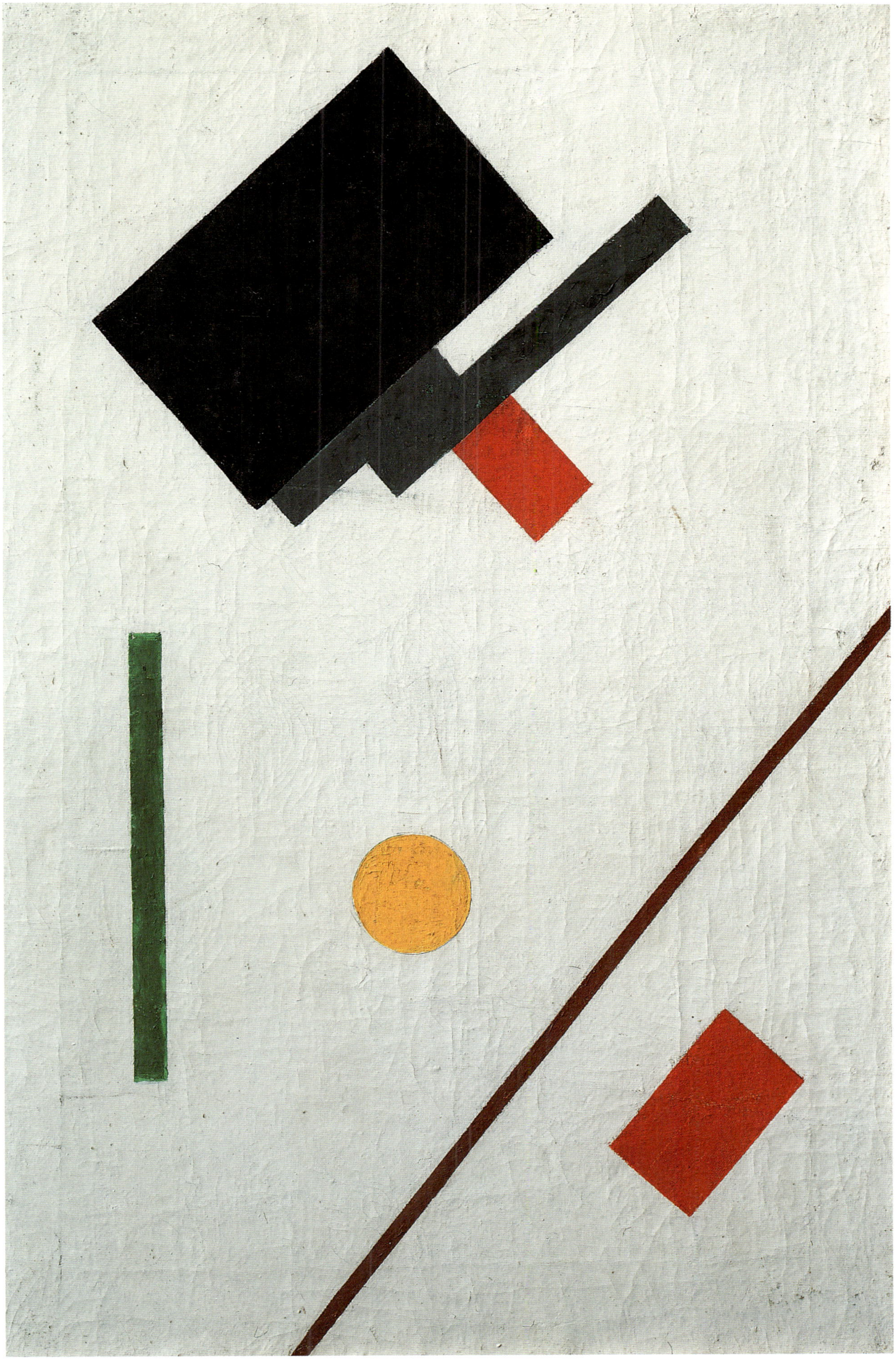

Vier Quadrate um 1915

Öl auf Leinwand
49 x 49 cm
Herkunft: 1929 aus dem Staatlichen Museumsfond
Sh-1089
Staatliches Radischtschew-Kunstmuseum, Saratow

In seiner Schrift *Vom Kubismus und Futurismus zum Suprematismus* schrieb Malewitsch: »Das Quadrat ist keine unbewußte Form. Es ist das Werk der intuitiven Vernunft. Das Antlitz der neuen Kunst! Das Quadrat ist ein lebendiges Zarenkind. Der erste Schritt des reinen Schöpferischen in der Kunst.« 1]

1] Vgl. in diesem Katalog, S. 269.

Kasimir MALEWITSCH

Schwarzes Quadrat um 1923

Öl auf Leinwand
106 x 106 cm
Bezeichnet rückseitig: K. Malewitsch 1913 g; auf dem Rahmen: K. Malewitsch kwadrat N 1
Herkunft: 1936 von den Erben des Künstlers
ShB-9484
Staatliches Russisches Museum, St. Petersburg

Abb. S. 188

Schwarzes Kreuz um 1923

Öl auf Leinwand
106 x 106 cm
Bezeichnet rückseitig: K. Malewitsch 1913
Herkunft: 1936 von den Erben des Künstlers
ShB-9485
Staatliches Russisches Museum, St. Petersburg

Abb. S. 189

Schwarzer Kreis um 1923

Öl auf Leinwand
105 x 105 cm
Bezeichnet rückseitig: K. Malewitsch 1913 g; auf dem Rahmen: werch [oben] N 3 krug [Kreis]
Herkunft: 1936 von den Erben des Künstlers
ShB-9472
Staatliches Russisches Museum, St. Petersburg

Das *Schwarze Quadrat* geht auf eine Bühnendekoration zurück, die Malewitsch 1913 für die Oper *Sieg über die Sonne* schuf. Zwei Jahre später zeigte er auf der *Letzten futuristischen Ausstellung 0,10* erstmals seine suprematistischen Gemälde, darunter auch das legendäre *Schwarze Quadrat,* das sich heute in der Moskauer Tretjakow-Galerie befindet.

Quadrat, Kreuz und *Kreis* wiederholen und variieren das programmatische Bild von 1915 in großem Format. Malewitsch malte die Bilder wahrscheinlich erst in den zwanziger Jahren, obwohl er sie selbst mit 1913 auf das Jahr der Erfindung des *Schwarzen Quadrats* datierte. Aus der Grundform des Quadrats läßt sich durch Teilung das Kreuz und durch Drehung um einen Mittelpunkt der Kreis herleiten. Damit faßt dieses Triptychon gewissermaßen das Grundvokabular des Suprematismus zusammen.

Malewitsch schuf mit dem *Schwarzen Quadrat* ein Bild, das zugleich ganz Objekt und ganz Idee ist: Es kann als Ding, das ausschließlich eine Anordnung von zwei Flächen präsentiert, gesehen werden. Zugleich ist es eine gedankliche Konstruktion, da die Stellung von Figur und Grund und damit die Anordnung im Raum völlig offen ist. Die schwarze Fläche kann sowohl vor dem weißen Grund schweben als auch fest in sie eingefügt sein; sie ist zugleich dichte Wand wie Öffnung in einen unendlichen lichtlosen Raum. C. H.

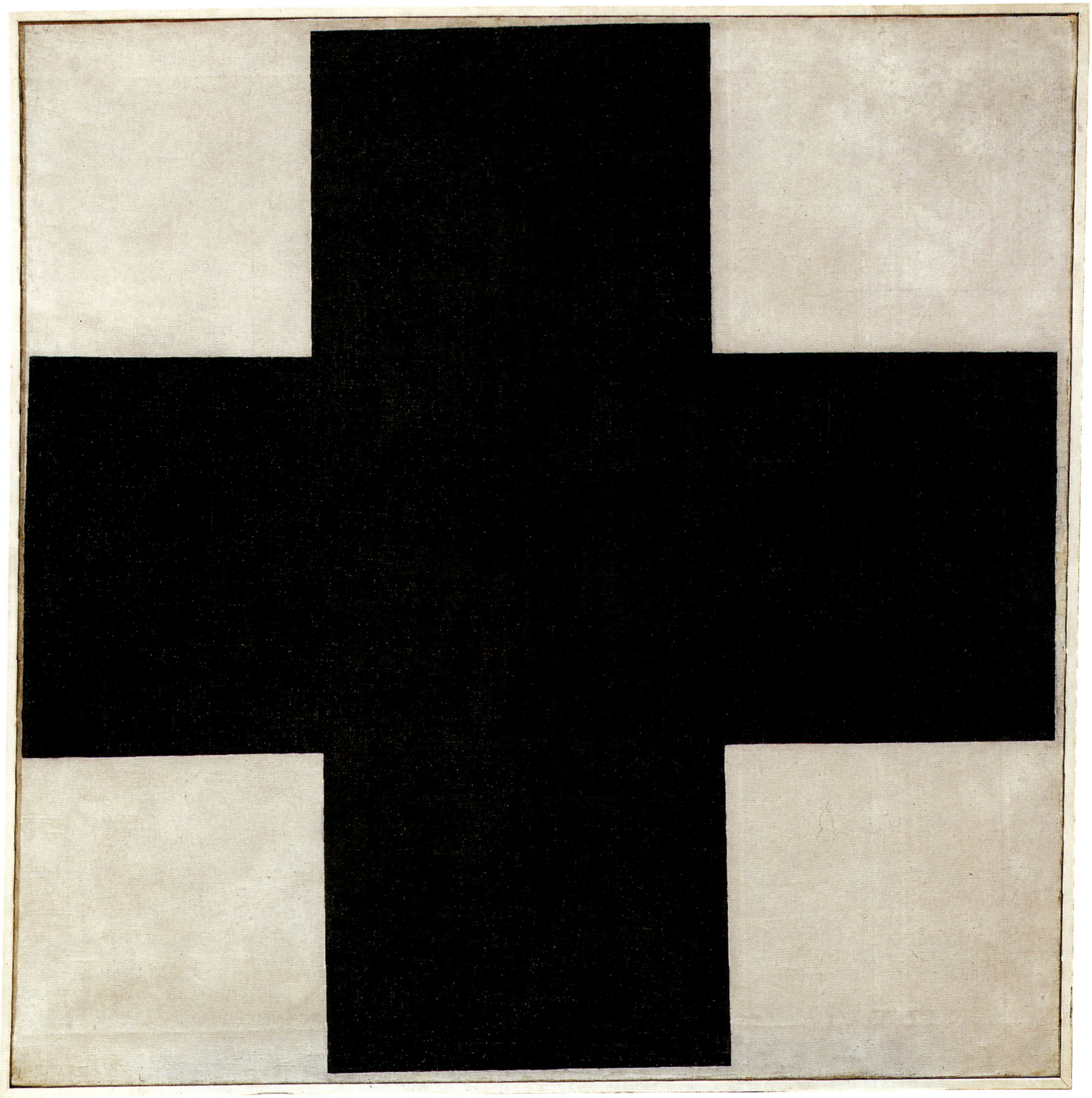

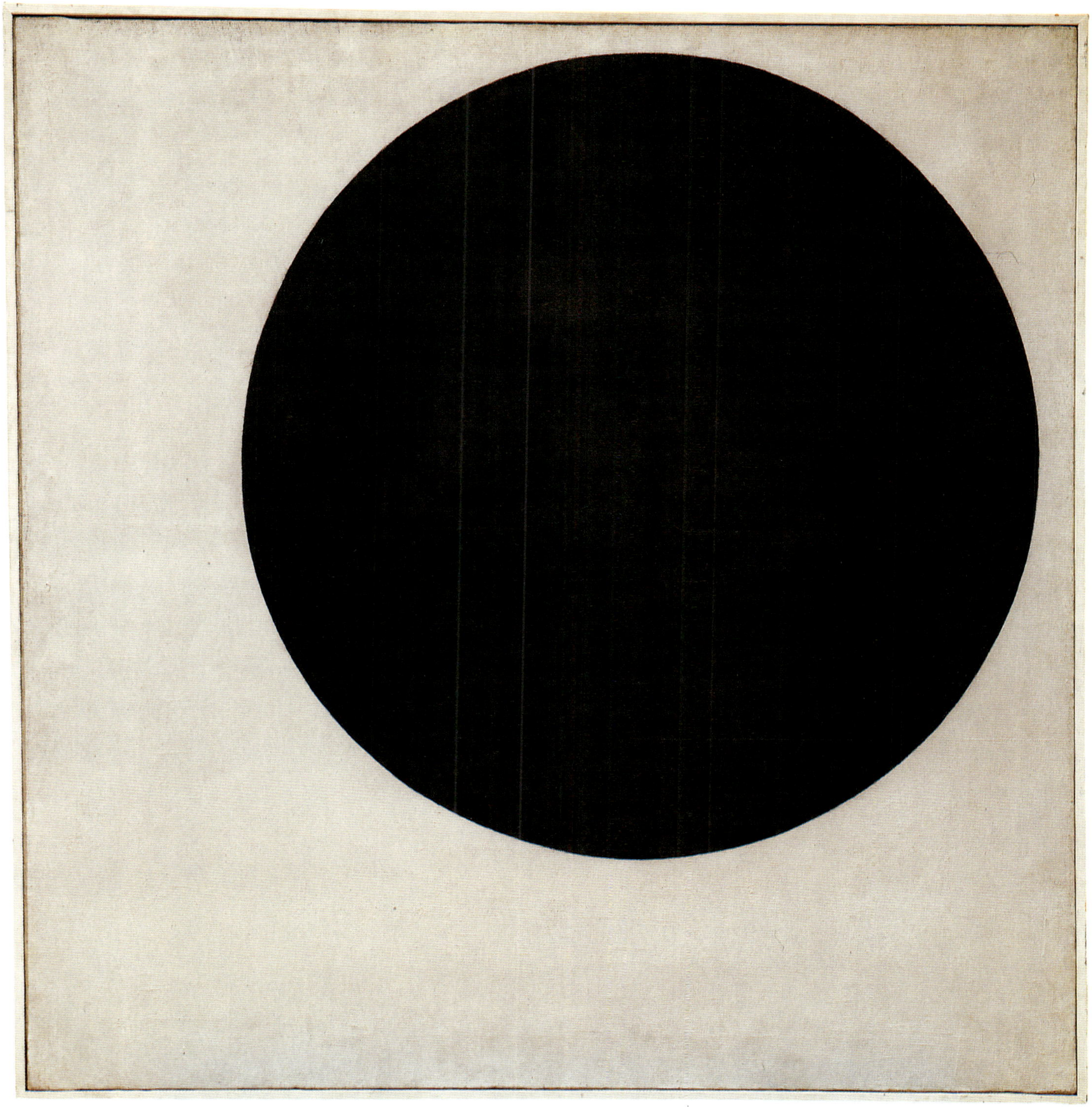

Ilja Iwanowitsch MASCHKOW

1881 Stanzija Michailowskaja im Dongebiet
1944 Moskau

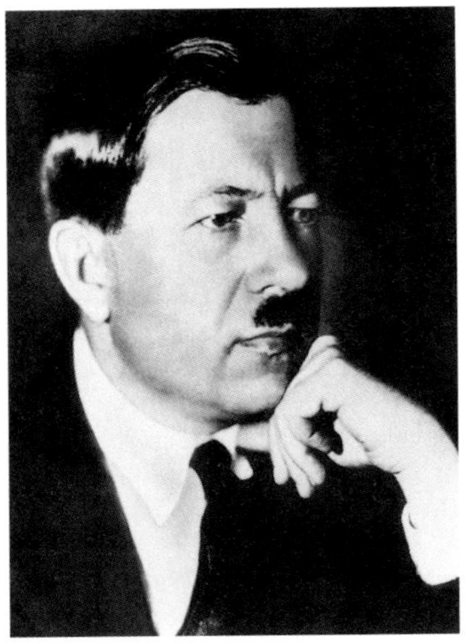

Ilja Maschkow studierte von 1900 bis 1909 an der Moskauer Kunsthochschule bei den Spätimpressionisten Serow und Korowin. Bereits 1904 gründete er ein eigenes Atelier, in dem er bis 1917 auch unterrichtete. 1910 bis 1917 stellte er mit Unterbrechungen bei der *Welt der Kunst* in St. Petersburg aus und gehörte zu den Gründungsmitgliedern des *Karo-Buben.* Die *Karo-Buben* wollten eine nationale Anbindung ihrer Kunst im Unterschied zur *Welt der Kunst* nicht durch historisierende Motive herstellen, sondern indem sie auf Volkskunst Bezug nahmen. Maschkow verarbeitete in seiner Kunst die Malerei der Ladenschilder, die das zeitgenössische Stadtbild prägten und die für ihn in vorbildlicher Weise malerische Direktheit ausdrückten. Nach der Revolution übte er von 1918 bis 1930 eine Lehrtätigkeit an den WChUTEMAS aus. Außerdem leitete er bis 1929 das Zentralbüro der AChRR *(Assoziation der Künstler des revolutionären Rußland).*

Portrait eines Jungen mit bemaltem Hemd 1909

Öl auf Leinwand
119,5 x 80 cm
Bezeichnet oben links: Ilja Maschkow
Herkunft: 1926 aus dem Museum für Künstlerische Kultur, Leningrad
ShB-1499
Staatliches Russisches Museum, St. Petersburg

Aus der Künstlergruppe *Karo-Bube* ragt Maschkow durch seine Energie, sein Temperament und seine Liebe zur Natur hervor. In seinen frühen Gemälden, zu denen auch dieses Bildnis gehört, fließen die zwei Quellen zusammen, die sein Schaffen bestimmten: die Begeisterung für die Kunst der Pariser Fauves und die tiefe Verbundenheit mit der russischen Volkskunst. Die typischen Blumenornamente, die sich vor allem in der Gebrauchskunst, etwa auf Tabletts finden lassen, bestimmen hier nicht nur den Hintergrund, sondern ergreifen regelrecht Besitz vom Motiv. Darüber hinaus offenbart das Gemälde auch Maschkows Interesse an der städtischen Folklore, an den buntbemalten Ladenschildern und der Jahrmarktsphotographie. Die Pose, in der sich der Junge präsentiert, und der aufmerksam aus dem Bild gerichtete Blick lassen an dieses Volksvergnügen denken, das damals in den Städten sehr beliebt war. Je. B.

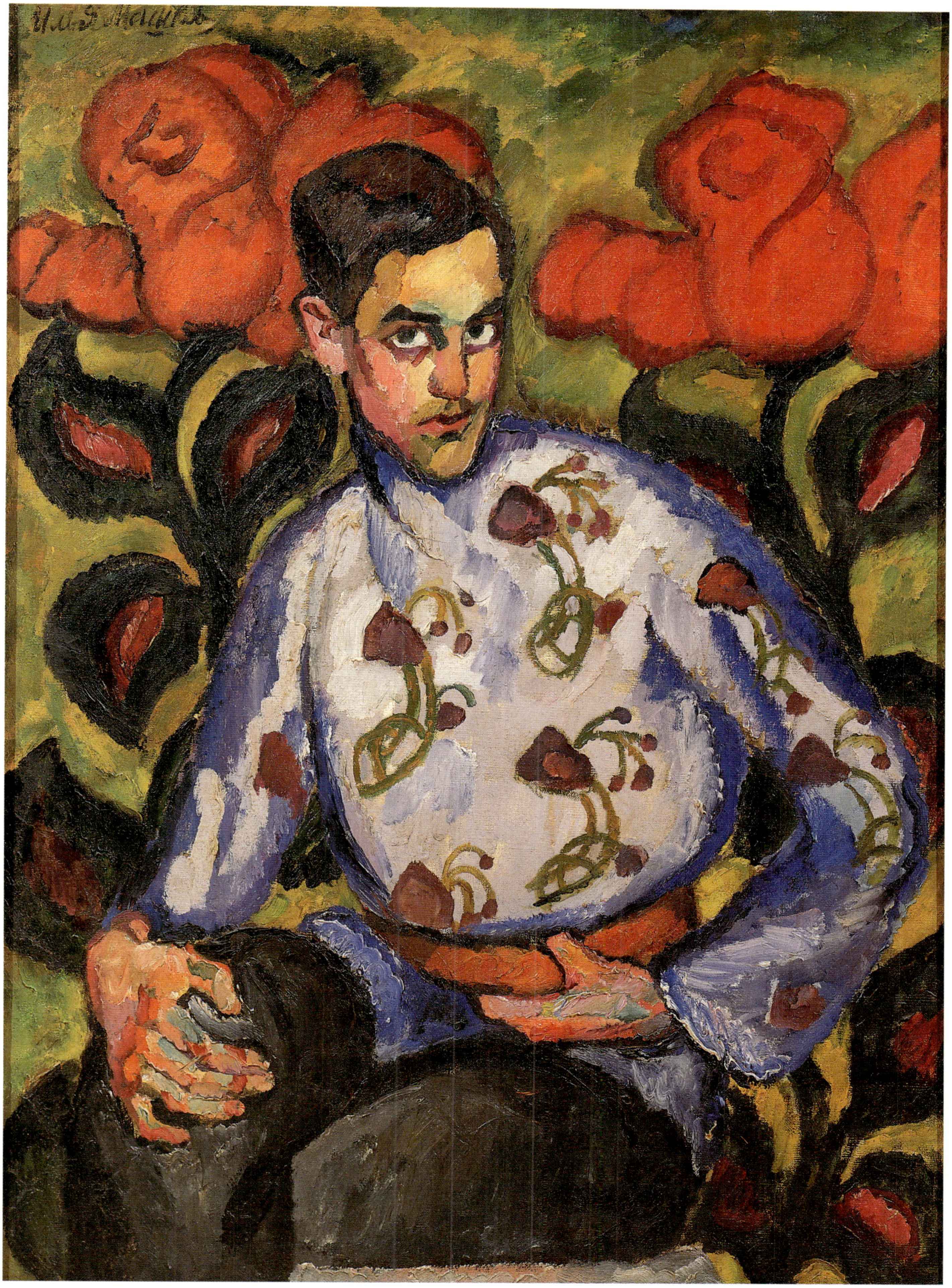

Ilja MASCHKOW

Selbstportrait und Portrait des Künstlers Pjotr Kontschalowski
1910

Öl auf Leinwand
208 x 270 cm
Bezeichnet unten links: Ilja Maschkow 1910
Herkunft: 1986 aus der Sammlung S. A. Schuster, Leningrad
ShB-11323
Staatliches Russisches Museum, St. Petersburg

Das Bild richtet sich wie ein Theaterstück oder eher noch wie ein Schaubudenstück possenhaft, frech und herausfordernd an das Publikum. Maschkow spielt hier ironisch auf das Genre des Paradeportraits an. Er arrangiert »sprechende« Requisiten, die eine Vorstellung von den unterschiedlichen Vorlieben der Künstler geben sollen. Da stehen riesige Bände über *Cézanne, Die Kunst, Ägypten, Griechenland und Italien* sowie die *Bibel* auf dem Bord über dem Klavier. Hanteln liegen auf dem Fußboden. Noten spanischer Romanzen und eines Fandango werden ebenso bereitgehalten wie Kaffee und Cognac. Beide Kraftmaxe halten sich bereit, das Publikum zu unterhalten – womit auch immer. Maschkow stellte dieses Bild in der ersten Ausstellung der *Karo-Buben* aus, und es ging ihm zweifellos darum, Aufsehen zu erregen. Sein Künstlerfreund Lentulow erinnerte sich später: »Ich wußte, daß Maschkow sich einige Tage zuvor in aller Eile etwas ausgeklügelt hatte, er wollte lieber raketenhaft verblüffen als irgendetwas Seriöses liefern.« **1]** Die beiden ovalen Bilder im Hintergrund zeigten ursprünglich Portraits der Ehefrauen, die aber im letzten Moment vor der Vernissage auf deren Drängen mit Blumensträußen übermalt wurden. Je. B.

1] A. W. Lentulow: *Erinnerungen*, Manuskript, zit. n.: Gleb G. Pospelow: *Moderne russische Malerei – Die Künstlergruppe Karo-Bube*, Stuttgart 1985, S. 71.

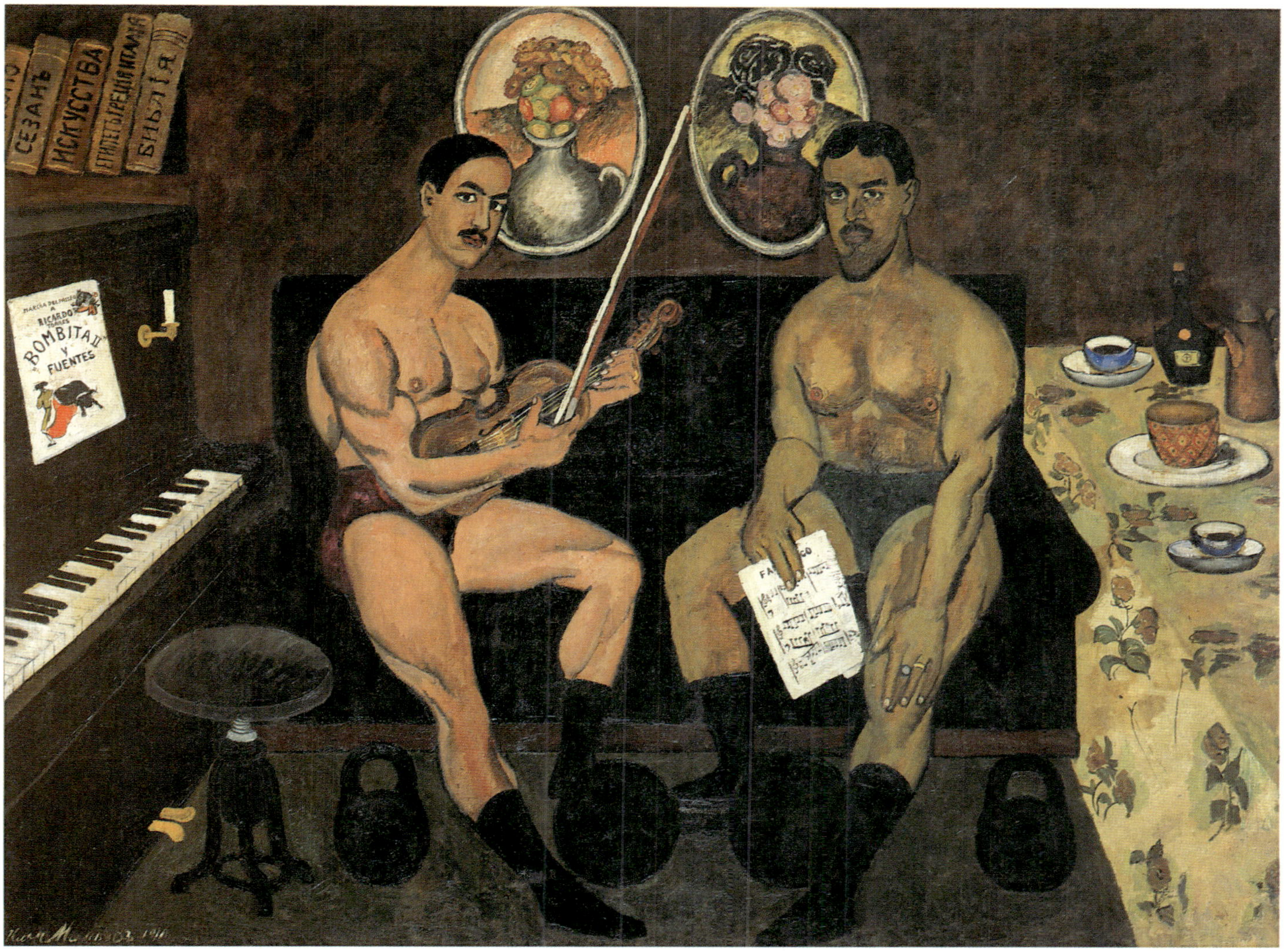
СЕЗАНЪ
ИСКУССТВА
БИБЛІЯ
RICARDO
BOMBITA II
Y
FUENTES

Ilja MASCHKOW

Stilleben Brote 1912

Öl auf Leinwand
105 x 133 cm
Bezeichnet oben links: Ilja Maschkow
Herkunft: 1929 aus dem Museum für Malerische Kultur, Moskau
ShB-1725
Staatliches Russisches Museum, St. Petersburg

Einer der führenden Kunstkritiker jener Zeit schrieb: »Nur Moskau besitzt eine solche Fülle an Farben, daß dort der *Karo-Bube* geboren werden konnte; Moskau mit seinen Delikatessen am Ochotny Rjad [Straße mit Verkaufsbuden; d. Übers.] und mit all den vielen Menschen und Dingen«. Das Stilleben *Brot* ist in dieser Beziehung ein klassisches Beispiel der Moskauer Malerei. Die unterschiedlichsten Backwaren, deutlich größer als in natura, vermitteln Vielfalt und Überfluß – ganz so, wie das Ladenschild eines Bäckers werben würde (vgl. S. 10).

Je. B.

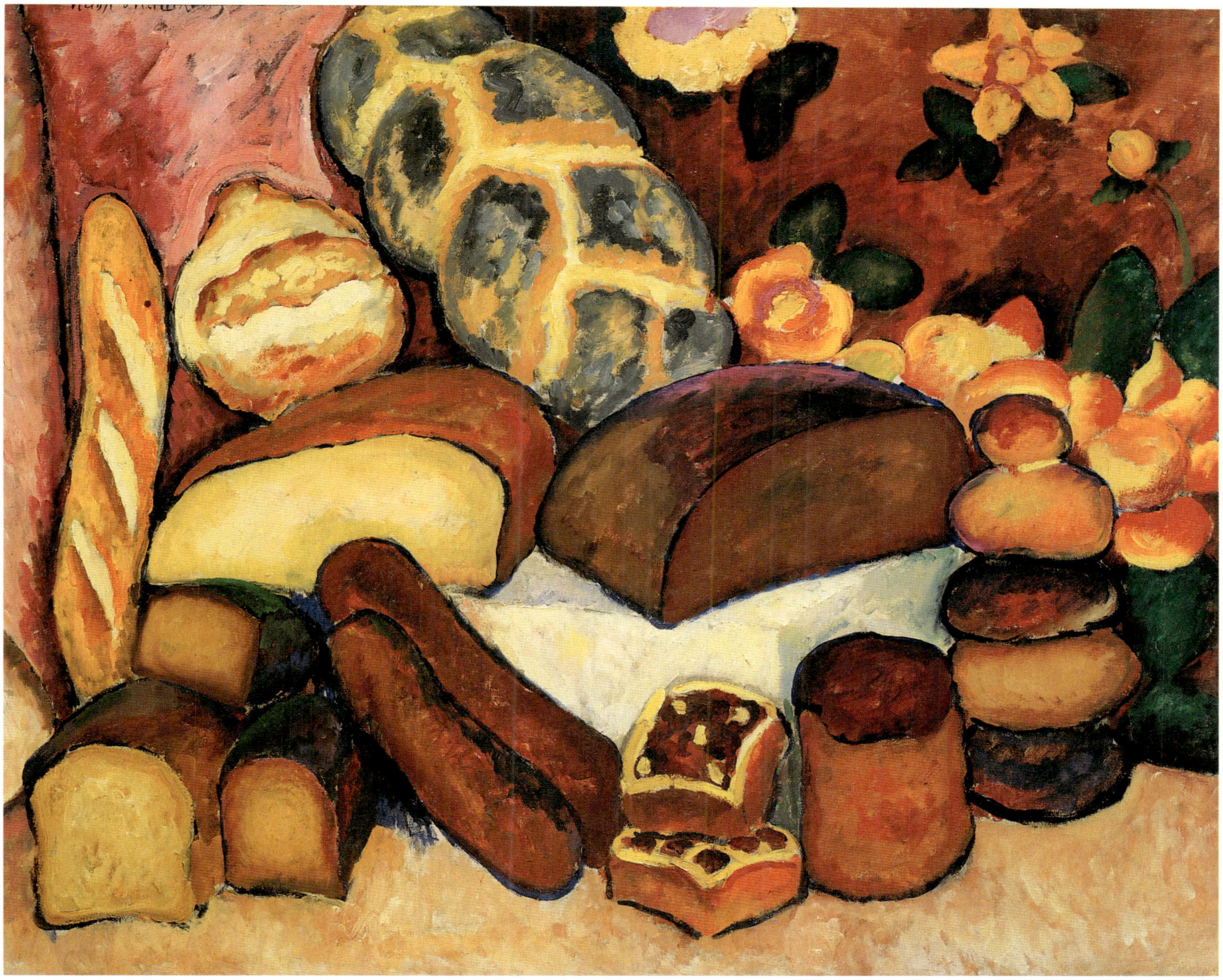

Ilja MASCHKOW

Stilleben 1912-1913

Öl auf Leinwand
100 x 127 cm
Bezeichnet oben links: Ilja Maschkow
Herkunft: 1925 aus dem Staatlichen Museumsfond
Sh-1030
Staatliches Radischtschew-Kunstmuseum, Saratow

Der »Moskauer Matisse« wurde Maschkow genannt; in Schtschukins und Morosows Sammlungen war der französische Kolorist mit seinen schönsten Gemälden zu sehen. Wie er trug auch Maschkow seine reinen, starken Farben in breiten und kräftig konturierten Flächen auf. Und wie Matisse verschränkte auch Maschkow immer wieder plastische Gegenstände mit gemalten Bildern im Hintergrund. Hier ist es eine märchenhafte Szene, in der sich ein Reiter einer halbnackten Wilden nähert – Gauguins Tahiti auf Russisch nacherzählt. Davor ist ein verschwenderisches Früchtestilleben arrangiert. Maschkow verbindet in der Komposition vordere und hintere Bildebene; die Knie der bekrönten Frau wiederholen die Rundungen der Pfirsiche, der Reiter schreitet geradezu über den Teller mit Birnen. Ein bedeutendes Bild von Matisse, *Fruits, fleurs, panneau, La Danse,* auf dem er eine Variante seines Gemäldes *La Danse* in den Hintergrund eines Stillebens stellt, befand sich damals bereits in der Moskauer Sammlung Schtschukins. Ob Brote oder Früchte – in Maschkows Malerei kommt es nicht darauf an, die Gegenstände in ihrer Oberfläche der Wirklichkeit anzunähern. Jeder Gegenstand ist eine eigene Farbform, und die darf ruhig aussehen, als sei sie aus Pappmaché. C. H.

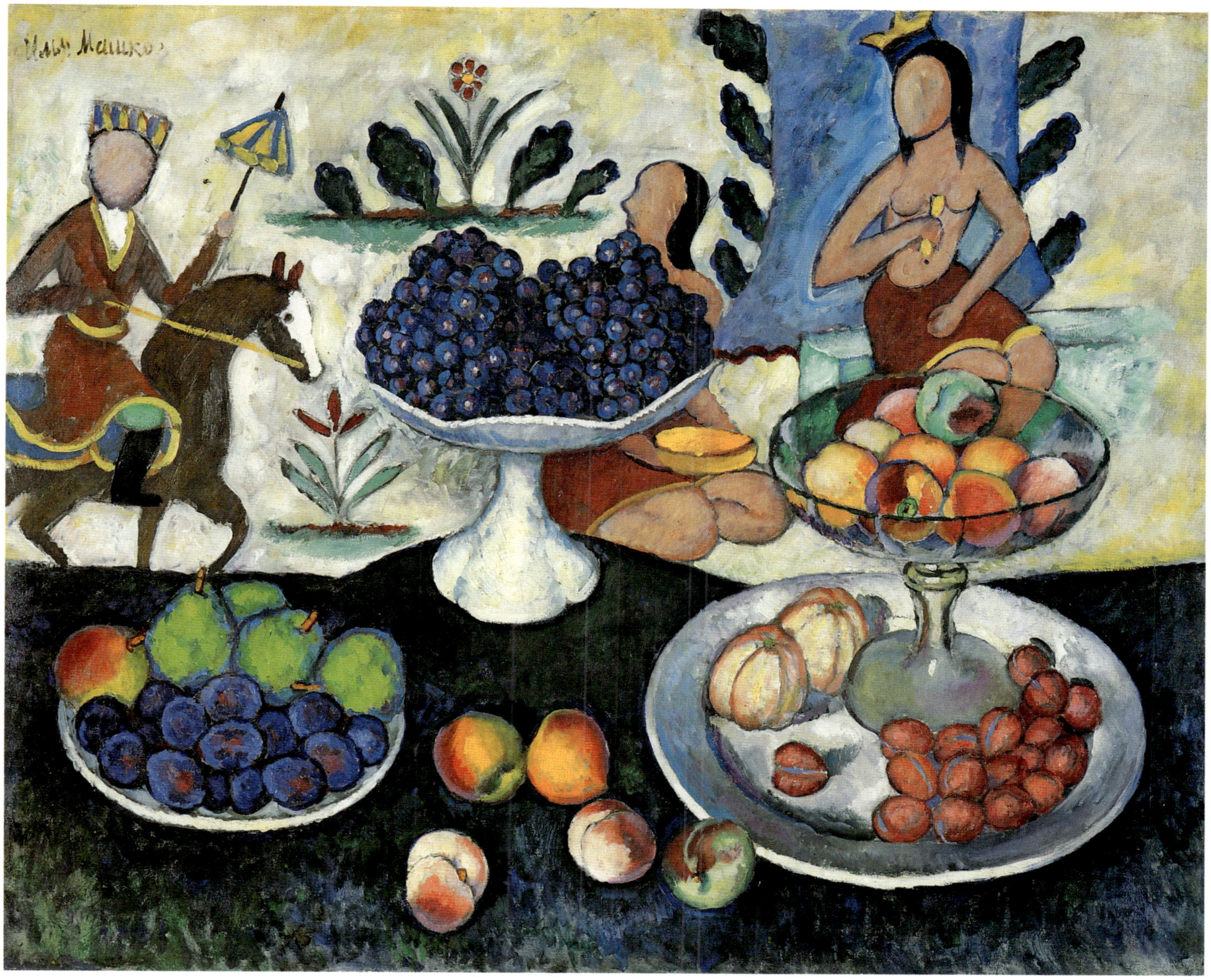
Илья Машков

Ljubow Sergejewna POPOWA

1889 Iwanowskoje
1924 Moskau

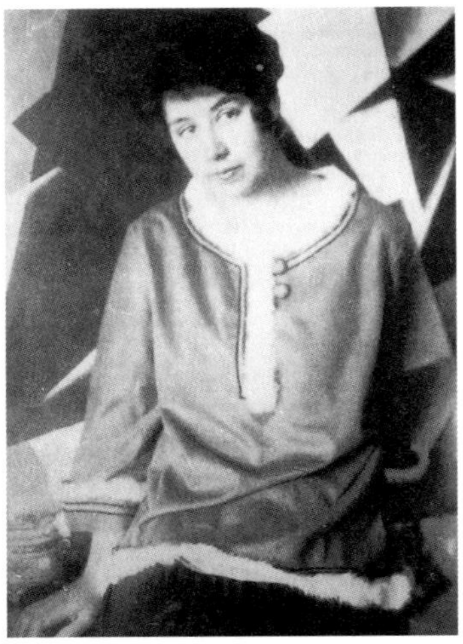

Popowa besuchte von 1908 bis 1909 die Kunstschule für Zeichnung und Malerei in Moskau. Nach ihrem Studium eröffnete sie ein Atelier. 1912 arbeitete Popowa im Studio *Der Turm,* wo sie Wladimir Tatlin traf, mit dem sie vor allem nach der Revolution zusammenarbeitete. Im selben Jahr hielt sie sich einige Zeit in Paris auf und besuchte das Atelier von Le Fauconnier, in dem viele Künstler der Avantgarde im Rahmen ihrer Ausbildung kurzzeitig arbeiteten. In Paris wohnte sie in derselben Pension wie Alexandra Exter. 1914 stellte sie mit den *Karo-Buben* in Moskau aus und nahm in den folgenden Jahren an den futuristischen Ausstellungen in Petrograd teil. Sie gehörte zur Gruppe *Supremus* um Kasimir Malewitsch. Die umfassenden gesellschaftlichen Umstrukturierungen nach der Revolution wurden von einer eigenen Festkultur begleitet. In diesem Zuge erweiterte sich das Betätigungsfeld für Künstler und Künstlerinnen stark. Popowa wandte sich sofort diesen neuen Aufgaben zu. 1917 und 1918 nahm sie an der Ausschmückung des Moskauer Rates zum Maifeiertag teil. In den folgenden Jahren entwickelte sich die Theaterarbeit zu einem ihrer Hauptinteressen, und sie gab im Rahmen des *Proletkults* Kurse zur Theatergestaltung. 1921 erklärte sie ihre Tafelbilder zu vorbereitenden, experimentellen Arbeiten und benannte »konkrete materialisierte Konstruktionen«, die für agitatorische Arbeit verwendbar waren, als ihr eigentliches Ziel. 1920 bis 1923 unterrichtete sie an den WChUTEMAS Farbenlehre und richtete von 1920 bis zu ihrem Tod 1924 das *Museum für Malerische Kultur* mit ein.

Mensch + Luft + Raum 1913

Öl auf Leinwand
125 x 107 cm
Bezeichnet auf der Rückseite: N 34
Mensch + Luft + Raum
Herkunft: 1928 aus dem Staatlichen Museumsfond
ShB-1324
Staatliches Russisches Museum, St. Petersburg

Die zwischen 1913 und 1916 entstandenen Werke Ljubow Popowas sind Beispiele für die spezifische russische Variante des Kubismus, den Kubo-Futurismus. Das Gemälde wurde erstmals auf der Ausstellung *Der Laden* unter dem Titel *Figur + Haus + Raum* gezeigt. Monumentalität sowie Ausgewogenheit und Klarheit bestimmen die Komposition des Gemäldes. Die Fragmentierung der Bildfläche offenbart das Bestreben der Künstlerin, Körper und Raum als Einheit zu erfassen. Einzelne geometrische Formen erinnern an Maschinenbauteile. Die Rundungen verleihen dem Bild einen gewissen Schwung, doch ist Bewegung hier nicht vorrangig. Die Verbindung zwischen statischer Vereinheitlichung und Dynamik ist das Kennzeichen des Kubo-Futurismus Popowas.

Je. B.

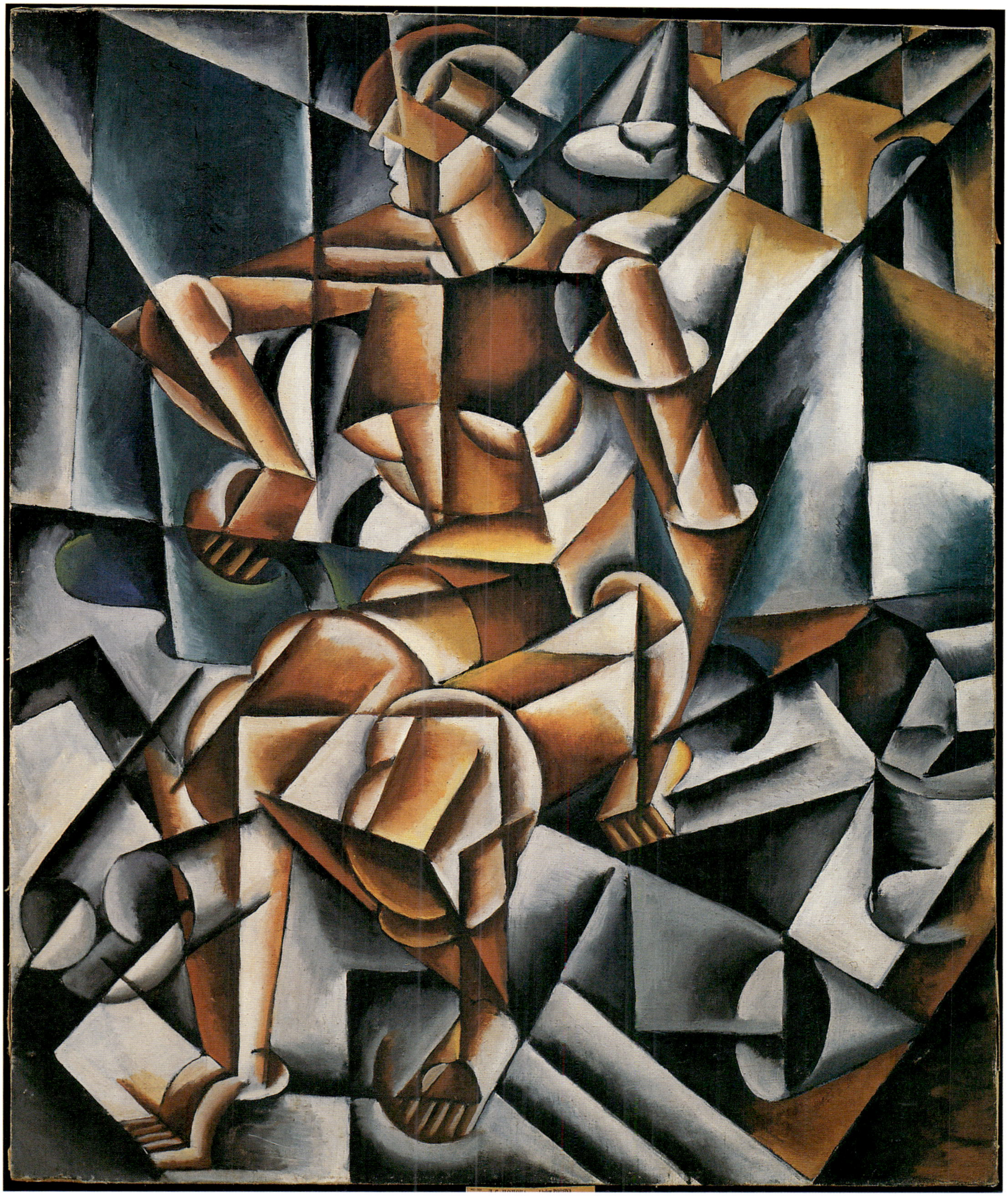

Ljubow POPOWA

Futuristisches Portrait 1915

Öl auf Karton
58,5 x 42,5 cm
Herkunft: 1939 aus dem Landeskunde-Museum, Tula
Sh-105
Regionales Kunstmuseum, Tula

Das *Futuristische Portrait* ist einer Reihe von Portraitstudien aus dem Jahre 1915 zuzuordnen. Allerdings malte die Künstlerin nicht nach Modellen; die Gesichter entsprangen ihrer Phantasie. Popowa verarbeitete hier ihre Eindrücke des italienischen Futuristen Soffici und der Malerei Picassos. Durch die großteilige Aufsplitterung des Motivs und die flächige Anordnung der Bruchteile unterscheidet sich das Gemälde von anderen Portraits der Malerin. Mit kräftigen Hell-Dunkel-Kontrasten erzeugte Popowa hier Dramatik – einen räumlichen Eindruck schuf sie damit jedoch nicht. Selbst die Schriftelemente, die in anderen kubo-futuristischen Bildern Popowas einen eigenen Bildraum beanspruchen, sind in diesem Portrait körperlos. B. J.

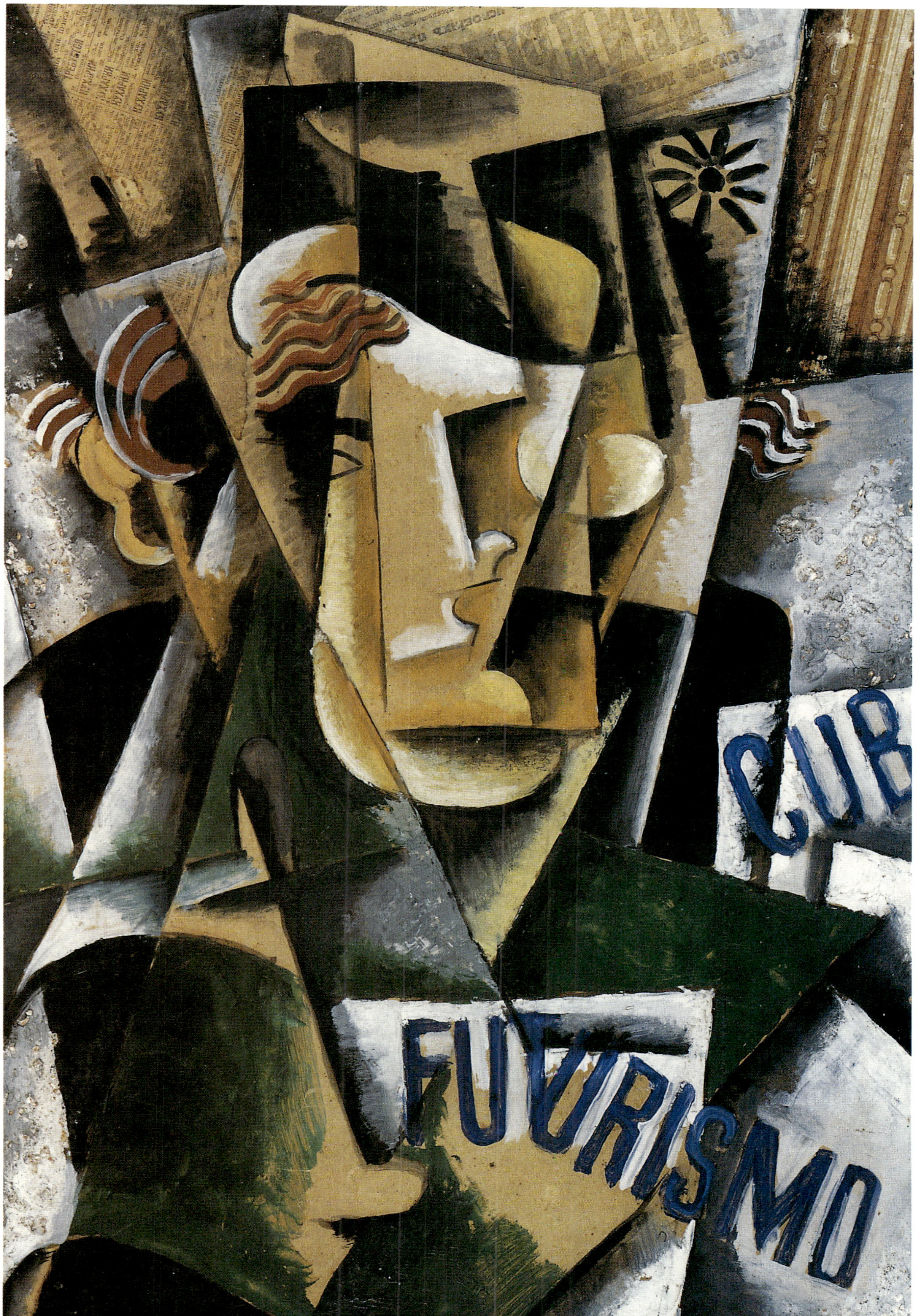
CUB
FUTURISMO

Ljubow POPOWA

Portrait eines Philosophen 1915

Öl auf Leinwand
89 x 63 cm
Bezeichnet auf dem Spannrahmen: Popowa
Herkunft: 1926 aus dem Museum für Künstlerische Kultur, Leningrad
ShB-1456
Staatliches Russisches Museum, St. Petersburg

Das *Portrait eines Philosophen* gehört zu den wichtigsten Werken aus Popowas kubo-futuristischer Schaffensphase. Laut Aussage der Künstlerin handelt es sich beim Dargestellten um ihren Bruder Pawel, der Philosoph war. Trotzdem läßt sich das Gemälde kaum als individuelles Bildnis verstehen. Bereits der Bildtitel deutet darauf hin, daß es sich hier um eine Verallgemeinerung handelt, um den Philosophen schlechthin. Popowa verwendet in diesem Bild das für die russische Avantgarde typische Stilmittel der Ironie. Das maliziöse Lächeln, der elegante Schnurrbart, der Zylinder, das weiße Hemd und die demonstrativ ausgebreitete *Philosophische Revue* wirken übertrieben inszeniert. Die Malerin nimmt damit Bezug auf Werke ihrer Malerkollegen wie beispielsweise Lentulow oder Maschkow. Sie portraitierten sich in ausgefallenen Kostümen oder in der Pose des großen Künstlers. Zum anderen wird die elegante Gestalt des Philosophen jedoch durch die kleinteilige Facettierung quasi demontiert. Die Pracht zersplittert förmlich. »EXP« in der oberen linken Ecke könnte sich auf die Ausstellung (exposition) *0,10* von 1915 beziehen. Die Zahl 32 weist wohl auf das Alter Pawels im Entstehungsjahr des Gemäldes hin. Je. B.

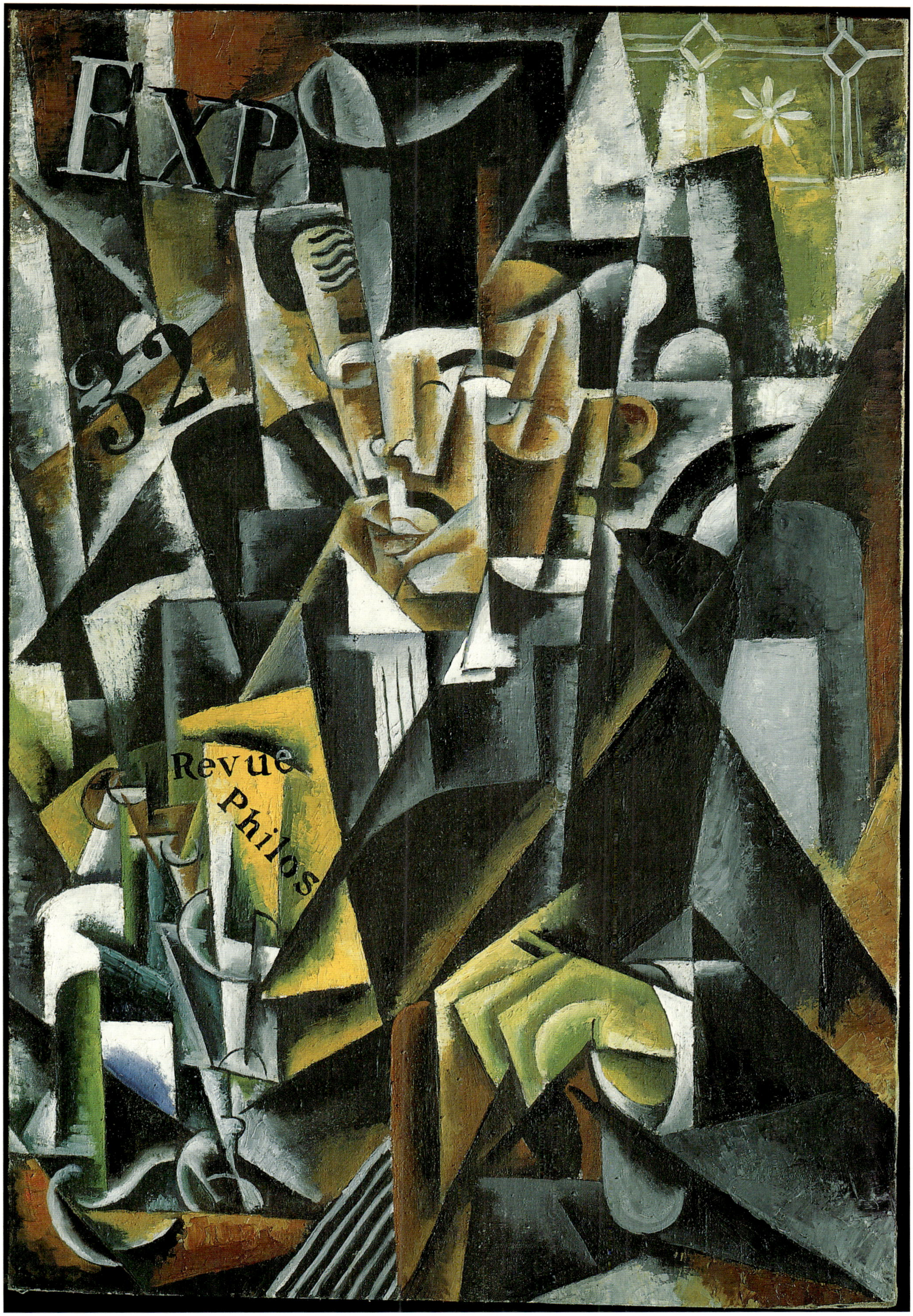
EXP
32
Revue
Philos

Malerische Architektonik 1916

Öl auf Leinwand
51 x 33 cm
Herkunft: 1926 aus dem Museum für Künstlerische Kultur, Leningrad
ShB-1635
Staatliches Russisches Museum, St. Petersburg

Popowa verband in ihrer ungegenständlichen Malerei verschiedene künstlerische Erfahrungen. Aus der *Malerischen Architektonik* sprechen lineare Klarheit und Farbenreichtum der altrussischen Malerei, welche die Künstlerin sehr schätzte: »Den spezifischen Wert der Farbe zeigen uns die Nowgoroder Ikonen des 14. und 15. Jahrhunderts.« [1] Doch erinnern die übereinander gelegten Farbflächen in Verbindung mit reinen Konturen auch an kubistische Collagen. Nicht zuletzt tritt hier auch der materielle Aspekt der Farbe zutage. Durch unterschiedlichen Farbauftrag treten die Flächen in ein räumliches Verhältnis zueinander. Der daraus resultierende reliefartige Eindruck des Gemäldes erinnert an dreidimensionale Werke der Konstruktivisten. B. J.

1] Ljubow Popowa: Materialien für einen Vortrag über Stil, 1921, zit. n. *Ljubow Popowa*, Ausst.-Kat. Museum Ludwig, Köln 1991, S. 156.

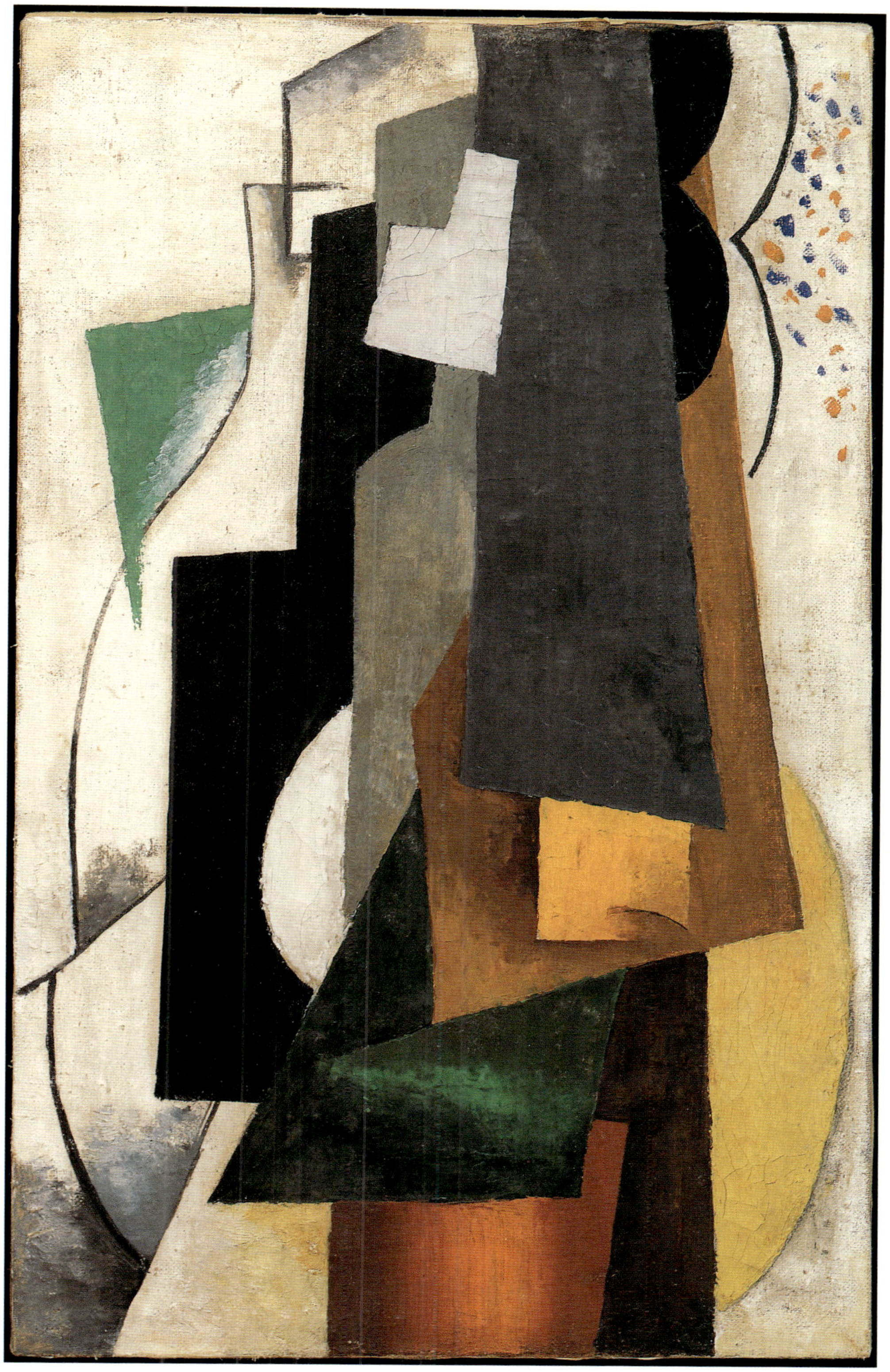

Ljubow POPOWA

Malerische Architektonik 1916

Öl auf Leinwand
107 x 88 cm
Herkunft: 1929 aus der Staatlichen Tretjakow-Galerie, Moskau
Sh-403
Kowalenko-Landeskunstmuseum, Krasnodar

Zwischen 1916 und 1918 entstanden einige Arbeiten mit dem Titel *Malerische Architektonik*. Der Name war Programm: In diesen Werken erforschte die Künstlerin architektonische Prinzipien. Sie lotete die »konstruktiven Qualitäten« von Farben und Formen aus. »Wichtig ist einzig die Form oder derjenige Teil der Form, Linie, Farbe oder Oberflächenstruktur, der eine unmittelbare Funktion innerhalb der gemalten Konstruktion hat (Picasso) … Die … Form ist abstrakt und ganz den architektonischen Erfordernissen sowie den Intentionen des Künstlers unterworfen, der in der absoluten Gegenstandslosigkeit, im Ausrichten und Konstruieren von Linien, Flächen, volumetrischen Elementen und Farbgewichten vollkommene Freiheit erlangt.«[1] Mit den »Farbgewichten« jonglierte Popowa auf ungewohnte Weise. So setzte sie ein zartes Rosa hinter leuchtendes Rot und Grün hinter die schwerer wirkende Farbe Schwarz. Doch entsteht dadurch keine Unruhe in der Architektonik. Form und Ausrichtung der Farbflächen verleihen der Konstruktion Gleichgewicht. Selbst das freiflottierende Blau links oben hat festen Halt.

B. J.

1] Ljubow Popowa: Materialien für einen Vortrag über Stil, 1921, zit. n. *Ljubow Popowa*, Ausst.-Kat. Museum Ludwig, Köln 1991, S. 156.

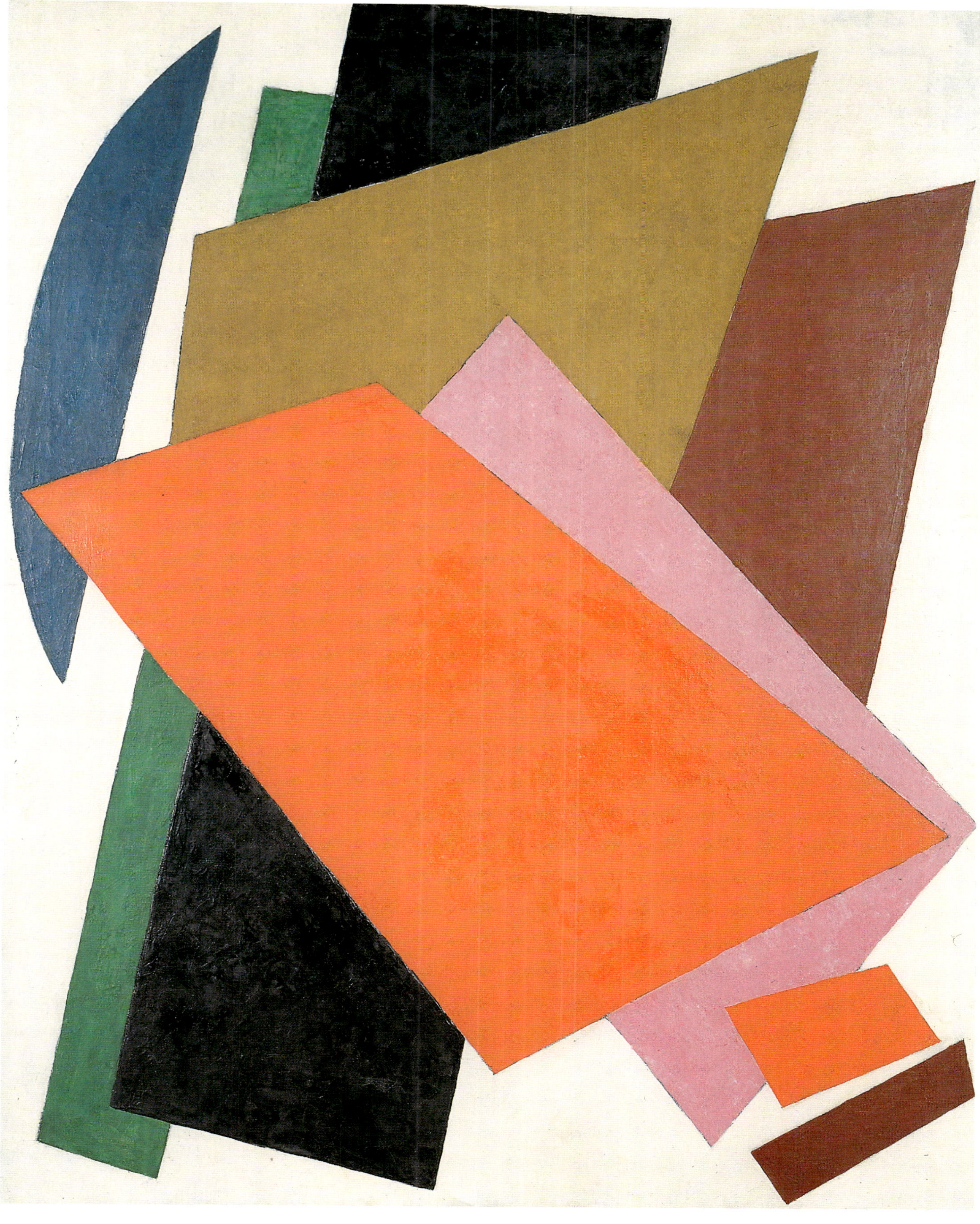

Ljubow POPOWA

Malerische Architektonik 1918

Öl auf Leinwand
58 x 53 cm
Herkunft: 1920 aus der Abteilung für Bildende Künste des NARKOMPROS
Sh-136
Staatliches Kunstmuseum, Nishni Nowgorod

Die *Malerische Architektonik* von 1918 hebt sich insofern von den Versionen der Jahre 1916/1917 ab, als auf ihr kein Hintergrund mehr zu sehen ist. Farbige Formen bedecken die ganze Bildfläche, so daß es unmöglich wird, die Position einzelner Elemente im Raum abzuschätzen. Die geometrischen Formen sind dynamisch und voller Energie. Manchmal durchdringen sie sich gegenseitig, wobei sie ihre Farben an den Schnittstellen verändern, manchmal fließen sie zusammen, oder sie brechen sich wie Lichtstrahlen im Prisma. Die Harmonie und das Gleichgewicht des Gemäldes kann als künstlerische Entsprechung des Wunsches nach einer neuen Weltordnung gesehen werden.

I. M.

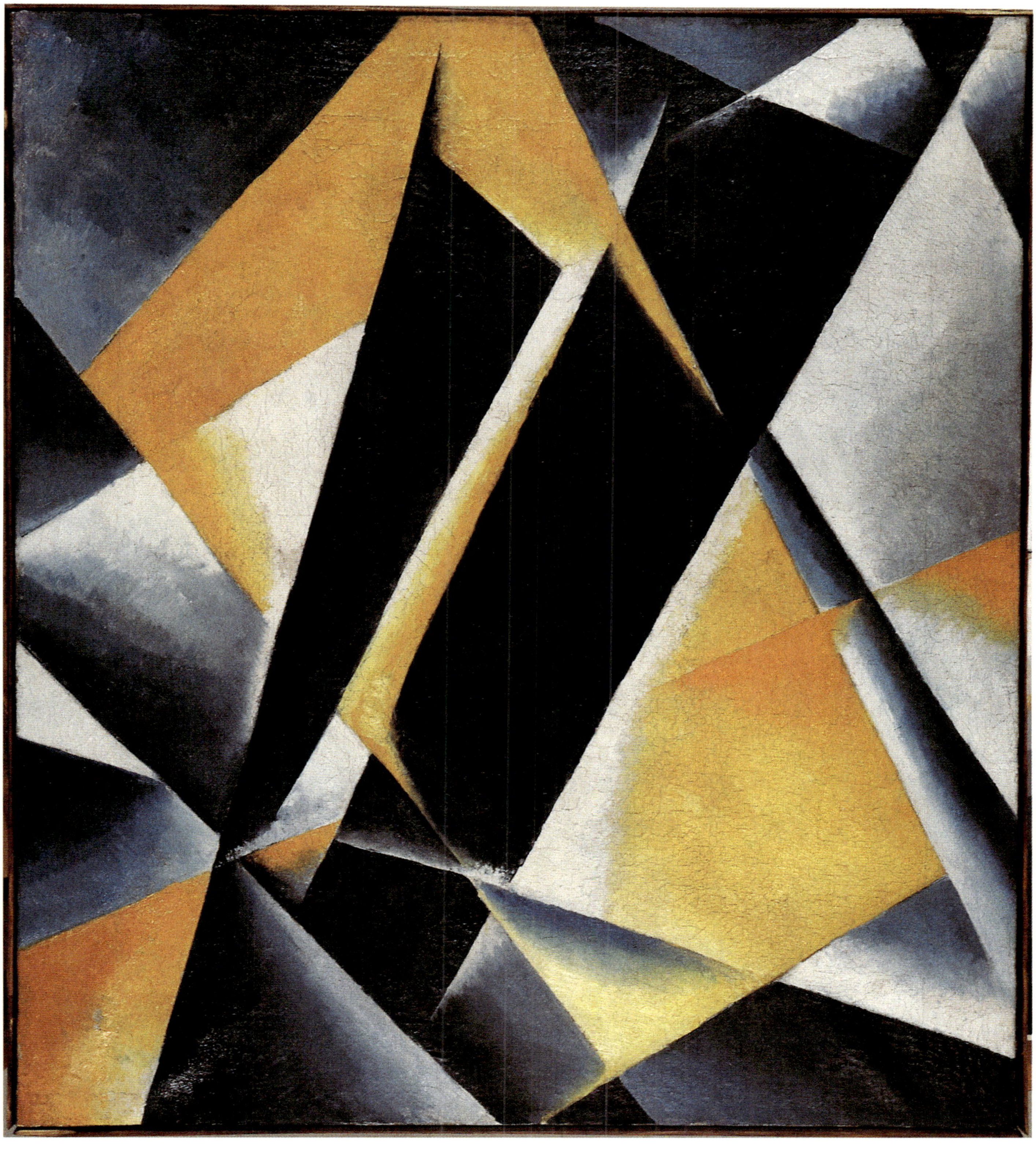

Alexander Michailowitsch RODTSCHENKO

1891 Petersburg
1956 Moskau

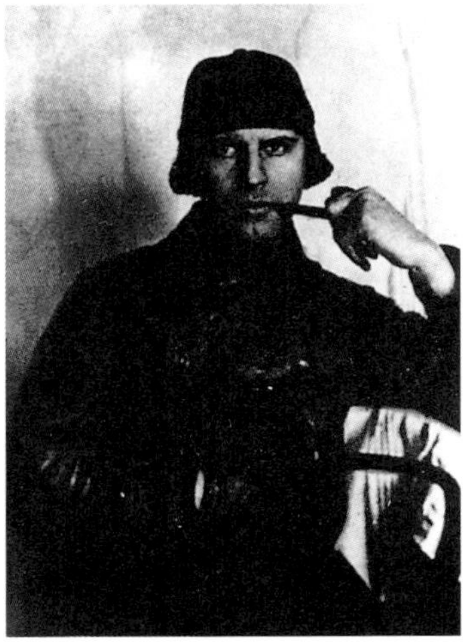

Alexander Rodtschenko besuchte von 1911 bis 1914 die Kasaner Kunstschule. Dort lernte er Warwara Stepanowa kennen, mit der er zeit seines Lebens zusammenarbeitete. 1914 ging er nach Moskau, um seine Ausbildung an der Stroganow-Schule im Bereich Bildhauerei und Architektur fortzusetzen. Er verließ die Schule jedoch nach wenigen Monaten und wurde im selben Jahr zum Wehrdienst berufen. Mit der von Tatlin 1916 organisierten Ausstellung *Magasin* begann Rodtschenko, seine Werke auf Moskauer Ausstellungen zu zeigen. Nach der Revolution war er einer der Organisatoren der *Gewerkschaft der Kunstmaler.* Zusammen mit Wladimir Tatlin gestaltete er das *Café Pittoresque.* Von 1918 bis 1922 leitete er das Museumsbüro in der Abteilung für Bildende Künste des NARKOMPROS und gehörte zu dessen erster Ankaufskommission. 1920 war er Gründungsmitglied des *Instituts für Künstlerische Kultur* in Moskau (INChUK) und löste 1921 Wassily Kandinsky auf dem Posten des Präsidiumsvorsitzenden ab. Am INChUK initiierte er die *Arbeitsgruppe der Konstruktivisten.* In den zwanziger Jahren lehrte er an den WChUTEMAS und am WChUTEIN. Rodtschenko hatte in seinen frühen Schaffensjahren Tatlin für seinen wichtigsten Lehrer gehalten, in den zwanziger Jahren aber suchte er nach neuen künstlerischen Mitteln, mit denen er eine breitere Öffentlichkeit erreichen und die gesellschaftlichen Veränderungen unmittelbar begleiten könnte. 1921 stellte Rodtschenko drei monochrome Bilder aus und setzte damit seinen Schlußstrich unter die Malerei. Ab 1923 arbeitete er vorwiegend im Bereich der Typographie für Zeitungen und Zeitschriften, u. a. zusammen mit Wladimir Majakowski. Ab 1924 widmete er sich hauptsächlich der Photographie, arbeitete für verschiedene Zeitschriften (*LEF, Kinofot, Ogonjok,* in den dreißiger Jahre vornehmlich *UdSSR im Aufbau*) und machte Photoreportagen. 1932 wurde seiner Photographie der Vorwurf des »Formalismus« gemacht, was den Ausschluß aus der Konstruktivistengruppe *OKTJABR* zur Folge hatte. 1935 begann er, wieder zu malen, es entstanden Bilder von Clowns und »Dekorative Kompositionen«. 1951 wurde er aus dem Moskauer Verband sowjetischer Künstler ausgeschlossen. 1954, ein Jahr nach dem Tod Stalins, wurde Rodtschenko jedoch rehabilitiert.

Ungegenständliche Komposition 1917

Öl auf Sperrholz
76 x 50,8 cm
Bezeichnet rückseitig: Rodtschenko 1918
Herkunft: 1961 aus dem Regionalen Landeskundemuseum, Iwanowo, dorthin 1929 aus der Staatlichen Tretjakow-Galerie, Moskau
Sh-788
Regionales Kunstmuseum, Iwanowo

Rodtschenko war nachhaltig von Tatlins räumlichen Arbeiten beeindruckt. In seinen Gemälden verfolgte er die Idee, den Eindruck von Räumlichkeit unabhängig von perspektivischer Gliederung zu erzeugen und Bewegung von Formen im Raum zu malen: »Indem ich die Fläche in die Tiefe verlege, belasse ich – wie deren Spur – die Projektion.« 1] Er verwendet überwiegend angeschnittene geometrische Formen, die sich mehrfach überlagern. Da Rodtschenko zwischen opaken und transparenten Flächen unterscheidet, treten einige Formen unter anderen hervor, und es ergibt sich ein komplexes Gefüge aus verschiedenen räumlichen Ebenen. Die Elemente der Komposition scheinen sich wie ein Mobile im Bildraum zu drehen. A. K.

1] Alexander Rodtschenko: Die Dynamik der Fläche, in: *Anarchija,* 28. 4. 1918.

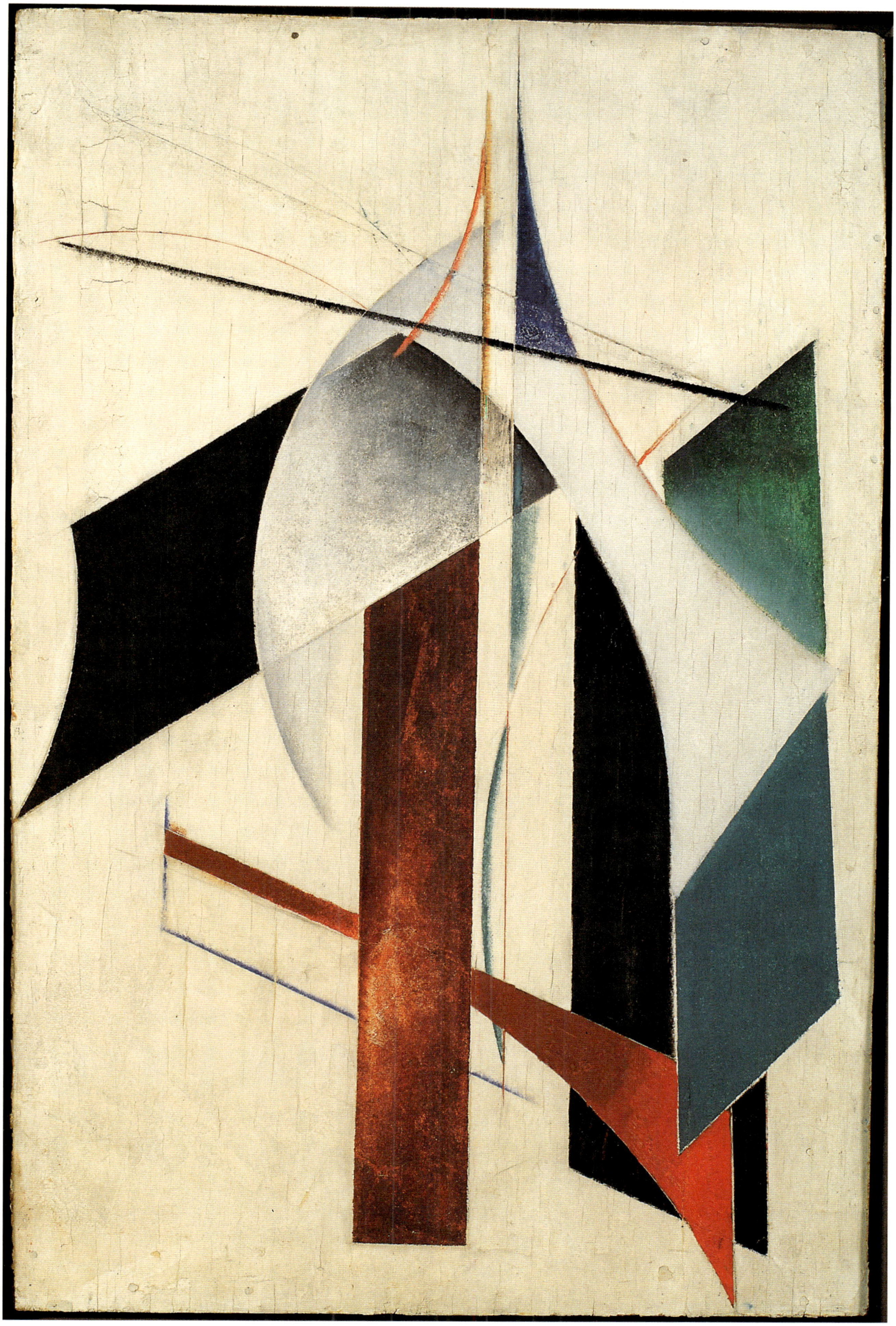

Alexander RODTSCHENKO

Konstruktion 1917

Öl auf Holz
73 x 32 cm
Bezeichnet rückseitig: Rodtschenko. 1917
Herkunft: 1926 aus dem Museum für Künstlerische Kultur, Leningrad
ShB-1552
Staatliches Russisches Museum, St. Petersburg

Rodtschenko modelliert in seinen Bildern auf unterschiedlichste Weise Farboberflächen und Farbauftrag. Wie in der *Ungegenständlichen Komposition* von 1917 stuft er opake und transparente Flächen ab und unterscheidet verschiedene Stufen von Helligkeit und Farbintensität. Er ordnet die Formen auf der Vertikalen an. Deckendes Schwarz, starkes leuchtendes Grün und helles Gelb verleihen den Elementen der Konstruktion unterschiedliches Gewicht. Sie steigen in der Vertikalen empor oder sinken herab. Auslaufende Konturen oder Schattierungen deuten an, daß die Formen im Raum gekippt sind. Rodtschenko erzeugt somit eine Dynamik, die sowohl in die Fläche als auch in die Tiefe wirkt. A. K.

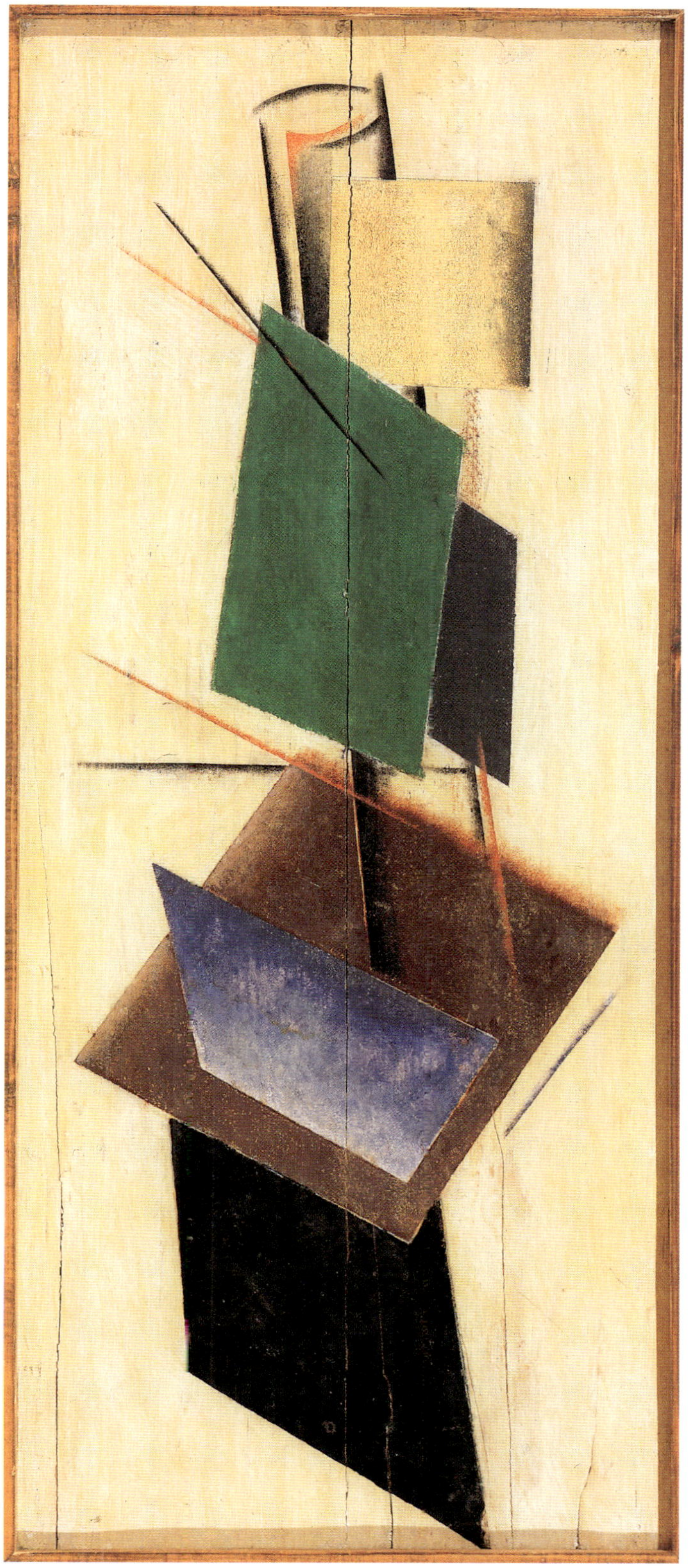

Alexander RODTSCHENKO

Suprematismus 1918

Öl auf Leinwand
72,7 x 49,7 cm
Herkunft: 1921 aus dem Museum für Malerische Kultur, Moskau
Sh-135
Staatliches Kunstmuseum, Nishni Nowgorod

Rodtschenko setzt geometrische Formen durch Schatten vom Untergrund ab und akzentuiert sie durch farbige Flecken. Die Flecken besitzen keine scharfen Konturen. Sie wirken wie farbige Lichtreflexe, die aus der Fläche der Leinwand herauszutreten oder in sie einzusinken scheinen. Der Künstler interpretiert den Suprematismus auf seine Weise: Er legt den Schwerpunkt nicht auf die Komposition, sondern will in dem weißen Bildgrund eine Tiefenwirkung erzeugen.

I. M.

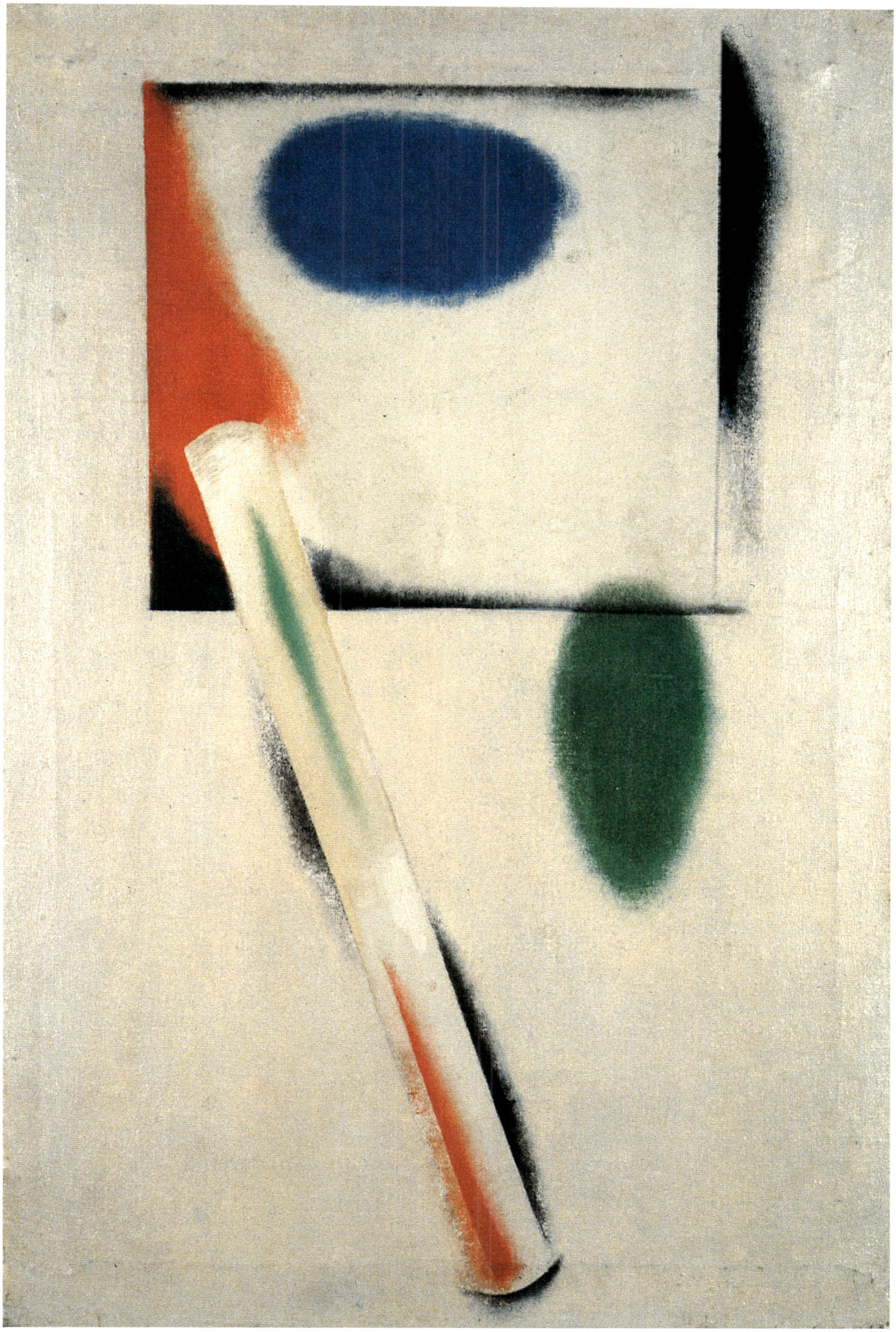

Alexander RODTSCHENKO

Weißer Kreis 1918

Öl auf Leinwand
89,2 x 71,5 cm
Bezeichnet unten rechts: R.18.
Rückseitig: Rodtschenko. 1918
Herkunft: 1926 aus dem Museum für Künstlerische Kultur, Leningrad
ShB-1439
Staatliches Russisches Museum, St. Petersburg

Die Absage an die metaphysische Begründung der gegenstandslosen Malerei ist typisch für die zweite Generation der Avantgarde, zu der Rodtschenko gehörte. Er arbeitete an den Ausdrucksmöglichkeiten der materiellen Elemente der Malerei und gestaltet Prozesse, die direkt im Bild nachvollzogen werden sollen. ■ Rodtschenko begriff als wesentliches Ausdrucksmittel der Farbe ihre Dichte, die den Eindruck von Schwere oder Leichtigkeit erzeugen kann. Mit ihrer Hilfe gestaltete er verschiedene Zustände von Formen im Raum. In dieser einfachen Komposition schieben sich ein weißer Ring und eine schwarze Scheibe übereinander. Sie sind in einem momentanen Gleichgewicht ausbalanciert. A. K.

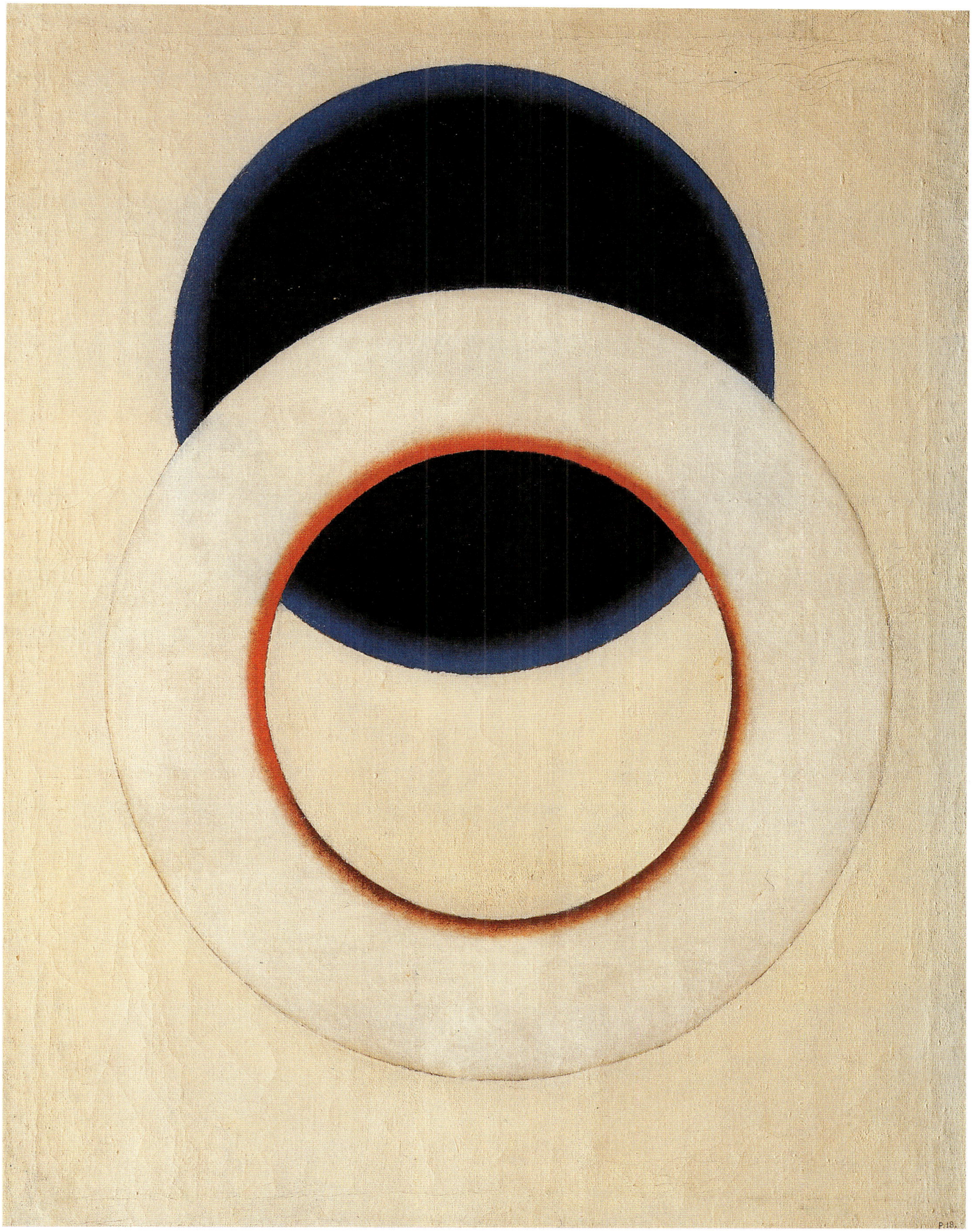
P.18.

Alexander RODTSCHENKO

Komposition No. 65 (Rot und Gelb) 1918

Öl auf Leinwand
90 x 62 cm
Staatliches Russisches Museum, St. Petersburg

Die Flächen in dieser Arbeit sind durch starke farbliche Schattierungen geteilt. Form und Farbe arbeiten gegeneinander und bilden wie in einem Vexierspiel unterschiedliche Schwerpunkte der Komposition. Rodtschenko arbeitete konsequent daran, traditionelle Werte der Malerei auszuhöhlen. Bei diesem Gemälde ist es schwierig, überhaupt noch von Komposition zu sprechen: »Wenn ... nach der Existenz der Form gesucht wird, nach der Form selbst, dem Farbton, dem Volumen, so sind die Aufgaben der Komposition und der Konstruktion nicht so wichtig, und man kann sogar völlig auf sie verzichten.« [1]

A. K.

1] Alexander Rodtschenko: *Alles ist Experiment,* 1921, zit. n. Rodtschenko · Stepanowa, Ausst.-Kat. Museum für angewandte Kunst Wien, München 1991, S. 131.

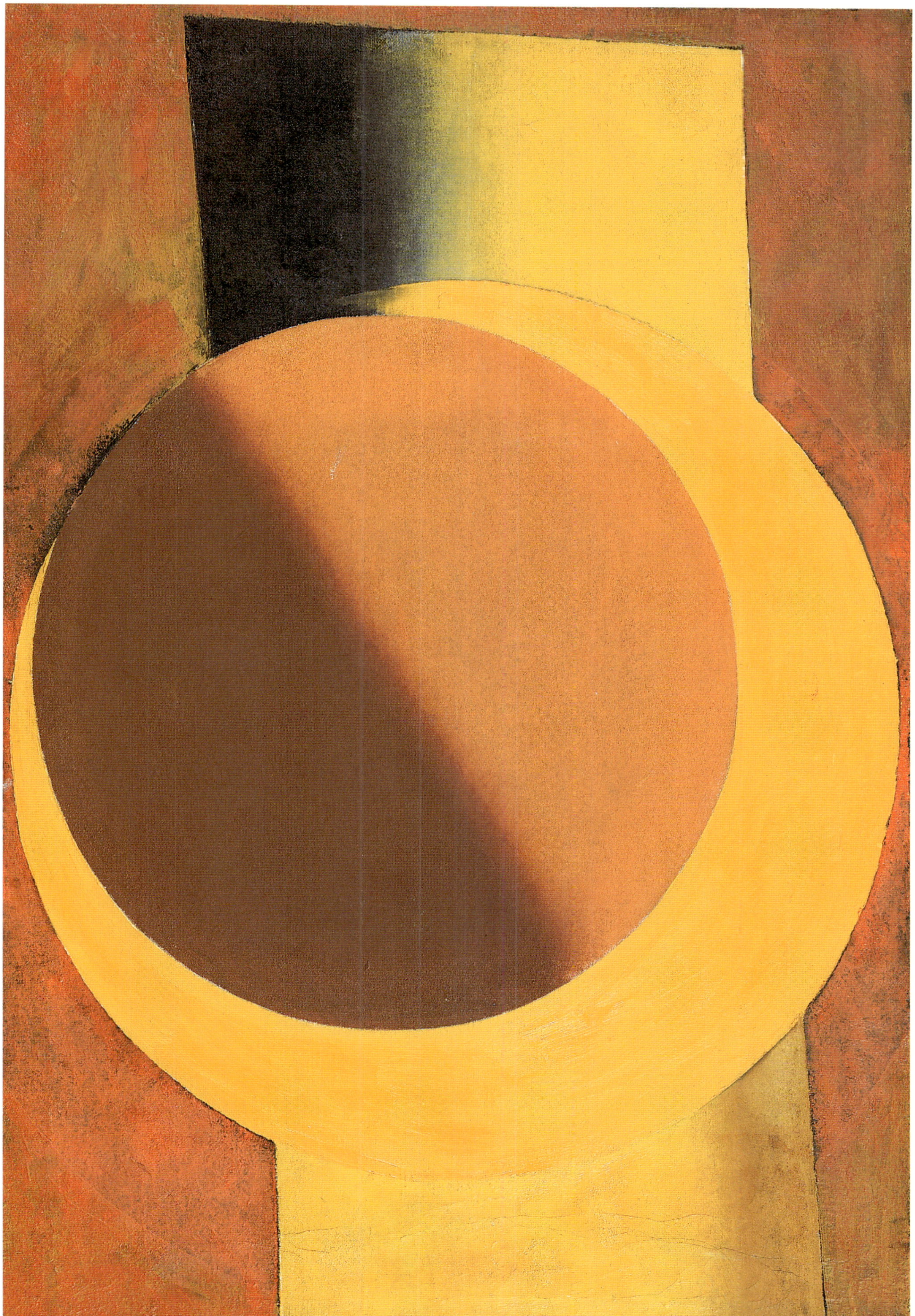

Komposition No. 61. Aus der Serie »Farbsphären des Kreises« 1918

Öl auf Leinwand
42 x 36 cm
Herkunft: 1939 aus dem Regionalen Landeskundemuseum, Tula, dorthin 1926 aus dem Künstlerisch-Industriellen Technikum, Tula
Sh-112
Kunstmuseum, Tula

Abb. S. 222

Scheibe und Kreisel 1918

Öl auf Leinwand
75 x 60 cm
Herkunft: 1958 aus dem Landeskundlichen Regionalmuseum Krasnojarsk
Sh-199
Surikow-Kunstmuseum, Krasnojarsk

Abb. S. 223

Schwarz auf Schwarz 1918

Öl auf Leinwand
84 x 66,5 cm
Bezeichnet rückseitig: Rodtschenko 1918
Herkunft: 1926 aus dem Museum für Künstlerische Kultur, Leningrad
ShB-1437
Staatliches Russisches Museum, St. Petersburg

Rodtschenko reduziert die Farbigkeit in seinen letzten Gemälden immer mehr. In dem Bild aus der Serie *Farbsphären des Kreises* stehen eine gelbe Scheibe und eine rote Kreiskontur wie sphärische Erscheinungen in dem schwarzen Bildgrund und scheinen dort zu schweben. Ihr Erscheinen wirkt wie ein instabiler Zustand. Dieser Eindruck entsteht durch den unregelmäßigen und durchlässigen Farbauftrag. Er wird verstärkt durch den tiefschwarzen Hintergrund, der die Formen und Farben jeden Moment zu verschlingen droht. Rodtschenko beschreibt seinen Umgang mit Formen und Farben folgendermaßen: »Der tiefere Sinn bestand darin, ihre materielle, eindeutige Existenz auf der Fläche der Leinwand zu zerstören.« 1] In dieser Arbeit kündigt sich bereits das Verschwinden der Farbigkeit an, das er in seinen »schwarzen Bildern« verwirklicht.

In einer Serie von schwarzen Bildern arbeitet Rodtschenko daran, eine Malerei unabhängig von der Farbigkeit zu schaffen. Außerdem stellen diese Gemälde eine Anwort auf die gleichzeitig entstehenden weißen Bilder Malewitschs dar. Wichtigstes Gestaltungsmittel wird die »faktura«, worunter Rodtschenko die unterschiedliche Oberflächengestaltung versteht. Seine Lebensgefährtin, die Künstlerin Warwara Stepanowa, schreibt zu seinen schwarzen Bildern: »Als Ausweg aus dem farbigen Suprematismus scheint sicher: Die Zerstörung des Quadrats und die Schaffung einer neuen Form. Die Vertiefung der Malerei in sich selbst, als professionelles Moment. Eine neue, interessante Faktur und ausschließlich Malerei, d. h. kein »Einfärben« mit einer Farbe, sondern Verwendung der allerundankbarsten, der schwarzen.« 2]

Aufgrund der Lichtbrechungen an unterschiedlichen Oberflächen nimmt das Schwarz verschiedene Tönungen an. Allein durch die Faktur erzeugt Rodtschenko in der Monochromie ein Gefühl von Tiefe. Der Bildraum ist kein Ausschnitt, sondern eine sich auf der Leinwand materialisierende Masse. Das Gemälde wird zum Objekt. Diese Bilder bezeichnen einen Endpunkt der Malerei. Sie stellen aber auch Fragen danach, »was der Raum ist und wie er ist und was die Form in ihm ist und wie die Form existiert.« 3] A. K.

1] Alexander Rodtschenko: *Alles ist Experiment,* 1921, zit. n. Rodtschenko · Stepanowa, Ausst.-Kat. Museum für angewandte Kunst Wien, München 1991, S. 131.
2] Warwara Stepanowa: *Tagebuchaufzeichnungen über die Vorbereitung und Durchführung der 10. und 19. Staatlichen Ausstellung,* 10. 4. 1919, zit. n. ebd., S. 124.
3] Alexander Rodtschenko: *Alles ist Experiment,* zit. n. ebd., S. 132.

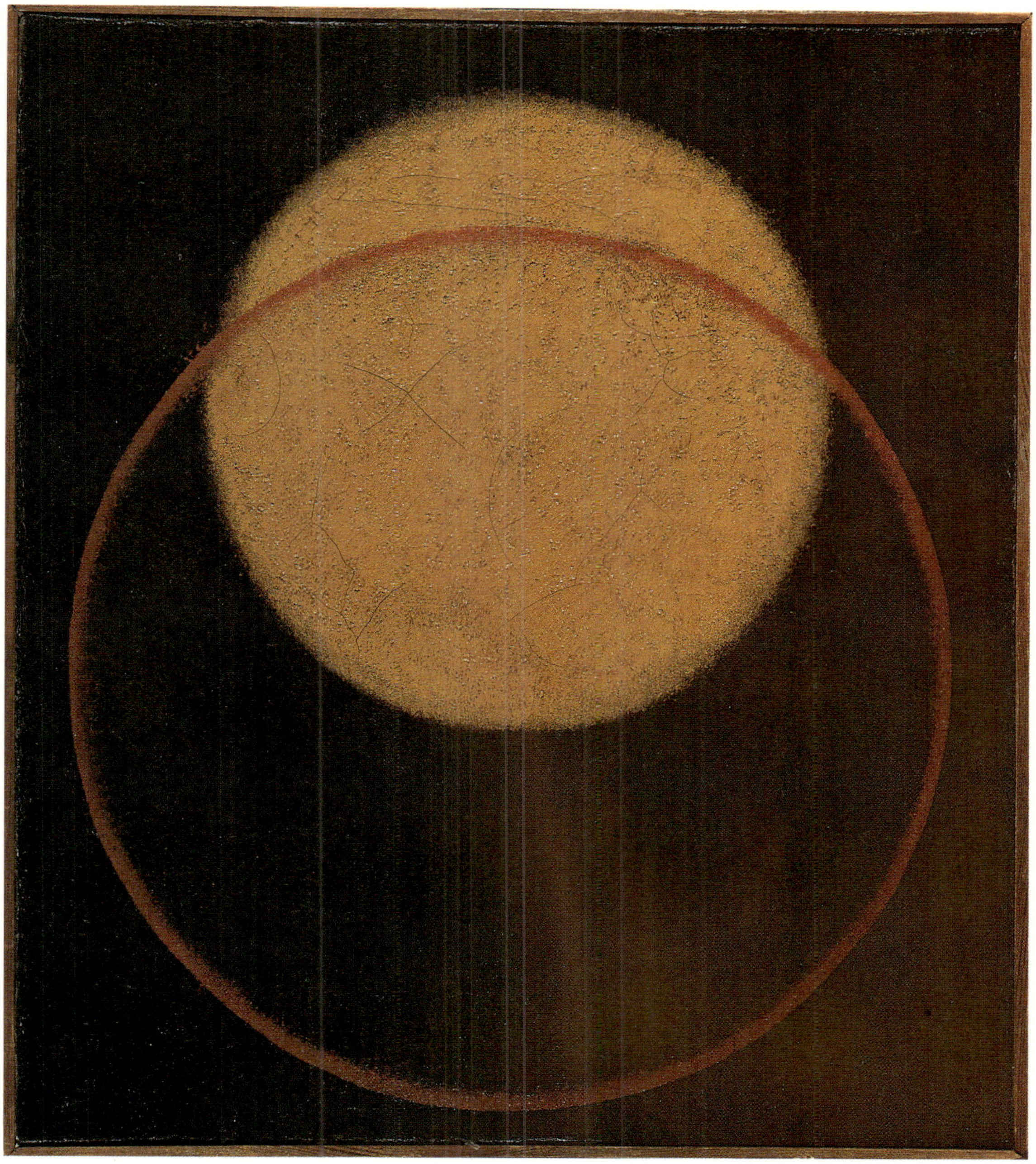

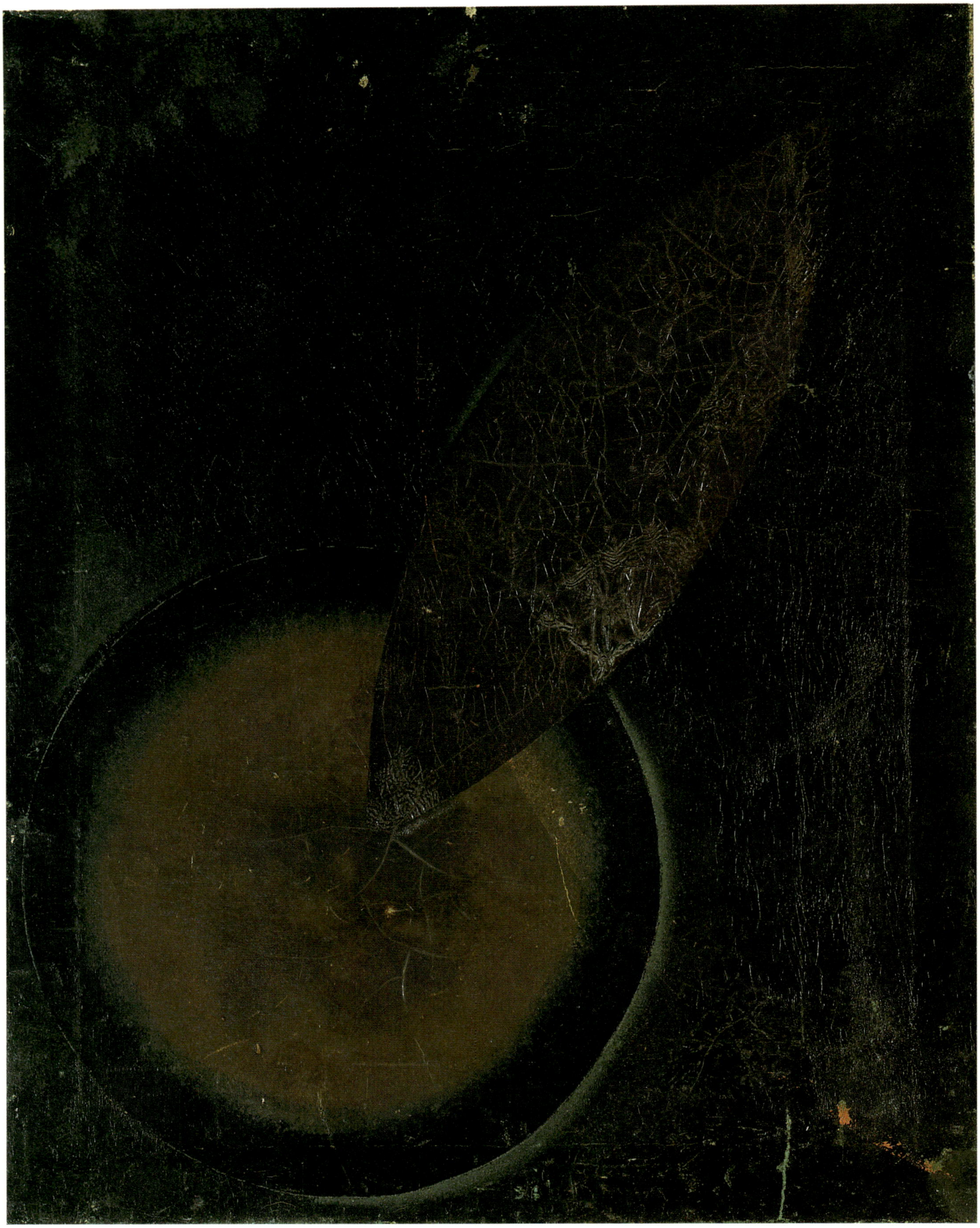

Olga Wladimirowna ROSANOWA

1886 Melenki
1918 Moskau

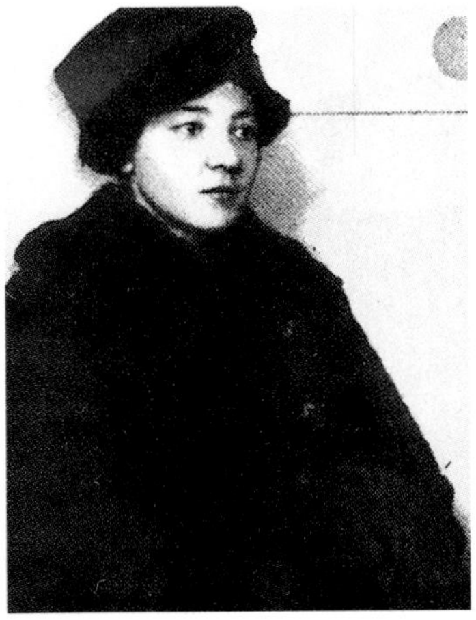

Olga Rosanowa studierte von 1907 bis 1910 an der Stroganow-Schule in Moskau. Nach ihrem Studium zog sie nach St. Petersburg, wo sie mit dem *Bund der Jugend* ausstellte und in engem Austausch mit dem futuristischen Schriftstellerkreis stand. Rosanowa nahm an allen wichtigen futuristischen Ausstellungen in Petrograd teil, wie *Tramwai 10* 1915/1916, *Letzte futuristische Ausstellung 0,10* 1915/1916 und *Magasin* 1916. 1916 und 1917 wurden ihre Arbeiten auch auf den letzten Ausstellungen des *Karo-Bube* gezeigt. Schon 1914 wurde sie nach dem Besuch von Marinetti in Moskau zur *Freien Futuristischen Ausstellung* nach Rom eingeladen. 1916 heiratete sie den futuristischen Schriftsteller und Literaturtheoretiker Alexej Krutschonych, der mit seinem Konzept der *Zaum*-Sprache grundlegende Veränderungen der Literatur forderte. *Zaum* war der Entwurf einer Sprache »jenseits des Verstandes«, mittels derer die Grenzen begrifflichen Denkens überschritten und ein ursprünglicher – und deshalb komplexer und menschlicher – Ausdruck erreicht werden sollte. Eine ähnliche Absicht verband Rosanowa mit dem Streben nach selbständigem Ausdruck der malerischen Mittel, das letztendlich die Überwindung figurativer, gegenständlicher Malerei für sie bedeutete. Ab 1916 konzentrierte sie sich auf »gegenstandslose Kompositionen«. Für diese Entwicklung war auch ihr Kontakt mit Kasimir Malewitsch wichtig, in dessen Gruppe *Supremus* sie mitarbeitete. Nach der Revolution leitete Rosanowa die Sektion Angewandte Kunst des NARKOMPROS. Zusammen mit Alexander Rodtschenko baute sie in mehreren Provinzstädten sogenannte *Freie Künstlerische Werkstätten* (SWOMAS) auf. In Bogorodsk fertigte sie zusammen mit Alexandra Exter Entwürfe für Textilien. Außerdem wirkte sie bei verschiedenen Aktionen des *Proletkult* mit. Rosanowa starb 1918 im Alter von 32 Jahren an Diphtherie.

Stilleben um 1910

Öl auf Leinwand
71 x 61 cm
Herkunft: 1970 von A. S. Sanikow, Saratow
Sh-1564
Staatliches Radischtschew-Kunstmuseum, Saratow

Rosanowa setzte sich am Beginn ihrer künstlerischen Laufbahn stark mit dem Fauvismus und mit Matisse auseinander. Anfang der zehner Jahre schuf sie mehrere Stilleben, deren Bildraum in Anlehnung an die Fauves flächig gestaltet ist. Sie verankert das Stilleben nicht stabil im Raum, sondern verunklärt die räumlichen Verhältnisse, um ein freies Spiel von Farben und Oberflächenstrukturen zu entfalten. In der linken unteren Bildecke scheint sich ein Blick in den Himmel aufzutun: Dieses Himmelstück suggeriert, daß das gesamte Stilleben in der Luft schwebt. Der übrige Bildhintergrund ist wie von einem mit stilisierten Blüten gemusterten Tuch verhängt. Rosanowa gibt die Textur des Stoffes mit halbtrockenem Pinselstrich wieder und erreicht damit den Eindruck, Licht falle durch das Stoffgewebe. Die in kräftigen, opaken Farben gemalten Blumenornamente scheinen sich vom Hintergrund abzulösen, sie treten in den Vordergrund und ranken sich wie ein Rahmen um das Bild. Auf einem schwarzen Balken, der ohne erkennbare Stützen quer über das Bild verläuft, steht ein Krug neben einigen Früchten. Diese Gegenstände gewinnen ihre Plastizität vor allem durch den »dinghaften« Farbauftrag. A. K.

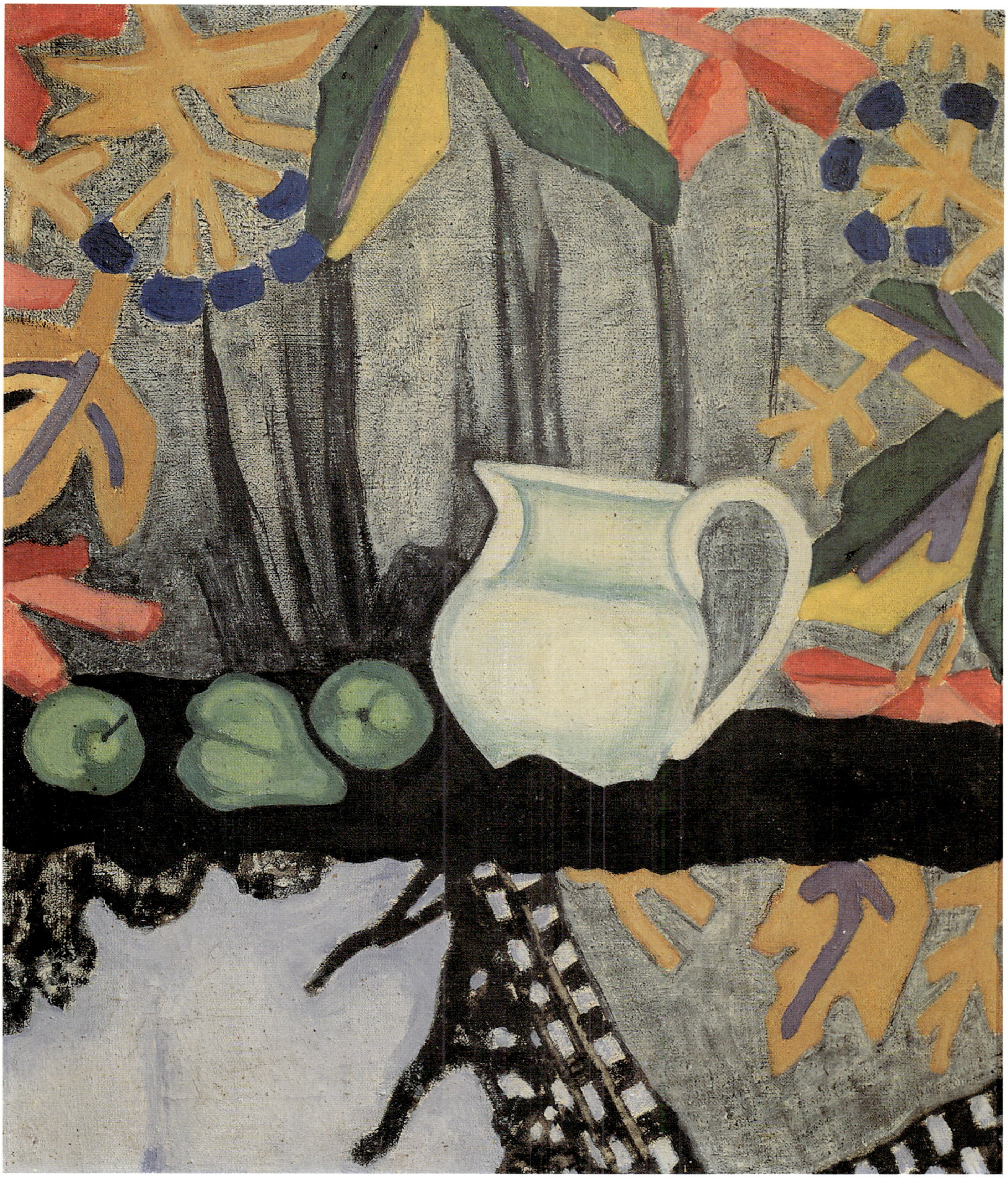

Schmiede 1912

Öl auf Leinwand
90 x 98 cm
Herkunft: 1926 aus dem Museum für Künstlerische Kultur, Leningrad
ShB-1322
Staatliches Russisches Museum, St. Petersburg

Das Gemälde *Schmiede* ist eine der charakteristischen Arbeiten aus Rosanowas primitivistischer Phase. Wie viele ihrer Zeitgenossen suchte sie Vorlagen für ihre Gemälde in Szenen des ländlichen Alltags. Jedes Detail versprüht Energie: Die umliegenden Gebäude sowie der Platz im Vordergrund scheinen sich im Rhythmus der Schmiedearbeiten zu biegen. Kräftige Pinselstriche, grob aufgetragene Farben, ein an vielen Stellen als letzte Farbschicht aufgelegtes pastoses Weiß ergeben zusätzlich eine expressive innere Spannung. Durch die starke Dynamik der Darstellung lösen sich die Farben von den Formen, ein Verfahren, das in der russischen Avantgarde als »sdwig« – Verschiebung bezeichnet wurde. Je. B.

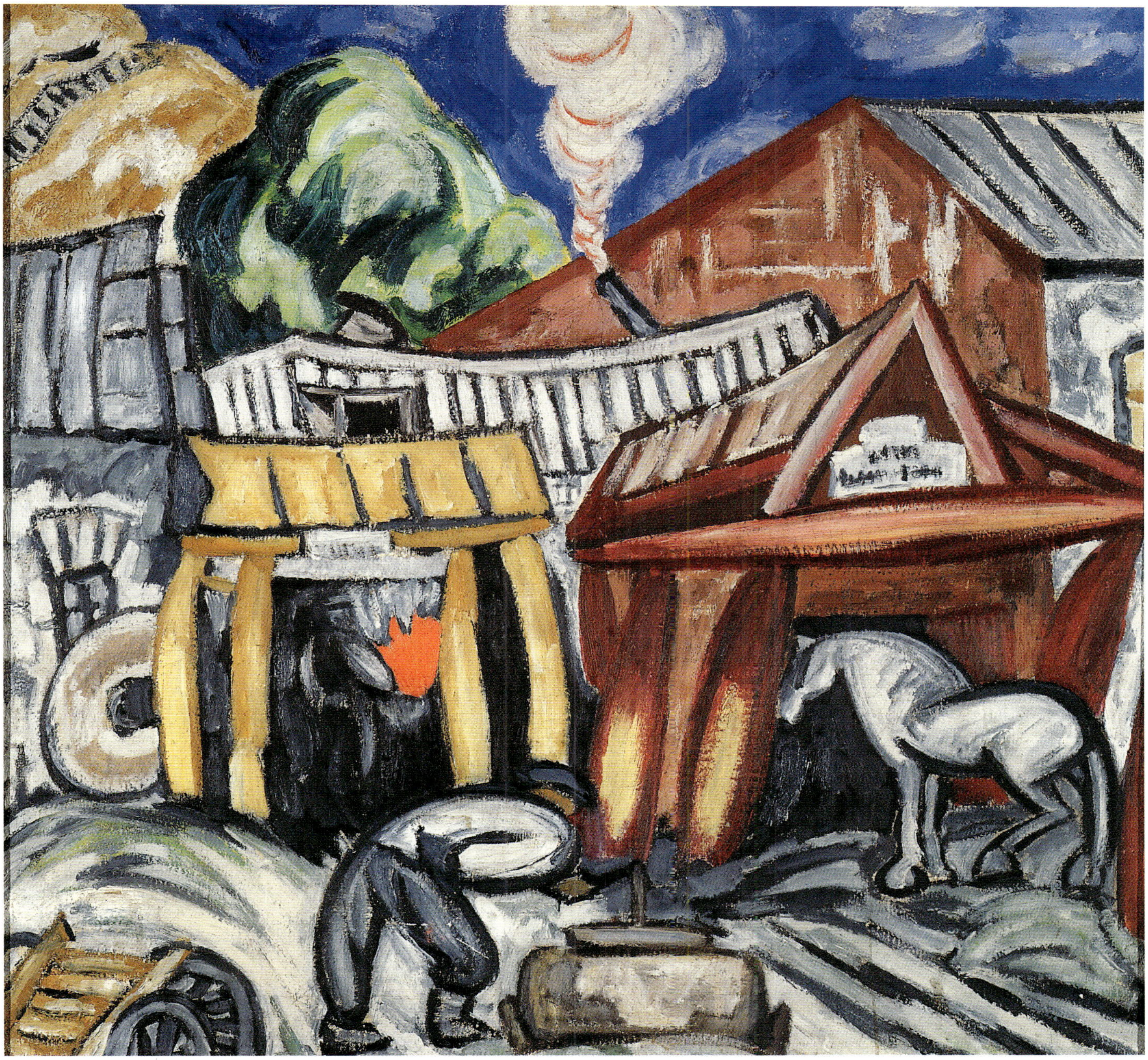

Olga ROSANOWA

Im Café 1912-1913

Öl auf Leinwand
61 x 83 cm
Herkunft: 1926 aus dem Museum für Künstlerische Kultur, Leningrad
ShB-1614
Staatliches Russisches Museum, St. Petersburg

Mit der Kaffeehausszene greift Rosanowa ein für den Anfang des Jahrhunderts typisches Thema auf: das Leben in der Großstadt. Die Arbeit ist wie die *Schmiede* der primitivistischen Periode der Künstlerin zuzurechnen. Rosanowa geht es offensichtlich darum, einen malerischen Rohzustand zu gestalten. Sie wählt dazu einen Farbauftrag mit halbtrockenem Pinsel sowie deutlich vom französischen Fauvismus inspirierte Gestaltungsmittel wie die kühne Farbigkeit und die heftige Strichführung. Sie verleiht der Szene damit insgesamt einen kraftvollen Ausdruck, der allerdings in der Personendarstellung gebrochen wird: Das Bild schildert einen Zustand im Moment seines Umschlags – ein Rausch, der sich erschöpft. Je. B.

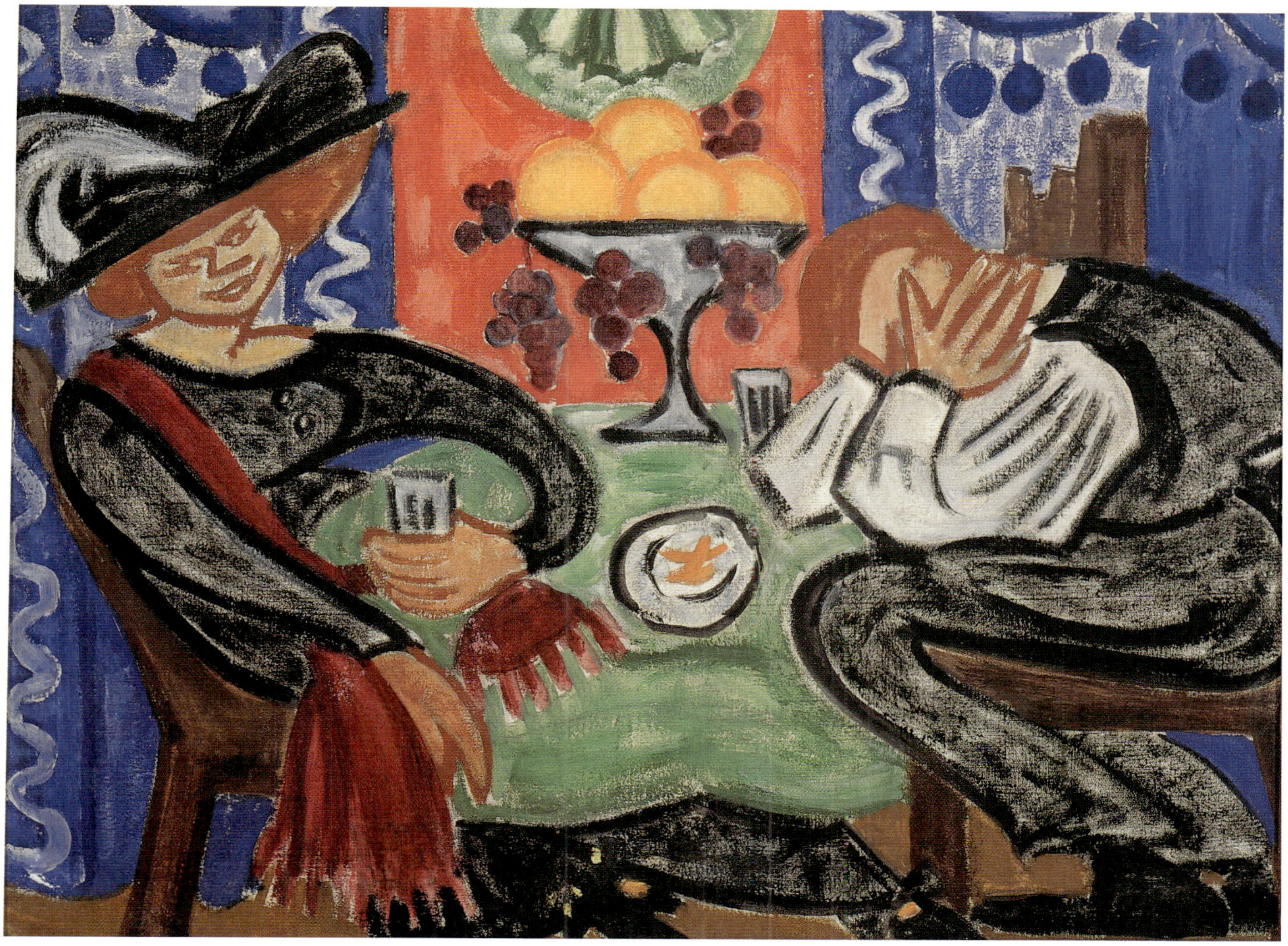

Olga ROSANOWA

Stadt 1913

Öl auf Leinwand
71 x 55,5 cm
Herkunft: 1921 aus dem Museum für Malerische Kultur, Moskau
Sh-351
Staatliches Kunstmuseum, Nishni Nowgorod

In den Jahren 1913-1914 entwickelte Rosanowa ein starkes Interesse an futuristischer Malerei. Sie entwirft ein Stadtbild, in dem ein zwiespältiges Verhältnis zum modernen Leben zum Ausdruck kommt. Die Häuser sind scharf geneigt, stoßen aneinander, die Farbigkeit zeichnet sich durch kontrastreiche Spannung aus. Es entsteht äußerste Dynamik und eine expressive Stimmung. Zugleich beunruhigt die Dissonanz des Bildes. Die Stadt scheint einzustürzen. Der umfassende Zusammenbruch der Ordnung im Bildmotiv findet in der Zerstörung der bildnerischen Form seine Entsprechung und verleiht der Stadt etwas Bedrohliches. I. M.

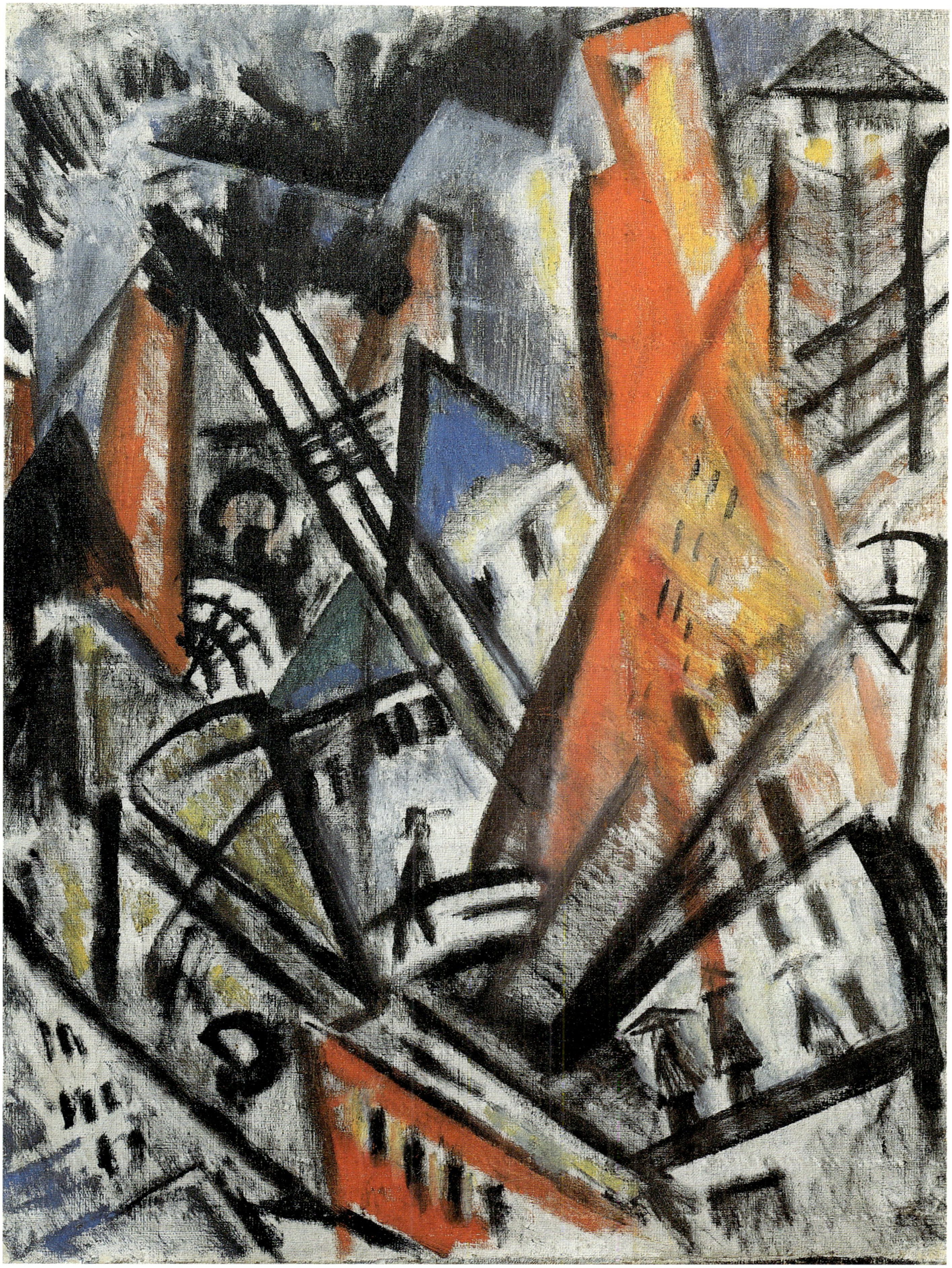

Olga ROSANOWA

Karo-Dame 1915

Öl auf Leinwand
84 x 68,8 cm
Bezeichnet rechts: Karo-Dame
Herkunft: 1921 aus dem Museum für Malerische Kultur, Moskau
Sh-345
Staatliches Kunstmuseum, Nishni Nowgorod

Das Gemälde ist Teil des Zyklus *Spielkarten,* der aus elf Bildern besteht. Mit der grotesken Darstellungsweise orientiert sich Rosanowa an einfachen Spielkarten, wie man sie auf Volksfesten und Jahrmärkten finden konnte. Rosanowa hält die Figurendarstellung in Grisaille und setzt nur vereinzelt Farben ein. So charakterisiert sie die Figur als halblebendig. Die *Karo-Dame* ähnelt der Figur der auf magische Weise belebten Puppe aus einer alten russischen Erzählung. An der Wahl des Bildmotivs wird deutlich, daß die avantgardistischen Künstler und Künstlerinnen sich nicht nur in formalen Aspekten an der Volkskunst orientierten, sondern sich auch für Vorstellungen des Volks von übernatürlichen Kräften interessierten. Rosanowa nimmt die Spielkarten-Motive in den Illustrationen zum futuristischen Buch *Zaumnaja gniga* [Buch der Unvernunft] ihres Ehemanns Alexej Krutschonych wieder auf. A. K.

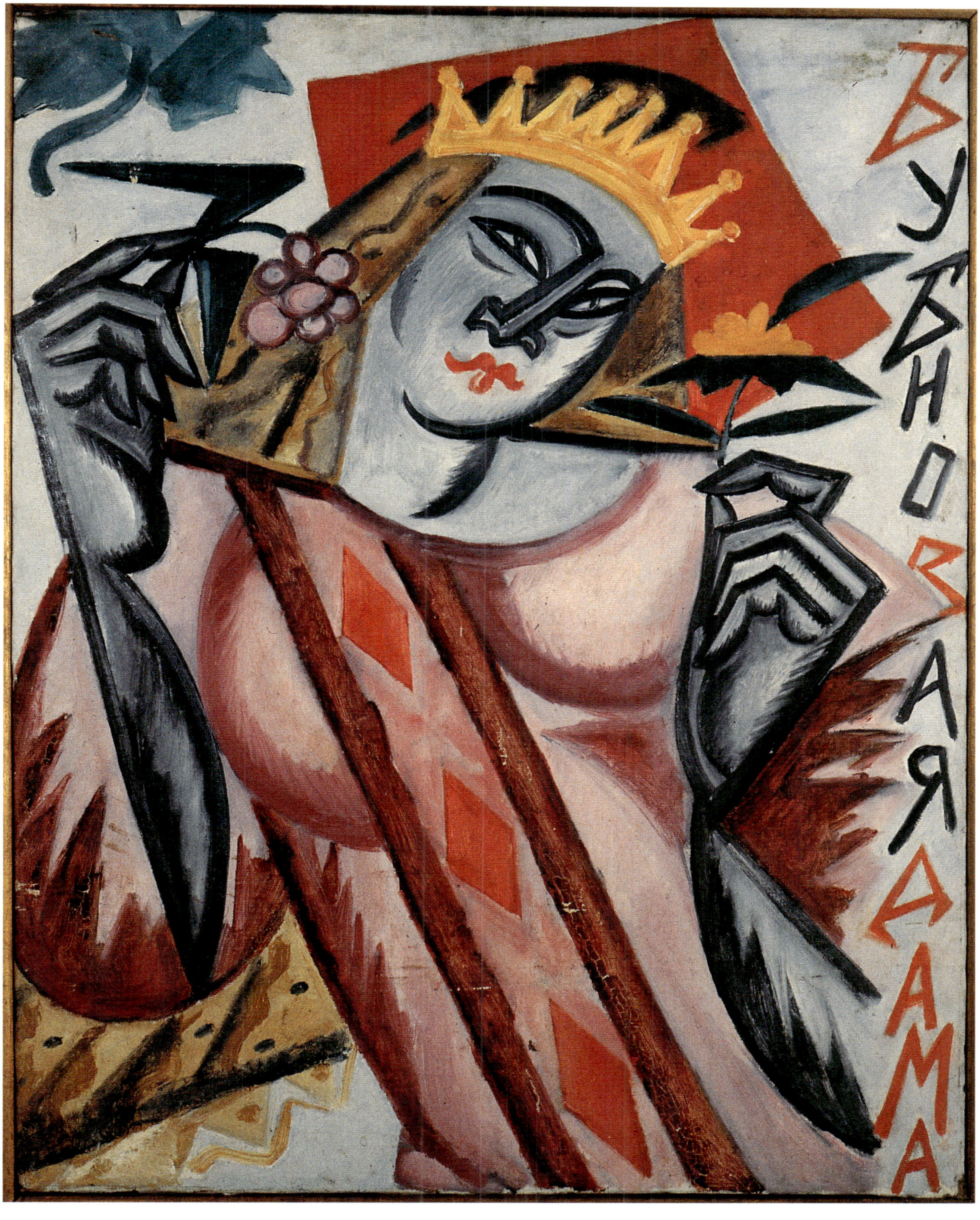
БУБНОВАЯ
ДАМА

Olga ROSANOWA

Suprematismus um 1916

Öl auf Leinwand
78,5 x 53 cm
Herkunft: 1926 aus dem Museum für Künstlerische Kultur, Leningrad
ShB-1382
Staatliches Russisches Museum, St. Petersburg

Rosanowa nahm in ihrer künstlerischen Entwicklung gleichermaßen Anregungen aus künstlerischen und literarischen Theorien auf. Ende 1916 arbeitete sie mit Kasimir Malewitsch an der Herausgabe der Zeitschrift *Supremus,* in der erstmals umfassend die suprematistische Theorie vom Aussehen und von der Notwendigkeit einer nichtgegenständlichen Malerei dargelegt werden sollte. Gleichzeitig stand sie in engem künstlerischen Austausch mit den Schriftstellern Alexej Krutschonych und Welimir Chlebnikow. Für deren futuristische Bücher schuf sie zahlreiche Illustrationen und Collagen, in denen sie gegenstandslose Kompositionen aus geometrischen Figuren erprobte. Sie schuf mit Kompositionen von großer Dynamik einen eigenständig interpretierten Suprematismus. Die Spaltungen der Flächen lassen immer neue Farbfacetten des Spektrums von Schwarz zu Blau entstehen, so daß das eigentliche Thema der Arbeit eine »Geburt der Farbe« genannt werden kann. Je. B.

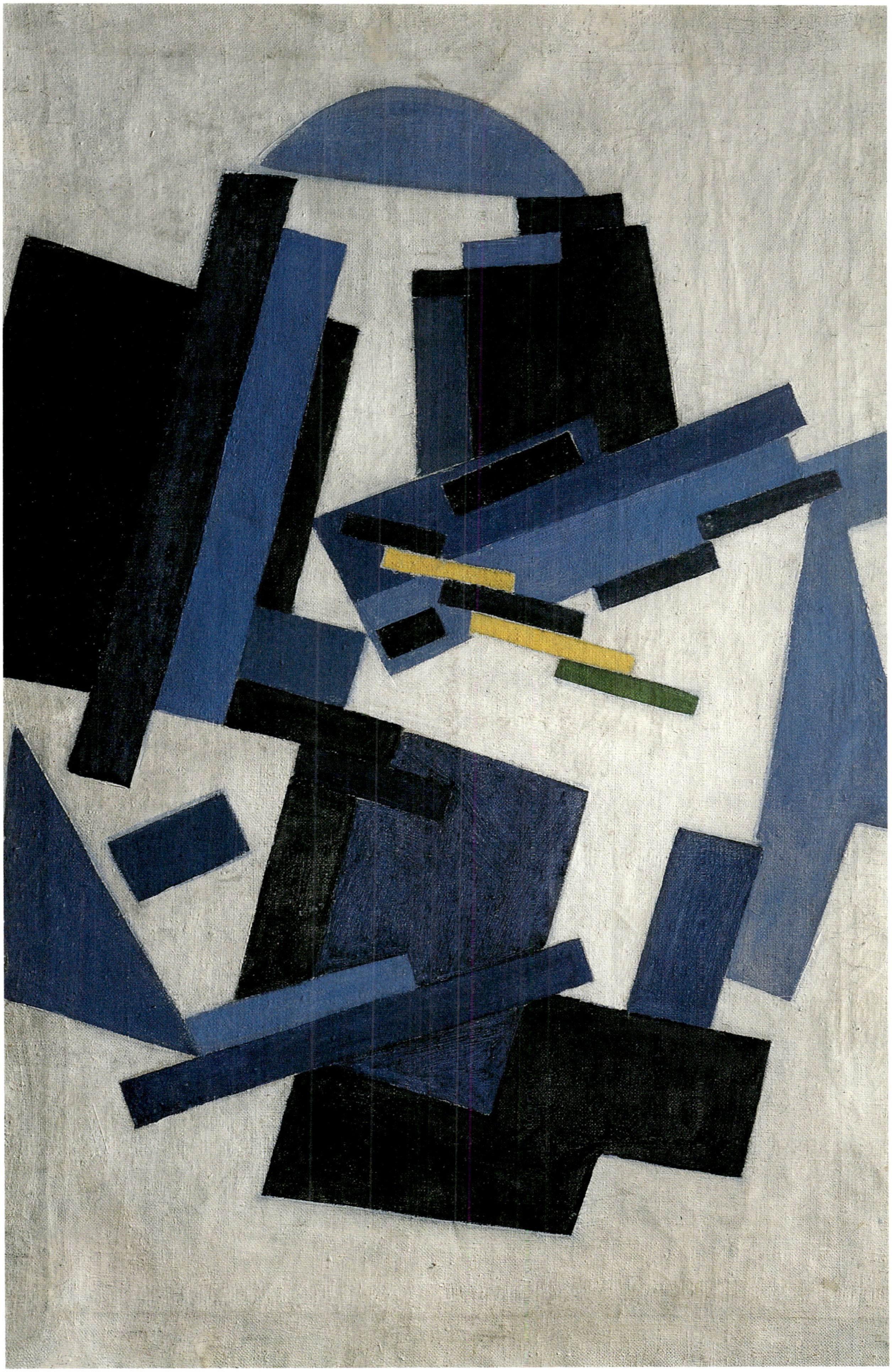

Olga ROSANOWA

Ungegenständliche Komposition um 1916

Leimfarbe auf Leinwand
58 x 44 cm
Herkunft: 1926 aus dem Museum für Künstlerische Kultur, Leningrad
ShB-1638
Staatliches Russisches Museum, St. Petersburg

Rosanowa formulierte schon 1913, worin sie das Anliegen der abstrakten Kunst sah: Die Überwindung der Gegenständlichkeit gehe mit einer Veränderung der Wahrnehmungsweise einher und enthülle damit verborgene Bereiche des menschlichen Inneren. Der von ihr verwendete Schlüsselbegriff ist der »intuitive Impuls«, der Grundlage des Schaffens sein soll. Es geht um eine Kraft, die gleichermaßen im Inneren des Menschen wie in der Natur wirkt. »Nur der intuitive Anfang führt uns in die Welt«. Die figurative Malerei hingegen bleibe dem Äußeren der Gegenstände verhaftet und stoße nicht zu diesem lebendigen Kern vor, sondern schaffe nur ein »Plagiat der Natur« 1]. ■ Rosanowa löste sich nach 1917 vom Suprematismus. Sie verließ den vielteiligen, dynamischen Bildaufbau und malte großflächige Farb-Formen von statischer Wirkung. In einer ruhigen, einfachen Komposition gestaltet sie ein harmonisches Verhältnis von sich in Farbe materialisierender Dunkelheit und Licht: Die Leuchtkraft des Gelb und die Tiefe des Schwarz werden durch die scharfe Gegenüberstellung betont; die Intensität der Farben wird durch den pastosen Auftrag gesteigert. Das dünn und unregelmäßig aufgetragene Violett hingegen wirkt transparent, lichtdurchlässig; das Schwarz scheint im Kontrast um so mehr jegliches Licht zu absorbieren.

A. K.

1] Olga Rosanowa: Osnowy nowowo twortschestwa i pritschiny ewo neponimanija [Die Grundlagen des neuen Schaffens und die Gründe seines Mißverständnisses]. In: *Sojus molodjoshi* [Bund der Jugend], No. 3, März 1913, S. 14-22.

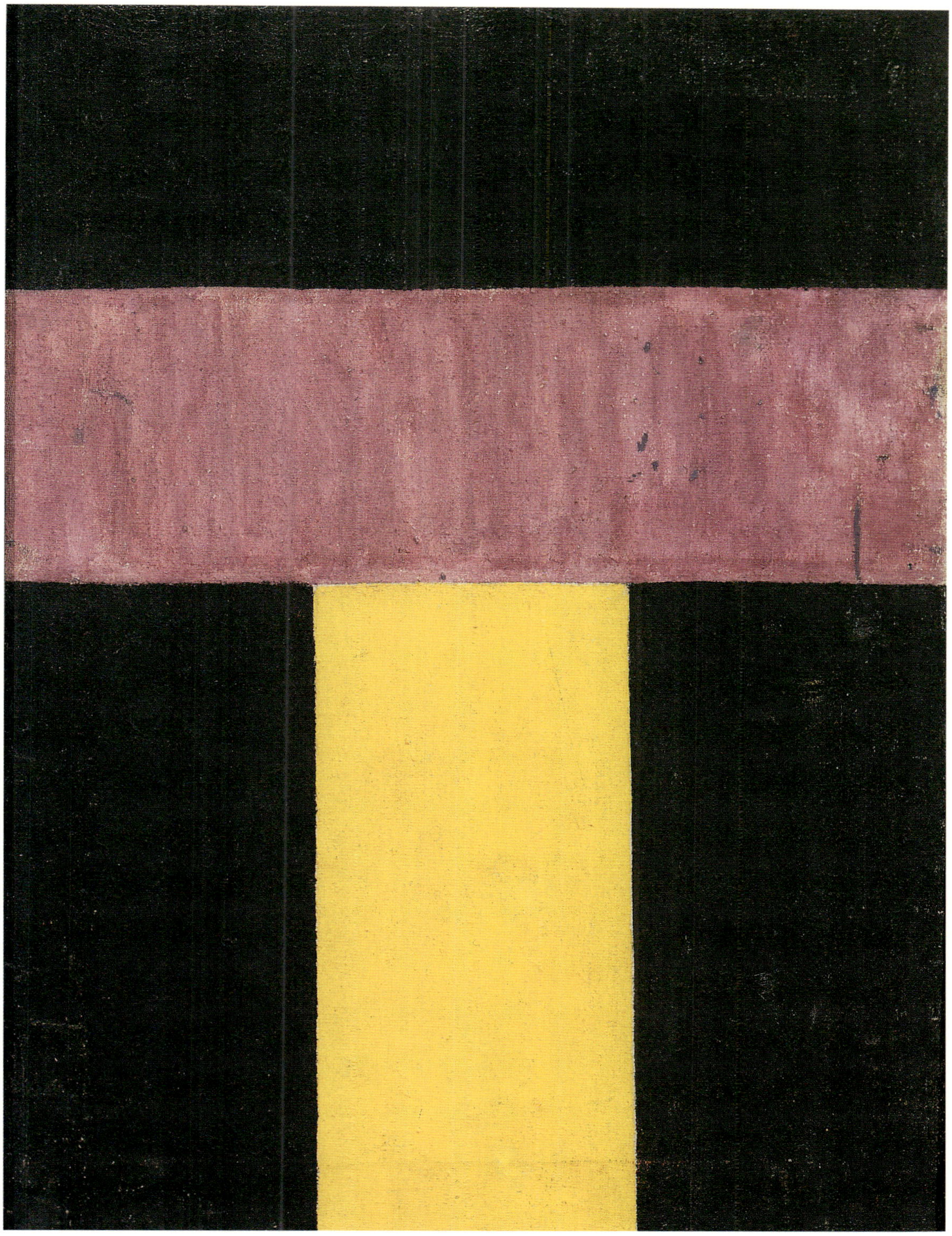

Olga ROSANOWA

Grüner Streifen 1917-1918

Öl auf Leinwand
71,5 x 49 cm
Herkunft: 1922 aus dem NARKOMPROS
KP-15131
Sh-371
Staatliches Freilichtmuseum Rostower Kreml, Rostow

In diesem Gemälde wird Rosanowas besonderes Farbverständnis, die Vorstellung von der engen Beziehung zwischen Farbe und Licht anschaulich. Die Farbe des vertikal über das Bild verlaufenden Streifens ist in der Mitte konzentriert und läuft an den Rändern in ein Flimmern aus – der weiße Hintergrund scheint von einem farbigen Lichtstrahl durchbrochen zu werden. Das Strahlen entgrenzt das Bild, es kann sich potentiell in alle Richtungen ausbreiten. Das Bild wird somit als Ausschnitt aus einem übergreifenden Raum aufgefaßt. Rosanowas sensibler Umgang mit Farbe, ihr Bemühen, die Ausdruckmöglichkeiten der Farbe auszuloten, wurde von ihren Zeitgenossen vielfach hervorgehoben. Die Künstlerin Wera Stepanowa bezeichnete ihre Kunst als »swetopis«, als »Farbenschrift« oder »Farbenkunst«.[1] A. K.

1] Warst (Warwara Stepanowa): Wystawka Olgi Rosanowoi [Die Ausstellung Olga Rosanowas], in: *Iskusstwo* [Kunst], 1919, No. 4.

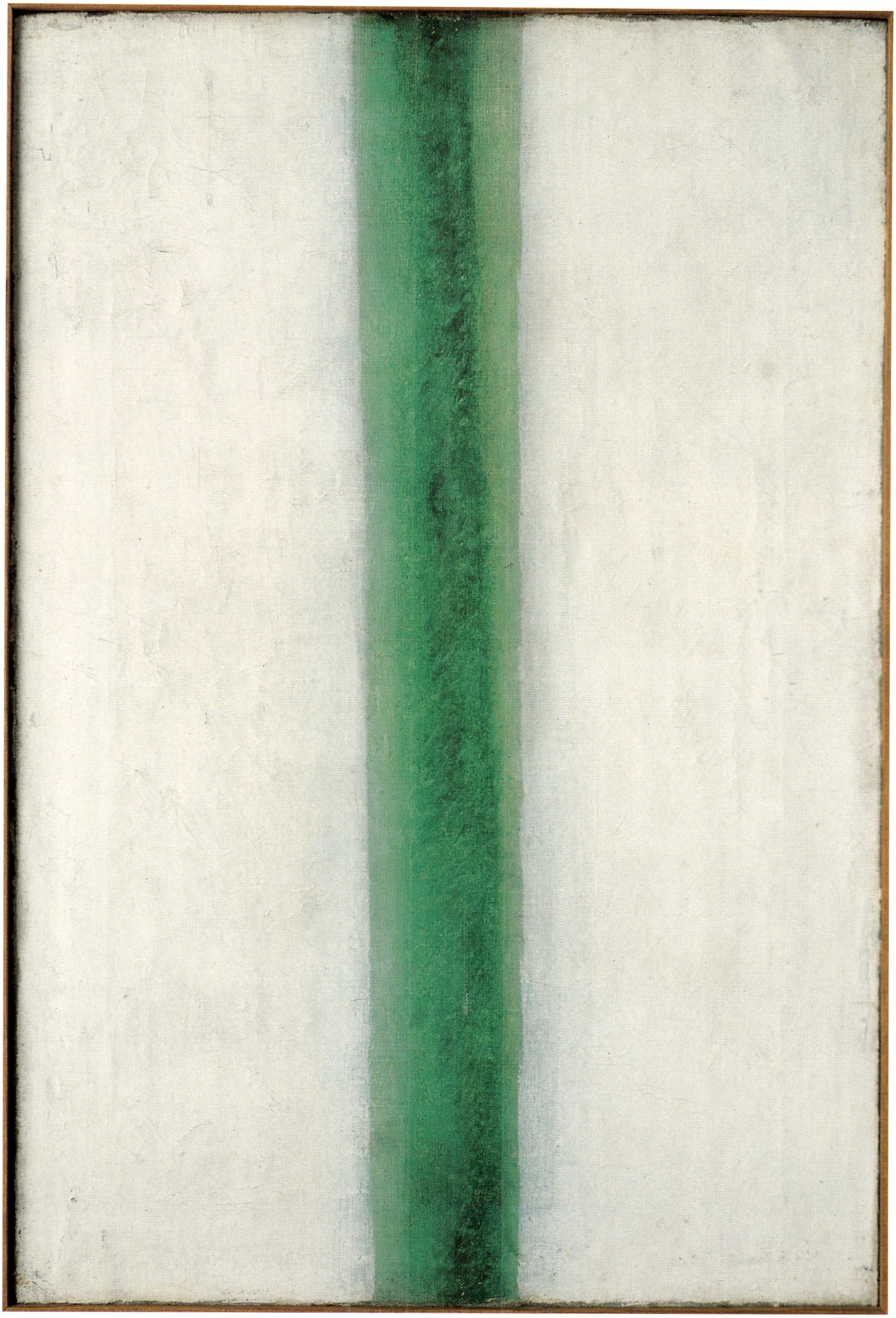

Olga ROSANOWA

Ungegenständliche Komposition um 1918

Öl auf Leinwand
62,5 x 40,5 cm
Herkunft: 1926 aus dem Museum für Künstlerische Kultur, Leningrad
ShB-1579
Staatliches Russisches Museum, St. Petersburg

Die Farbflächen stoßen nicht direkt aneinander, zwischen ihnen schimmert die Leinwand als schmaler Streifen hindurch und verweist auf einen hinter dem Bild liegenden unbestimmten Raum. Die unregelmäßigen Ränder der Flächen scheinen zu vibrieren und eine in der Farbe enthaltene innere Bewegung zum Ausdruck zu bringen. Der »intuitive Impuls«, den Rosanowa als Ausgangspunkt des Schaffensprozesses ansah, soll in der Imagination bei der Betrachtung des Werkes weiterwirken. A. K.

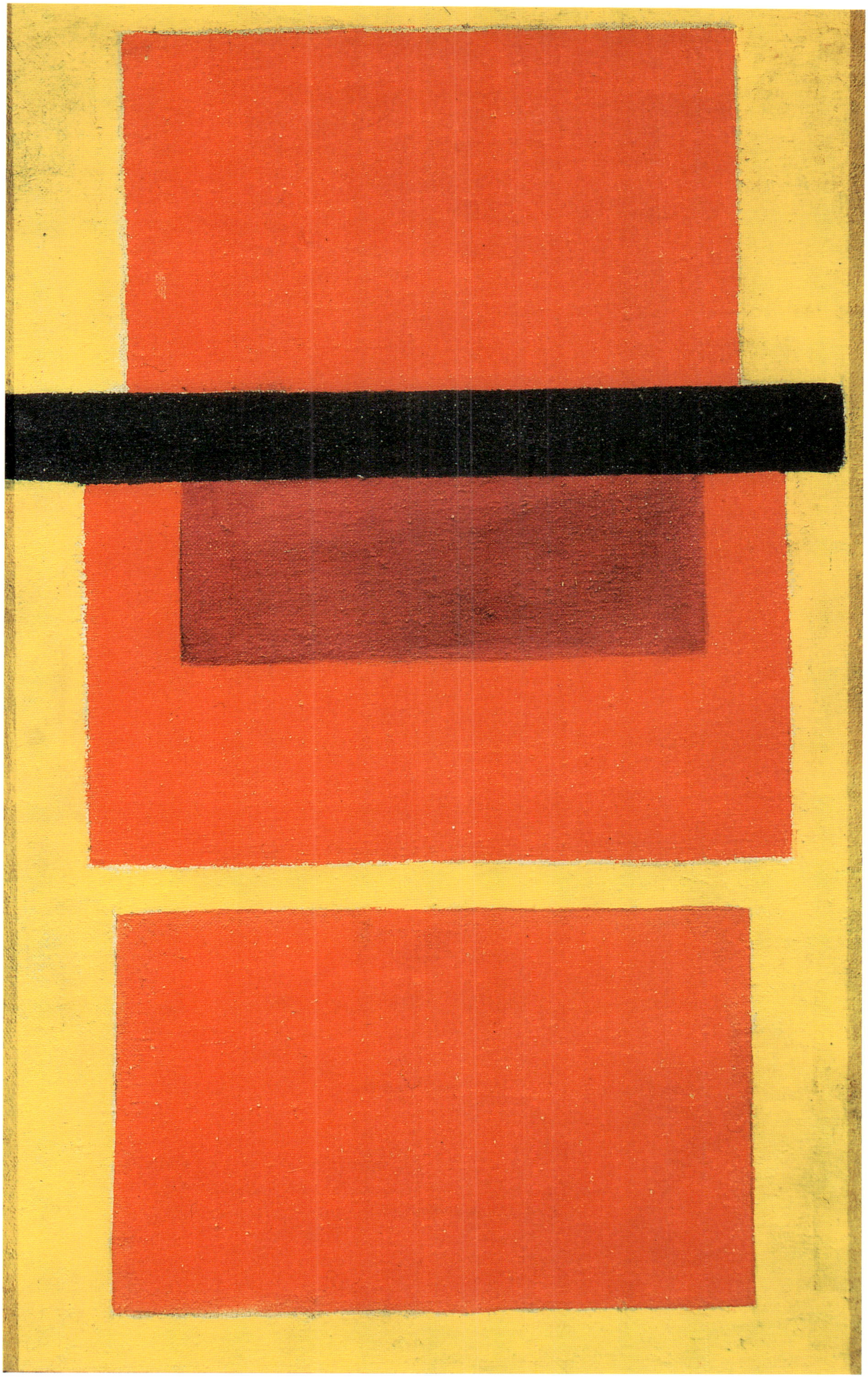

Wladislaw Maximowitsch STRSHEMINSKI

1893 Minsk
1952 Lodz

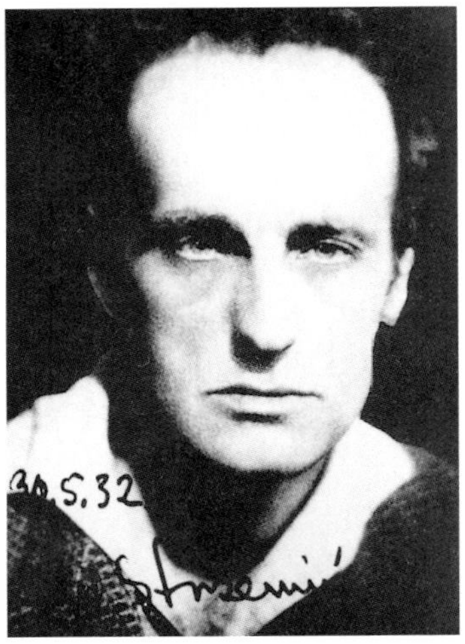

Strsheminski studierte von 1911 bis 1914 an der Militärschule für Ingenieurwesen in St. Petersburg. Nach der Revolution übernahm er von 1918 bis 1920 die künstlerische Leitung des NARKOMPROS und lehrte gleichzeitig an den SWOMAS. Strsheminski setzte sich stark mit der suprematistischen Theorie Malewitschs auseinander und baute 1920 und 1921 in Smolensk eine Filiale der UNOWIS auf. 1922 verließ er Rußland und verbrachte sein weiteres Leben in Polen. Dort gehörte er verschiedenen Künstlergruppen an und lehrte unter anderem an Schulen für industrielle Kunst. Er schuf eine eigene Richtung der suprematistischen Malerei, die er *Unismus* nannte.

Werkzeuge und Industrieprodukte 1919-1920

Leinwand auf Holz aufgezogen, Korken, Metall, Gips, Ölfarbe
44,5 x 33 cm
Bezeichnet rückseitig: Strsheminski
Herkunft: 1926 aus dem Museum für Künstlerische Kultur, Leningrad
ShB-1389
Staatliches Russisches Museum, St. Petersburg

Diese Arbeit entstand in der Zeit, als Strsheminski gemeinsam mit Tatlin an den SWOMAS *(Freie Künstlerische Werkstätten)* in Moskau lehrte. Er deutet Tatlins künstlerisches Verfahren der »Kultur der Materialien« auf eigene Weise, indem er sich mit den verwendeten Gegenständen direkt auf die Gegenwart bezieht. Er kombiniert reale Werkzeuge mit ihrer malerischen Darstellung und schlägt damit programmatisch die Brücke vom Bild zur Wirklichkeit. An dieser Arbeit wird deutlich, daß das Prinzip der »faktura« unterschiedlich umgesetzt wurde: Strsheminski geht es nicht wie Tatlin um eine Harmonie oder Spannung zwischen unbestimmt bleibenden haptischen Werten von Materialien, sondern er bezieht sich direkt auf die Werte der neuen Gesellschaft: Arbeit und industrielle Produktion. *Werkzeuge und Industrieprodukte* gestalten keinen utopischen Entwurf, sie sind vielmehr Aufruf zur Lebensgestaltung. Benjamin Buchloh bezeichnet den Bedeutungswandel des Verfahrens der »faktura« treffend mit dem Begriff »factographie«: Schreiben von Tatsachen.[1] A. K.

1] Benjamin Buchloh: From Faktura to Factographie, in: *October*, Nr. 30 (1984), S. 83-119.

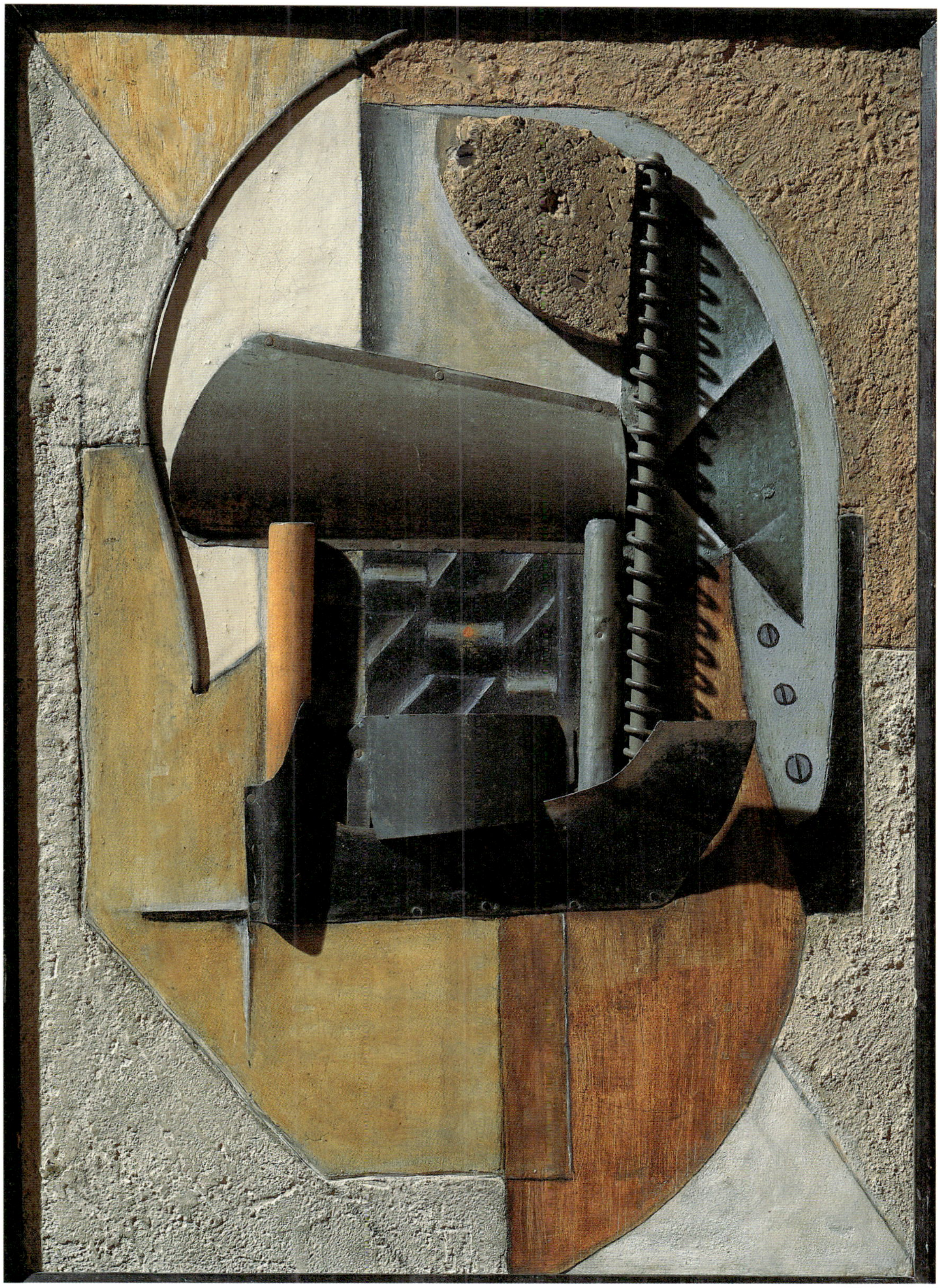

Wladimir Jewgrafowitsch TATLIN

1885 Moskau
1953 Moskau

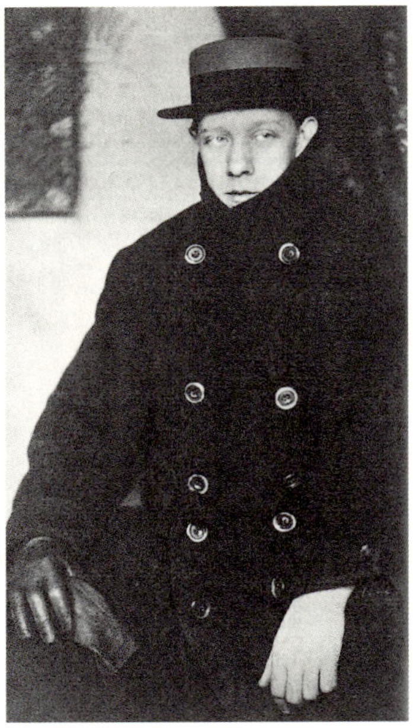

Wladimir Tatlin begann 1904 eine Ausbildung zum Matrosen in Odessa. 1905 studierte er an der Kunstschule in Pensa, an der auch Lentulow war. Die Sommermonate verbrachte er in Moskau und St. Petersburg und knüpfte Kontakte zur Kunstszene. So lernte er auch Larionow kennen, an dessen Ausstellung *Eselsschwanz* er 1912 teilnahm. Schon bei ihrer ersten Zusammenarbeit offenbarten sich unterschiedliche künstlerische Haltungen. Tatlin wandte sich daraufhin der Arbeit mit verschiedenen Materialien und konkreten Gegenständen zu. Nach einer Reise 1914 nach Berlin und Paris stellte er seine ersten räumlichen Arbeiten aus. 1916 organisierte er die Ausstellung *Magasin*. Die schon bestehende Konkurrenz mit Kasimir Malewitsch um die künstlerische Richtungsvorgabe innerhalb der Avantgarde spitzte sich im Rahmen dieser Ausstellung weiter zu – Malewitsch erklärte sich nicht bereit, seine neuesten suprematistischen Arbeiten auf der Ausstellung zu zeigen. Nach der Revolution wurde Tatlin Vorsitzender der Abteilung für Bildende Künste des NARKOMPROS. 1919 arbeitete er in den SWOMAS. Im darauffolgenden Jahr entwarf er das *Denkmal für die Dritte Internationale*. Ab 1921 leitete er die Abteilung für Materielle Kultur am MChK, Petrograd. 1925 verließ er das Institut aufgrund von Konflikten mit Malewitsch. Er ging als Dozent ans Kunstinstitut in Kiew, wo er Flugapparate zu entwickeln begann. 1927 unterrichtete er neben Alexander Rodtschenko und El Lissitzky am WChUTEIN »Materialkultur« und Gestaltung von Alltagsgegenständen. Seine Lehren beeinflußten den Konstruktivismus produktivistischer Ausrichtung. 1929 bis 1932 fertigte er drei Exemplare des *Letatlin* genannten Flugapparates. Ab 1935 wandte er sich wieder der Tafelmalerei zu, gelegentlich arbeitete er auch fürs Theater. 1953 starb Tatlin in Moskau.

Matrose 1911

Öl auf Leinwand
71,5 x 71,5 cm
Schriftzug auf der Kappe: »(S)tereguschtschin« 1]
Herkunft: 1926 aus dem Museum für Künstlerische Kultur, Leningrad
ShB-5141
Staatliches Russisches Museum, St. Petersburg

Tatlin hatte selbst als Matrose gearbeitet, daher wird das Bild häufig als *Selbstbildnis* bezeichnet. Die Gesichtskonturen werden von bogenförmigen Linien gebildet, die sich in den Hemdenfalten fortsetzen. Die beiden Figuren im Hintergrund sind ebenfalls durch einige kräftige gebogene Linien gebildet. Das Bild entstand in der Zeit, in der Tatlin im künstlerischen Austausch mit Michail Larionow stand. Er folgte dessen Vorgabe, sich an der Ikonenmalerei zu orientieren und deutete charakteristische Merkmale von Madonnendarstellungen um. Er übernahm die gebogene Kontur des geneigten Marienkopfes und lud sie mit angespannter Energie auf. Das Bildnis ist ähnlich Madonnendarstellungen in die vorderste Bildebene gerückt und dem Betrachter damit unmittelbar nahegebracht. Der Blick des jungen Matrosen richtet sich wie der der Madonnen nicht auf den Betrachter, sondern scheint in eine unbestimmte Ferne zu gehen oder sich nach innen zu wenden. Das Bildnis ist eines der romantischsten Selbstdarstellungen der Avantgarde. Hier verbinden sich die deutliche Bezugnahme auf die Tradition und ihre selbstbewußte Umdeutung.

A. K.

1] »Stereguschtschin« war der Name eines Kriegsschiffs, mit dessen Zerstörung 1904 der russisch-japanische Krieg begonnen hatte, vgl. Marian Burleigh-Motley: Tatlins Matrose: Eine neue Lesart, in: Jürgen Harten (Hrsg.): *Vladimir Tatlin. Leben, Werk, Wirkung.* Ein internationales Symposium, Köln 1993.

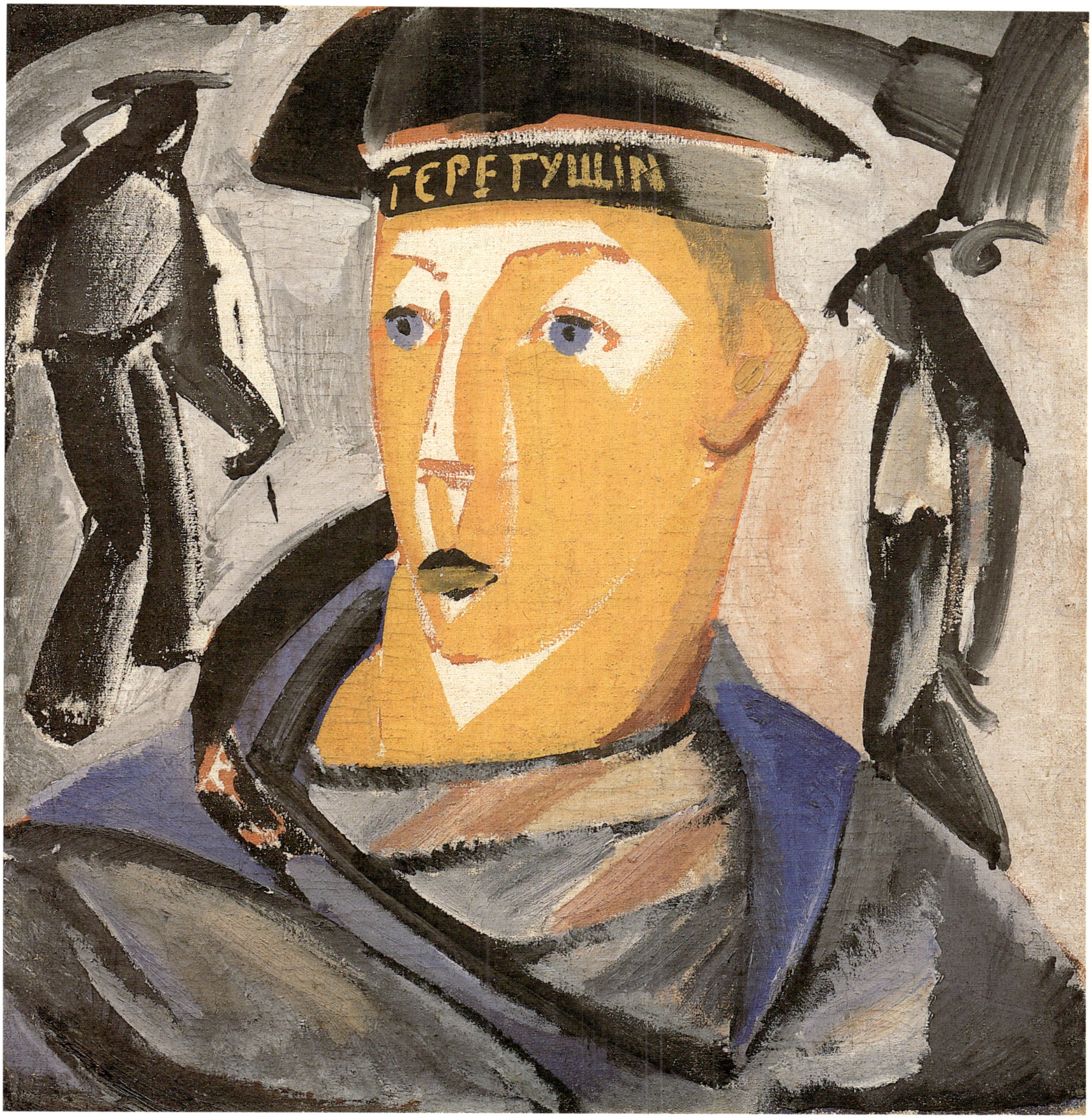
ТЕРЕГУЩIN

Wladimir TATLIN

Eck-Konterrelief 1914

Rekonstruktion des Künstlers aus der Mitte der zwanziger Jahre [1]

Brüniertes Eisenblech, Kupfer, Holz, Schnüre, Befestigungselemente
71 x 118 cm
Bezeichnet auf zwei Konstruktionselementen: W. E. Tatlin 1914
Herkunft: 1926 vom Künstler
PF-200
Staatliches Russisches Museum, St. Petersburg

Tatlin entwickelte die avantgardistischen malerischen Mittel so konsequent weiter, daß sie schließlich in andere Gestaltungsmittel übergehen und eine andere Dimension öffnen, den Raum. Ausgehend von der »faktura« und dem Material der Farbe, wird das Ziel der Malerei neu bestimmt: Sie soll nicht nur an das Auge appellieren, sondern mit dem ganzen Körper erfühlt werden und damit den Tastsinn ansprechen. Räumliche Arbeiten und die Verwendung unterschiedlicher Materialien sind die notwendige künstlerische Umsetzung dieser Auffassung. Mit dem Zusatz »Konter« weist Tatlin darauf hin, daß es ihm in seinen Reliefs um einen künstlerischen Gegenentwurf zur Zweidimensionalität des Bildes geht. Er konzipiert mehrere Exemplare seiner Konter-Reliefs zur Anbringung in Raumecken. Diese Arbeiten sind wahrscheinlich entstanden, nachdem er in Paris eine in einer Raumecke befestigte Papierplastik von Georges Braque gesehen hatte. [2] Die aus gebogenen Eisen- und Kupferstücken bestehende Konstruktion ist mit Schnüren und Drähten in der Ecke verspannt und greift in verschiedene Richtungen in den Raum aus. Es sieht aus, als verlängerten sich die Wände mit der Konstruktion in den Raum hinein. Der Raum selbst soll somit als ein dynamisches Gebilde aus unterschiedlichen Teilen bestimmt werden.

A. K.

1] Die Arbeit wurde nach der Ausstellung *0,10* im Jahr 1915/1916 bei der Demontage zerstört und vom Künstler rekonstruiert. Sie kam in ihren Grundelementen in den Museumsbesitz und wurde 1989 nach einer Originalphotographie erstmals wieder aufgebaut.

2] Magdalena Dabrowski: *Tatlin und der Kubismus*, in: Jürgen Harten (Hrsg.): *Vladimir Tatlin. Leben, Werk, Wirkung. Ein internationales Symposium*, Köln 1993, S. 122/123.

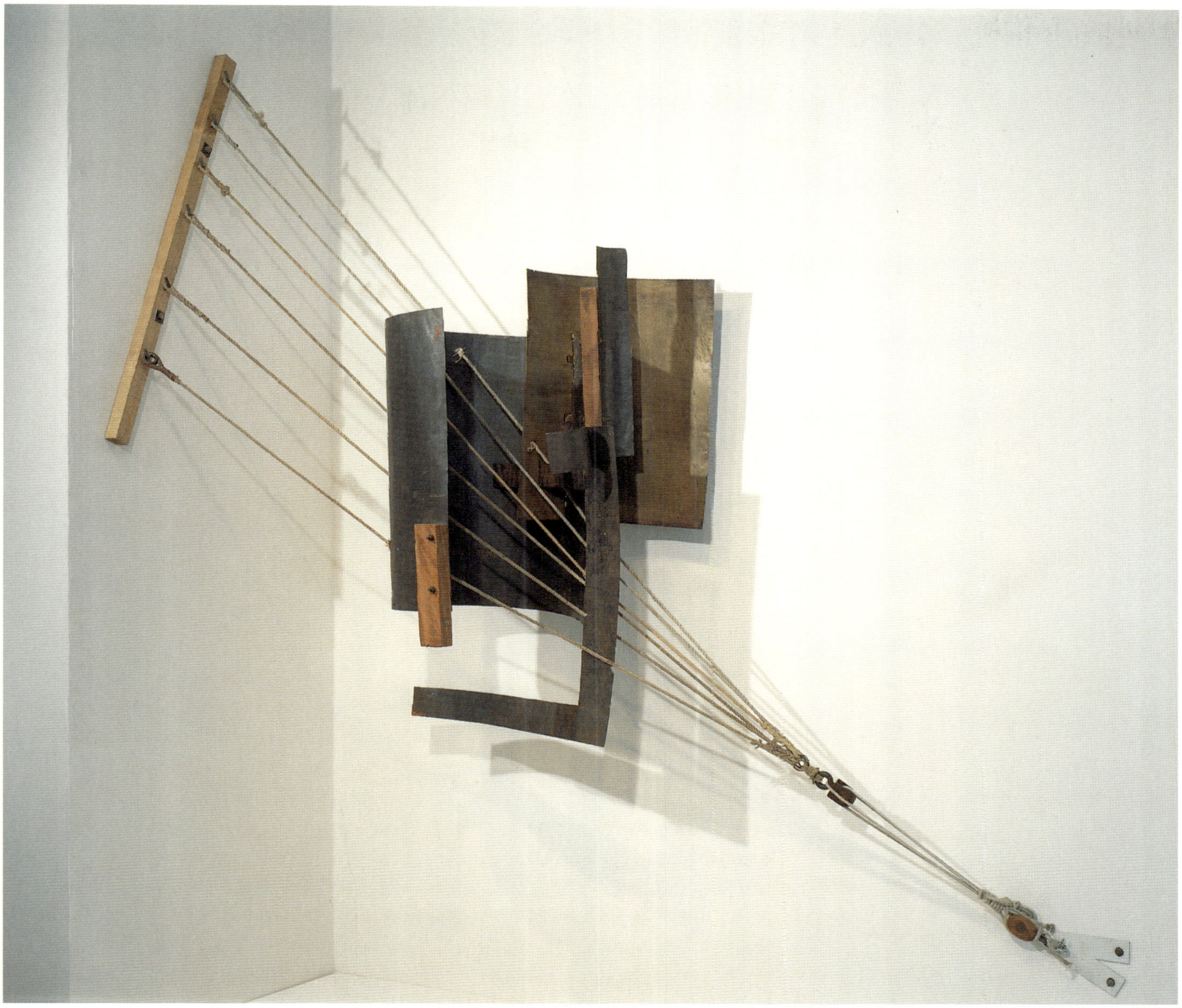

»Wir müssen die Gegenwart vergessen. Wir müssen alles aufs neue gestalten«[1]

Diskussionen um eine neue Kunst 1907-1925. Quellentexte

Die hier zusammengestellten Texte geben einen Einblick in die theoretischen Auseinandersetzungen, die vor 1910 in der russischen Kunst und Kultur geführt wurden. Außerdem zeigen sie auf, wie sich das künstlerische Leben nach der Revolution von 1917 entwickelt hat. Alle Quellen sind eigens für diesen Katalog erstmals ins Deutsche übersetzt worden. Sie lassen sich in Beziehung zueinander setzen, da aus ihnen an vielen Stellen ähnliche Denkansätze sprechen.

Die Rolle der Künstlerschriften in der russischen Avantgarde war ähnlich bedeutsam wie im italienischen Futurismus, im internationalen Dadaismus und im französischen Surrealismus. Besonders Wassily Kandinsky *(Über die Formfrage; Über das Geistige in der Kunst)* und Kasimir Malewitsch *(Suprematismus; Die gegenstandslose Welt)*, aber auch Natalija Gontscharowa, Michail Larionow *(Rayonistische Malerei)*, Iwan Kljun, Olga Rosanowa, Ljubow Popowa, Wladimir Tatlin und später vor allem El Lissitzky traten mit theoretischen Schriften und Manifesten an die Öffentlichkeit[2]. Diese Texte von Künstlern – und ebenso von Literaten – dienten dazu, die größer gewordene Kluft zwischen Atelier und Publikum durch Erläuterungen der künstlerischen Vorhaben und der zugrundeliegenden Vorstellungen zu überbrücken. Oftmals weit ausholende Theorien lieferten die Begründung für die in der Kunst vollzogenen Schritte. Besonders in den Manifesten ging es darum, mit lautstarken Behauptungen die eigene Position zu festigen und abzugrenzen. Diese Schriften wurden in der Regel gleich nach ihrem Entstehen publiziert und riefen eine rege öffentliche Kunstdiskussion hervor.

Nach der Revolution veränderte sich die Struktur des kulturellen Lebens wesentlich: Mit der Gründung von neuen Institutionen begann auch die Bürokratisierung des gesamten kulturellen Feldes. Es entstanden zahlreiche Deklarationen, in denen programmatisch die Ziele der neuen Gesellschaft im Bereich der Kunst ausgerufen wurden. Die neu entstandenen Institutionen boten zunächst den Künstlern und Künstlerinnen vielfältige Aufstiegsmöglichkeiten und verschafften ihnen beträchtlichen Einfluß. Als Lehrende hatten sie kurzzeitig die Möglichkeit, ihre künstlerischen Vorstellungen zu verbreiten. Theoretische Texte gewannen nochmals an Bedeutung. Malewitsch brachte zum Ausdruck, welch großer Einfluß der schriftlichen Äußerung zugesprochen wurde: »Es hat sich doch eigentlich herausgestellt, daß man mit dem Pinsel nicht soviel erreichen kann wie mit der Feder. Der Pinsel ist struppig geworden und reicht nicht mehr bis in die Gehirnwindungen hinein, die Feder ist schärfer.«[3] Zur Aufgabe der Künstler gehörte nun allerdings auch, in der Kulturpolitik Stellung zu beziehen, und ihre Texte wurden stärker unter politisch-ideologischem Gesichtspunkt rezipiert. Die Bekundungen wurden zunehmend pragmatischer, bürokratischer, weniger hochfahrend und visionär[4].

Der erste Text stammt von dem Schriftsteller Andrej Bely, einem der wichtigsten Denker der symbolistischen Literatur. Während seine literarischen Texte für viele Zeitgenossen, vor allem für die futuristischen Schriftsteller, als Beispiel eines unzeitgemäßen Mystizismus galten, fanden seine theoretischen Schriften vielfach Beachtung. Sie entstanden parallel zur avantgardistischen Kunst.

Charakteristisch für die Avantgarde-Bewegung waren die enge Zusammenarbeit und der Ideenaustausch zwischen Künstlern und Kunstkritikern. Nikolai Punin war einer der jungen Kunstkritiker, die es als ihr Ziel ansahen, die Entwicklung einer neuen Kunst auch theoretisch zu untermauern. Sein Aufsatz brachte eine Überzeugung zum Ausdruck, die auch den avantgardistischen Künstlern und Künstlerinnen eigen war: Die zeitgenössische Kunst zeige alle Erscheinungen des Verfalls; sie sei nur zu neuem Leben zu erwecken, indem sie wieder an die ureigenste Tradition der russischen Kunst, die Ikonenmalerei, anknüpfe.

Zu den Texten Belys und Punins gehört inhaltlich auch Kasimir Male-

1] Andrej Bely: *Die zukünftige Kunst,* 1907.

2] Eine Auswahl der Texte findet sich in englischer Sprache in der Anthologie von John E. Bowlt (Hrsg.): *Russian Art of the Avant-Garde. Theory and Criticism 1902-1934,* London 1957.

3] Kasimir Malevich: Suprematism. 34 Drawings, in: *Essays on Art. Unpublished Writings,* I, S. 127. Zit. n. Felix Philipp Ingold: Kunst und Ökonomie. Zur Begründung der suprematistischen Ästhetik bei Kasimir Malewitsch, in: *Wiener Slawistischer Almanach* 4/1979, S. 153/154.

4] Einen umfassenden Überblick über die Kunstdebatten nach der Revolution bietet die von Hubertus Gaßner und Eckhart Gillen herausgegebene Quellensammlung: *Zwischen Revolutionskunst und Sozialistischem Realismus. Dokumente und Kommentare. Kunstdebatten in der Sowjetunion von 1917 bis 1934,* Köln 1979.

witschs Schrift *Vom Futurismus und Kubismus zum Suprematismus. Der neue Realismus in der Malerei.* Wie Bely glaubte Malewitsch an eine Kunst, die nicht auf rationalem Wege entsteht und deren Formen und Farben in keinem direkten Bezug zur Wirklichkeit stehen. Die drei letzten Texte stammen aus der Zeit nach der Revolution. Sie zeichnen die Entwicklung einer der neu entstandenen Kunst-Institutionen, des *Museums für Künstlerische Kultur* nach.

In der *Deklaration der Abteilung für Bildende Künste und Industrielle Kunst zu Fragen der Prinzipien der Museumskunde* wurde die Gründung eines Museums gefordert, in dem Künstler selbst für den Aufbau der Sammlung verantwortlich sein sollten. Eine solche Einrichtung wurde 1921 als *Museum für Künstlerische Kultur* ins Leben gerufen. 1923 wurde Malewitsch Direktor dieses Museums und strukturierte es zum Forschungsinstitut um. In dieser Angelegenheit hatte er sich in einem *Begründenden Vortrag vor der Petrograder Abteilung der Glawnauk* 1923 vor der übergeordneten Instanz, dem *Volkskommissariat für Bildung* zu verantworten. Ein *Protokoll der Direktionssitzung des Instituts für Künstlerische Kultur* von 1925 gibt einen Einblick in die Organisationsstruktur dieser Institution.

Die Schriften von Bely, Punin und Malewitsch wurden von Noemi Smolik ausgesucht und eingeleitet. Die drei letzten Texte wurden von Jewgenija Petrowa, Russisches Museum, St. Petersburg, ausgewählt.[5] A. K.

[5] Die Texte sind in russischer Sprache im Quellenanhang des Katalogs zur Ausstellung: *Musei w museje. Russki awangard is kollekzii museja chudoshestwennoi kultury w sobranii Gosudarstwennowo Russkowo Museja,* Gosudarstwenny Russki Musei, St. Petersburg 1998 [Das Museum im Museum. Die russische Avantgarde aus der Sammlung des Museums für Künstlerische Kultur im Bestand des Staatlichen Russischen Museums, Staatliches Russisches Museum, St. Petersburg 1998] veröffentlicht, in dem Irina Karasik, Russisches Museum, die Geschichte des *Museums für Künstlerische Kultur* umfassend aufgearbeitet und dargestellt hat.

Die zukünftige Kunst 1907

von Andrej Bely

Der Aufsatz *Die zukünftige Kunst* ist das letzte Kapitel des 1910 in Moskau erschienenen Buchs *Symbolismus,* in dem Andrej Bely (1880-1934) versuchte, die zeitgenössische Kunst neu zu bestimmen. Ausgehend von Wladimir Solowjows Kritik des westlichen Denkens und beeinflußt von Nietzsche und Schopenhauer, warf Bely der in Rußland vorherrschenden Erkenntnistheorie Versagen vor, weil sie einseitig auf Vernunft ausgerichtet und fortschrittsgläubig sei. ▬ Bely zeichnet in seinem Buch ein düsteres Bild von der Kultur der Gegenwart, in der das künstlerische Schaffen zunehmend an geistigem Gehalt verliere und zur kalten Wissenschaft verkomme. Das Kunstwerk verdingliche und erleide damit das gleiche Schicksal wie die Gesellschaft. Er sucht nach neuen Ausdruckswerten für die Kunst, die er in Legenden, Märchen, Volksliedern und Ikonen findet, weil deren Ziel nicht die Wiedergabe der Wirklichkeit ist. Dabei entdeckt Bely die Bedeutung der Form für das Kunstwerk. Er schreibt den Ausdrucksmöglichkeiten der Form selbst die Schlüsselrolle zu und spricht von der »Form als solcher«. Im letzten Kapitel seines Buches kündigt Bely bereits 1910 die »Gegenstandslosigkeit« in der Kunst an, versteht sie hier jedoch nicht nur als eine Errungenschaft, sondern erkennt auch die Gefahr, daß die Form zum Selbstzweck werden könne. ▬ Wie der Sprachwissenschaftler Roman Jakobson berichtete, wirkte Belys Buch für viele zeitgenössische Literaturtheoretiker, Schriftsteller und Künstler, unter ihnen Welimir Chlebnikow und Kasimir Malewitsch, wie eine Offenbarung. Wie Bely glaubten sie daran, daß ein Kunstwerk außerhalb der von Kant definierten Vernunft entstehe. Sie bezeichneten ihre Werke in Anlehnung an Belys Begriff der »vernunftlosen Erkenntnis« mit dem Ausdruck »zaum«, der so viel wie »Übervernunft« bedeutet. Von Bely übernahmen die avantgardistischen Künstler auch den Ausdruck »bespredmetnost« – »Gegenstandslosigkeit« und machten ihn zum Leitbegriff ihrer Kunst. ▬ Aber nicht nur Künstler beriefen sich auf Bely. Der Literaturwissenschaftler Wiktor Schklowski, der in engem Austausch mit den futuristischen Schriftstellern und den zeitgenössischen Künstlern stand, knüpfte in seinem 1916 veröffentlichten Aufsatz *Kunst als Verfahren* bei Bely an. Dieser Aufsatz wurde zu einer Art Manifest der Petersburger *Gesellschaft zur Erforschung der poetischen Sprache* (OPOJAS). Ausgehend von Belys Untersuchungen der russischen Märchen und Lieder entwickelte der Linguist Jakobson in den zwanziger Jahren in Prag eine theoretische Schule, die er als »Strukturalismus« bezeichnete.

N. Sm.

Die bestehenden Formen der Kunst streben dem Zerfall zu, ihre Differenzierung ist endlos. Dazu trägt die Entwicklung der Technik bei, die Idee des technischen Fortschritts ersetzt zunehmend die Idee vom lebendigen Sinngehalt der Kunst.

Aus Andrej Bely: *Symbolismus,* Moskau 1910.

Wir sehen den Weg, den die Entwicklung der Kunst der Zukunft gehen wird, deutlich vor uns. Die Vorstellung von diesem Weg entsteht in uns aufgrund der Antinomie, die wir in der zeitgenössischen Kunst beobachten.

Die bestehenden Formen der Kunst streben dem Zerfall zu, ihre Differenzierung ist endlos. Dazu trägt die Entwicklung der Technik bei, die Idee des technischen Fortschritts ersetzt zunehmend die Idee vom lebendigen Sinngehalt der Kunst.

Andererseits verschmelzen die verschiedenen Formen der Kunst. Dieses Streben zur Synthese äußert sich nicht nur in der Vernichtung der Grenzen, die zwei benachbarte Kunstformen auseinanderhält; das Streben zur Synthese drückt sich in den Bemühungen aus, eine Kunstform als Zentrum zu bestimmen und die anderen um diese herum anzuordnen.

So entsteht die Vorherrschaft der Musik über die anderen Künste. So entsteht das Streben zum Mysterium als Synthese aller möglichen Formen.

Aber wie die Musik die Formen der Künste vermischt und zersetzt, so nährt sie sie in anderer Hinsicht, die vermeintliche geistige Durchdrungenheit der Musik ist ein Zeichen des Verfalls. Die Form dieses Verfalls zieht uns in den Bann – daran kranken wir: Bevor eine Seifenblase zerplatzt, schillert sie noch einmal in allen Farben des Regenbogens. Der regenbogenfarbene exotische Teppich bedeckt sowohl die Fülle als auch die Leere. Wenn die Kunst der Zukunft ihre Formen aufbauen würde, indem sie die reine Musik nachahmt, trüge sie den Charakter des Buddhismus. Die Kontemplation in der Kunst ist nur ein Mittel: Sie ist das Mittel, das den Aufruf zum lebendigen Schöpferischen vernehmbar macht. In der Kunst, die durch die Musik aufgelöst wurde, würde die Betrachtung das Ziel werden, sie würde den kontemplativen Betrachter in einen unpersönlichen Beschauer seiner eigenen Gefühlsregungen verwandeln. Eine Kunst der Zukunft würde die Entwicklung der Kunst endgültig abschneiden, wenn sie in der Musik aufginge.

Wenn man die Kunst der Zukunft als eine Kunst versteht, die eine Synthese aus den heute existierenden Formen bildet, worin läge dann der gemeinsame Ausgangspunkt des Schöpferischen? Natürlich kann man sich in ein Schauspielergewand hüllen und an der Opferstätte ein Gebet verrichten, ein Chor könnte dabei Lobeshymnen anstimmen, die von den besten Lyrikern der Zeit geschrieben werden, die Musik würde die Lobeshymnen untermalen, Tanz würde die Musik begleiten, die besten Künstler der Zeit würden um uns herum eine Illusion schaffen und so weiter, und so weiter. Wozu das alles? Um einige Stunden unseres Lebens in einen Traum zu verwandeln und dann diesen Traum mit der Wirklichkeit zu zerschlagen?

Man wird uns antworten: »Ja, und was ist mit dem Mysterienspiel?«

Aber das Mysterienspiel hatte einen lebendigen religiösen Sinn. Damit das Mysterienspiel der Zukunft genau den gleichen Sinn hat, müssen wir es über die Grenzen der Kunst hinausführen. Es muß für alle da sein.

Nein, der Beginn der Kunst der Zukunft liegt auch nicht in der Synthese der Künste!

Eine Synthese der Künste, die aus einem mechanischen Wiederzusammensetzen der bestehenden Formen entsteht, ist… unmöglich: Ein solches Vorgehen würde die Kunst auf einen leblosen Eklektizismus reduzieren. Der Tempel der Kunst würde sich in ein Museum der Kunst verwandeln, in dem die Musen nichts anderes als Wachsfiguren wären.

Der Künstler ist in erster Linie Mensch, erst in zweiter Linie ist er ein Spezialist in seinem Handwerk. Sein Schaffen hat vielleicht Einfluß auf das Leben, aber die handwerklichen Bedingungen, von denen sein Schaffen abhängt, schränken diesen Einfluß ein: Der zeitgenössische Künstler ist durch die Form gebunden. Vom Künstler zu fordern, daß er singt, tanzt und Bilder malt oder sich gar an allen Arten ästhetischer Feinheiten erfreut, ist unmöglich. Es ist deswegen auch unmöglich, von ihm das Streben nach Synthese zu verlangen. Dieses Streben würde sich in einer Verwilderung, in der Rückkehr zu den primitiven Formen der fernen Vergangenheit niederschlagen. Das primitive Schaffen, das sich auf natürliche Weise entwickelt hat, hat die Kunst zu der existierenden Vielteiligkeit der Formen hingeführt, der Rückschritt in die Vergangenheit würde das Vergangene wieder in die Gegenwart bringen.

Die Synthese der Künste auf der Grundlage eines Rückschritts in die ferne Vergangenheit ist unmöglich. Eine Synthese der Künste, die aus einem mechanischen Wiederzusammensetzen der bestehenden Formen entsteht, ist ebenfalls unmöglich: Ein solches Vorgehen würde die Kunst auf einen leblosen Eklektizismus reduzieren. Der Tempel der Kunst würde sich in ein Museum der Kunst verwandeln, in dem die Musen nichts anderes als Wachsfiguren wären.

Wenn die äußere Vereinigung und die Rückkehr zur Vergangenheit gleichermaßen unmöglich sind, dann tut sich die ganze Vieldeutigkeit der Gegenwart vor uns auf. Kann man dann von einer Kunst der Zukunft sprechen? Sie wird möglicherweise nur eine kompliziertere Fortsetzung der Gegenwart sein.

Dem ist jedoch nicht so.

Das Wissen jedoch zersetzt das Schöpferische, und der Künstler gerät in einen Teufelskreis von Widersprüchen. Die technische Evolution der Künste hat ihn zu ihrem Sklaven gemacht.

Heutzutage hängt die Bewertung eines Kunstwerks von den spezifischen Bedingungen der künstlerischen Technik ab. Wie groß das Talent auch sein mag, es ist an die gesamte technische Vergangenheit seiner Kunst gebunden. Die Entwicklung des Talents wird immer mehr von den Kenntnissen und dem Wissen in Bezug auf die eigene Kunst bestimmt; die Macht der Methode und ihr Einfluß auf die Entwicklung des künstlerischen Schaffen wachsen nicht täglich, sondern stündlich. Der Individualismus im Schaffen ist gegenwärtig zumeist ein Individualismus der Arbeitsmethode. Dieser Individualismus stellt allerdings nur eine Vervollkommnung der Methode jener Schule dar, welcher der Künstler angehört. Ein solcher Individualismus ist eine Spezialisierung, er steht im umgekehrten Verhältnis zur Individualität des Künstlers selbst. Heutzutage soll der Künstler, um schöpferisch zu sein, zuerst Wissen besitzen. Das Wissen jedoch zersetzt das Schöpferische, und der Künstler gerät in einen Teufelskreis von Widersprüchen. Die technische Evolution der Künste hat ihn zu ihrem Sklaven gemacht, es ist ihm nicht möglich, sich von der technischen Vergangenheit freizumachen: Der Künstler der Gegenwart verwandelt sich in zunehmenden Maße in einen Gelehrten. Im Zuge dieser Verwandlung gehen ihm die eigentlichen Ziele der Kunst verloren, der technische Fortschritt nähert den Bereich der Kunst immer weiter dem Bereich der Wissenschaften an, und die Kunst wird zu einer Gruppe besonderen Wissens.

Das Wissen um die schöpferische Methode wird an die Stelle des Schöpferischen gesetzt, aber das Schöpferische liegt vor dem Wissen: Es schafft die eigentlichen Objekte der Erkenntnis.

Das Wissen um die schöpferische Methode wird an die Stelle des Schöpferischen gesetzt, aber das Schöpferische liegt vor dem Wissen: Es schafft die eigentlichen Objekte der Erkenntnis.

Wenn wir das Schöpferische in die bestehenden Kunstformen einschließen, geben wir es der Macht der Methode anheim, und es wird zur Erkenntnis um der Erkenntnis willen – ohne Gegenstand. Ist nicht die »Gegenstandslosigkeit« in der Kunst das lebendige Bekenntnis des Impressionismus? Doch wird die »Gegenstandslosigkeit« in die Kunst eingeführt, wird die Methode des Schaffens zum »Gegenstand in sich selbst«, was eine äußerste Individualisierung nach sich zieht. Eine eigene Methode zu finden, darin besteht heutzutage das Ziel des künstlerischen Schaffens. Eine derartige Auffassung vom Schöpferischen führt uns unweigerlich zum vollständigen Zerfall der Kunstformen, bei dem jedes Kunstwerk seine eigene Form ist; in diesem Fall breitet sich in der Kunst ein inneres Chaos aus.

Auch wenn auf den Trümmern des Tempels, der eingestürzt ist, ein neuer Tempel gebaut werden kann, ist es jedoch nicht möglich, diesen Tempel aus den unendlich vielen atomisierten Formen zu errichten, in welche die gegenwärtigen Formen zerfallen sind, ohne dabei die Formen selbst aufzugeben. Deshalb übertragen wir die Fragen nach dem Ziel der Kunst von der Betrachtung der künstlerischen Produkte auf die künstlerischen Prozesse selbst. Die künstlerischen Produkte sind Asche und Magma, die künstlerischen Prozesse sind die fließende Lava.

Die künstlerischen Produkte sind Asche und Magma, die künstlerischen Prozesse sind die fließende Lava.

Hat sich die schöpferische Energie der Menschheit nicht geirrt, als sie den Weg wählte, auf dem sich die Formen herausgebildet haben, die uns heute in ihrem Bann halten? Müssen nicht erst die schöpferischen Gesetzmäßigkeiten selbst analysiert werden, bevor die Kunst gebilligt wird, wenn sie bereits Formen angenommen hat? Sind nicht die Formen die ferne Vergangenheit des künstlerischen Schaffens? Sollte nicht auch heute der schöpferische Strom in das Leben hineinstürzen, entlang der steinernen Stufen, deren höchste die Musik und deren niedrigste die Baukunst ist. Denn indem wir die Formen bestimmen und abgrenzen, verwandeln wir sie in eine Reihe technischer Mittel, die das Schöpferische erstarren lassen. Wir wandeln das Schöpferische in Erkenntnis um: den Kometen in seinen Funkenschweif, der nur den Weg beleuchtet, den das künstlerische Schaffen gegangen ist. Die Musik, die Malerei, Architektur, Bildhauerei, die Dichtkunst – all das ist überlebte Vergangenheit: In den Steinen, in den Farben, in den Tönen und Worten hat sich ein Umwandlungsprozeß eines ehemals lebendigen, jetzt aber erstorbenen Lebens vollzogen. Der musikalische Rhythmus ist der Wind, der den Himmel der Seele durchschneidet. Wenn der musikalische Rhythmus – »der Kälte Stimme Klang«- über den Himmel streicht, der in Erwartung der Schöpfung hitzig vergeht, dann verdichten sich die Wolken poetischer Mythen, und der Mythos verhängt den Himmel der Seele, blitzt in Tausenden Farben auf und versteinert zu Stein. Der schöpferische Strom schuf einen lebendigen Mythos aus Wolken, der Mythos jedoch ist erstarrt und in Farben und Steine zerfallen.

Entstanden ist die Welt der Kunst als Grabtempel des lebendigen Schöpferischen.

Wir wandeln das Schöpferische in Erkenntnis um: den Kometen in seinen Funkenschweif, der nur den Weg beleuchtet, den das künstlerische Schaffen gegangen ist. Die Musik, die Malerei, Architektur, Bildhauerei, die Dichtkunst – all das ist überlebte Vergangenheit.

Da wir den schöpferischen Prozeß in der Form verfestigt haben, haben wir uns schließlich selbst dazu gebracht, in der Asche und im Magma die Lava selbst zu sehen. Deswegen ist unser Blick in die Zukunft der Kunst ohne Hoffnung. Wir lassen diese Zukunft Asche sein, und gleichermaßen töten wir das Schöpferische, einmal durch das Zusammensetzen seiner Fragmente (die Synthese der Künste), einmal durch die unendliche Zersplitterung dieser Formen (die Differenzierung der Künste).

Und überall ersteht die Vergangenheit aufs neue, überall befinden wir uns im Bann teurer Verstorbener. Die göttlichen Töne von Beethovens Symphonien und die siegreichen Töne dionysischer Lobeshymnen (Nietzsche), all das sind leblose Töne: Wir meinen, es seien in edle Gewänder gehüllte Könige, aber es sind einbalsamierte Leichname, sie kommen zu uns, um uns durch den Tod zu betören.

Mit der Kunst und mit dem Leben sieht es sehr viel ernster aus, als wir glauben; der Abgrund, an dem wir stehen, ist viel tiefer und düsterer.

Um dem Teufelskreis der Widersprüche zu entkommen, müssen wir aufhören, über was auch immer zu sprechen, sei es die Kunst, die Wissenschaft oder unser Leben selbst.

Wir müssen die Gegenwart vergessen. Wir müssen alles aufs neue gestalten: Zu diesem Zweck müssen wir uns selbst gestalten.

Und der einzige Berg, den wir noch erklimmen können, das sind wir selbst.

Auf dem Gipfel erwartet uns unser Ich.

Hier ist die Antwort für den Künstler: Wenn er Künstler bleiben will, ohne aufzuhören, Mensch zu sein, muß er seine eigene künstlerische Form werden. Nur diese Form des Schöpferischen verheißt uns Rettung.

Und darin liegt auch der Weg der zukünftigen Kunst.

Wir müssen die Gegenwart vergessen. Wir müssen alles aufs neue gestalten: Zu diesem Zweck müssen wir uns selbst gestalten. Und der einzige Berg, den wir noch erklimmen können, das sind wir selbst.

Aus dem Russischen von Tina Delavre

Redaktionelle Anmerkung
Zur besseren Lesbarkeit ist die Zeichensetzung des Originaltextes in der Übersetzung verändert.

Die Wege der zeitgenössischen Kunst und die russische Ikonenmalerei 1913

von Nikolai Punin

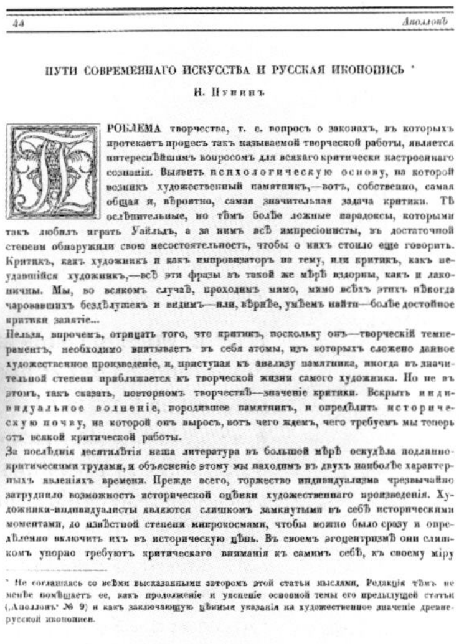

44 Аполлонъ

ПУТИ СОВРЕМЕННАГО ИСКУССТВА И РУССКАЯ ИКОНОПИСЬ *

Н. Пунинъ

ПРОБЛЕМА творчества, т. е. вопросъ о законахъ, въ которыхъ протекаетъ процесъ такъ называемой творческой работы, является интереснѣйшимъ вопросомъ для всякаго критически настроеннаго сознанія. Выявить психологическую основу, на которой возникъ художественный памятникъ,—вотъ, собственно, самая общая и, вѣроятно, самая значительная задача критики. Тѣ ослѣпительные, но тѣмъ болѣе ложные парадоксы, которыми такъ любилъ играть Уайльдъ, а за нимъ всѣ импресiонисты, въ достаточной степени обнаружили свою несостоятельность, чтобы о нихъ стоило еще говорить. Критикъ, какъ художникъ и какъ импровизаторъ на тему, или критикъ, какъ неудавшiйся художникъ,—всѣ эти фразы въ такой же мѣрѣ вздорны, какъ и лаконичны. Мы, во всякомъ случаѣ, проходимъ мимо, мимо всѣхъ этихъ нѣкогда чаровавшихъ бездѣлушекъ и видимъ—или, вѣрнѣе, умѣемъ найти—болѣе достойное критики занятiе...

Нельзя, впрочемъ, отрицать того, что критикъ, поскольку онъ—творческiй темпераментъ, необходимо впитываетъ въ себя атомы, изъ которыхъ сложено данное художественное произведенiе, и, приступая къ анализу памятника, иногда въ значительной степени приближается къ творческой жизни самого художника. Но не въ этомъ, такъ сказать, повторномъ творчествѣ—значенiе критики. Вскрыть индивидуальное волненiе, породившее памятникъ, и опредѣлить историческую почву, на которой онъ выросъ, вотъ чего ждемъ, чего требуемъ мы теперь отъ всякой критической работы.

За послѣднiя десятилѣтiя наша литература въ большой мѣрѣ оскудѣла подлинно-критическими трудами, и объясненiе этому мы находимъ въ двухъ наиболѣе характерныхъ явленiяхъ времени. Прежде всего, торжество индивидуализма чрезвычайно затруднило возможность исторической оцѣнки художественнаго произведенiя. Художники-индивидуалисты являются слишкомъ замкнутыми въ себѣ историческими моментами, до извѣстной степени микрокосмами, чтобы можно было сразу и опредѣленно включить ихъ въ историческую цѣпь. Въ своемъ эгоцентризмѣ они слишкомъ упорно требуютъ критическаго вниманiя къ самимъ себѣ, къ своему мiру

* Не соглашаясь со всѣми высказанными авторомъ этой статьи мыслями, Редакцiя тѣмъ не менѣе помѣщаетъ ее, какъ продолженiе и уясненiе основной темы его предыдущей статьи („Аполлонъ" № 9) и какъ заключающую цѣнныя указанiя на художественное значенiе древне-русской иконописи.

Erste Seite des Aufsatzes von Punin in *Apollon* · 1913

Die Kunstzeitschrift *Apollon,* seit 1909 von Sergej Makowski herausgegeben, strebte wie bereits Sergej Djagilew mit seiner Zeitschrift *Mir iskusstwa – Die Welt der Kunst* eine neue, an die altrussischen Traditionen anknüpfende Kunst an. Sie setzte sich deshalb nicht nur mit der zeitgenössischen Kunst, sondern auch mit der Ikonenmalerei auseinander. In *Apollon* erschien 1915 eine der ersten kunsthistorischen Untersuchungen über die Ikonenmalerei Andrej Rubljows aus der Feder des jungen Kunstkritikers Nikolai Punin (1888-1953). Schon zwei Jahre zuvor, 1913, hatte Punin in *Apollon* den vielbeachteten Aufsatz *Die Wege der zeitgenössischen Kunst und die russische Ikonenmalerei* veröffentlicht. In diesem Aufsatz weist Punin darauf hin, daß die russischen modernen Künstler von der Mehrheit der Bevölkerung entfremdet seien. Die Ikonenmalerei dagegen werde von der russischen Bevölkerung verstanden und getragen. Aus diesem Grund beschäftigt er sich mit der Ikone. Dabei entdeckt er, wie vor ihm bereits Bely, die Rolle der Farbe in der Ikonenmalerei. Er sieht in den Farben der Ikone eine Eigenständigkeit, die Ausdruck eines geistigen Konzepts sei. Dieses geistige Konzept der Ikone stellt er dann dem westlichen Realismus entgegen, der sich auf einem toten Punkt befinde. Punin glaubt sogar, daß dieses Konzept nicht nur die russische, sondern auch die westeuropäische Kunst vor dem drohenden Untergang retten könne: »Wir glauben daran, daß die Ikone in ihrer großartigen und lebendigen Schönheit die zeitgenössische Kunst zu Errungenschaften führt, die sich von denen unterscheiden, von denen die europäische Kunst in den letzten Jahrzehnten lebte.« N. Sm.

Das Problem der schöpferischen Arbeit, d. h. die Frage nach den Gesetzmäßigkeiten im Prozeß der sogenannten künstlerischen Arbeit, ist eine der interessantesten Fragen, die sich dem kritischen Bewußtsein stellen. Die wahrscheinlich umfassendste und wohl wichtigste Aufgabe der Kritik besteht darin, die psychologische Grundlage aufzudecken, auf der das Kunstwerk entstanden ist.

Jene sinnverwirrenden und trügerischen Paradoxe, mit denen sich Oscar Wilde und nach ihm die Impressionisten vorzugsweise beschäftigten, haben hinlänglich ihre Unhaltbarkeit deutlich gemacht, so daß die Diskussion darüber nicht lohnt. Der Kritiker als Künstler oder als einer, der über ein Thema improvisiert, oder der Kritiker als verhinderter Künstler – das sind alles Floskeln, die bedeutungsleer sind und gleichzeitig doch zutreffen.

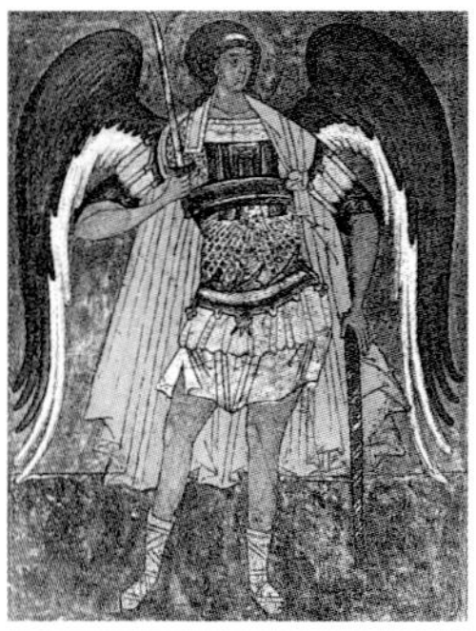

Erzengel mit Schwert · 16. Jahrhundert · Nowgorod · Illustration zu Punins Aufsatz

Wir lassen jedenfalls diese leeren Worthülsen, die einst zu beeindrucken vermochten, beiseite und erkennen eine der Kritik eher angemessene Beschäftigung – oder richtiger, wir sind imstande, sie zu finden.

Allerdings kann man nicht leugnen, daß der Kritiker, da auch er ein schöpferisches Temperament besitzt, unweigerlich die Atome, aus denen sich das Kunstwerk zusammensetzt, in sich aufnimmt und sich bei der Analyse des Werks dem Schöpfertum des Künstlers in hohem Maße annähert.

Aber nicht in der »Anverwandlung« des schöpferischen Moments liegt die Bedeutung der Kritik. Die *individuelle Erregung* aufzudecken, die das Kunstwerk hervorgebracht hat, und den *historischen Boden* zu bestimmen, auf dem es gewachsen ist, das ist es, was wir heute von einer kritischen Arbeit erwarten.

Aus der Zeitschrift *Apollon,* Dezember 1913, Nr. 10, S. 44-50.

In den letzten Jahrzehnten sind echte kritische Werke in unserer Literatur sehr rar geworden. Die Erklärung dafür finden wir in zwei äußerst charakteristischen Phänomenen unserer Zeit. Vor allem hat der Triumph des Individualismus die Möglichkeit, ein künstlerisches Werk aus einem historischen Blickwinkel zu beurteilen, erheblich erschwert. Die individualistisch orientierten Künstler sind gewissermaßen in sich verschlossene historische Momente oder Mikrokosmen, so daß sie nicht ohne weiteres und mit Bestimmtheit in eine historische Kette eingegliedert werden könnten. In ihrem Egozentrismus fordern sie von der Kritik hartnäckig zu viel Aufmerksamkeit für sich selbst, für ihre Welt und für ihr Leben, als daß noch die Möglichkeit bliebe, die Welt und das Leben in ihren historischen Bedeutungen miteinzubeziehen.

Wenn wir über die Eigenheiten der individualistisch eingestellten Künstler sprechen, dann weisen wir schon auf den zweiten Grund der Verkümmerung des wahren kritischen Wirkens hin. Wenn wir feststellen, daß die individualistischen Künstler sich absondern, erkennen wir darin gleichzeitig die Methode ihrer schöpferischen Arbeit. In der Tat trägt jede ich-bezogene Entfremdung *Formalismus* in das künstlerische Schaffen hinein. In dem Moment, in dem der Künstler sich zugesteht, für die schöpferische Gestaltung nicht die Erscheinungen des Lebens, sondern die Regungen seiner seelischen oder körperlichen Welt zu verwenden, hat er schon den Weg einer rein formalen Lösung der künstlerischen Aufgabe eingeschlagen. Das Ende dieses Weges wird das »Ästhetentum« sein, d. h. das Bemühen, sein Schaffen nur auf subjektive und mehr oder weniger gefühlsmäßige Regungen zu beschränken, seien es die Empfindungen der Augen, des Gehörs, des Muskeltonus oder anderer Bewußtseinselemente.

Deswegen meinen wir, das individualistische Schaffen sei für die Kritik »unergiebig«. Aber natürlich würde es sich noch weniger lohnen, darüber zu sprechen, wenn nicht mit dem Mißlingen der kritischen Arbeit jeglicher Austausch des Künstlers mit dem »Volk« abgebrochen würde. Unserer Meinung nach ist die Verarmung der kritisch denkenden Geister das aussagekräftigste Merkmal dafür, daß das Verhältnis zwischen dem »Volk« und dem Künstler gestört ist. Aus diesem Grunde wollen wir uns gegen den Formalismus in der Kunst und seine Anfänge, das individualistische Schaffen, leidenschaftlich erheben. Wir wollen nicht die Kritik wiederauferstehen lassen – was sollen wir letztendlich mit diesem vermittelnden Bindeglied –, sondern darauf hinweisen, daß alles Formalistische, alles Egozentrische, alles, was außerhalb des Raums und der Zeit des Jahrhunderts verläuft, tödlich für die Kunst ist; die Kunst verkümmert, entartet, erstirbt, siecht dahin in dem Moment, in dem sie aufhört, das wahre menschliche Leben zu leben, das uns allen bestimmt ist. Deswegen ist uns alles verhaßt, das den Sieg einer formalistischen Lösung der künstlerischen Aufgaben über die schöpferische Intuition bedeutet. Nicht die zufällige Idee, sondern die Wahrhaftigkeit, nicht die Empfindung, sondern das Gefühl, nicht das Ästhetentum, sondern die lebendige Schönheit wollen wir als Grundlagen unserer Kunst, unseres schöpferischen Strebens und unserer künstlerischen Dogmen ausrufen.

In dem hier vorliegenden Artikel, der unmittelbar unseren Artikel »Die Wege der zeitgenössischen Kunst« ergänzt, haben wir keine Möglichkeit, uns ausführlicher mit dem auseinanderzusetzen, was wir in der Kunst für formalistisch halten und worin wir ihren Verfall und ihre Wiedergeburt sehen.

Im Hinblick auf die russische Ikonenmalerei möchten wir an einem lebendigen Beispiel die Merkmale aufzeigen, die uns die Kunst der Ikonenmalerei gewissermaßen als Offenbarung betrachten lassen, da sie uns zeigt, wie wir die tote Starre des europäischen Realismus überwinden und zu den ewigen und weiten Meeren gelangen, zu einer freien Kunst, der jeder der Kunst würdige Mensch bedarf.

Um aber unsere Beweisführung mit Genauigkeit entwickeln zu können, müssen wir uns von vornherein von dem Gedanken lossagen, in der Ikone nur die rein malerischen Seiten – wie Farbe, Stil und Zeichnung – zu sehen, da all diese Elemente formale Merkmale sind, die nicht den geistigen Zustand dessen ausdrücken, was am besten mit dem griechischen Wort »Pathos« bezeichnet ist. Im vorliegenden Fall interessiert uns nicht die *Ästhetik* der Ikonenmalerei; die Ikone ist für uns nicht so sehr ein Kunstwerk, sondern ein lebender Organismus, ein Behältnis besonderer geistiger Werte, die in eine ebenso schöne wie ausdrucksvolle Form gehüllt sind.

Die Denkmäler der altrussischen Ikonenmalerei lehren uns nicht, besser zu malen oder zu zeichnen, sie lehren uns aber, besser zu denken, die künstlerische Idee in etwas anderem zu erblicken und auf anderen Wegen ihre Erfüllung zu erreichen. Damit unser Gedankengang verständlicher wird, möchten wir folgendes hinzufügen: Bevor wir die Schönheit der Ikone fühlen, verspüren wir eine tiefe und erschütternde innere Bewegung angesichts ihrer Erhabenheit …

Unserer Meinung nach ist die Verarmung der kritisch denkenden Geister das aussagekräftigste Merkmal dafür, daß das Verhältnis zwischen dem »Volk« und dem Künstler gestört ist. Aus diesem Grunde wollen wir uns gegen den Formalismus in der Kunst und seine Anfänge, das individualistische Schaffen, leidenschaftlich erheben.

Im eigentlichen Sinne ist der bezeichnendste und vielleicht bedeutsamste Wesenszug der russischen Ikonenmalerei ihre Symbolkraft. Es ist bekannt, daß alle Ikonen nach einem bestimmten einheitlichen symbolischen Schema aufgebaut sind: die Erde als Streifen, der Himmel als gleichmäßiger, kaum differenzierter Bildhintergrund; die Fassaden der Gebäude oder die schematische Darstellung einer Stadt und schließlich zuweilen auftauchende besondere Symbole für das Wasser, die Sonne, den Teufel etc. Ein solcher symbolischer Aufbau bedarf eingehender Betrachtung.

Wenn wir den schöpferischen Prozeß eines zeitgenössischen symbolistischen Künstlers (sei es ... F. Schtuka) und den eines Ikonenmalers analysieren, dann läßt die folgende, vollkommen eindeutige Darlegung die wahre Bedeutung einer sogenannten symbolistischen Kunst erkennen.

Der zeitgenössische Künstler, der infolge verschiedener organischer Prozesse eine innere Erregung empfindet, kann diese infolge seiner Vereinzelung nicht mit der realen äußeren Form der ihn umgebenden Welt in Einklang bringen. Er ist gezwungen, in der Phantasie ein Bild zu ersinnen, das geeignet ist, wenigstens bis zu einem gewissen Grad diese Erregung in sich zu fassen. Es bedarf keiner besonderen Erwähnung, daß sich ein derartiges Bild immer aus einer ganzen Reihe von Elementen zusammensetzt, die von den eigenen Kenntnissen, den Vorstellungen, der Gesinnung und den Erfahrungen des Künstlers abhängen. Und nur wenn der Entwicklungsstand des Künstlers nicht zu sehr vom Entwicklungsstand des »Volkes« entfernt ist, wird der Künstler verstanden.

Die Ikone ist für uns nicht so sehr ein Kunstwerk, sondern ein lebender Organismus, ein Behältnis besonderer geistiger Werte, die in eine ebenso schöne wie ausdrucksvolle Form gehüllt sind.

Anders verhält es sich mit dem Ikonenmaler. In seiner individuellen geistigen Entwicklung steht er entweder auf der gleichen Stufe mit dem Volk oder übertrifft es an Wert oder an Größe, wobei ihr Denken in seinen Elementen übereinstimmt. Sein Gott ist der Gott seiner Zeitgenossen, sein Glaube ist der Glaube der Kirche. Außerdem drängt ihn die schöpferische Erregung, die er empfindet, nicht dazu, sich durch seine eigene Phantasie Ausdruck zu verschaffen. Ihm steht eine ganze Reihe von Symbolen zur Verfügung, deren Bedeutung jedem verständlich ist, der im Glauben der herrschenden Kirche geboren wurde. Sogar wenn das nicht der Fall ist, ist die geistige Spannung, die sein Bewußtsein umgibt und erfüllt, derart beschaffen, daß sie nicht in Formen zu fassen ist, die zu weit vom Kanon der Ikonenmalerei entfernt sind.

In der Tat, auf welchen Boden sollte die Gottesmutter (wenn man in ihr nicht nur eine kostümierte Lukrezia Butti sieht) gesetzt werden, wenn nicht auf ein Grasstück, das keine Begrenzungen hat, keinen Anfang und kein Ende und kaum geographische Merkmale aufweist? Der Himmel, der Christus, den König des Himmels und der Erde, umgibt, kann nichts anderes sein als ein gleichmäßiger und tiefer Hintergrund, der zuweilen blau, eher goldfarben ist, womit die Erhabenheit Gottes auf angemessene Weise Ausdruck findet. Wo endlich sind die Stadt und das Haus, die den Künder Jesus auf dem Esel und Maria, die von Gott gesegnete, beherbergen? Das Leben selbst, das gewöhnliche menschliche Leben hat dem Künstler Bilder in die Hand gegeben, mit denen er seinem Schöpferdrang Ausdruck verleihen kann. In dieser weisen und *am Leben orientierten* Versinnbildlichung gab es nichts Subjektives, nichts Vereinzeltes und nichts Entfremdetes. Deswegen ist die Kunst des russischen Ikonenmalers ein lebendiger und ursprünglicher Organismus, der frei ist von der leblosen Individualisierung des zeitgenössischen künstlerischen Schaffens. Wenn diese Kunst symbolisch war, hatte sie dafür einen Grund: Sie war nicht subjektiv.

Der Symbolismus und die Individualisierung sind Elemente, die gemeinsam verderblich, nahezu tödlich für die Kunst sind.

Unseren symbolistischen Künstlern mangelt es an Liebe, aufrichtiger und lebendiger Liebe zum Leben, zu den Menschen, zum Meer, zum Himmel, zu den Feldern und zur Sonne!

Wenn wir uns jetzt der zweiten meiner beiden einleitend aufgestellten Thesen zuwenden, die einen, wie wir meinen, Verfall der kritischen Arbeit bedingen und den Bruch zwischen Künstler und der Menge begünstigt haben, so werden wir uns davon überzeugen können, daß das Studium der russischen Ikonenmalerei auch in dieser Beziehung zu nicht weniger wichtigen Ergebnissen führen wird.

Wir haben schon erwähnt, daß jeder Triumph einer formalen Lösung der künstlerischen Aufgaben die Kunst ins Verderben führt. In der Tat, in dem Moment, in dem der Künstler infolge von wie auch immer gearteten Impulsen den Schwerpunkt seiner schöpferischen Arbeit auf das rein

Äußerliche verlegt, begibt er sich auf ein Gebiet der Suche, das in Gänze nur von einem wie ihm, dem Künstler, wahrgenommen werden kann.

Dank einer ganzen Reihe von experimentellen Beobachtungen ist bekannt, daß das Auge des Künstlers um mehr als das zehnfache sensibler auf Farben reagiert als das Auge eines Menschen, der sich nicht der Malerei verschrieben hat. Demzufolge wirkt die Kunst des Künstlers, jedesmal wenn er sich bei seiner künstlerischen Arbeit ein uneingeschränktes Spiel von Farben in ihren feinsten Tonabstufungen erlaubt, leblos und überflüssig für diejenigen, die unfähig sind, dieses Spiel wahrzunehmen, und das sind wahrscheinlich alle, die nicht malen, und sicherlich auch viele Maler. Daher ist verständlich, daß der Mißbrauch der formalen Seite des künstlerischen Schaffens dazu führt, daß die Kunst zum einfachen Vergnügen und Spiel gemacht wird und damit nicht mehr *notwendig* ist.

Zeuge einer derartigen Erstarrung der Kunst im Bereich der Dichtung war das Mittelalter, als während des Zeitalters der sogenannten Scholastik die Poeten statt guter Gedichte Kreuze, Kelche und Dreiecke ersannen und die formale Seite der Poesie einen sehr deutlichen Erfolg errang. An dieser Stelle soll nicht davon gesprochen werden, wie weit die zeitgenössische Kunst von diesem Verfall entfernt ist. Es soll jedoch darauf hingewiesen werden, daß die Merkmale der Auflösung in der zeitgenössischen Kunst zweifellos vorhanden sind. Es besteht kein Zweifel, daß bei einer Gruppe von Künstlern das Bestreben zur Schematisierung, zu einem äußerlichen Aufbau besteht, sei es ein Aufbau aus Farben, aus Bewegung oder irgend etwas anderem, das den Rahmen der *unmittelbaren* geistigen und körperlichen *Erfahrung* sprengt.

Jeder, der mit unseren Thesen einverstanden ist, hat jedoch das Recht, Fragen zu stellen: Wenn die übermäßige Entwicklung von formalen Versuchen für die Kunst verhängnisvoll ist, wo ist dann die Grenze, und wovon soll sich der Künstler, abgesehen von dem Wunsch nach formaler Vervollkommnung, leiten lassen? Bevor wir diese Frage beantworten, wollen wir doch versuchen, an einem realen Beispiel aufzuzeigen, was formalistisches und was nicht formalistisches Schaffen ist.

Zu diesem Zweck nehmen wir aus der Reihe von Elementen, aus denen ein künstlerisches Werk besteht, eines heraus: die Farbe. Wir versuchen nun herauszufinden, wie sich ein formalistischer und ein nicht formalistischer Umgang des Künstlers mit Farbe äußert. Diejenigen, die mit gebührender Aufmerksamkeit unseren Gedankengang am Beispiel dieses einen Elements folgen, können dann selbst unsere Beweisführung und unsere Schlußfolgerungen auf alles übrige wie Linienführung, Stil und Komposition und ähnliches übertragen.

Zweifelsohne ist es möglich, daß sich das menschliche Bewußtsein zur Farbe als solche auf zwei Weisen verhalten kann: Entweder wird nur die Farbe als solche, d. h. die Summe der physiologischen Reize der Netzhaut, wahrgenommen, oder es wird ein gewisses *seelisches Erleben*, das über »Ähnlichkeit« oder »Kontrast« oder kraft anderer Gesetzmäßigkeiten assoziiert wird, mit dem physiologischen Prozeß in Verbindung gebracht. Im ersten Fall einigen wir uns, das Farbverständnis als formal, im zweiten als geistig zu bezeichnen. Wenn wir diese These in eine speziellere Sprache übersetzen, erhalten wir zwei Schemata für die Farbdefinition: die Farbe als Sinneseindruck im formalen Verständnis und die Farbe als Begriff im geistigen Sinne.

Die russische Ikonenmalerei zeigt uns eine derartig vielfältige, jubelnde Farbenpracht, eine derartige Intensität einer jeden Farbabstufung, daß sich nur die allergrößten Meister der europäischen Kunst mit dem Farbreichtum der russischen Ikone messen können.

Es scheint, daß nicht erörtert werden muß, welchen dieser beiden Wege die russische Ikonenmalerei gegangen ist. Sogar die oberflächlichste und flüchtigste Begegnung mit den Ikonen öffnet die Augen dafür, wie die Malerei einst in Rußland verstanden wurde, welche Bedeutung und Kraft die Farbe gehabt hat. Damit in dieser Beziehung kein Zweifel mehr besteht, führen wir folgendes überzeugendes Beispiel an. Wenn wir aufs Geratewohl ein »Malerhandbuch« [Podlinnik] vom Ende des 16. Jahrhunderts öffnen, lesen wir: »Bei der Gottesmutter ist das Gewand [Risa] folgendermaßen zu bedecken: Das obere Gewand in Karminrot anlegen, dann Weiß auflegen; das Untergewand blau anlegen, Weiß auflegen; äußere Saumfalte ihres Gewandes – Grün auf Grün; ... Christus: oberes Gewand mit Blau und Rot anlegen; ... Gottvater: Obergewand in Zinnoberrot, Untergewand – blau/rot.« Hier wird sehr deutlich, daß die Farbe in Abhängigkeit zum Thema steht.

Als die Farbe nicht aus der Realität erwuchs und nicht am Gegenstand selbst beobachtet, sondern dem Gegenstand aus einer bestimmten seelischen Einstellung heraus verliehen wurde, erlangte sie ihre volle Ausdruckskraft; sie wurde zum eigentlichen Inhalt der Komposition, zu einem freien, starken und beeindruckenden Element. Ihre Einfachheit und ihre Genauigkeit ermöglichten es, die ganze Kraft ihrer Schattierungen und ihrer Bedeutung zu entfalten. Die russische Ikonenmalerei zeigt uns eine derartig vielfältige, jubelnde Farbenpracht, eine derartige Intensität einer jeden Farbabstufung, daß sich nur die allergrößten Meister der europäischen Kunst mit dem Farbreichtum der russischen Ikone messen können. Die zarte Keuschheit, die flammende und weise Gläubigkeit und die große Demut, diese tiefen Gemütsbewegungen entsprangen dem Pinsel des Malers und schufen diese siegreichen und starken Farbtöne.

Wenn diese Farbkraft auch nicht in allen Jahrhunderten gleich stark war, so gibt es doch zwei besonders charakteristische Momente in der Geschichte der russischen Ikonenmalerei: das 15. Jahrhundert und den Anfang des 16. Jahrhunderts. Später gibt die Epoche der sogenannten Stroganowschen Malweise sehr deutlich Zeugnis von der Kraft der Ikonenmalerei. Das 15. Jahrhundert kennzeichnete die Tiefe und Erhabenheit des einfachen Farbtons, die direkte Wirkung der Farbsymbolik, die Genauigkeit und die Intensität eines jeden Farbflecks. Für das 16. Jahrhundert galten eine sanfte und träumerische Bewegung, eine zarte Kombination von Farbeindrücken, eine Skala [Gamma] von Farbnuancen, die in einer bestimmten Reihenfolge aufgebaut waren; hier ging es um ein Spiel, ein Auf und Ab des Farbtons, die Entwicklung des Farbthemas nach rein musikalischen Prinzipien.

Wir glauben daran, daß die Ikone in ihrer großartigen und lebendigen Schönheit die zeitgenössische Kunst zu Errungenschaften führt, die sich von denen unterscheiden, von denen die europäische Kunst in den letzten Jahrzehnten lebte.

Die Stroganow-Malweise schließlich ist ein Beispiel für ein weiches, mitunter auf der Bildoberfläche aufscheinendes Flimmern der Farben. Die Farben, die durch eine außerordentlich reiche Verwendung von Gold gedämpft werden, geben den zarten Glanz des Brokats wieder, strahlen wie Edelsteine einmal in tiefem, dann warmem Licht, erscheinen in märchenhaftem und sich in unzählige Flammen zerteilendem Glanz. Auch wenn ihr geistiger Gehalt mit der Weiterentwicklung der Stroganow-Malschule schwächer wird, bleibt in der späteren Epoche der russischen Ikonenmalerei das Prinzip der Farbgebung unverändert. Wie zuvor wird die Farbe als eine bestimmte geistige und vielschichtige Wesenheit verstanden, wie zuvor wird sie mit einer bestimmten geistigen Anspannung verbunden, und von nichts anderem als dem Kanon der Ikonenmalerei und der unmittelbaren Liebe zur Farbensprache lassen sich die Meister bei ihrer heiligen und weisen Arbeit leiten.

Kann nach all dem noch Zweifel bestehen, daß die russische Ikonenmalerei für uns ein lebenswichtiges und außerordentlich wichtiges historisches Faktum darstellt, zu dem wir im Verlauf noch vieler Jahre zurückfinden müssen? Es scheint, daß es in dieser Hinsicht keine geteilte Meinung geben kann. Wir haben die Wahl zwischen Verfall, einer formalistischen Kunst oder einer Erneuerung der Kunst durch die Wiedergeburt vergessener Traditionen …

Wenn wir nun zur eingangs gestellten Frage zurückkehren, können wir unsere Auffassung von den Grenzen eines geistigen Zugangs zur Kunst genau formulieren. Wenn wir die geistige Auffassung von Farbe als etwas verstanden haben, das unabhängig von der Wahrnehmung einen bestimmten Seelenzustand beinhaltet, so ist klar, daß der Künstler, sobald er einen Teil seines Kunstwerks in seine Grundelemente zerfallen läßt, sein wahres und lebendiges Gefühl für die Kunst verliert. Seine Versuche werden formalistisch und führen früher oder später zu einem leblosen, nutzlosen Bildaufbau, der weit entfernt ist von Ewigkeit, Wahrheit und Kunst.

Zu diesen Schlußfolgerungen hat uns die Beschäftigung mit den Werken der russischen Ikonenmalerei gebracht; wir glauben daran, daß die Ikone in ihrer großartigen und lebendigen Schönheit die zeitgenössische Kunst zu Errungenschaften führt, die sich von denen unterscheiden, von denen die europäische Kunst in den letzten Jahrzehnten lebte. Wir, die einerseits von der individualistisch-symbolistischen Tendenz der zeitgenössischen Kunst betrogen wurden und denen andererseits ein formalistisches Verständnis der Kunstwerke fremd ist, suchen andere Werte, eine andere Inspiration, eine andere Kunst, und es gibt, wie es scheint, Grund anzunehmen, daß die altrussische Ikonenmalerei für uns eine Offenbarung ist, von der noch über viele Jahre hinweg jedes Herz leben wird, das fähig ist, nicht nur über Themen der Kunst geistreiche Sentenzen zu verlieren, sondern das Schaffen – diese wahre Freude unseres vieldeutigen Daseins – tief und aufrichtig zu lieben.

Aus dem Russischen von
Tina Delavre

Vom Kubismus und Futurismus zum Suprematismus. Der neue Realismus in der Malerei Moskau 1916

von Kasimir Malewitsch

Dieser Text existiert in zwei Versionen. Die erste Fassung veröffentlichte Malewitsch als Manifest *Vom Kubismus zum Suprematismus. Der neue Realismus in der Malerei* anläßlich der *Letzten futuristischen Ausstellung 0,10* 1915 in Petrograd, in der er auch sein *Schwarzes Quadrat* zeigte. Im Januar 1916 wurde der Text noch einmal in Petrograd gedruckt[1]. Im November 1916 erschien eine überarbeitete und erweiterte Fassung unter dem Titel *Vom Kubismus und Futurismus zum Suprematismus. Der neue Realismus in der Malerei* in Moskau. Dieser Text ist für den Katalog erstmals ins Deutsche übertragen[2]. Malewitsch beginnt mit einem kritischen Überblick über die Kunst der vergangenen Jahrhunderte. Sie habe sich vollständig der Wiedergabe der Wirklichkeit verschrieben. Darin sieht er nicht das wahre Schöpfertum. Der Künstler solle nicht nach der Natur, sondern wie die Natur schaffen. Nur wenn die Kunst wie die Natur ihre eigenen unabhängigen Formen ausbilde, könne sie mit der ständigen Weiterentwicklung der Welt und des Lebens Schritt halten. Der Kubismus habe sich darauf beschränkt, die in der Wirklichkeit vorkommenden Formen zu entstellen, der Futurismus habe eine alles beherrschende Bewegung gestaltet. Erst der Suprematismus breche entschieden mit der Wirklichkeit. Malewitsch lehnt, wie vor ihm schon Bely, die reine Vernunft als Ursprung der Kunst ab und beruft sich auf das Unbewußte und auf eine andere Vernunft, die er »intuitive Vernunft« nennt. Es geht ihm dementsprechend um die Rückführung zum »intuitiven Schaffen«, das allein ermögliche, die Energie der Farbe und der Formen freizusetzen und damit wahrhaft lebende Formen zu gestalten. Der Suprematismus ist für ihn nicht nur eine Kunstrichtung, sondern der Ausdruck eines neuen Bewußtseins. Bei der Konstruktion der Formen in der suprematistischen Malerei schreibt Malewitsch der Farbe eine entscheidende Rolle zu; allerdings einer Farbe, die nicht gegenstandsbezogen, sondern auf sich selbst bezogen sei. Damit setzt er die von Bely eröffnete und von Punin fortgeführte Diskussion über die Rolle der Farbe als selbständiges Ausdrucksmittel fort. N. Sm.

Wenn das Bewußtsein die Gewohnheit abgelegt haben wird, in Bildern die Darstellung von Stückchen der Natur, Madonnen und schamlosen Liebesgöttinnen zu sehen, erst dann werden wir das *rein malerische Werk erblicken.*

—

Ich habe mich in die *Nullform* verwandelt und aus dem *Dreckstrudel der akademischen Kunst* befreit.

—

Ich habe den Ring des Horizonts zerstört und bin aus dem Kreis der Dinge herausgetreten, aus dem Horizontring, in dem der Maler und die Naturformen eingeschlossen sind.

—

Dieser verdammte Ring, der ihm immerzu Neues eröffnet, führt den Maler vom *Ziel des Endens* weg.

Und nur das *feige Bewußtsein* und der Mangel an schöpferischen Kräften im Maler überlassen sich der Täuschung und bauen *ihre Kunst auf Naturformen* auf, da sie fürchten, das Fundament zu verlieren, auf dem *der Wilde und die Akademie* ihre Kunst gegründet haben.

—

Gefällige Gegenstände und Stückchen der Natur wiederzugeben, ist so, als begeistere sich ein Dieb an seinen angeketteten Füßen.

Nur stumpfsinnige und kraftlose Künstler bemänteln ihre Kunst mit *Aufrichtigkeit.*

—

In der Kunst braucht man *Wahrheit*[3], aber keine *Wahrheitstreue.*

—

Die Dinge haben sich wie Rauch verflüchtigt, um eine neue künstlerische Kultur zu schaffen, und

1] Diese erste Fassung liegt in deutscher Übersetzung vor (*Sieg über die Sonne. Aspekte russischer Kunst zu Beginn des 20. Jahrhunderts*, Ausst.-Kat. Akademie der Künste, Berlin 1983).

2] Dieser Text liegt in drei englischen Übersetzungen vor: Troels Andersen (Hrsg.): *K. S. Malevich: Essays on Art 1915-1928*, Bd. 1, Kopenhagen/ Borgen 1968, London 1969; John E. Bowlt (Hrsg.): *Russian Art of the Avant-Garde. Theory and Criticism 1902-1934*, überarbeitete und erweiterte Auflage London 1988; Charles Harrison/ Paul Wood (Hrsg.): *Art in Theory 1900-1990. An Anthology of Changing Ideas*, Oxford 1992), sowie in zwei französischen Übersetzungen (*Kasimir Malevic*, Ausst.-Kat. Galleria Breton, Mailand 1971; Andrei B. Nakov (Hrsg.): *Malevitsch. Ecrits*, Paris 1975, 1986) und einer italienischen Übersetzung (Andrei B. Nakov (Hrsg.): *Kazimir S. Malevic. Scritti*, Mailand 1977). Eine deutsche Übersetzung erscheint im Herbst 1998 im Verlag Gerd Hatje in der deutschen Fassung des von Charles Harrison und Paul Wood herausgegebenen Sammelbands (s. o.).

3] Malewitsch benutzt hier für Wahrheit den Ausdruck »istina«. Im Russischen werden »istina« – Wahrheit als geistiger Wert und »prawda« – Wahrheit im rechtlichen Sinne unterschieden.

die Kunst gelangt zu ihrem eigentlichen Ziel – zum Schöpferischen, zur Herrschaft über die Formen der Natur.

DIE KUNST DES WILDEN UND SEINE PRINZIPIEN

Der Wilde hat als erster das Prinzip des Naturalismus festgelegt: Er fertigte seine Zeichnungen aus einem Punkt und fünf Strichlein an und machte damit den Versuch der Wiedergabe von etwas ihm selbst Ähnlichen.

Mit diesem ersten Versuch war im Bewußtsein die Grundlage für die Nachahmung der Naturformen gelegt.

Daraus entsprang das Ziel, dem Antlitz der Natur so nah wie möglich zu kommen.

Und alle Kräfte des Künstlers richteten sich auf die Wiedergabe ihrer schöpferischen Formen.

—

Die Dinge haben sich wie Rauch verflüchtigt, um eine neue künstlerische Kultur zu schaffen, und die Kunst gelangt zu ihrem eigentlichen Ziel – zum Schöpferischen, zur Herrschaft über die Formen der Natur.

Mit der ersten primitiven Zeichnung des Wilden begann die Kunst der Verallgemeinerung oder der Wiederholung.

Verallgemeinerung, weil der reale Mensch mit allen Feinheiten der Linien seiner Gefühle, seiner Psychologie und seiner Anatomie noch nicht entdeckt war.

Der Wilde sah weder dessen äußere Gestalt noch seine innere Verfassung.

Sein Bewußtsein konnte nur das Schema eines Menschen, Tieres usw. erkennen.

Je weiter sich sein Bewußtsein entwickelte, um so differenzierter wurde das Schema der Naturdarstellung.

Je stärker sein Bewußtsein die Natur erfaßte, um so komplizierter wurde seine Arbeit und um so mehr wuchsen seine Erfahrung und sein Können.

Das Bewußtsein entwickelte sich nur in eine Richtung – in die des Schaffens nach der Natur, nicht aber in die neuer Kunstformen.

Deshalb darf man seine primitiven Darstellungen nicht für schöpferische Werke halten.

Die Entstellung der realen Formen in seiner Darstellung ist das Ergebnis seiner schwachen Technik.

Wie seine Technik war auch sein Bewußtsein erst auf dem Weg zur Kunst.

Seine Bilder dürfen nicht für Kunst gehalten werden.

Denn Unvermögen ist nicht Kunst.

Der Wilde zeigte nur den Weg zur Kunst.

—

Folglich war sein ursprüngliches Schema ein Gerüst, an dem Generationen immer neue Entdeckungen aufhängten, die sie in der Natur gemacht hatten.

Das Schema wurde immer differenzierter und erreichte in der Kunst der Antike und der Renaissance seine Blüte.

Die Meister dieser beiden Epochen stellten den Menschen in seiner ganzen Form dar, das Äußere und das Innere.

Der Mensch war zusammengesetzt, seine innere Verfassung wurde ausgedrückt.

Doch trotz ihres gewaltigen Könnens führten sie die Idee des Wilden doch nicht zu Ende:

Die Wiedergabe der Natur auf der Leinwand wie in einem Spiegel.

Man irrt, wenn man glaubt, ihre Zeit sei die höchste Blüte in der Kunst gewesen und die junge Generation müsse dieses Ideal um jeden Preis anstreben.

Dieser Gedanke ist falsch.

Er führt die jungen Kräfte vom Strom des Lebens in der Gegenwart weg und verdirbt sie dadurch.

Ihre Körper fliegen in Flugzeugen, aber der Kunst und dem Leben werden die alten Gewänder der Neros und Tizians umgehängt.

Deswegen können sie die neue Schönheit in unserem zeitgenössischen Leben nicht bemerken.

Denn sie leben mit der Schönheit vergangener Jahrhunderte.

—

Das ist der Grund, weshalb die Realisten und Impressionisten, der Kubismus, der Futurismus und der Suprematismus nicht verstanden wurden.

—

Die letztgenannten Künstler rissen die Gewänder der Vergangenheit herunter und traten ins Leben der Gegenwart hinaus und fanden neue Schönheiten.

Und ich sage:
Die Kerker der Akademien werden der kommenden Zeit nicht standhalten.
Formen bewegen sich und entstehen, und wir machen immer neue Entdeckungen.
Und was wir freigelegt haben, das läßt sich nicht wieder zudecken.
Es ist absurd, *unsere* Zeit in die alten Formen einer vergangenen Zeit zu pressen.

—

Die morsche Höhlung der Vergangenheit kann nicht die gigantischen Bauten und den Lauf unseres Lebens aufnehmen.
Wie in unserem technischen Leben:
Wir können nicht dieselben Schiffe benutzen wie einst die Sarazenen – und so müssen wir auch in der Kunst Formen suchen, die dem zeitgenössischen Leben entsprechen.

—

Die technische Entwicklung unserer Zeit stürmt immer weiter vorwärts, die Kunst aber versucht man immer weiter zurückzudrängen.
Daher stehen alle jene Menschen höher und sind größer und wertvoller, die ihrer Zeit folgen.
Und der Realismus des 19. Jahrhunderts ist wesentlich größer als die idealen Formen des ästhetischen Erlebens in der Renaissance und in Griechenland.

—

Die Meister Roms und Griechenlands, die hohe Kenntnis von der Anatomie des Menschen besaßen und bis zum gewissen Grad ein reales Abbild von ihm herstellten:
waren erdrückt vom ästhetischen Geschmack, und ihr Realismus war mit dem Geschmack des Ästhetizismus pomadisiert und gepudert.

—

Daher die ideale Linie und die schwelgerische Schönheit der Farben.
Der ästhetische Geschmack führte sie vom Realismus der Erde fort ins Abseits, und sie gerieten in die Sackgasse der Idealität.
Ihre Malerei ist ein Mittel, Bilder auszuschmücken.
Ihr Wissen wurde aus der Natur in geschlossene Ateliers verlegt, wo viele Jahrhunderte lang Bilder fabriziert wurden.
Das ist der Grund, weshalb ihre Kunst ins Stocken geriet.
Sie schlossen die Tür hinter sich und zerschnitten damit das Band zur Natur.

—

In dem Augenblick, in dem sie die Idealisierung der Form ergriff, erblicken wir den Niedergang der realen Kunst.
Denn die Kunst konnte nicht reduzieren und vereinfachen, sie mußte immer vielteiliger werden.
Die *Venus von Milo* ist ein anschauliches Beispiel für den Verfall, sie ist keine reale Frau, sondern eine Parodie.

—

David – Angelo – Mißgestalt:
Sein Kopf und sein Torso sind gewissermaßen aus zwei gegensätzlichen Formen modelliert.
Ein phantastischer Kopf und ein realer Torso.

—

Alle großen Meister der Renaissance erzielten große Ergebnisse in der Anatomie.
Aber sie erreichten keinen wirklichkeitsnahen Eindruck vom Körper.
Ihre Malerei gibt die Körper nicht wieder, und ihre Landschaften geben nicht das Licht des Lebendigen wieder, obgleich bläuliche Venen am Körper ihrer Menschen durchscheinen.

—

Die Kunst des Naturalismus ist die Idee des Wilden, das Sichtbare wiederzugeben, aber nicht, eine neue Form zu schaffen.
Sein künstlerischer Wille steckte noch im Keim, seine Wahrnehmungsfähigkeit aber war schon stärker entwickelt, was auch der Grund für die Nachbildung des Realen war.

—

Desgleichen darf man nicht annehmen, die Gabe des schöpferischen Willens sei schon bei den Klassikern entwickelt gewesen.

Formen bewegen sich und entstehen, und wir machen immer neue Entdeckungen. Und was wir freigelegt haben, das läßt sich nicht wieder zudecken. Es ist absurd, unsere Zeit in die alten Formen einer vergangenen Zeit zu pressen.

Denn in ihren Bildern finden wir nur die Wiederholungen der realen Lebensformen, lediglich in reicherer Ausstattung als bei ihrem Ahnen, dem Wilden.

—

Auch die Komposition darf man nicht für etwas Schöpferisches halten, denn die Verteilung der Figuren hängt meist vom Sujet ab: ein Einzug des Königs, ein Gericht usw.
Der König und die Richter legen bereits den Platz für die zweitrangigen Personen auf der Leinwand fest.

—

Zudem beruht die Komposition auf einer rein ästhetischen, gefälligen Anordnung.
So ist auch die Anordnung der Möbel in einem Zimmer noch kein schöpferischer Prozeß.

—

Durch Abmalen und Durchpausen der Naturformen haben wir unser Bewußtsein in einem falschen Kunstverständnis erzogen.
Primitive Werke galten als schöpferische Kunst.
Klassische ebenfalls.
Zwanzigmal ein und dasselbe Glas hinzustellen, war schöpferische Kunst.
Kunst als Vermögen, das Sichtbare auf die Leinwand zu übertragen, galt als schöpferisch.
Ist es etwa auch schöpferisch, einen Samowar auf den Tisch zu stellen?
Ich denke ganz anders.
Die Wiedergabe realer Dinge auf der Leinwand ist die Kunst der geschickten Nachbildung und sonst nichts.
Zwischen der schöpferischen Kunst und der Kunst der Nachbildung liegt ein großer Unterschied.

Durch Abmalen und Durchpausen der Naturformen haben wir unser Bewußtsein in einem falschen Kunstverständnis erzogen.

—

Schöpferisch sein heißt leben, ewig immer Neues erschaffen.
Und wenn wir noch so viele Möbel in verschiedene Zimmer verteilen, vermehren wir sie dadurch nicht und erschaffen sie auch nicht in neuer Form.
Und wie viele Mondlandschaften oder weidende Kühe und Sonnenuntergänge ein Maler auch malen würde: Es werden stets dieselben Kühe und Sonnenuntergänge sein. Nur in erheblich schlechterer Gestalt.
Schließlich definiert man ja das Genie eines Malers anhand der Zahl der von ihm gemalten Kühe.

—

Der Künstler kann nur dann ein Schöpfer sein, wenn die Formen seines Bildes nichts mit der Natur gemein haben.
Denn Kunst ist die Fähigkeit, eine Konstruktion zu schaffen, die der Wechselbeziehung von Formen und Farben entspringt und nicht auf einem ästhetischen Urteil über die Schönheit der Komposition beruht, *sondern auf dem Gewicht, der Geschwindigkeit und der Bewegungsrichtung.*
Man muß den Formen Leben und das Recht auf ein individuelles Dasein geben.

—

Die Natur ist ein lebendes Bild, man kann sich daran erfreuen. Wir sind das lebendige Herz der Natur. Wir sind die kostbarste Konstruktion dieses gigantischen lebenden Bildes.
Wir sind ihr lebendiges Hirn, das ihr Leben größer macht.
Sie nachzuahmen, ist Diebstahl, und wer sie nachahmt, ist ein Dieb: Das ist Nichtswürdigkeit, die nicht geben kann, aber gerne nimmt und das Genommene als Eigenes ausgibt (Falsifikate).

Schöpferisch sein heißt leben, ewig immer Neues erschaffen.

—

Den Künstler bindet das Gelöbnis, ein freier Schöpfer zu sein, aber kein freier Räuber.
Dem Künstler ist die Gabe verliehen, dem Leben seinen schöpferischen Tribut zu entrichten und den Lauf des wandelbaren Lebens zu beschleunigen.
Nur in der absoluten Schöpfung kommt er zu seinem Recht.

—

Das ist möglich, wenn wir alle unsere Künste vom spießigen Gedanken des Sujets befreien und dem Bewußtsein beibringen, alles in der Natur nicht als reale Dinge und Formen zu sehen, sondern als Material, als Massen, aus denen man Formen machen muß, die nichts mit der Natur gemein haben.

—

Dann wird die Gewohnheit verschwinden, auf Bildern eine Madonna oder Venus mit verspieltem, pummeligen Amor zu sehen.

—

In der malerischen Schöpfung haben Farbe und Faktur einen eigenen Wert – sie sind das Wesen der Malerei, doch dieses Wesen wurde immer vom Sujet getötet.

Wenn die Meister der Renaissance die malerische Fläche entdeckt hätten, wäre dies wichtiger und wertvoller gewesen als jede Madonna oder die *Mona Lisa.*

Und jedes ausgeschnittene Fünf- oder Sechseck wäre ein größeres Werk der Bildhauerkunst als die *Venus von Milo* oder der *David.*

—

Das Prinzip des Wilden besteht in der Aufgabe, eine Kunst zu schaffen, welche die realen Naturformen nachahmt.

Man wollte auf dem Bild das Leben der Form wiedergeben, gab aber nur das Tote wieder.

Das Lebendige verwandelte sich in einen reglos toten Zustand.

Man nahm alles Lebendige, Pochende und spießte es auf die Leinwand, wie man Insekten auf Nadeln spießt.

—

Doch das war die Zeit der babylonischen Begriffsverwirrung in der Kunst:

Sollte man etwas schaffen, so ahmte man nach, sollte man Form, Sinn und Inhalt befreien, so befrachtete man sie mit dieser Bürde.

Diese Last muß man abwerfen, doch man hängte sie dem schöpferischen Willen um den Hals.

Die Kunst der Malerei, des Wortes und der Plastik war ein Kamel, bepackt mit Odaliskenplunder, Salomes, Prinzen und Prinzessinnen.

Die Malerei war die Krawatte auf dem gestärkten Hemd des Gentleman und das rosa Korsett, das den Bauch zusammenschnürt.

Die Malerei war die ästhetische Seite des Dings.

Aber sie war niemals sie selbst, nie ihr eigenes Ziel.

—

Die Künstler waren Beamte, welche die Inventarliste über den Bestand der Natur führten, sie waren Liebhaber von zoologischen, botanischen und archäologischen Sammlungen.

Die uns näher stehende Jugend betrieb Pornographie und machte die Malerei zu geilem Schund.

—

Es gab keinen Versuch, sich eine rein malerische Aufgabe als solche ohne jegliche Attribute des realen Lebens zu stellen.

Es gab keinen Realismus der sich selbst genügenden gemalten Form, und es gab kein schöpferisches Tun.

—

Die akademischen Realisten sind die letzten Nachkommen des Wilden.

Sie laufen in den abgetragenen Gewändern der alten Zeit herum.

Und wieder legten manche wie früher diese speckig gewordenen Gewänder ab; und gaben der Akademie, diesem Trödelladen, eine Ohrfeige, indem sie den Futurismus ausriefen.

Sie schlugen mit einer kräftigen Bewegung in das Bewußtsein, wie Nägel in eine Steinmauer, um euch aus den Katakomben in die Geschwindigkeit der Gegenwart herauszuholen.

—

Ich versichere, daß diejenigen, die den Weg des Futurismus, des Künders des zeitgenössischen Lebens, nicht gegangen sind, ewig dazu verdammt sein werden, zwischen alten Grabmälern herumzukriechen und sich von den Essensresten der alten Zeit zu ernähren.

—

Der Futurismus hat das »Neue« im Leben der Gegenwart entdeckt: die Schönheit der Geschwindigkeit.

Die Geschwindigkeit treibt uns zu rascherem Gehen an.

Gestern waren wir noch Futuristen, mittels der Geschwindigkeit sind wir zu neuen Formen gekommen, zu einem neuen Verhältnis zur Natur und zu den Dingen.

Wir sind zum Suprematismus gekommen und haben den Futurismus als Hintertür zurückgelassen, durch welche die Zurückgebliebenen gehen werden.

Wir haben den Futurismus hinter uns gelassen und als Kühnste der Kühnen *auf den Altar seiner Kunst gespuckt.*

—

Die Natur ist ein lebendes Bild, man kann sich daran erfreuen. Wir sind das lebendige Herz der Natur. Wir sind die kostbarste Konstruktion dieses gigantischen lebenden Bildes. Wir sind ihr lebendiges Hirn, das ihr Leben größer macht.

Die Malerei war die Krawatte auf dem gestärkten Hemd des Gentleman und das rosa Korsett, das den Bauch zusammenschnürt. Die Malerei war die ästhetische Seite des Dings. Aber sie war niemals sie selbst, nie ihr eigenes Ziel.

Aber werden die Feiglinge auf ihre Früchte spucken können – wie wir gestern!!!
Ich sage euch, ihr werdet nicht eher neue Schönheiten und Wahrheit sehen, als ihr euch entschließt zu spucken.

—

Alle Künste vor uns sind alte Jacken, die man genauso wechselt wie eure Seidenröcke.
Wenn ihr sie abgelegt habt, werdet ihr neue erhalten.
Warum zieht ihr nicht die Kostüme eurer Großmütter an, wenn ihr vor ihren gepuderten Bildnissen dahinschmelzt.
Das bestätigt doch, daß euer Körper in der Gegenwart lebt, die Seele aber Großmutters altes Mieder trägt.
Deshalb mögt ihr die Somows, Kustodijews und sonstigen Trödler.

Gestern haben wir mit stolz erhobener Stirn den Futurismus verteidigt. Jetzt spucken wir stolz auf ihn.

—

Mir aber sind diese Altwarenhändler verhaßt.
Gestern haben wir mit stolz erhobener Stirn den Futurismus verteidigt.
Jetzt spucken wir stolz auf ihn.
Ich sage, daß das von uns Bespuckte Wurzeln fassen wird.
Spuckt auch ihr auf die alten Kleider und zieht der Kunst neue an.

—

Unsere Absage an den Futurismus heißt nicht, daß er sich überlebt hat und sein Ende gekommen ist. Nein. Die Schönheit der Geschwindigkeit, die er gefunden hat, ist ewig, und vielen wird sich noch Neues eröffnen.
Da wir in der Geschwindigkeit des Futurismus auf unser Ziel zulaufen, bewegt sich das Denken schneller, und diejenigen, die sich im Futurismus befinden, sind näher an der Aufgabe und weiter entfernt von der Vergangenheit.

—

Euer Unverständnis ist ganz natürlich. Kann etwa ein Mensch, der immer im Einspänner fährt, die Erlebnisse und Eindrücke dessen verstehen, der im Schnellzug fährt oder in der Luft fliegt?

—

Die Akademie ist ein modriger Keller, in dem sich die Kunst geißelt.
Gigantische Kriege, große Erfindungen, der Sieg über die Luft, die Schnelligkeit der Fortbewegung, Telephone, Telegraphen, Dreadnoughts – das Reich der Elektrizität.
Doch unsere Künstlerjugend malt Neros und halbnackte römische Krieger.

—

Ehre gebührt den Futuristen, die verboten haben, weibliche Keulen zu malen, Portraits und Gitarren bei Mondschein.
Sie haben einen gewaltigen Schritt getan – das Fleisch verworfen und die Maschine verherrlicht.
Aber das Fleisch und die Maschine sind die Muskeln des Lebens.
Eins wie das andere sind die Körper, die das Leben bewegen.

Gigantische Kriege, große Erfindungen, der Sieg über die Luft, die Schnelligkeit der Fortbewegung, Telephone, Telegraphen, Dreadnoughts – das Reich der Elektrizität. Doch unsere Künstlerjugend malt Neros und halbnackte römische Krieger.

—

Hier sind zwei Welten zusammengetroffen.
Die Welt des Fleisches und die Welt des Eisens.
Beide Formen sind Mittel der utilitären Vernunft.
Und das Verhältnis des Künstlers zu den Formen der Dinge des Lebens muß nun geklärt werden.
Bislang folgte der Künstler stets dem Ding.
So folgt auch der neue Futurismus der Maschine in ihrem gegenwärtigen schnellen Lauf.
Diese beiden Künste: die alte Kunst und die neue, der Futurismus, hasten hinter den schnell laufenden Formen her.
Da stellt sich die Frage: Soll die Aufgabe der Malkunst sein, auf das zeitgenössische Leben zu reagieren?
Nein!
Denn wenn wir der Form der Flugzeuge und Automobile folgen, werden wir immer in Erwartung neuer, in Betrieb genommener Formen des technischen Lebens sein ...
Und zweitens:
Folgen wir der Form der Dinge, so können wir nicht zum eigentlichen Ziel der Malerei, zum unmittelbaren Schaffen gelangen.

Die Malerei wird das Mittel sein, den einen oder anderen Zustand der Formen des Lebens wiederzugeben.

—

Aber die Futuristen haben verboten, Nacktheit zu malen, und zwar nicht im Namen der Befreiung der Malerei oder des Wortes zu ihrem eigentlichen Ziel.

Sondern wegen der Veränderung der technischen Seite des Lebens.

Das neue eiserne maschinelle Leben, das Dröhnen der Automobile, das Glänzen der elektrischen Lichter, das Surren der Propeller weckten die Seele, die in den Katakomben des alten Verstandes erstickte und hinaustrat in die Verflechtungen der Wege des Himmels und der Erde.

Wenn alle Maler die Überschneidungen dieser Himmelswege sähen, wenn sie dieses ungeheuerliche Wettrennen und die Verflechtungen unserer Körper mit den Wolken am Himmel begriffen, dann würden sie keine Chrysanthemen mehr malen.

—

Die Dynamik der Bewegung hat zu der Idee geführt, auch die Dynamik der malerischen Plastizität voranzutreiben.

Aber die Bemühungen der Futuristen, eine rein malerische Plastizität hervorzubringen, waren nicht von Erfolg gekrönt.

Sie konnten sich nicht von der Gegenständlichkeit lösen, was ihnen die Aufgabe erleichtert hätte.

Als sie die Vernunft halb von der Bildfläche vertrieben hatten, die Schwielen der Gewohnheit, alles natürlich zu sehen, da gelang es ihnen, ein Bild des neuen Lebens zu konstruieren, und zwar das der Dinge – aber auch nur das.

—

Bei der Wiedergabe der Bewegung *verschwand* die Ganzheit der Dinge, da sich ihre aufblitzenden Teile zwischen den anderen laufenden Körpern versteckten.

Indem sie die Teile von vorbeilaufenden Dingen konstruierten, versuchten sie nur, den Eindruck von Bewegung wiederzugeben.

Aber um die Bewegung des zeitgenössischen Lebens wiederzugeben, muß man mit dessen Formen operieren.

Das erschwerte es der Malkunst, an ihr Ziel zu gelangen.

—

Doch wie auch immer, ob bewußt oder unbewußt, ob um der Bewegung oder der Wiedergabe des Eindrucks willen – die Ganzheit der Dinge war zerstört.

Und in diesem Zerbrechen und Zerstören der Ganzheit lag der unerkannte Sinn, der in der naturalistischen Absicht versteckt war.

—

Im Innersten dieser Zerstörung lag nicht die Wiedergabe der Bewegung der Dinge, sondern die Zerstörung der Dinge zugunsten des rein Malerischen, das heißt der Ausweg zum gegenstandslosen Schaffen.

—

Der rasche Wechsel der Dinge verblüffte die neuen Naturalisten, die Futuristen, und sie suchten nach Mitteln, ihn wiederzugeben.

So entstand die Konstruktion der futuristischen Bilder, die ihr seht, daraus, daß Punkte auf der Fläche gefunden wurden, an denen sich die realen Gegenstände bei ihrer Explosion oder ihrem Aufeinanderprall im Moment der höchsten Geschwindigkeit befunden hätten.

Diese Punkte sind vielleicht unabhängig vom physikalischen Gesetz der Natur und der Perspektive gefunden worden.

Deshalb sehen wir auf den futuristischen Bildern Wolken, Pferde, Räder und verschiedene andere Gegenstände an Stellen auftauchen, die der Natur nicht entsprechen.

Der Zustand der Gegenstände wurde wichtiger als ihr Wesen und ihr Sinn.

—

Wir sehen ein ungewöhnliches Bild. Die neue Ordnung der Dinge brachte die Vernunft zum Erschaudern. Die Menge heulte, spuckte aus; die Kritik warf sich auf den Künstler wie ein Hund aus dem Torbogen (Schande ihnen).

Die Futuristen brachten eine ungeheuerliche Willenskraft auf, um die Gewohnheit des alten Hirns zu

Da stellt sich die Frage: Soll die Aufgabe der Malkunst sein, auf das zeitgenössische Leben zu reagieren? Nein!

zerstören, die verschrumpelte Haut des Akademismus zu zerfetzen und dem alten Vernunftgedanken ins Gesicht zu speien.

—

Die Futuristen haben die Vernunft gestürzt und die Intuition sowie das Unterbewußtsein ausgerufen.

Aber sie schufen ihre Bilder nicht aus den unbewußten Formen der Intuition, sondern verwendeten Formen der utilitären Vernunft.

Folglich kommt der Intuition nur zu, den Unterschied zwischen den beiden Leben der alten und der neuen Kunst herauszufinden.

In der Konstruktion des Bildes selbst sehen wir nichts Unbewußtes.

Wir sehen vielmehr einen bewußt berechneten Aufbau.

Die Futuristen haben die Vernunft gestürzt und die Intuition sowie das Unterbewußtsein ausgerufen.

—

Auf dem futuristischen Bild gibt es eine Masse an Gegenständen. Sie sind auf der Fläche in einer Ordnung verteilt, die für das Leben unnatürlich ist.

Die Anhäufung der Gegenstände ist nicht aus dem intuitiven Gefühl gewonnen, sondern aus einem rein visuellen Eindruck, und der Aufbau, die Konstruktion des Bildes ist darauf berechnet, wie dieser Eindruck erzielt werden kann.

Das Gefühl für das Unbewußte fällt weg.

Also haben wir im Bild nichts, was rein intuitiv ist.

Auch das Schöne, sofern es vorkommt, entspringt dem ästhetischen Geschmack.

—

Das Intuitive muß, wie mir scheint, dort zutage treten, wo die Formen unbewußt und unerwidert sind.

Ich denke, daß das Intuitive in der Kunst als die vom Gefühl geleitete Suche nach Gegenständen verstanden werden sollte. Das Gefühl ist einen ganz bewußten Weg gegangen und hat sich im Künstler entschieden Bahn gebrochen.

(Es entstehen gewissermaßen zwei Bewußtseinszustände, die miteinander kämpfen.)

Aber das an die Erziehung der utilitären Vernunft gewöhnte Bewußtsein konnte nicht mit dem Gefühl übereinkommen, das zur Zerstörung der Gegenständlichkeit geführt hat.

Der Künstler hat diesen Auftrag nicht verstanden; und indem er sich dem Gefühl unterwarf, hat er die Vernunft verraten und die Form entstellt.

Das Schaffen der utilitären Vernunft hat eine klare Bestimmung.

Das intuitive Schaffen dagegen hat keine utilitäre Bestimmung. Bislang haben wir in der Kunst diese Manifestation der Intuition nicht.

Alle Bilder in der Kunst folgen schöpferischen Formen utilitären Charakters. Alle Bilder der Naturalisten haben eine Form, die es auch in der Natur gibt.

Die intuitive Form aber muß aus dem Nichts heraustreten.

So wie auch die Vernunft, wenn sie die Dinge für das Alltagsleben erschafft, Formen aus dem Nichts holt und vervollkommnet.

Die intuitive Form aber muß aus dem Nichts heraustreten.
So wie auch die Vernunft, wenn sie die Dinge für das Alltagsleben erschafft, Formen aus dem Nichts holt und vervollkommnet.

—

Daher stehen die Formen der utilitären Vernunft höher als jede Darstellung auf einem Bild.

Höher, weil sie lebendig sind und aus der Materie kommen, welcher eine neue Gestalt für ein neues Leben gegeben ist.

Hier wirkt die Gottheit, die den Kristallen befohlen hat, in eine andere Daseinsform zu treten.

Hier geschieht ein Wunder ...

Das Wunder muß auch im künstlerischen Schaffen geschehen.

—

Die Realisten dagegen übertragen lebendige Dinge auf die Leinwand und nehmen ihnen damit das Leben der Bewegung.

An unseren Akademien wird nicht das Leben, sondern der Tod gemalt [4].

Bislang wurde dem intuitiven Gefühl stets vorgeschrieben, es müsse aus irgendwelchen unergründlichen Leeren immer neue Formen in unsere Welt hereinholen.

Doch in der Kunst gibt es keinen Beweis dafür; wir brauchen ihn aber.

Ich fühle, daß es das intuitive Gefühl bereits in realer Gestalt gibt und daß es ganz bewußt ist.

—

Der Künstler muß heute wissen, was in seinen Bildern geschieht und warum.

4] Malewitsch benutzt hier einen Neologismus, der das russische Wort für Malerei »shiwopis« – »Lebensschrift« abwandelt zu »mjortwopis« – »Todesschrift«

Früher gab er sich einer Stimmung hin: wartete auf den Mondaufgang, auf Dämmerstunden, setzte grüne Schirme auf die Lampen, all das stimmte ihn wie eine Geige.

Aber wenn man ihn fragte, wieso dieses Gesicht schief sei oder grün, konnte er keine genaue Antwort geben.

»Ich will es so, es gefällt mir so ...«

Letzten Endes hielt man den intuitiven Willen für die Ursache dieses Wunsches.

Also sprach das intuitive Gefühl nicht klar. Und wenn dem so war, dann befand es sich nicht nur in halbbewußtem Zustand, sondern war gar nicht bewußt.

In den Bildern herrschte ein Durcheinander dieser Begriffe. Das Bild war halb real, halb entstellt.

—

Als Maler muß ich sagen können, warum die Gesichter der Menschen auf den Bildern grün oder rot gemalt sind.

Malerei ist Farbe[5], sie steckt tief in unserem Organismus. Ihre Ausbrüche sind erhaben und fordernd.

Mein Nervensystem trägt ihre Farbe.

Mein Gehirn brennt von ihrer Farbe.

Aber die Farbe befand sich unter dem Joch des gesunden Menschenverstands, sie war von ihm versklavt. Und der Geist der Farbe verlor seine Kraft und verlosch.

Doch als er den gesunden Menschenverstand besiegt hatte, da ergossen sich die Farben über die ihnen verhaßte Form der realen Dinge.

Die Farben sind reif geworden, doch ihre Form im Bewußtsein ist es nicht.

Deshalb also waren die Gesichter und Körper rot, grün und blau.

Aber das war nur der Vorbote, der zur Schöpfung malerischer Formen von eigenem Wert führte.

Jetzt muß man den Körper formen und ihm lebendige Gestalt im realen Leben geben.

Das wird dann der Fall sein, wenn die Formen aus den malerischen Massen heraustreten, also genauso entstehen, wie die utilitären Formen entstanden sind.

Diese Formen werden keine Wiederholung von lebendigen Dingen im Leben, sondern selbst lebendige Dinge sein. Die bemalte Fläche ist eine lebendige reale Form.

Diese Formen werden keine Wiederholung von lebendigen Dingen im Leben, sondern selbst lebendige Dinge sein.

Die bemalte Fläche ist eine lebendige reale Form.

Das intuitive Gefühl geht jetzt in Bewußtsein über, es ist nicht mehr unbewußt.

Oder sogar andersherum – es war immer bewußt, doch der Künstler konnte seine Forderungen nicht erkennen und unterscheiden.

—

Die Formen des Suprematismus, des neuen Realismus in der Malerei, sind der Beweis dafür, daß bereits Formen, die die Intuitive Vernunft gefunden hat, aus dem Nichts heraus aufgebaut worden sind.

Der Versuch, die reale Form zu entstellen, und die Zersplitterung der Dinge im Kubismus erfüllen die Aufgabe, den schöpferischen Willen in das selbständige Leben der von ihm geschaffenen Formen treten zu lassen.

DIE MALEREI IM FUTURISMUS

Nehmen wir einen beliebigen Punkt auf einem Bild der Futuristen, dann sehen wir darin ein entschwindendes oder herankommendes Ding oder einen geschlossenen Raum.

Doch wir sehen keine selbständige, individuelle malerische Fläche.

Malerei ist hier nur das Überkleid der Dinge.

Und jede Form eines Dings war nur in dem Maße malerisch, in dem sie für die Existenz des Dings notwendig war – und nicht umgekehrt.

Die Futuristen propagieren im wesentlichen die Dynamik der malerischen Plastizität.

Da sie jedoch die Gegenständlichkeit nicht vernichtet haben, erreichen sie nur die Dynamik der Dinge.

Deshalb lassen sich die futuristischen Bilder sowie alle Bilder der früheren Maler von 20 Farben auf eine reduzieren, ohne ihre Wirkung zu verlieren.

Aus Repins Bild »Iwan der Schreckliche« kann die Farbe genommen werden, und es vermittelt uns den gleichen Eindruck des Schreckens wie in Farbe.

Das Sujet wird stets die Farbe erschlagen, und wir werden sie nicht bemerken.

5] Malewitsch verwendet zwei Ausdrücke für Farbe: »zwet« – Farbigkeit der Farbe, »kraska« – Material der Farbe.

Während grün und rot gemalte Gesichter das Sujet bis zu einem gewissen Grad erschlagen und die Farbe stärker auffällt. Die Farbe aber ist es, wofür der Maler lebt: Also ist sie das Wichtigste.

—

So bin ich zu reinen Farb-Formen gelangt.

Und der Suprematismus ist die rein malerische Kunst der Farben, deren Selbständigkeit sich nicht auf eine reduzieren läßt.

Der Lauf eines Pferds kann auch mit einem einfarbigen Bleistift wiedergeben werden.

Die Bewegung roter, grüner und blauer Massen jedoch nicht.

Die Maler müssen das Sujet und die Dinge aufgeben, wenn sie reine Maler sein wollen.

**Der Lauf eines Pferds kann auch mit einem einfarbigen Bleistift wiedergeben werden.
Die Bewegung roter, grüner und blauer Massen jedoch nicht.**

—

Das Bedürfnis, durch malerische Plastizität Dynamik zu erreichen, zeigt den Wunsch, die Massen aus dem Ding heraustreten zu lassen und zur eigentlichen Bestimmung der Farbe zu gelangen – zur Herrschaft von eigenwertigen malerischen Formen über den Inhalt und die Form, zum Suprematismus – zu einem neuen malerischen Realismus, zum absoluten Schöpferischen.

Der Futurismus strebt über die akademische Behandlung der Formen zur Dynamisierung der Malerei.

Und beide Kräfte streben im Kern den Suprematismus der Malerei an.

—

Betrachten wir die Kunst des Kubismus, so stellt sich die Frage, durch welche Energie der Dinge das intuitive Gefühl wachgerufen wurde; wir werden sehen, daß die malerische Energie zweitrangig war.

Der Gegenstand selbst wie auch sein Wesen, seine Bestimmung, sein Sinn und alle Vorstellungen von ihm (wie die Kubisten meinten) waren ebenfalls unwichtig.

Bisher glaubte man, die Schönheit der Dinge bliebe erhalten, wenn die Dinge auf dem Bild ganz wiedergegeben sind, während man in der Grobheit oder Vereinfachung der Linien ihr Wesen sah.

Es stellte sich jedoch heraus, daß die Dinge eine weitere Ebene enthielten, die uns eine neue Schönheit enthüllt.

Und tatsächlich: Das intuitive Gefühl fand in den Dingen die Energie der Dissonanzen, die aus dem Zusammentreffen zweier gegensätzlicher Formen entstehen.

Die Dinge enthalten eine Masse von Zeitmomenten. Ihr Aussehen ist verschieden, also werden sie auch verschieden gemalt.

Alle diese zeitlichen Momente der Dinge und ihre Anatomie (wie Jahresringe) wurden wichtiger als ihr Wesen und Sinn.

Und die Kubisten griffen diese neuen Ebenen als Mittel zum Aufbau von Bildern auf.

Dabei wurden diese Mittel so zusammengestellt, daß das Aufeinandertreffen zweier Formen in seiner Unerwartetheit eine Dissonanz von höchster Spannkraft ergab.

Die Größe jeder Form ist willkürlich.

Damit ist auch gerechtfertigt, daß Teile von realen Gegenständen an Stellen auftauchen, die nicht der Natur entsprechen.

Wir haben diese neue Schönheit oder einfach Energie erlangt und uns dadurch vom Eindruck der Ganzheit eines Dings befreit.

Der Mühlstein am Hals des Malers beginnt zu bersten.

Und der Suprematismus ist die rein malerische Kunst der Farben, deren Selbständigkeit sich nicht auf eine reduzieren läßt

—

Einen nach dem Prinzip des Kubismus gemalten Gegenstand darf man erst dann für vollendet erachten, wenn seine Dissonanzen ausgeschöpft sind.

Der Künstler muß alle sich stets wiederholenden Formen weglassen.

Sieht er im Bild jedoch zu wenig Spannung, dann steht es ihm frei, sie aus einem anderen Gegenstand zu nehmen.

Im Kubismus fällt also das Prinzip der Wiedergabe der Dinge weg.

Es entsteht ein Bild, doch es wird kein Gegenstand wiedergegeben.

—

Hieraus ergibt sich folgende Schlußfolgerung:

Strebte der Künstler in den vergangenen Jahrtausenden danach, der Darstellung eines Dings und der Wiedergabe möglichst nahezukommen und sein Wesen und seinen Sinn wiederzugeben, so vernichtete er in unserer Epoche des Kubismus die Dinge mitsamt ihrem Sinn, ihrem Wesen und ihrer Bestimmung.

Aus ihren Bruchstücken entstand ein neues Bild.
Die Dinge haben sich wie Rauch verflüchtigt, um eine neue künstlerische Kultur zu schaffen.

—

Der Kubismus wie auch der Futurismus und die Kunst der Wanderer unterscheiden sich in ihren Zielsetzungen, doch im malerischen Sinn sind sie fast gleich.
Der Kubismus baut seine Bilder aus den Formen, Linien und unterschiedlichen malerischen Fakturen auf; auch das Wort und der Buchstabe gehen als Teile der Formenvielfalt ins Bild ein.
Wichtig ist dessen darstellende Bedeutung. Das alles soll eine Dissonanz erzielen.
Dies beweist, daß die malerische Aufgabe noch kaum angeschnitten ist.
Da der Aufbau dieser Formen mehr auf dem Farbauftrag beruht, als auf der Farbigkeit, was man auch nur durch Schwarz und Weiß oder durch eine Zeichnung erreichen kann.
Ich fasse zusammen:
Jede in ein erhabenes malerisches Relief verwandelte malerische Fläche ist eine künstliche Skulptur aus Farbe; jedes in eine Fläche verwandelte Relief hingegen ist Malerei.

—

Der Beweis für das intuitive Schaffen in der Malkunst war falsch, da die Entstellung des Dings das Ergebnis des Kampfs der Intuition innerhalb der realen Form ist.
Die Intuition ist die neue Vernunft, die bewußt Formen erschafft.
Der von der utilitären Vernunft versklavte Künstler aber kämpft einen ihm nicht bewußten Kampf, indem er sich mal dem Ding unterwirft, es mal entstellt.

—

Gauguin, der vor der Kultur zu den Wilden floh und im Primitiven mehr Freiheit fand als im Akademismus, ließ sich von der intuitiven Vernunft leiten.
Er suchte das Einfache, Unregelmäßige, Rohe.
Es war das Suchen des schöpferischen Willens.
Er wollte um keinen Preis etwas so malen, wie er es mit dem Auge des gesunden Menschenverstandes sah.
Er fand Farben, aber keine Formen, und zwar deshalb nicht, weil ihm der gesunde Menschenverstand eingab, es sei unsinnig, etwas anderes als die Natur zu malen.
Er hängte eine große schöpferische Kraft an ein menschliches Knochengerippe, an dem sie dann vertrocknete.
Viele Kämpfer und Hochbegabte hängten ihr Talent wie Wäsche über den Zaun.
Und all das geschah aus Liebe zu einem Stückchen Natur.
Mögen uns die Autoritäten nicht daran hindern, die junge Generation vor den Kleiderständern zu warnen, die sie so liebgewonnen haben und von denen ihnen so warm wird.

—

Die Anstrengung der Kunstautoritäten, die Kunst auf den Weg des gesunden Menschenverstands zu lenken, brachte eine Null an Schöpfung.
Und selbst bei den allerstärksten Persönlichkeiten ist die reale Form Entstellung.
Die Entstellung wurde von den Stärksten fast bis zum Verschwinden getrieben, ging jedoch nicht über die Grenzen der Null hinaus.
Ich dagegen habe in der Null der Formen eine neue Gestalt gefunden und bin über die Null hinaus zum Schöpferischen gelangt, d. h. zum Suprematismus, zum neuen Realismus in der Malerei – zum gegenstandslosen Schaffen.
Der Suprematismus ist der Beginn einer neuen Kultur: Der Wilde ist wie der Affe besiegt.
Es gibt keine Liebe zu Stückchen Natur mehr, es gibt diese Liebe nicht mehr, um derentwillen die Wahrhaftigkeit der Kunst verraten wurde.
Das Quadrat ist keine unbewußte Form. Es ist das Werk der intuitiven Vernunft.
Das Antlitz der neuen Kunst!
Das Quadrat ist ein lebendiges Zarenkind.
Der erste Schritt des reinen Schöpferischen in der Kunst.
Davor gab es nur naive Entstellungen und Kopien der Natur.

—

Unsere Welt der Kunst wurde neu, gegenstandslos und rein.

Ich ... habe in der Null der Formen eine neue Gestalt gefunden und bin über die Null hinaus zum Schöpferischen gelangt, d. h. zum Suprematismus, zum neuen Realismus in der Malerei – zum gegenstandslosen Schaffen.

Alles ist verschwunden, geblieben ist die Materialmasse, aus der die neue Form gebaut werden wird.
In der Kunst des Suprematismus werden die Formen leben wie alle lebendigen Formen der Natur.
Diese Formen sagen, daß der Mensch zum Ausgleich gekommen ist, vom Zustand der einfachen zum Zustand der zweifachen Vernunft.
(Die utilitäre und die intuitive Vernunft).
Der neue Realismus in der Malerei ist malerisch, da es in ihm keinen Realismus der Berge, des Himmels und des Wassers gibt.
Bis jetzt gab es einen Realismus der Dinge, aber keinen der malerischen Einheiten aus Farbe, die so aufgebaut sind, daß sie weder in ihrer Form noch in ihrer Farbigkeit noch in ihrer Lage voneinander abhängen.

**Das Quadrat ist keine unbewußte Form. Es ist das Werk der intuitiven Vernunft.
Das Antlitz der neuen Kunst!
Das Quadrat ist ein lebendiges Zarenkind.
Der erste Schritt des reinen Schöpferischen in der Kunst.**

Jede Form ist frei und individuell.
Jede Form ist eine Welt.
Jede malerische Fläche ist lebendiger als jedes Gesicht, in dem ein Paar Augen und ein Lächeln stecken.
Das auf einem Bild gemalte Gesicht ist eine klägliche Parodie auf das Leben und lediglich eine Andeutung, eine Erinnerung an das Lebendige.
Die Fläche aber ist lebendig, sie ist geboren. Ein Sarg erinnert uns an einen Toten, das Bild ans Lebendige.
Oder umgekehrt: Das lebendige Gesicht, eine Landschaft in der Natur erinnert uns an ein Bild, also an etwas Totes.
Deshalb mutet es manchen sonderbar an, eine rot oder schwarz bemalte Fläche zu betrachten.
Deshalb kichert und spuckt man in den Ausstellungen der neuen Kunstströmungen.
Die Kunst und ihre neue Aufgabe waren immer der Spucknapf.
Aber Katzen gewöhnen sich an einen Ort und lassen sich nur schwer an einen neuen gewöhnen.
Für solche Leute ist Kunst überhaupt nicht nötig. Wenn nur die Großmutter und die Lieblingswinkel im Fliederhain gemalt sind.

—

Alles strebt aus der Vergangenheit zur Zukunft, doch alles muß in der Gegenwart leben, denn in der Zukunft werden die Apfelbäume verblühen.
Die Spur der Gegenwart wird morgen verwischt sein, ihr aber kommt mit dem Lauf des Lebens nicht mit.
Der Sumpf der Vergangenheit zieht euch wie ein Mühlrad in den Strudel hinein.
Deshalb sind mir diejenigen verhaßt, die euch mit Grabmälern beliefern.
Die Akademie und die Kritik, sie sind dieser Mühlstein um euren Hals – der alte Realismus, das Bestreben, die lebendige Natur wiederzugeben.
Sie verfahren dort genauso wie zu Zeiten der großen Inquisition.

In der Kunst des Suprematismus werden die Formen leben wie alle lebendigen Formen der Natur

Ihr Ziel ist lächerlich, weil man auf der Leinwand um jeden Preis zum Leben zwingt, was man aus der Natur genommen hat.
Während alles atmet und läuft, halten ihre Bilder erstarrte Posen fest.
Diese Folter ist schlimmer als Rädern. Beseelte, also lebendige Statuen stehen in der Pose des Laufes auf einem toten Punkt.
Ist das etwa keine Folter?
Dem Marmor eine Seele zu geben und dann das Lebendige zu verhöhnen.
Und euer Stolz ist der Künstler, der zu foltern verstand.
Ihr sperrt auch Vögel zum Vergnügen in den Käfig ein.
Und um des Wissens willen haltet ihr Tiere in zoologischen Gärten.
Ich bin glücklich, daß ich aus dem inquisitorischen Kerker des Akademismus ausgebrochen bin.
Ich bin zur Fläche gekommen und kann die Dimension des lebendigen Körpers erreichen.
Aber ich werde eine Dimension benutzen, aus der ich das Neue schaffen werde.

—

Ich habe alle Vögel aus dem ewigen Käfig freigelassen und den wilden Tieren das Tor des zoologischen Gartens geöffnet.
Sollen sie die Reste eurer Kunst aufpicken und fressen.
Und der befreite Bär soll zwischen den Eisschollen des kalten Nordens baden, statt im abgekochten Wasser des Aquariums im Akademiegarten zu schmachten.

—

Ihr begeistert euch an der Komposition eines Bildes, dabei ist die Komposition der Urteilsspruch für die Figur, die vom Maler zur ewigen Pose verdammt worden ist.

Eure Begeisterung ist die Bestätigung dieses Urteils.

Die Gruppe der Suprematisten, Kasimir Malewitsch, Iwan Puni, M. Menikow, Iwan Kljun, Xenija Boguslawskaja und Olga Rosanowa, hat den Kampf um die Befreiung der Dinge aus der Pflicht der Kunst geführt.

Und ruft die Akademie dazu auf, die Inquisition der Natur aufzugeben.

Der Idealismus ist ein Folterinstrument, die Forderung des ästhetischen Gefühls.

Die Idealisierung der menschlichen Form ist die Abtötung vieler lebendiger Linien der Muskulatur.

Der Ästhetizismus ist der Abfall des intuitiven Gefühls.

Ihr möchtet alle Stücke der lebendigen Natur an euren Wänden hängen sehen.

So ergötzte sich auch Nero an den zerfleischten Menschenleibern und Tieren aus dem Zoo.

—

Ich sage allen: Gebt die Liebe auf, gebt den Ästhetizismus auf, laßt die Koffer voller Weisheit stehen, denn in der neuen Kultur ist eure Weisheit lächerlich und nichtig.

Ich habe den Knoten der Weisheit gelöst und das Bewußtsein für die Farbe befreit.

Streift schnellstens die hart gewordene Haut der Jahrhunderte von euch ab, damit ihr uns leichter einholen könnt.

Ich habe das Unmögliche bezwungen und Abgründe mit meinem Atem geschaffen.

Ihr hängt wie Fische im Netz des Horizonts!

Wir, die Suprematisten, brechen euch die Bahn.

Beeilt euch!

Denn morgen werdet ihr uns nicht mehr erkennen.

Jede malerische Fläche ist lebendiger als jedes Gesicht, in dem ein Paar Augen und ein Lächeln stecken.

Aus dem Russischen von Annelore Nitschke

Deklaration der Abteilung für Bildende Künste und Industrielle Kunst zu Fragen der Prinzipien der Museumskunde, angenommen vom Abteilungskollegium auf der Sitzung am 7. Februar 1919

Nach dem Umsturz des alten Staats mußten auch die kulturellen Traditionen und die überkommenen Kunstwerke daraufhin geprüft werden, welche Anknüpfungspunkte sie für die Kultur der neuen Gesellschaft bieten könnten. Dazu wurden Werke aus den Beständen der bestehenden Museen herausgenommen und in eigens dafür eingerichteten staatlichen Fonds gesammelt. In der vorliegenden Deklaration wird die Gründung eines Museums gefordert, das ausgewählte Beispiele der Kunst der Vergangenheit sowie der neuesten Tendenzen vorstellen und damit der Erziehung des Volkes dienen sollte. Außer den Werken der Avantgarde sollten hier auch Arbeiten der zeitgenössischen bzw. unmittelbar vorangehenden Malerei Westeuropas, insbesondere Frankreichs vorgestellt werden.

A.K.

Die Geschichte aller europäischen Museen hat gezeigt, daß die Tätigkeiten von Kunsthistorikern und Theoretikern (der Museumstätigen), die praktisch an den Museen arbeiten, und die künstlerische schöpferische Tätigkeit (der Künstler) in ihrem Umfang nicht übereinstimmen. Im Gegenteil stehen diese beiden professionellen Zweige menschlicher Arbeit oft in direkter Opposition zueinander.

Die Arbeit des Museumstätigen ergibt sich aus den besonderen Bedingungen des europäischen Kunstlebens und hat nichts mit den Bedingungen zu tun, die das schöpferische Gefühl bei einem Künstler hervorrufen und leiten.

Da der Künstler die schöpferische Kraft auf dem Gebiet der Kunst ist, gehört die künstlerische Erziehung des Landes zu seinen Aufgaben.

Das Besondere an dem Beruf des Wissenschaftlers am Museum liegt darin, daß er Geschaffenes bewahrt, der Künstler hingegen will statt des Alten oder darüber hinaus etwas Neues schaffen. Da der Künstler die schöpferische Kraft auf dem Gebiet der Kunst ist, gehört die künstlerische Erziehung des Landes zu seinen Aufgaben. Museumstätige, wie nahe auch immer sie Künstlerkreisen stehen mögen, können aufgrund ihrer beruflichen Eigenschaften in Fragen künstlerischen Schaffens und künstlerischer Erziehung nicht ausreichend kompetent sein.

Der althergebrachte Anachronismus, daß die Museumstätigen die Auswahl moderner Kunstwerke treffen und damit die Museen füllen, muß beseitigt werden. Der Erwerb moderner Kunstwerke soll ausschließlich in der Kompetenz der Künstler liegen.

Eine historisch-wissenschaftliche Übersicht über die Denkmäler der Vergangenheit bringt auf dem Gebiet der künstlerischen Erziehung keine fruchtbaren Ergebnisse. Kunsterziehung für das Volk und für die junge Generation ist eine Sache der Künstler.

Ein Künstler, der auch nur die geringsten ernsthaften Absichten hat, organisiert seine künstlerische Weltanschauung nicht ohne Verbindung zur Kunst der Welt, wo, wann und in welchen Formen sie auch immer existiert. Der Künstler will die Vergangenheit seiner Arbeit kennen und soll sie auch kennen. Der Künstler nähert sich den Kunstdenkmälern der Welt gerade vom Standpunkt seines professionellen Interesses aus, und es besteht kein Grund, ihm die Möglichkeit zu entziehen, sie jederzeit zu betrachten und auf diese Weise die Geschichte seiner Herkunft kennenzulernen.

Der Künstler soll Zugang zu den künstlerischen Werten der Welt haben, wobei diese Werte nur insofern eine Bedeutung für ihn haben, daß sie die professionellen Fähigkeiten eines Malers, Bildhauers oder Architekten verdeutlichen. Er hat die Freiheit, aus der Menge der Denkmäler der Vergangenheit jene Werke auszusuchen, welche die für jede Kunstart spezifische Kultur charakterisieren.

Solche Kultur wird im Unterschied zu jeglicher Zivilisation vor allem durch ein schöpferisches Moment

Original erschienen in: *Iskusstwo kommuny*, No. 11, 16. Februar 1919 [Die Kunst der Kommune].

Publiziert in: *Musei w museje. Russki awangard is kollekzii museja chudoshestwennoi kultury w sobranii Gosudarstwennowo Russkowo Museja*. Ausst.-Kat. Staatliches Russisches Museum, St. Petersburg 1998, S. 351. Publikazija i kommentarii Irina Karasik [Das Museum im Museum. Die russische Avantgarde aus der Sammlung des Museums für Künstlerische Kultur im Bestand des Staatlichen Russischen Museums. Veröffentlicht und kommentiert von Irina Karasik.]

und also durch ein Moment des Entdeckens bestimmt. Den Künstler werden nur jene Werke der Vergangenheit interessieren, die in irgendeiner Weise professionelle oder künstlerische Entdeckungen sind.

Entdecken kann man nur einmal. Man kann sich nicht zwei parallel verlaufende künstlerische Kulturen vorstellen. Um so mehr sind grundlegende Prinzipien festzulegen, damit die Künstler die Auswahl der künstlerischen Werte nach den Merkmalen der für jede Kunstart spezifischen Kultur mit wissenschaftlicher Objektivität und mathematischer Genauigkeit treffen können.

Zugleich sind das Prinzip wissenschaftlicher Objektivität sowie das Prinzip des künstlerischen Aktivismus in gleichem Maße Bestandteile der kommunistischen Bewegung und hinreichend Grundlage dafür, den Willen des Proletariats, soweit er von seinen Ideologen geäußert wurde, darin zu sehen, alle Fragen zum künstlerischen Schaffen und zur künstlerischen Erziehung in die Hände der Künstler zu legen.

Unter Berücksichtigung des oben Dargelegten muß man Folgendem zustimmen:

1. Die Künstler sind die einzigen, die in Fragen der modernen Kunst kompetent sind. Sie sind die Kraft, die künstlerische Werte schafft. Sie allein können den Erwerb moderner Kunst verwalten und die künstlerische Erziehung des Landes leiten.
2. Als Fachleute, die ihre Weltanschauung auf der Basis der künstlerischen Kultur der Welt aufbauen, müssen Künstler Zugang zu den Kunstwerken der Vergangenheit haben, um aus der Menge der Kunstdenkmäler solche auszusuchen, welche für die künstlerische Kultur charakteristisch sind. Für die gewählten Werke wie auch für die Fachleute und für das Wachstum des künstlerischen Lebens im Land soll ein Museum gegründet werden – das Museum für Künstlerische Kultur.

Künstler, befreit die Kunst der Vergangenheit von der leblosen historischen Pedanterie!

Künstler, zeigt, daß Euer Handwerk ein großartiges Handwerk für die gesamte Menschheit ist!

Künstler, die künstlerische Erziehung ist Eure Angelegenheit, denn Ihr seid die einzig Verantwortlichen für das künstlerische Schaffen!

Künstler, vereinigt Euch im Kampf für Eure professionelle Kultur der Zukunft gegen den Fetischismus der Vergangenheit, der die Kunst bedroht!

Künstler, die Sprache, die Ihr sprecht, ist allen Völkern verständlich!

Deklaration der Abteilung für Bildende Künste und Industrielle Kunst zu Fragen der Prinzipien der Museumskunde, angenommen vom Abteilungskollegium auf der Sitzung am 7. Februar 1919

Künstler, befreit die Kunst der Vergangenheit von der leblosen historischen Pedanterie!
Künstler, zeigt, daß Euer Handwerk ein großartiges Handwerk für die gesamte Menschheit ist!

Anmerkung
Die *Abteilung für Bildende Künste und Industrielle Kunst* des NARKOMPROS (Abteilung ISO NKP) wurde am 24. Januar 1918 gegründet. Der Vorsitzende war Dawid Schterenberg. Sie bestand aus zwei gleichberechtigten Kollegien, dem Moskauer (unter der Leitung von Wladimir Tatlin, bis zum Mai 1919) und dem Petrograder (unter Nikolai Punins Vorsitz). Im Sommer 1921 wurde die Abteilung ISO im Zusammenhang mit der Umgestaltung des NKP aufgelöst, und ihre Struktur und die Funktionen wurden auf Prolitproswet, die Abteilung für künstlerische Bildung, und die Verwaltung für wissenschaftliche Einrichtungen verteilt. Dazu siehe M. Ewsewjew: O Petrogradskom otdele isobrasitelnych iskusstw Komissariata narodnowo prosweschtschenija. In: *Sowetskoje iskusstwosnanije*. M. 1988. Wyp. 23. [Über die Petrograder Abteilung für Bildenden Künste des Kommissariats für Volksbildung. In: *Sowjetische Kunstwissenschaft*, Moskau 1988, Bd. 23].

Aus dem Russischen von Frigga Horstmann

Das Museum für Künstlerische Kultur. Begründender Vortrag vor der Petrograder Abteilung der GLAWNAUK, 10. Dezember 1923

von Kasimir Malewitsch

Das *Museum für Künstlerische Kultur* wurde 1921 in Petrograd eröffnet. Nach dem Beispiel der Moskauer Institution wurde das Museum 1924 zum *Institut für Künstlerische Kultur* (GINChUK) umstrukturiert. Am GINChUK wurde nicht nur gesammelt, sondern vor allem unterrichtet. Seine Mitarbeiter sollten das Ideal des »gelehrten Künstlers« verkörpern. In diesem Text stellt Malewitsch als Direktor des Museums das Konzept und die Notwendigkeit der Umstrukturierung dar und bittet um finanzielle Zuwendung. Malewitsch hatte am GINChUK die Position eines Kulturfunktionärs inne. Damit verlieh er seiner Rolle als führender Kopf der Avantgarde und als Künder einer neuen Kunst, an der er seit Mitte der zehner Jahre arbeitete, nachhaltiges Gewicht. Doch die Forschungen des Instituts entsprachen immer weniger den offiziellen Richtlinien, so daß es 1926 dem *Staatlichen Institut für Kunstgeschichte* untergeordnet wurde. A. K.

Die spekulative Kritik war darüber empört, daß es Künstlern zum erstenmal seit Jahrhunderten durch die Revolution gelang, unabhängig von der Initiative privater Käufer zu werden und die Leitung ihrer Produktion in die eigenen Hände zu nehmen.

Als die Organisation ISO mit ihrer Arbeit begann, war eine ihrer wichtigsten Aufgaben die Organisation und der Schutz von Kunstangelegenheiten. Sie befreite sie von der Willkür des Schicksals, des Zufalls, des Geschmacks, von »gefällt« und »gefällt nicht«, von spekulativer Kritik und privaten Sammlerinitiativen und übergab die gesamte Initiative dem Staat, der beschloß, einen staatlichen Fond einzurichten. In dem Fond wurde vom »äußersten linken Realismus« bis zum »äußersten rechten Realismus« gesammelt. Als genügend Werke in dem Staatlichen Fond zusammengekommen waren, begann das Kollegium des ISO des NARKOMPROS mit der Realisierung dieses Fonds. Der Fond wurde nach unterschiedlichen Kunstströmungen aufgeteilt und den zuständigen Museen entsprechend ihrer kulturellen Ausrichtung zugewiesen. Eine Ausnahme bildeten der äußerste linke Realismus, der Kubismus, der Futurismus und andere. Museen für diese Richtungen existierten nicht, und so blieben wie von selbst die Sammlungen neuer Kunst im Fond unangetastet, und es bildete sich auf natürlichem Wege ein Museum mit eigener Kultur und eigenem Charakter.

In dieser Zeit begann die wachsende reaktionäre Kritik mit ihrer Hetzjagd auf organisierte Künstler und deren Kunstwerke. Die spekulative Kritik war darüber empört, daß es Künstlern zum erstenmal seit Jahrhunderten durch die Revolution gelungen war, unabhängig von der Initiative privater Käufer zu werden und die Leitung ihrer Produktion in die eigenen Hände zu nehmen. Der Künstler sollte sich nicht nach den allgemeinen Geschmacksrichtlinien, »gefällt« oder »gefällt nicht«, und auch nicht nach der Linie seiner natürlichen Entwicklung, sondern nach den begründeten Erfordernissen der gegebenen Umstände richten. Die Lage schien für die Menschen, die zu Geschmack und spekulativer Kritik erzogen worden waren, ungeheuerlich und nicht annehmbar. Aber tatsächlich lag nichts Ungeheuerliches darin, daß die Revolution jenen Künstlern das Recht zum Handeln gegeben hatte, die als geschmacklos galten und niemandem »gefielen«, weder den Museumstätigen noch der spekulativen Kritik. Infolgedessen erfuhr das Museum für Künstlerische Kultur keinerlei Unterstützung, man berücksichtigte es nicht, man überließ es der Kälte, es gab weder Licht, Feuer noch Kredite, und seine Mitarbeiter hungerten.

Was die Revolution erreicht hatte, sollte untergehen, aber die Aktivitäten der neuen Kunst ließen den Untergang nicht zu und unterstützten die junge Organisation fünf Jahre lang. Fünf Jahre lang hatte das Museum für Künstlerische Kultur nicht eine einzige Stunde für seine Arbeit zur Verfügung. Seine wissenschaftliche Forschungstätigkeit und auch sein Auftrag zum Schutz der Kunst konnten sich nicht weiterentwickeln. Letzteres ist wohl eines der wichtigsten Museums-

Original: ZGA Spb [Staatliches Zentralarchiv St. Petersburg], f. 2555, op. 1, d. 647, ll. 2-2ob.

Publiziert in: *Musei w museje. Russkii awangard is kollekzii museja chudoshestwennoi kultury w sobranii Gosudarstwennowo Russkowo Museja*, Ausst.-Kat. Staatliches Russisches Museum St. Peterburg 1998, S. 373-374. Publikazija i kommentarii Irina Karasik [Das Museum im Museum. Die russische Avantgarde aus der Sammlung des Museums für Künstlerische Kultur im Bestand des Staatlichen Russischen Museums. Veröffentlicht und kommentiert von Irina Karasik.]
Teilweise veröffentlicht in: Jewgni Kowtun: *Russki awangard 1920-ch – 1930-ch godow* [Die russische Avantgarde der 1920er bis 1930er Jahre], St. Petersburg 1997, S. 7.

ziele: das Sammeln und Erforschen von Fakten, das Erstellen einer Metrik der Fakten zum Zeitpunkt, da die Entwicklungen von großem Wert für die Geschichte sind. Aber warum konnte das weder damals noch heute gemacht werden? Weil alle Gegner ihre Abneigung damit begründen, daß Kunst auf Geschmack beruht, auf »gefällt« oder »gefällt nicht« und auf persönlichen Sympathien. Sie stehen auf dem Standpunkt des Konsumenten und bestimmen von dort aus das Schicksal des Museums für Künstlerische Kultur und seiner künstlerischen Forschungstätigkeit, das heißt den Standpunkt der Produktion selbst.

Die zuletzt entwickelte wissenschaftliche Herangehensweise an Erscheinungen der Kunst erweiterte das Museum für Künstlerische Kultur, und auf seinen Grundlagen entstand das Institut für Künstlerisches Wissen. So teilte sich das Museum für Künstlerische Kultur in zwei Funktionen: Sammeln (Bewahren des Materials) und wissenschaftliche Forschungsarbeit. Die Eröffnung eines solchen Instituts war die Folge der Entwicklung einer jungen Wissenschaft auf dem Gebiet des künstlerischen Wissens. Sie stellte ein unmittelbares Erfordernis dar. Das wurde schon durch die Notwendigkeit deutlich, eine Akademie der Kunstwissenschaften [1] zu gründen, die heute schon besteht.

Das Petrograder Museum für Künstlerische Kultur hat im sechsten Jahr seines Bestehens Unterstützung in der Petrograder Verwaltung der wissenschaftlichen Einrichtungen erfahren und den Aufbau seiner zweiten Abteilung in Form des Forschungsinstituts für Künstlerisches Wissen begonnen. Laut Bericht des derzeitigen Museumsdirektors und Mitglieds der Akademie für Kunstwissenschaften K. Malewitsch vor der wissenschaftlichen Verwaltung wurden für die Institutsarbeit bestätigt: Pawel Nikolajewitsch Filonow, Michail Wassiljewitsch Matjuschin, Professor der Akademie der Künste, Kasimir Sewerinowitsch Malewitsch, Mitglied der Akademie der Kunstwissenschaft, und Wladimir Tatlin, so daß 4 Abteilungen gegründet werden konnten:

1) Abteilung für die allgemeine Ideologie der Künste (P. N. Filonow)
2) Formaltheoretische Abteilung (K. S. Malewitsch)
3) Abteilung für Organische Kultur (M. W. Matjuschin)
4) Abteilung für Materialkultur (W. Je. Tatlin)

Die genannten Personen sind die Abteilungsleiter und stellen den Museumsrat, zusammen mit dem Vertreter der Petrograder Abteilung des Glawnauk N. N. Punin. Auf seinen ersten Sitzungen diskutierte der Rat die Aktivitäten des Instituts, nach denen die Eröffnung der neuen Abteilungen erfolgte – Maltechnik und Phonologie, zu welchen die entsprechenden wissenschaftlichen Mitarbeiter eingeladen wurden: Für Maltechnik wurde der Dozent der Akademie der Künste und des Instituts für industrielle Kunst Pawel Andrejewitsch Mansurow [2] eingeladen und für die Phonologieabteilung Igor Gerassimowitsch Terentjew [3]. Die Phonologieabteilung wird aufgrund der Annahme eröffnet, daß das Museum für Künstlerische Kultur nicht ausschließlich auf Malerei begrenzt ist, sondern sich auch auf alle anderen Gebiete der Kunst ausweitet wie Musik, Poesie, Architektur, Bildhauerei, Bühnenbild und industrielle Kunst. So haben sich in dem Institut sechs Abteilungen organisiert, wobei der Rat vorschlägt, daß alle Abteilungsleiter einen wissenschaftlichen und einen administrativen Rat für die Institutsverwaltung zusammenstellen und in etatgemäße und außeretatmäßige aufgeteilt werden sollen …

Museumsleiter K. S. Malewitsch
Sekretärin M. A. Iwanowa

Das Museum für Künstlerische Kultur. Begründender Vortrag vor der Petrograder Abteilung der GLAWNAUK, 10. Dezember 1923
von Kasimir Malewitsch

Was die Revolution erreicht hatte, sollte untergehen, aber die Aktivitäten der neuen Kunst ließen den Untergang nicht zu.

1] GAChN – Staatliche Akademie der Kunstwissenschaften
2] Pawel Mansurow unterrichtete zu jener Zeit im Technikum für Kunst und Industrie
3] Igor Terentew war Dichter, Künstler, Kritiker, Dramaturg und Regisseur. Er beteiligte sich aktiv an der nachrevolutionären Bewegung und hatte direkte Beziehungen zu den wichtigsten Künstlergruppen jener Zeit: *41, LEF, Neuer LEF, Oberiu* u. a. 1926–1928 leitete er das *Theater der Drucker* (Leningrad), auf dessen Bühne Gogols »Revisor« aufgeführt wurde, und zwar in der Bearbeitung der Schülerkollektivs von P. Filonow *(Meister der analytischen Kunst)*.

Anmerkungen
Das Dokument ist von Malewitsch original unterzeichnet.

Aus dem Russischen von Frigga Horstmann

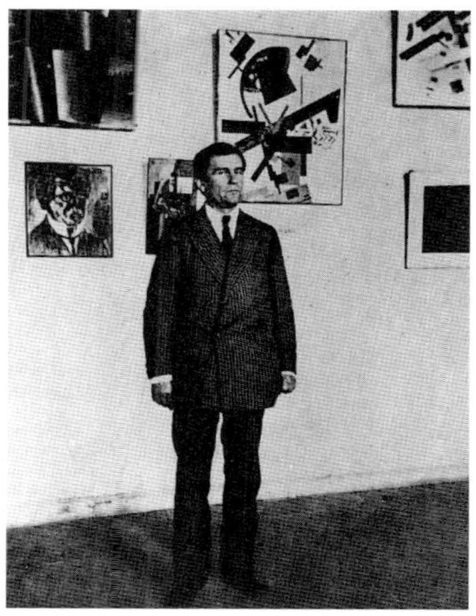

Kasimir Malewitsch im *Institut für Künstlerische Kultur* · 1925

Protokoll der Direktionssitzung des Instituts für Künstlerische Kultur, 4. März 1925

Die nachrevolutionäre Wissenschaft pflegte eine besondere Vorliebe für Systematiken, ging es der neuen Gesellschaft doch darum, ihren Platz im Weltganzen genau zu bestimmen. Die Arbeit des *Instituts für Künstlerische Kultur* war von der Überzeugung getragen, Gesetzmäßigkeiten kultureller Prozesse, ihre Bestimmungen und Fehlentwicklungen nicht nur zu erforschen, sondern vor allem auch zu lenken und durch die eigene künstlerische Arbeit vollenden zu können. Durch die Revolution änderte sich die Struktur des Kunstmarkts grundlegend. Es waren vornehmlich die Künstler selbst, die in den verschiedenen Auswahlkommissionen der neugegründeten Institutionen saßen und ihre eigenen und die Werke ihrer Künstlerkollegen ankauften.

A. K.

Zu hören waren:

I. a. Vortrag von P. A. Mansurow über seine Arbeit im Rat der Künstlerischen Abteilung des Russischen Museums

b. ein Verteilungsplan für das Russische Museum, der die Werke der Künstler aufzeigt, die die neuesten Strömungen in der Kunst vertreten, zusammengestellt vom Mitglied der Räte der Künstlerischen Abteilung des Russischen Museums und des Institutes für Künstlerische Kultur P. A. Mansurow

Gruppe I
IMPRESSIONISTEN UND BEWEGUNG ZUM SYSTEM CÉZANNES
1. D. BURLJUK
2. N. GONTSCHAROWA
3. M. LARIONOW
4. I. MASCHKOW
5. A. I. IWANOW
bei einigen Arbeiten dieserKünstler offensichtlicher Einfluß derrussischen Volksbilderbögen lubki

Gruppe II
RUSSISCHER ZWEIG DER CÉZANNE-SCHULE
1. KAREW
2. KONTSCHALOWSKI
3. KUPRIN
4. OSMERKIN
5. ROSHDESTWENSKI
6. FALK
7. SCHEWTSCHENKO

Gruppe III
KUBISMUS
1. MALEWITSCH
2. POPOWA
3. PUNI
4. UDALZOWA

Gruppe IV
KUBO-FUTURISTEN
1. D. BURLJUK

Gruppe V
FUTURISTEN
1. LARIONOW (Rayonismus)
2. LE DANTJU
3. MALEWITSCH

Gruppe VI
NICHTGEGENSTÄNDLICHE
1. KANDINSKY
2. MALEWITSCH
3. RODTSCHENKO
4. ENDER (beide)

Gruppe VII
VERSCHIEDENE (Künstler, die in keine der oben genannten Systeme passen)
1. FILONOW (»Welterblühen«)
2. TSCHEKRYGIN

Archiv des Staatlichen Russischen Museums (1), op. 6, d. 463, ll. 52-52 ob.

Publiziert in: *Musei w museje. Russki awangard is kollekzii museja chudoshestwennoi kultury w sobranii Gosudarstwennowo Russkowo Museja.* Ausst.-Kat. Staatliches Russisches Museum, St. Petersburg 1998, s. 382. Publikazija i kommentarii Irina Karasik [Das Museum im Museum. Die russische Avantgarde aus dem Bestand des Museums für Künstlerische Kultur in der Sammlung des Staatlichen Russischen Museums. Veröffentlicht und kommentiert von Irina Karasik.]

3. FONWIZIN
4. BRUNI
5. MITURITSCH
6. MANSUROW (Naturalismus)
7. TATLIN (Konstruktivismus)

Da am Russischen Museum und am MChK besonders charakteristische Arbeiten einiger oben genannter Künstler nicht vorhanden sind, wird vorgeschlagen, benannte Werke folgender Künstler anzukaufen:
1. A. I. IWANOW
2. A. E. KAREW
3. K. S. MALEWITSCH
4. P. A. MANSUROW
5. P. W. MITURITSCH
6. W. JE. TATLIN
7. P. N. FILONOW

GEHÖRT WURDE:
II. Ein Vorschlag von W. Je. Tatlin:
Zu den Gruppierungen soll eine weitere Gruppe Materialkultur hinzugefügt werden (zwischen die Gruppe Nichtgegenständliches und die Gruppe Verschiedene), wozu untengenannte Künstler gehören:
W. TATLIN
CHAPAJEW
BRUNI (der mit Objekten seiner Phase der Material-Arbeiten vorgestellt wird)

ANGENOMMEN:
I. a. b. Es wurde eine Resolution gemäß Bericht des Verwaltungsmitglieds des Instituts für Künstlerische Kultur P. A. Mansurow bezüglich seiner Arbeit im Rat der Künstlerischen Abteilung des Russischen Museums angenommen, insbesondere sein Vorschlag über die Verteilung der Kunstwerke in den Räumen der Neuesten Strömungen:
Die Leitung des Instituts für Künstlerische Kultur hält die Arbeit von P. A. Mansurow für zweckmäßig und den Verteilungsplan für die Werke der Künstler für richtig.
Die Leitung des Instituts für Künstlerische Kultur befindet, daß es möglich sein wird, aus der Sammlung des Museums für Künstlerische Kultur im ICHK [Institut für Künstlerische Kultur] ohne Schaden für das Museum für Künstlerische Kultur Objekte von Künstlern durch die Leitung des Museums für Künstlerische Kultur auszuwählen, die in den Räumen der Neuesten Strömungen unvollständig vertreten sind, und diese Werke in einem feierlichen Akt dem Russischen Museum zu übergeben.
Möglich ist außerdem der Tausch einiger Werke zwischen Russischem Museum und dem Museum für Künstlerische Kultur, um den Plan, nach dem die Objekte verteilt werden, zu verbessern.
Eine Liste der Künstler, deren Objekte für die Sammlung des Russischen Museums vorgeschlagen werden, wird ebenfalls für richtig befunden.

2. Angenommen.
Mansurow bleibt bei seinem votum separatum.
[An dieser Stelle erfolgt eine erneute Auflistung der Gruppen wie oben unter der Überschrift *Verteilungsplan für das Russische Museum.*]

DIE VERWALTUNGSMITGLIEDER DES INSTITUTS FÜR KÜNSTLERISCHE KULTUR:
K. S. Malewitsch, W. Je. Tatlin, P. A. Mansurow, M. W. Matjuschin.

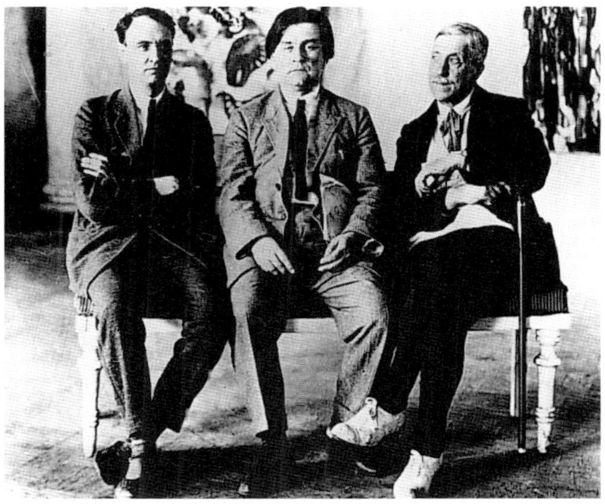

Protokoll der Direktionssitzung des Instituts für Künstlerische Kultur, 4. März 1925

Anmerkung
Zur Erfüllung dieses Beschlusses wurden Objekte ausgewählt, über die am 20. Mai 1925 das GINCHUK die oben genannten Instanzen informierte: »Die Leitung des Instituts für Künstlerische Kultur im Institut für Künstlerische Kultur übergibt der Abteilung für Neueste Russische Malerei (...) Werke jener Künstler, die im Russischen Museum ungenügend vertreten sind, was in der Vorstellung des Publikums die tatsächliche Bedeutung der präsentierten Künstler im allgemeinen System der Kunstbewegung verfälscht.«
In die Liste wurden acht Werke von drei Künstlern aufgenommen: *Bauern* (334), *Linnenbleiche* (341) und *Tau* (62) von N. Gontscharowa, *Blumen des Welterblühens* (99), *Menschen. Zweite Einführung in das Welterblühen* (104) von P. Filonow und *Bauarbeiter, (Portrait Kljuns)* (443), *Rotes Quadrat* (390) von K. Malewitsch. Aller Wahrscheinlichkeit nach hat eine Übergabe der Bilder tatsächlich niemals stattgefunden; alle sind in den Inventarbüchern des Jahres 1926 eingetragen sind.

Aus dem Russischen von Frigga Horstmann

Redaktionelle Anmerkung
Die Abkürzungen im russischen Original sind zur besseren Lesbarkeit in der Übersetzung ausgeschrieben.

Nikolai Punin, Kasimir Malewitsch und Michail Matjuschin (v. l. n. r.) im *Institut für künstlerische Kultur* · 1925

Künstlergruppen, Ausstellungen, kulturelle Ereignisse 1909-1917

von Olga Schichirewa und Bettina Jungen

Betrachtet man Malewitsch mit einem großen Holzlöffel im Knopfloch, Krutschonych mit einem kleinen Sofakissen an einem Halsband, Burljuk mit einer Kette und seinem bunt bemalten Gesicht und Majakowski in einer gelben Weste, ahnt man nicht, daß dieser Aufzug eine Ohrfeige für den öffentlichen Geschmack sein sollte. Heiterkeit wäre in Wut umgeschlagen, hätte man verstanden, daß so die Banalität des kleinbürgerlichen Alltags karikiert werden sollte.[1]

Schon vor der Jahrhundertwende hatten sich Künstler zu Gruppen zusammengeschlossen, um ihre Werke und ihre Ideen mit Nachdruck vertreten zu können. Hervorzuheben sind in diesem Zusammenhang die beiden Gruppen *Wanderer* [peredwishniki] und die *Welt der Kunst* [Mir iskusstwa]. Letztere hatte sich in den neunziger Jahren des 19. Jahrhunderts in St. Petersburg um den Redakteur Sergej Djagilew zusammengeschlossen. Ihr Ziel war demjenigen der realistisch-sozialkritischen *Wanderer* entgegengesetzt. Sie verbreiteten neue künstlerische Theorien und machten in ihren Ausstellungen und der gleichnamigen Zeitschrift das russische Publikum mit der zeitgenössischen Kunst aus Westeuropa vertraut. Zugleich begann eine umfassende Auseinandersetzung mit der russischen Tradition: Die Maler griffen auf Themen aus der nationalen Geschichte und Mythologie zurück, und die Zeitschrift widmete sich längst vergessenen Kapiteln der russischen Kunstgeschichte. 1904 brach die Gruppe auseinander, doch schlossen sich einige Künstler 1910 zu einer neuen Vereinigung unter dem alten Namen zusammen. Von der *Welt der Kunst* spaltete sich die *Blaue Rose* [Golubaja rosa] ab, in deren Umfeld die Zeitschrift *Goldenes Vlies* [Solotoje runo] gegründet wurde. In einer gleichnamigen Ausstellung 1909 präsentierten Larionow und Gontscharowa ihre ersten primitivistischen Arbeiten.

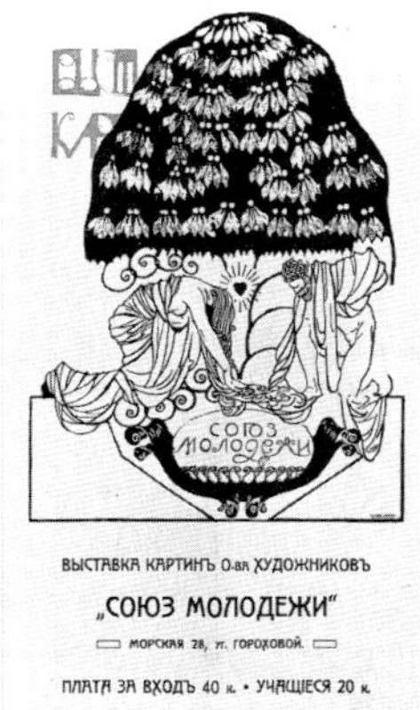

Ankündigungsplakat einer Ausstellung des *Bundes der Jugend* in St. Petersburg · 1909

Bund der Jugend [Sojus molodjoshi]
Gruppe und Ausstellungen, 1909 bis 1913, 1917, St. Petersburg
Im November 1909 gründeten Jelena Guro und Michail Matjuschin den *Bund der Jugend*. Ihre Mitstreiter waren ehemalige Mitglieder einer von Symbolisten *(Dreieck)*. Zum *Bund der Jugend* gehörten die Brüder Burljuk, Malewitsch, Maschkow, Rosanowa, Tatlin und Filonow, aber auch Kljun, Kontschalowski, Puni, Exter und der Schriftsteller Majakowski. Larionow und Gontscharowa beteiligten sich an den Ausstellungen bis zum Bruch im Jahr 1913. Zwischen 1911 und 1914 organisierten die Mitglieder der Gruppe fünf Ausstellungen in Petersburg. 1912 lud Larionow den *Bund der Jugend* zur *Eselsschwanz*-Ausstellung nach Moskau ein. Damit revanchierten sich die Moskauer für die Einladung nach St. Petersburg im Frühjahr desselben Jahres. In den Ausstellungen des *Bundes der Jugend* war die ganze Bandbreite der zeitgenössischen Kunstrichtungen vom Postimpressionismus bis zur Abstraktion zu sehen. Doch beschränkte man sich nicht auf die bildende Kunst. Zwischen 1912 und 1913 erschienen drei Almanache; einer enthielt die Übersetzung des Textes *Du Cubisme* von Gleizes und Metzinger, ein anderer Band war eine Gemeinschaftsarbeit mit der futuristischen Dichtergruppe *Hyläa*. Von 1912 bis 1914 führte man gemeinsam Diskussionsveranstaltungen durch. Die Beiträge richteten sich gegen die veralteten Normen in Malerei und Dichtung, gegen die künstlerische Orientierung am Westen. Michail Matjuschin bezeugt, daß es bei diesen Veranstaltungen zuweilen hoch herging: »Malewitsch versuchte zu beweisen, daß Naturalismus und Photographie ein und dasselbe seien. Mit den Worten »Das ist genau das, was Serow[2] macht …« projizierte Malewitsch ein banales Bild aus der Modezeitschrift *Frau mit Hut und Mantel* auf die Leinwand. Ein Skandal brach aus, es wurde eine Pause eingelegt, aber Malewitsch wurde auch anschließend am Weitersprechen gehindert.«[3] Unter der Leitung des Regisseurs Tomaschewski veranstaltete der *Bund der Jugend* im Januar/Februar 1911 in Petersburg Theaterabende unter dem Titel *Kammerspiele* [chоromnye deistwa]. Es waren die ersten Versuche futuristischer Inszenierungen. Am 3. und 5. Dezember 1913 wurde die Oper *Sieg über die Sonne* gegeben. Als es Differenzen zwischen den Dichtern und den Malern gab, stellte der Mäzen und Vorsitzende der Gruppe Shewerschejew seine finanzielle Unterstützung ein, was das Ende des *Bundes der Jugend* zur Folge hatte.

Sieg über die Sonne [Pobeda nad solnzem]
Futuristische Oper, 1913, St. Petersburg
Die Oper *Sieg über die Sonne* war eines der wichtigsten Projekte innerhalb der russischen Avantgarde-Bewegung: Sie war die erste futuristische Oper überhaupt, und es manifestierte sich in ihr der Hang der Avantgarde zum Gesamtkunstwerk. Alles begann mit dem *Ersten Allrussischen Kongreß der Futuristen*, der im Juni 1913 auf der Datscha Matjuschins stattfand. Der Kongreß hatte ganze drei Teilnehmer: Matjuschin, Malewitsch und den Dichter Krutschonych. Sie beschlos-

1] Michail Matjuschin: Russische Kubo-Futuristen. Erinnerungen, in: *Sieg über die Sonne*, Ausst.-Kat. Akademie der Künste, Berlin 1983, S. 131.
2] Ein bedeutender Künstler des russischen Spätimpressionismus und Lehrer Malewitschs.
3] Michail Matjuschin: Russische Kubo-Futuristen, Erinnerungen, in: *Sieg über die Sonne* (Anm. 1), S. 125.

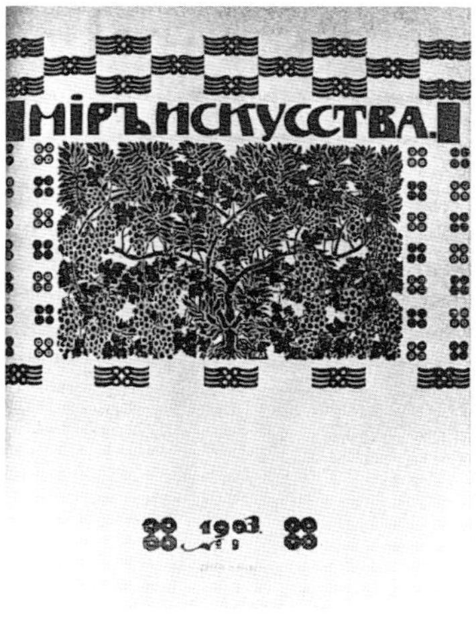
МIРЪ ИСКУССТВА
1903

Umschlagbild der Zeitschrift *Mir iskusstwa* [Welt der Kunst] · 1903

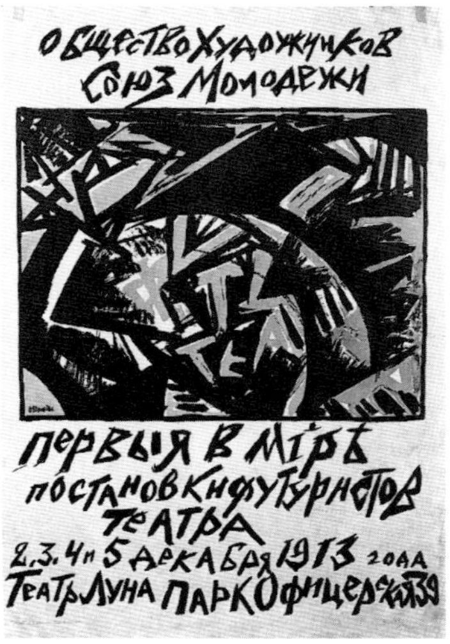
ОБЩЕСТВО ХУДОЖНИКОВ
СОЮЗ МОЛОДЕЖИ
ПЕРВЫЯ В МIРѢ
ПОСТАНОВКИ ФУТУРИСТОВ
ТЕАТРА
2.3.4 и 5 ДЕКАБРЯ 1913 года
ТЕАТРЪ ЛУНА ПАРКЪ Офицерская 39

Olga Rosanowa · Ankündigungsplakat des *Bundes der Jugend* für die Uraufführung des Theaters der Futuristen von *Sieg über die Sonne* und *Wladimir Majakowski* im Luna Park-Theater · 1913

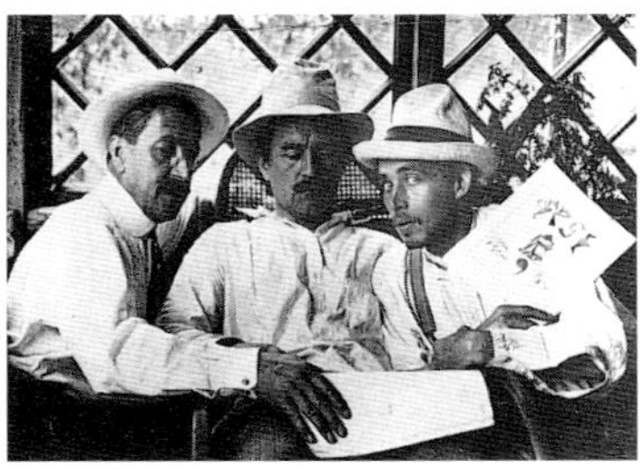

Matjuschin, Malewitsch und Krutschonych anlässlich des *Ersten Allrussischen Kongresses der Futuristen* in Uusikirkko (Finnland) · Juli 1913

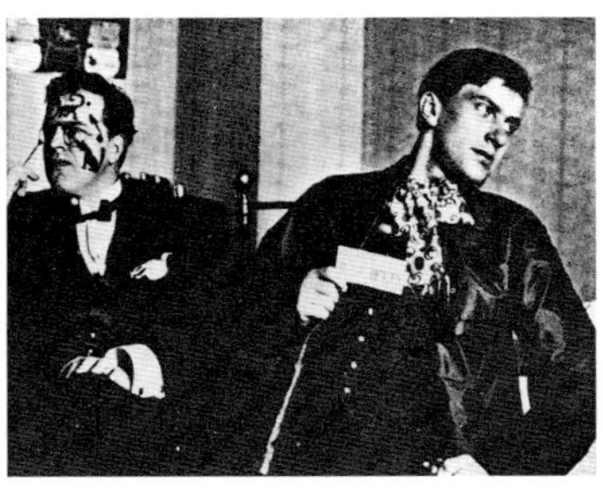

David Burljuk und Wladimir Majakowski · 1914

sen, die Oper *Sieg über die Sonne* zu inszenieren. Krutschonych verfaßte das Libretto, Malewitsch entwarf Kostüme und Bühnenbild, und Matjuschin schrieb die Musik. Hinzu kam ein Prolog des Dichters Welimir Chlebnikow. Grundthema des Stückes war das Ende der tradierten künstlerischen Ästhetik. Die Sonne symbolisierte eine Welt voller Illusionen, eine Welt des Romantizismus und der Affekte, der Sieg über sie war somit der Sieg über die Welt des Illusionismus. In Malewitschs Szenendekoration ist der Vorläufer des *Schwarzen Quadrats* zu erkennen. Das auf einen Kulissenvorhang aufgemalte, in eine weiße und eine schwarze Fläche unterteilte Quadrat spielte auf die Verdunklung und damit auf den Sieg über die Sonne an (Abb. S. 15). »Malewitschs Bühnenbild bestand aus großflächigen Gebilden – Dreiecken, Kreisen, Maschinenteilen. Die Darsteller trugen Masken, die den heutigen Gasmasken ähnlich waren. Die Schauspieler wirkten wie laufende Maschinen. Die Kostüme waren – nach Malewitschs Entwürfen – kubistisch konstruiert, aus Karton und Draht. Das hat die Anatomie des Menschen verändert, die Bewegungen der Darsteller waren durch den Rhythmus des Ausstatters und Regisseurs gebunden und dirigiert.« **4]** Der überwiegende Teil des Publikums begegnete der Oper mit Unverständnis, doch ging das Stück verhältnismäßig ruhig über die Bühne. Nur einmal gab es Aufruhr: »Nur an-ge-nag-te Schä-del laufen auf ihren ein-zigen vier Beinen. Wahr-schein-lich sind das (Geste zum Publikum) Esels-Schädel!« Diese Phrase hatte wütendes Gebrüll im Saal zur Folge. »Die Zuschauer sprangen von den Plätzen auf, ballten die Fäuste – ›Selber Esel!‹ war der einhellige Schrei, der dieses Mal fast den gesamten Zuschauerraum (mit Ausnahme der unsrigen) einte. Ich verbarg mich eilig in den Kulissen. Gerade noch rechtzeitig: irgendeine gewichtige Frucht flog an meinem Ohr vorbei.« **5]** Krutschonych kommentierte die Reaktionen des Publikums mit dem Ausruf: »Welch ein Erfolg! Welch großartiger Erfolg!« **6]**

Karo-Bube [Bubnowy walet]
Ausstellung 1910/11 und Gruppe 1911-1917, Moskau

Von Dezember 1910 bis Januar 1911 fand in Moskau eine Ausstellung unter dem Namen *Karo-Bube* statt. Als Hauptorganisatoren traten David Burljuk und Michail Larionow auf. Sie präsentierten Werke der Primitivisten Larionow und Gontscharowa, von Lentulow und Maschkow sowie von Kandinsky und anderen Malern der *Neuen Künstlervereinigung* in München. Auch Malewitsch und Exter beteiligten sich an der Ausstellung. Außerdem wurden Arbeiten von Le Fauconnier und Gleize aus Paris ausgestellt. »Für alle vollkommen unerwartet schleppte man über die Eingangstreppe mit Mühe, keuchend, als ob man einen Flügel oder ein Klavier in die fünfte Etage trüge, ein riesiges Bild von I. I. Maschkow in einem unglaublichen Rahmen, der fast einen halben Arschin (1 Arschin = 0,71 m) breit war, herein. Larionow verschluckte sich und lispelte – er beherrschte die Zischlaute nur schlecht – rasend vor Wut, auch wenn er noch nicht sehen konnte, was auf diesem Riesengemälde dargestellt war, begann den Weg abzusperren, um das Bild nicht in die Ausstellung zu lassen, wobei er erklärte, daß dies eine Gemeinheit sei – so viel Platz zu belegen und dazu noch mit einem solchen empörenden Rahmen ... Ich wußte, daß Maschkow mehrere Tage lang über etwas gebrütet hatte, in aller Eile, mit dem Ziel, eher mit einer Rakete alle aus der Fassung zu bringen als irgend etwas Seriöses abzuliefern ... Als man das Gemälde abgesetzt hatte, bot sich den Zuschauern ein so unerwartetes Bild, daß es anfangs schwierig war zu erfassen, was dieses Werk bedeuten sollte. Dargestellt waren zwei nackte Menschen von gigantischer Größe, bekleidet mit Unterhosen, von der Sonne dunkel gebräunt, mit Muskeln wie Ringkämpfer, mit weit aufgerissenen Augen, auf einem langen Diwan sitzend; auf dem Boden lagen Stangen und Gewichte. Diese beiden Menschen waren: der eine Ilja Iwanowitsch selbst und der andere P. P. Kontschalowski. Das Bild war ausdrucksvoll gemalt, natürlich mit Talent, aber in Eile und zu tendenziös unseriös.

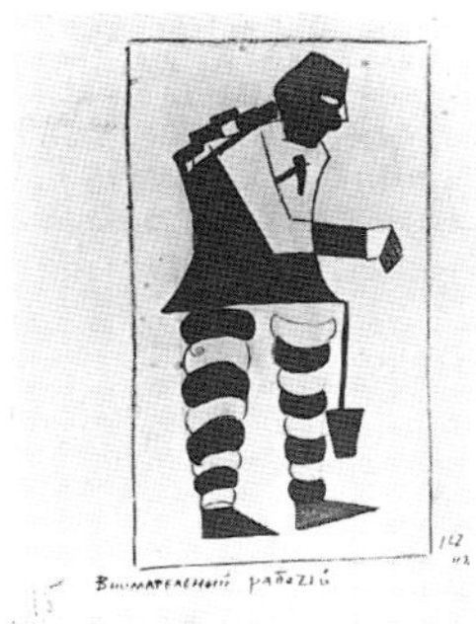

Kasimir Malewitsch · Entwurf zum »Aufmerksamen Arbeiter« in *Sieg über die Sonne* · 1913

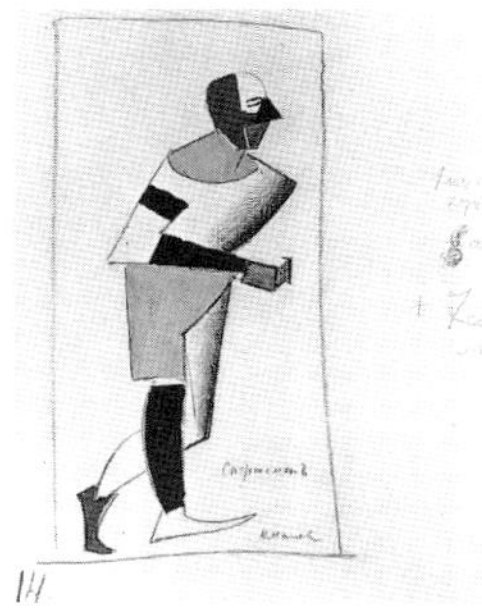

Kasimir Malewitsch · Entwurf zum »Sportler« in *Sieg über die Sonne* · 1913

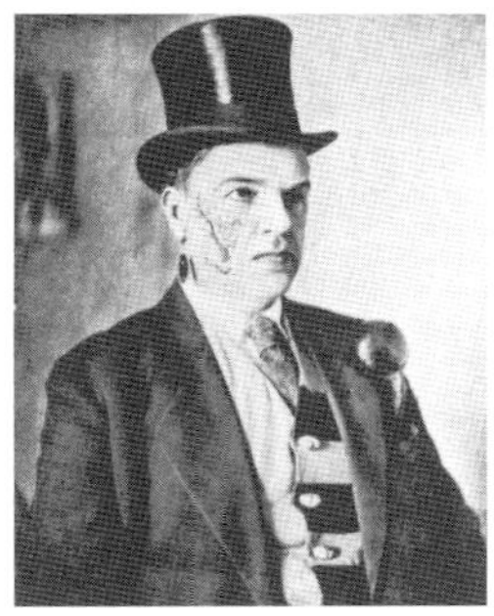

David Burljuk · 1914

4] Alexej Krutschonych: Die ersten futuristischen Veranstaltungen der Welt, zit. n. *Sieg über die Sonne* (Anm. 1), S. 49.
5] K. Tomaschewski: Wladimir Majakowski, in: *Sieg über die Sonne* (Anm. 1), S. 105.
6] Ebd.

Künstlergruppen, Ausstellungen, kulturelle Ereignisse 1909-1917
von Olga Schichirewa und Bettina Jungen

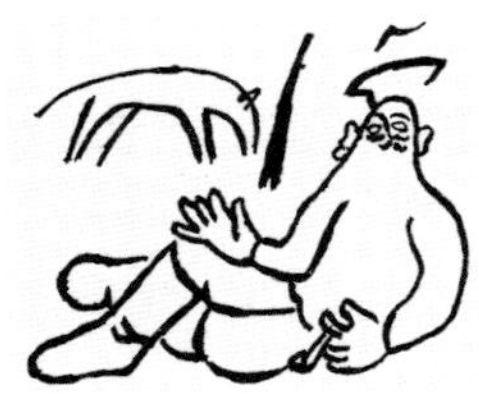

Michail Larionow · *Ausruhender Soldat* · 1912

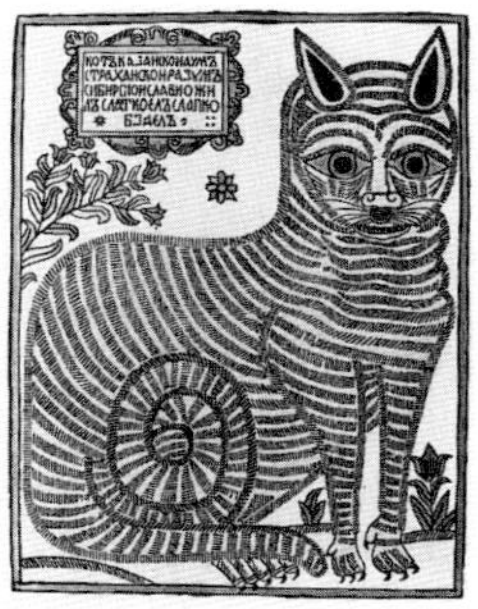

Lubok *Die Katze von Kasan* · um 1700-1725

Natürlich trug es nicht zur Verschönerung der Ausstellung bei und brachte neben den anderen Arbeiten von Ilja Iwanowitsch, die in Bezug auf sein meisterhaftes Können und ihr Kolorit wunderschön waren … auch keine Lobreden ein.«[7] Ende 1911 beschlossen einige der Künstler, die an der Ausstellung *Karo-Bube* teilgenommen hatten, eine Gesellschaft gleichen Namens zu gründen. Der Protagonist der Primitivisten Larionow trat der Gesellschaft nicht bei. Er lehnte deren Bemühungen um Kontakte zur westlichen Kunst ab. Die Kunstszene spaltete sich daraufhin in zwei Lager – ein russisches Lager um Larionow und ein französisches um Robert Falk. Die Gesellschaftsmitglieder verbreiteten ihre »modernen Auffassungen zu Fragen der bildenden Künste«[8] in Diskussionsrunden, die sie 1912/13 im Polytechnischen Museum zusammen mit anderen Künstlern, futuristischen Dichtern und Literaten verschiedener Strömungen veranstalteten. 1917 wurde Malewitsch zum Vorsitzenden des *Karo-Buben* gewählt. Im selben Jahr fand die letzte Ausstellung des Vereins statt. Sie wurde von den suprematistischen Arbeiten Malewitschs und seiner Anhänger dominiert. Der Kern des *Karo-Buben*, bestehend aus Lentulow, Maschkow, Kontschalowski, Falk und Kuprin, beteiligte sich in den Jahren 1917/18, 1921 und 1922 an Ausstellungen der *Welt der Kunst*, deren Vorsitzender Maschkow wurde. 1923 und 1924 veranstalteten die ehemaligen Gründer eigene Ausstellung. Im Jahre 1925 taten sie sich mit Schülern und Anhängern zusammen und gründeten die *Gesellschaft Moskauer Künstler*. Im März 1927 fand in der Tretjakow-Galerie eine Retrospektive zum *Karo-Buben* statt.

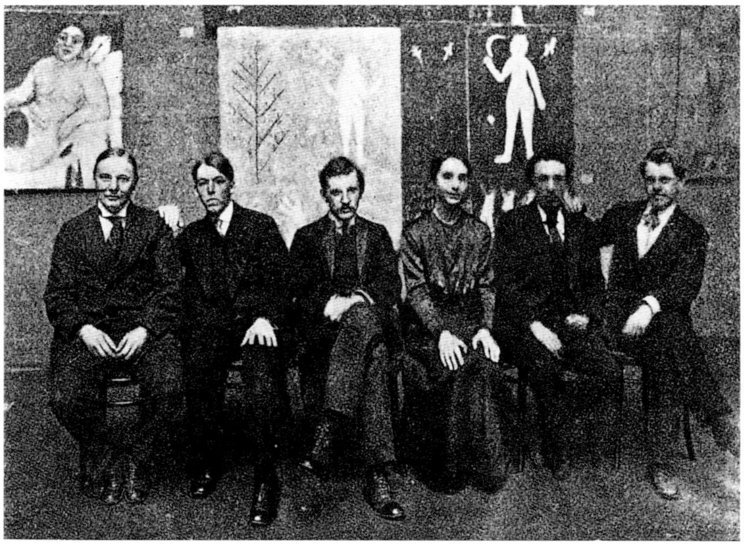

Larinow (links), Gontscharowa und andere Künstler anlässlich der Ausstellung *Zielscheibe* in Moskau · 1913

Eselsschwanz [osliny chwost]
Gruppe und Ausstellung, 1912, Moskau
Den radikaleren Malern, allen voran Larionow und Gontscharowa, war der malerische Ansatz des *Karo-Buben* bald zu unentschieden, und so bildeten sich Gegengruppen und wurden Gegenausstellungen organisiert, die programmatische, spektakuläre oder einfach nur provozierende Titel hatten: »Was heißt *Karo-Bube*«, fragte Larionow. »Diesen Namen habe ich gegeben. Er ist ein Zufall … Wir waren der *Karo-Bube*. In diesem Jahr werden wir der *Eselsschwanz* sein, im nächsten Jahr werden wir als *Zielscheibe* erscheinen.«[9] Der Name *Eselsschwanz* ging auf eine Begebenheit zurück, die 1910 im Pariser *Salon des Indépendances* für Aufsehen gesorgt hatte: Die Inhaber des Café *Le Lapin Agile* auf dem Montmartre hatten ein Bild gemalt, indem sie einen Pinsel an den Schwanz eines Esels banden. Sie gaben dem Bild den Titel *Sonnenuntergang an der Adria* und zeigten es kommentarlos unter dem fiktiven Künstlernamen Joachim Raphael Baronali. Daraufhin bedachten Kritiker die moderne russische Kunst mit dem Begriff »Eselsschwanz«. Die Arbeiten Gontscharowas nahmen auf der Ausstellung einen zentralen Platz ein. Daß Bilder mit Motiven aus dem bäuerlichen Leben sowie Lubki mit Heiligenmotiven und der Zyklus *Vier Evangelisten*, der einer Ikonostase nachgestaltet war, mit einem so unorthodoxen Namen gezeigt wurden, befand die Zensur als lästerlich und ließ die Werke entfernen. Larionow stellte eine Reihe von Soldatenbildern aus. Malewitsch und die meisten anderen Künstler zeigten Genrebilder. Die Entdeckung der Ausstellung war jedoch Tatlin mit seinen 52 Gemälden. Mit 307 Werken von 19 Künstlern war die Ausstellung von 1912 die umfangreichste, die Larionow präsentieren konnte. Schon bald teilte sich der *Eselsschwanz* in eine konstruktivistische und eine suprematistische Sektion.

Zielscheibe [mischen]
Ausstellung, 1913, Moskau
Von März bis April 1913 veranstaltete die Gruppe um Larionow die Ausstellung *Zielscheibe*. Larionow zeigte hier erstmals seine rayonistischen Bilder: »Dieses Jahr nennen wir uns *Zielscheibe* … Der Name symbolisiert die Haltung des Publikums uns gegenüber. Die Sticheleien und die Beschimpfung derer, die uns nicht folgen können und nicht in der Lage sind, die Ziele der Kunst mit unseren Augen wahrzunehmen, treffen uns so, wie Pfeile eine Zielscheibe treffen.«[10] Am 23. März fand im Polytechnischen Museum in Moskau eine öffentliche Debatte über zeitgenössische Kunst und Theater statt. In verschiedenen Vorträgen ging es um den italienischen Futurismus, den Rayonismus, die russische Volkskunst und um Fragen des Theaters. Die Veranstaltung endete, damals nicht ungewöhnlich, in einem Tumult, und so war am nächsten Tag in der Zeitung zu lesen: »Herr Larionow, welcher den Vorsitz führte, hinderte einen der Kritiker am Sprechen. Das Publikum protestierte, indem es die Bühne umzingelte. Larionow lief hin und her und warf eine Lampe in die Zuschauer, dann die Wasserkaraffe. Jemand aus dem Präsidium schleuderte einen

7] Aristarch Lentulow: Erinnerungen, Mitte der dreissiger Jahre, zit. n. Sieben Moskauer Künstler 1910-1930, Ausst.-Kat. Galerie Gmurzynska, Köln 1984, S. 153 f.
8] Aus den Statuten der Gesellschaft *Karo-Bube* 1911. Zit. n. *Das goldene Zeitalter der Künstlervereinigungen in Rußland und in der UdSSR (1820-1932)*, Moskau 1992, S. 31.
9] Gleb G. Pospelow: *Moderne russische Malerei. Die Künstlergruppe Karo-Bube*, Dresden 1985, S. 72.
10] F. Muchortow: *Iutschisty*, 1913, zit. n. A. Parton: *Mikhail Larionov and the Russian Avant-Garde*, London 1993, S. 56.

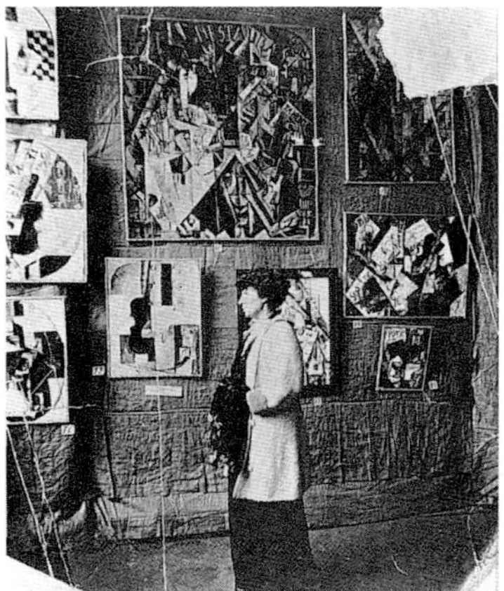

Alexandra Exter in der Ausstellung *Tramwai W* · Petrograd 1915

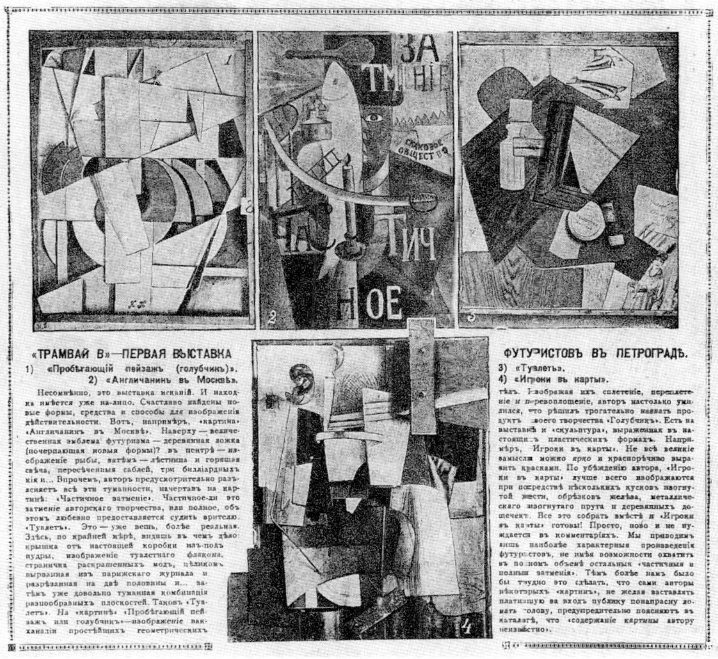

«ТРАМВАЙ В»—ПЕРВАЯ ВЫСТАВКА ФУТУРИСТОВЪ ВЪ ПЕТРОГРАДѢ.

1) «Пробѣгающій пейзажъ (голубчикъ)». 2) «Англичанинъ въ Москвѣ». 3) «Туалетъ». 4) «Игроки въ карты».

Несомнѣнно, это выставка исканій. И находка имѣется уже на-лицо. Счастливо найдены новые формы, средства и способы для изображенія дѣйствительности. Вотъ, напримѣръ, «картина» «Англичанинъ въ Москвѣ». Наверху — величественная эмблема футуризма — деревянная ложка (почерпающая новыя формы)? въ центрѣ — изображеніе рыбы, затѣмъ — лѣстница и горящая свѣча, пересѣченныя саблей, три билліардныхъ кія и... Впрочемъ, авторъ предусмотрительно разъясняетъ всѣ эти туманности, начертавъ на картинѣ: «Частичное затменіе». Частичное-ли это затменіе авторскаго творчества, или полное, объ этомъ любезно предоставляется судить зрителю. «Туалетъ». Это — уже вещь, болѣе реальная. Здѣсь, по крайней мѣрѣ, видишь въ чемъ дѣло: крышка отъ настоящей коробки изъ-подъ пудры, изображеніе туалетнаго флакона, страничка раскрашенныхъ модъ, цѣликомъ вырванная изъ парижскаго журнала и разрѣзанная на двѣ половины и... затѣмъ уже довольно туманная комбинація разнообразныхъ плоскостей. Таковъ «Туалетъ». На «картинѣ» «Пробѣгающій пейзажъ или голубчикъ»—изображеніе вакханаліи простѣйшихъ геометрическихъ тѣлъ. Изображая ихъ сплетеніе, переплетеніе и перевоплощеніе, авторъ настолько умилился, что рѣшилъ трогательно назвать продуктъ своего творчества «Голубчикъ». Есть на выставкѣ и «скульптура», выраженная въ настоящихъ пластическихъ формахъ. Напримѣръ, «Игроки въ карты». Не всѣ великіе замыслы можно ярко и краснорѣчиво выразить красками. По убѣжденію автора, «Игроки въ карты» лучше всего изображаются при посредствѣ нѣсколькихъ кусковъ изогнутой жести, обрѣзковъ желѣза, металлическаго изогнутаго прута и деревянныхъ дощечекъ. Все это собрать вмѣстѣ и «Игроки въ карты» готовы! Просто, ново и не нуждается въ комментаріяхъ. Мы приводимъ лишь наиболѣе характерныя произведенія футуристовъ, не имѣя возможности охватить въ полномъ объемѣ остальныя «частичныя и полныя затменія». Тѣмъ болѣе намъ было бы трудно это сдѣлать, что сами авторы нѣкоторыхъ «картинъ», не желая заставлять платившую за входъ публику понапрасну ломать голову, предупредительно поясняютъ въ каталогѣ, что «содержаніе картины автору неизвѣстно».

Zeitungsbericht über die Ausstellung *Tramwai W* · in *Ogonjok*, Nr. 11 · Moskau 1915

Stuhl ins Publikum ... Ein richtiger Kampf ging los.« 11] Im Vorwort zum Katalog formulierte Larionow die Grundsätze der Ausstellung und seiner Kunst. Im Mittelpunkt stand die Aussage: »Man muß alles anerkennen«. 12] Er verkündete die beliebige Kombination vergangener und zeitgenössischer Stile. Für sich selbst nahm er die Schöpfung des Rayonismus in Anspruch. Seine Theorien entwickelte er im Sammelband *Eselsschwanz und Zielscheibe* (Moskau, 1913) weiter. Unter den 28 namentlich im Katalog erwähnten Künstlern befanden sich an zentraler Stelle das Paar Gontscharowa/Larionow, Malewitsch und Chagall. Hinzu kamen Autodidakten wie der Feldwebel Bogomasow, der Bergarbeiter Pawljutschenko und der Schildermaler Niko Pirosmanischwili. Darüber hinaus wurden Kinderzeichnungen, Aushängeschilder der Zweiten Schildermalergenossenschaft und anonyme Arbeiten gezeigt. Gleich neben den Räumlichkeiten der *Zielscheibe* hatte Larionow eine Ausstellung mit Original-Ikonen und Volksbilderbögen eingerichtet.

Ausstellung No. 4 [Wystawka No 4]
Ausstellung, 1914, Moskau
Die *Ausstellung No. 4* war die vierte und letzte größere Veranstaltung unter Larionows Leitung. Die Teilnehmer stammten hauptsächlich aus der Gruppe *Zielscheibe.* Die Exponate waren im wesentlichen dem Futurismus, dem Rayonismus und dem Primitivismus zuzuordnen. Larionow selbst zeigte rayonistische Bilder. Gleichzeitig fand eine Werkschau Gontscharowas statt, auch *Ausstellung No. 5* genannt, der wenig später eine rayonistische *Ausstellung No. 6* folgte.

Tramwai W, erste futuristische Ausstellung [Tramwai W, perwaja futuristitscheskaja wystawka]
Ausstellung, 1915, Petrograd
Tramwai W war auf Initiative des Künstlers Iwan Puni zustandegekommen und wurde am 3. März 1915 gezeigt. Der Begriff Futurismus wurde in Rußland weiter gefaßt als in Westeuropa, was sich an der Auswahl der teilnehmenden Künstler ablesen läßt. Die Schau wurde im kleinen Ausstellungssaal der *Kaiserlichen Gesellschaft zur Kunstförderung* eröffnet. Unter den Teilnehmern befanden sich Kljun, Malewitsch, Popowa, Rosanowa, Tatlin und Exter. Die Ausstellung war die erste in Petrograd, die ganz und gar der Avantgarde gewidmet war. Wladimir Tatlin war mit seinen *Malerischen Reliefs* prominent vertreten. Malewitsch stellte 18 primitivistische und »a-logische« Werke aus den Jahren 1911 bis 1914 aus. Dazu wurde im Katalog vermerkt: »Der Inhalt der Bilder ist dem Maler unbekannt« 13].

Letzte futuristische Gemäldeausstellung »0,10« (null-zehn) [Poslednjaja futuristitscheskaja wystawka kartin, »0,10« (nol-desjat)]
Ausstellung, 1915, Petrograd
Die *Letzte futuristische Gemäldeausstellung* war das wichtigste Kunstereignis im Jahr 1915. Wieder hatte Puni die Initiative ergriffen. An der Ausstellung im Dezember 1915 in der Galerie von Dobytschina am Marsfeld waren 14 Künstler beteiligt, darunter Altman, Kljun, Malewitsch, Popowa, Rosanowa und Tatlin. Als Besonderheit wurde ein Gemeinschaftsbild von Malewitsch, Puni, Boguslawski, Kljun und Menkow gezeigt. Der Name der Ausstellung *0,10 (null-zehn)* bezog sich auf die »Umwandlung der Formen in der Null« 14]. Alle gegenständlichen Formen sollten auf Null zurückgeführt werden, darüber hinaus sollte der Weg in die Gegenstandslosigkeit beschritten werden. Die »zehn« an zweiter Stelle bezeichnete nicht etwa ein Zehntel, sondern wies auf die geplante Zahl der ausstellenden Maler hin. »Wir müssen jetzt viel malen. Die Räume sind sehr groß, und wenn von uns 10 Leuten jeder so um die 25 Bilder malt, so wird es gerade mal so reichen« 15] ist in einem Brief Punis zu lesen. Nahezu alle Filiationen der Avantgarde waren vertreten: Materialkunst, Kubo-Futurismus in seinen verschiedenen Ausformungen und Suprematismus. Malewitsch stellte erstmals suprematistische Gemälde aus, die mit denjenigen Kljuns und Menkows einen ganzen Raum füllten. Auch das *Schwarze Quadrat* war dabei; es war wie eine Ikone in einer Raum-

11] Moskowskaja chronika: Skandal na sobranije, in: *Retsch* [Rede], 25. 3. 1913, Nr. 82, S. 1, zit. n. A. Parton, ebd., S. 58.
12] Katalog der Ausstellung *Zielscheibe*, Moskau 1913. S. 6/7, zit. n. Anatoli Strigaljow: Michail Larionow – awtor i praktik pljuralistitscheskoi konzepzii russkowo awangarda [Michail Larionow – Urheber und Praktiker der pluralistischen Konzeption der russischen Avantgarde], in: *Woprosy iskusstwosnanija* [Fragen der Kunstwissenschaft] VIII (1/96), Moskwa 1996, S. 469.
13] Dies war der Titel, welcher der Maler selbst einigen seiner Werke gab.
14] Ausstellungsprogramm, Petrograd 1915. Vgl. dazu K. Malewitschs Schrift *Vom Kubismus ...* im vorliegenden Kataolog, S. 259.
15] Aus einem Brief Iwan Punis an Malewitsch, Juni 1915, Handschriftenabteilung des Puschkinhauses, St. Petersburg. F. 172, Nr. 971.

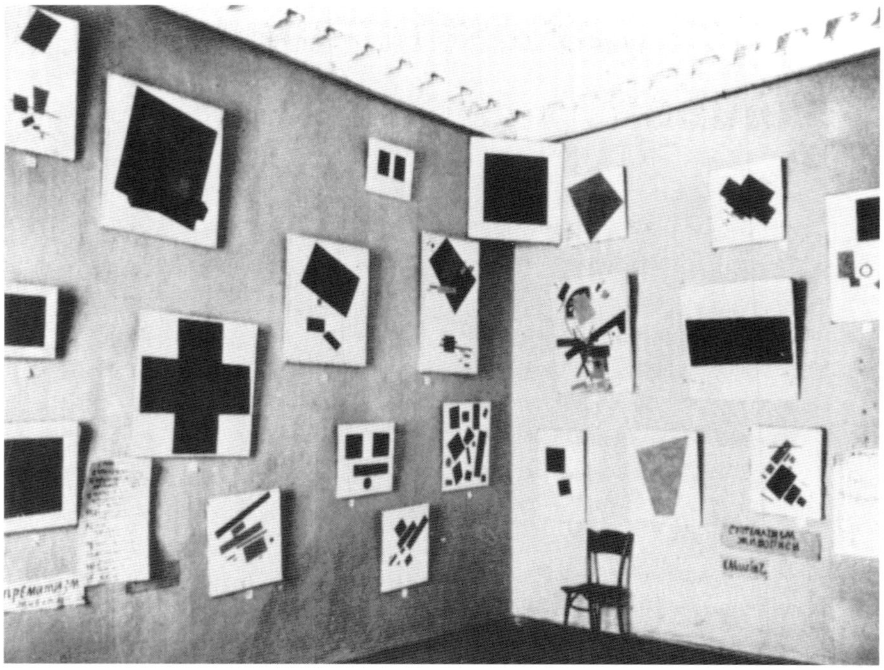

Letzte futuristische Ausstellung 0,10 · In der Ecke oben Malewitschs *Schwarzes Quadrat* · Petrograd 1915

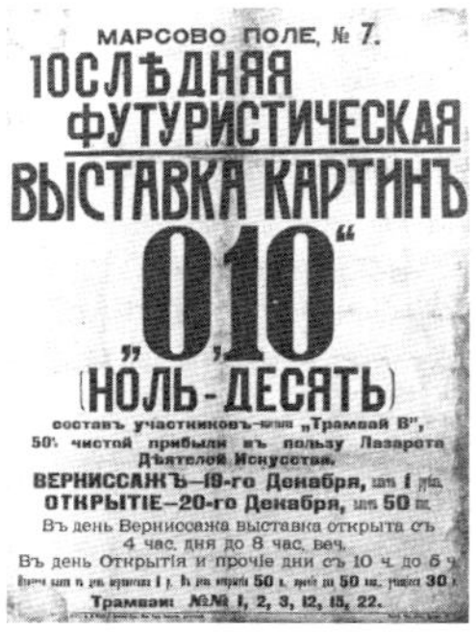
МАРСОВО ПОЛЕ, № 7.
10СЛѢДНЯЯ
ФУТУРИСТИЧЕСКАЯ
ВЫСТАВКА КАРТИНЪ
„0,10"
(НОЛЬ-ДЕСЯТЬ)
составъ участниковъ „Трамвай В",
50% чистой прибыли въ пользу Лазарета
Дѣятелей Искусства.
ВЕРНИССАЖЪ—19-го Декабря,
ОТКРЫТІЕ—20-го Декабря,
Въ день Вернисcажа выставка открыта съ
4 час. дня до 8 час. веч.
Въ день Открытія и прочіе дни съ 10 ч. до 5 ч.
Трамваи: №№ 1, 2, 3, 12, 15, 22.

Ankündigungsplakat zur Ausstellung *Letzte futuristische Gemäldeausstellung »0,10« (null-zehn)* · Petrograd 1915

ecke direkt unter der Decke angebracht 16]. Bis zur Ausstellung hatte Malewitsch seine neue Kunst, an der er offenbar schon länger gearbeitet hatte, geheimgehalten. Als ihm dies nicht gelang, bangte er um seine Urheberrechte. Zur Ausstellung veröffentlichte Malewitsch seine Broschüre *Vom Kubismus zum Suprematismus. Der neue Realismus in der Kunst,* die schon seit Juni 1915 druckfertig gewesen war. 17] Auch wurde das Faltblatt *Die heimlichen Laster der Akademiker* von Krutschonych, Kljun und Malewitsch mit ihren Thesen zu neuen künstlerischen und dichterischen Methoden verteilt. Außerdem wurden Flugblätter mit Deklarationen von Malewitsch, Menkow, Kljun und einer Erklärung von Puni und Boguslawskaja an die Besucher ausgegeben. Trotz gemeinsamer Aktivitäten herrschte unter den Künstlern kein Einvernehmen über den Suprematismus. Noch am Vorabend der Eröffnung weigerten sich selbst die Maler um Malewitsch, den rigorosen Regeln der suprematistischen Malerei zu folgen. Auch nahmen sie seine Malerei nicht unter dem Titel »Suprematismus« in den Katalog auf. Daraufhin versah Malewitsch seine Bilder mit der Notiz: »Suprematismus der Malerei«. 18] Wie die Suprematisten hatten auch Tatlin und seine Gruppe einen eigenen Ausstellungsraum. Mit

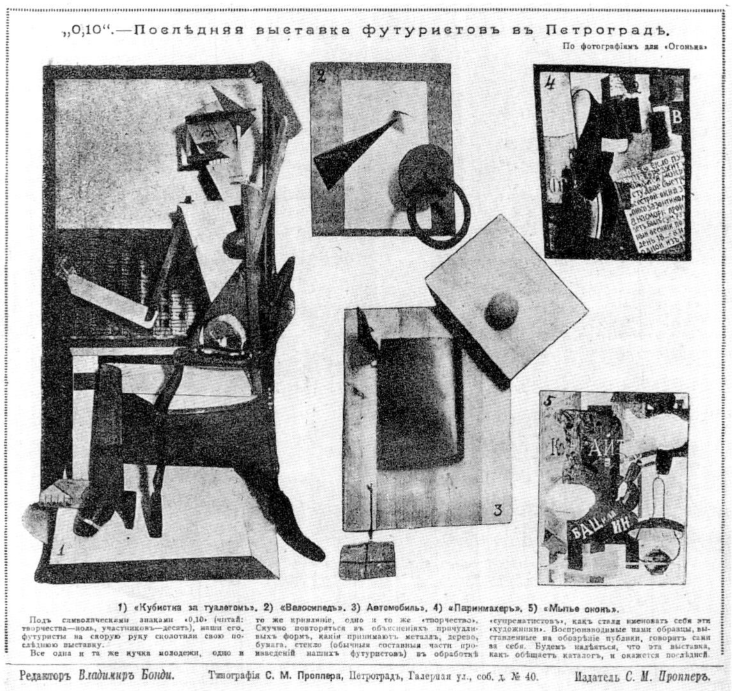
„0,10".—Послѣдняя выставка футуристовъ въ Петроградѣ.
По фотографіямъ для «Огонька»

1) «Кубистка за туалетомъ». 2) «Велосипедъ». 3) Автомобиль». 4) «Парикмахеръ». 5) «Мытье оконъ».

Подъ символическими знаками «0,10» (читай: творчества—ноль, участниковъ—десять), наши его. футуристы на скорую руку сколотили свою послѣднюю выставку.
Все одна и та же кучка молодежи, одно и то же кривлянie, одно и то же «творчество». Скучно повторяться въ объясненiяхъ причудливыхъ формъ, какiя принимаютъ металлъ, дерево, бумага, стекло (обычныя составныя части произведенiй нашихъ футуристовъ) въ обработкѣ «супрематистовъ», какъ стали именовать себя эти «художники». Воспроизводимые нами образцы, выставленные на обозрѣнie публики, говорятъ сами за себя. Будемъ надѣяться, что эта выставка, какъ обѣщаетъ каталогъ, и окажется послѣдней.

Редакторъ Владимиръ Бонди. Типографія С. М. Проппера, Петроградъ, Галерная ул., соб. д. № 40. Издатель С. М. Пропперъ.

Zeitungsbericht über die Ausstellung *0,10* · in *Ogonjok*, Nr. 1 · Moskau 1916

dem Schild »Berufskünstler« am Eingang grenzte sich Tatlin polemisch von Malewitsch ab.

Futuristische Ausstellung »Der Laden« [Futuristitscheskaja wystawka »magasin«]
Moskau, 1916
Der Laden war die letzte programmatische Ausstellungsaktion der Futuristen vor der Revolution. Die Eröffnung fand am 20. März 1916 in einem leerstehenden Geschäft an der Petrowkastraße Nr. 17 statt. Unter der Leitung Tatlins stellten 12 Künstler aus. Tatlin präsentierte seine *Reliefs* und *Konterreliefs* aus den Jahren 1913 bis 1915. Bruni, Kljun, Popowa und andere zeigten ebenfalls Reliefs und andere Formen »plastischer Malerei«. Malewitsch war mit »a-logischen« Werken aus den Jahren 1912-1914 vertreten, die er jedoch vor Ausstellungsende wieder entfernte. Rodtschenko stellte erstmals seine geometrischen Bildern vor.

16] Zur Ausstellunginszenierung siehe Katharina Hegewisch, Bernd Klüser (Hrsg.): *Die Kunst der Ausstellung,* Frankfurt/M./Leipzig 1991.
17] Siehe in diesem Katalog S. 259.
18] Auf dem Photo rechts unten zu sehen.

Gruppen und Institutionen nach der Revolution

AChRR
Assoziation der Künstler des revolutionären Rußland, gegründet 1922, bestand bis 1928, Nachfolgeorganisation war die *Assoziation der Künstler der Revolution* (AChR).

AChR
Assoziation der Künstler der Revolution, gegründet 1928, bestand bis 1932.

GAChN
Staatliche Akademie für Kunstwissenschaften, 1921 in Moskau gegründet, 1930 zur Staatlichen Akademie für das Kunststudium umstrukturiert, die bis 1936 bestand.

GINChUK
Staatliches Institut für Künstlerische Kultur, Petrograd/Leningrad, ging 1924 aus dem *Museum für Künstlerische Kultur* (MChK) hervor, 1926 mit dem Staatlichen Institut für Kunstgeschichte zusammengeschlossen, bestand dort bis 1929.

GSChM/SWOMAS
Staatliche Freie Künstlerische Werkstätten, wurden nach der Revolution in vielen Städten – Moskau, Petrograd, Saratow, Kasan, Ufa, Jaroslawl, Nishni Nowgorod und anderen – ins Leben gerufen und gingen zumeist aus bereits bestehenden Kunstschulen hervor. Die Organisation der GSChM/ SWOMAS oblag dem NARKOMPROS.

INChUK
Institut für Künstlerische Kultur, gegründet 1920 in Moskau, bestand bis 1923/24.

Meister der analytischen Kunst
Gruppe von Schülern Pawel Filonows, offizielles Statut der Gruppe erfolgte 1927, die Gruppe bestand bis zum Tode Filonows 1941.

MChK
Museum für Künstlerische Kultur, 1921 auf Initiative von Avantgarde-Künstlern in Petrograd eröffnet, 1924 zum *Staatlichen Institut für Künstlerische Kultur* (GINChUK) umstrukturiert.

Museum für Malerische Kultur
1919 in Moskau eröffnet, in der zweiten Hälfte der zwanziger Jahre der Tretjakow-Galerie angeschlossen, 1929 aufgelöst.

NARKOMPROS
Volkskommissariat für kulturelle Bildung, unmittelbar nach der Oktoberrevolution gegründet, 1917-1927 politische Leitung durch Anatoli Lunatscharski. 1918 wurde die *Abteilung für Bildende Künste* (ISO) gegründet.

ISO
Abteilung für Bildende Künste des NARKOMPROS. Das Museumsamt der Abteilung erwarb zwischen 1918 und 1920 etwa 2000 Werke von Avantgardekünstlern, die auf Regionalmuseen verteilt wurden, und organisierte 28 staatliche Ausstellungen.

OBMOChU
Gesellschaft junger Künstler, 1919 in Moskau gegründet.

OST
Gesellschaft der Staffeleimaler, 1925 von Absolventen der WChUTEMAS ins Leben gerufen, bestand bis 1932.

PROLETKULT
1918-1920 in mehreren russischen Städten ins Lebens gerufene Vereinigung mit propagandistischer Zielsetzung.

ROSTA
Russische Telegrafenagentur, 1919 gegründete Propagandaagentur, bestand bis 1935, Nachfolgeorganisation TASS.

Staatlicher Museumsfond
1919 wurde vom NARKOMPROS eine Verordnung über einen nationalen Museumsfond erlassen, der die neue Kunst erfassen und die Verteilung der Kunstwerke auf die Museen der Hauptstädte und der Regionalmuseen durchführen sollte.

UNOWIS
Bestätiger der Neuen Kunst, 1919 von Kasimir Malewitsch in Witebsk gegründete Gruppe von Anhängern der suprematistischen Theorie, bestand bis 1922.

WChUTEMAS
Höhere Künstlerisch-Technische Werkstätten, 1920 in Moskau gegründet, 1927 umbenannt in *Höheres Künstlerisch-Technisches Institut* (WChUTEIN).

WChUTEIN
Höheres Künstlerisch-Technisches Institut, Institut für Kunsterziehung in Moskau, bestand bis 1930.

Die beteiligten Museen

ASTRACHAN, Staatliche Kustodiew-Gemäldegalerie (AGKG)
1918 auf Grundlage einer Astrachaner Privatsammlung gegründet. Sammlungsschwerpunkte: russische Kunst 17. bis 20. Jahrhundert, insbesondere Landschaftsmalerei des 19. Jahrhunderts. W. M. Kustodiew (1878-1927) – Maler, Graphiker und Bühnenbildner, Mitglied der *Welt der Kunst*

IWANOWO, Regionales Kunstmuseum (IOChM)
1960 eröffnet. Sammlungsschwerpunkte: ägyptisches, griechisches und römisches Altertum, orientalische und ostasiatische Kunst, russische Kunst und Kunstgewerbe.

JAROSLAWL, Kunstmuseum (JaChM)
1919 auf Grundlage der Sammlungen der Jaroslawler Gesellschaft zum Schutz von Kunst- und Altertumsdenkmälern, der Jaroslawler Kunstgesellschaft und des NARKOMPROS gegründet. Sammlungsschwerpunkte: altrussische Kunst, insbesondere Jaroslawler Schule der Ikonenmalerei, liturgisches Gerät, Russische Kunst 19. und 20. Jahrhundert, insbesondere Arbeiten Konstantin Korowins, Graphik, Kunstgewerbe.

JEREWAN, Nationalgalerie Armeniens
Als Kunstabteilung des Staatlichen Museums Armeniens entstanden. Die Abteilung wurde 1925-1930 durch die Sammlungstätigkeit des Lasarew-Instituts für östliche Sprachen um russische Kunst erweitert. Sammlungsschwerpunkte: armenische Kunst und Kultur, russische Kunst.

KRASNODAR, Kowalenko-Landeskunstmuseum (KKChM)
1904 von dem Privatsammler Fjodor Akimowitsch Kowalenko (1866-1919) gegründet. In den zwanziger Jahren wurde die Sammlung durch Werke aus dem Staatlichen Museumsfond aufgestockt. Sammlungsschwerpunkte: altrussische, russische und sowjetische Kunst.

KRASNOJARSK, Surikow-Kunstmuseum (KChM)
1958 als selbständiger Teil des Krasnojarsker Landesmuseum für Kunst- und Kulturgeschichte eröffnet. Sammlungsschwerpunkte: russische Kunst und Kunstgewerbe. W. I. Surikow (1848-1916) – Historienmaler, Mitglied der *Wandermaler.*

NISHNI NOWGOROD, Staatliches Kunstmuseum (NGChM)
1896 eröffnet. Sammlungsschwerpunkte: altrussische und russische Kunst.

OMSK, Regionalmuseum für Bildende Künste (OOMII)
1924 als künstlerische Abteilung des westsibirischen Landesmuseums gegründet. 1924-1928 wurde der Bestand durch Werke aus dem Staatlichen Museumsfond aufgestockt. Sammlungsschwerpunkte: umfangreichste Sammlung von russischer und westeuropäischer Kunst in Sibirien.

PSKOW, Staatliches Freilichtmuseum für Architektur, Geschichte und Kunst

ROSTOW, Staatliches Freilichtmuseum Rostower Kreml (GMSRK)
Das Museum befindet sich auf dem Gelände des in der zweiten Hälfte des 17. Jahrhunderts erbauten Rostower Patriarchats. 1883 als Museum für Kirchenkunst des Altertums gegründet. Der Hauptteil der Werke der Avantgarde kam 1922 aus dem NARKOMPROS in den Besitz des Museums, dann wurden die Werke aus der ständigen Ausstellung des Museums herausgenommen. 1981 wurden die Werke restauriert und erstmals wieder ausgestellt. Sammlungsschwerpunkte: sakrale Kunst, russische Kunst und Kunstgewerbe, Landeskunde.

SARATOW, Staatliches Radischtschew-Kunstmuseum (SGChM)
1885 als erstes regionales Kunstmuseum Rußlands auf Initiative des Künstlers Alexej Petrowitsch Bogoljubows (1824-1896) eröffnet. Zum Museum gehörte eine Zeichenschule. In den zwanziger Jahren um Werke der Avantgarde aus dem Staatlichen Museumsfond erweitert. A. N. Radischtschew (1749-1802) – Schriftsteller des Sentimentalismus.

SAMARA, Regionales Kunstmuseum (SOChM)
1897 eröffnet. Sammlungsschwerpunkte: russische Kunst, insbesondere *Wandermaler.*

SERPUCHOW, Museum für Geschichte und Kunst (SIChM)
1920 als Museum für Kunst und Altertum auf Grundlage der Sammlung der Serpuchower Kaufmannsgilde gegründet. Der Bestand wurde 1923-1927 aus dem Staatlichen Museumsfond und aus Klöstern und Museen, die nach der Revolution geschlossen wurden, aufgestockt. Sammlungsschwerpunkte: altrussische Kunst, russische Kunst 19. und 20. Jahrhundert.

ST. PETERSBURG, Staatliches Russisches Museum
1895 von Zar Nikolai II. gegründet, das Museum wurde im Michailowski-Palast (Baubeginn 1819, Architekt Carlo Rossi, (1777-1849) untergebracht. Die Werke kamen aus der Galerie der russischen Malerei der Eremitage und des Winterpalais sowie aus der Akademie der Bildenden Künste und aus Privatsammlungen. Zum Museum gehören heute auch der Stroganow-Palast, der Marmorpalast und das Michailowski-Schloß.
Sammlungsschwerpunkte: Das Russische Museum besitzt neben der Tretjakow-Galerie, Moskau, die umfassendste Sammlung russischer Kunst. Es beherbergt die weltweit bedeutendste Sammlung der russischen Avantgarde.

TULA, Regionales Kunstmuseum (TOChM)
1919 auf Grundlage der Sammlung für das Alterum des Tulaer Patriarchats gegründet.

WOLOGDA, Regionale Gemäldegalerie (WOKG)
1952 gegründet, Grundlage des Bestands waren Privatsammlungen.
Sammlungsschwerpunkte: russische und westeuropäische Kunst 16. bis 20. Jahrhundert.

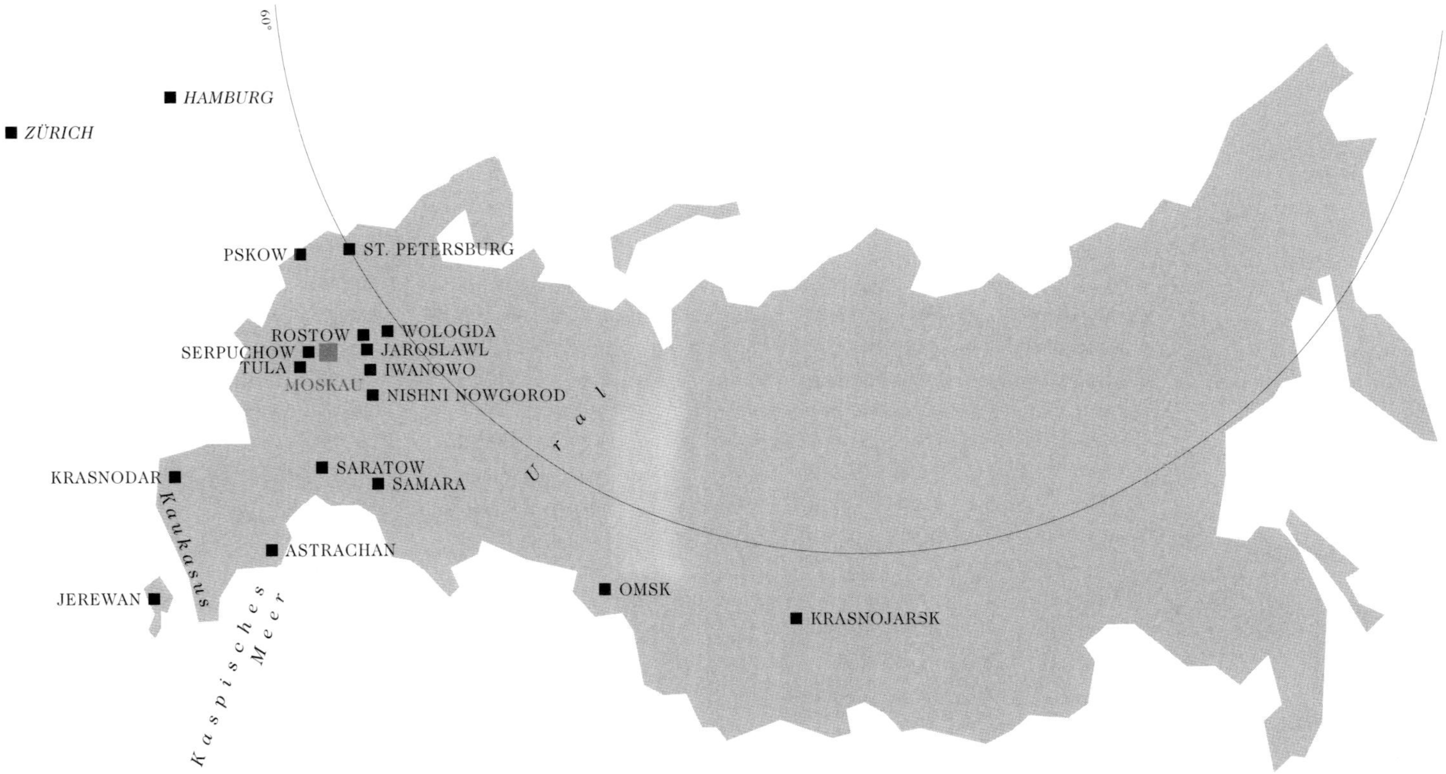

Literaturauswahl

ALLGEMEINE LITERATUR ZUR RUSSISCHEN AVANTGARDE

Larissa A. Shadowa: *Suche und Experiment. Aus der Geschichte der russischen und sowjetischen Kunst zwischen 1910 und 1930,* Dresden 1978.

Hubertus Gaßner/Eckhardt Gillen (Hrsg.): *Zwischen Revolutionskunst und Sozialistischem Realismus. Dokumente und Kommentare. Kunstdebatte in der Sowjetunion von 1917 bis 1934,* Köln 1979.

Künstlerinnen der Russischen Avantgarde 1910-1930, Ausst.-Kat. Galerie Gmurzynska Köln 1979.

Russische Avantgarde aus der Sammlung Costakis, Ausst.-Kat. Städtische Galerie im Lenbachhaus München 1984.

Sieben Moskauer Künstler 1910-1930, Ausst.-Kat. Galerie Gmurzynska Köln 1984.

John E. Bowlt (Hrsg.): *Russian Art of the Avant-Garde. Theory and Criticsm 1902-1934,* London 1988.

Aleksandar Flaker (Hrsg.): *Glossarium der russischen Avantgarde,* Graz/Wien 1989.

Alla Powelichina/Jewgeni Kowtun: *Das russische Reklameschild und die Künstler der Avantgarde,* Leningrad 1991.

Die große Utopie. Die russische Avantgarde 1915-1932, Ausst.-Kat. Schirn Kunsthalle Frankfurt 1992.

Hubertus Gaßner, Karlheinz Kopanski, Karin Stengel (Hrsg.): *Die Konstruktion der Utopie. Ästhetische Avantgarde und politische Utopie in den 20er Jahren,* Marburg 1992.

Noemi Smolik: *Von der Ikone zum gegenstandslosen Bild. Der Maler Vasilij Kandinskij,* Diss. München 1992.

Russische Avantgarde und Volkskunst, Ausst.-Kat. Staatliches Russisches Museum St. Petersburg; Staatliche Kunsthalle Baden-Baden, Stuttgart 1993.

Jewgenij F. Kowtun: *Sangesi – Die Russische Avantgarde. Chlebnikow und seine Maler,* Zürich 1993.

Europa Europa. Das Jahrhundert der Avantgarde in Mittel- und Osteuropa, Ausst.-Kat. Kunst und Ausstellungshalle der Bundesrepublik Deutschland Bonn 1994.

Berlin-Moskau 1900-1950, Ausst.-Kat. Berlinische Galerie, Landesmuseum für Moderne Kunst, Photographie und Architektur, im Martin- Gropius-Bau Berlin, München/New York 1995.

Staatliches Russisches Museum St. Petersburg. Kunst und Kulturgeschichte Rußlands in Werk und Bild, Ausst.-Kat. Kunst und Ausstellungshalle der Bundesrepublik Deutschland Bonn 1995.

Katerina Clark: *Petersburg. Crucible of Cultural Revolution,* Cambridge Massachusetts 1995.

Verena Krieger: *Von der Ikone zur Utopie. Kunstkonzepte der Russischen Avantgarde,* Köln, Weimar, Wien, 1998.

Musei w museje. Russki awangard is kollekzii museja chudoshestwennoi kultury w sobranii Gosudarstwennowo russkowo museja [Das Museum im Museum. Die russische Avantgarde aus der Sammlung des Museums für Künstlerische Kultur im Bestand des Staatlichen Russischen Museums], Ausst.-Kat. Staatliches Russisches Museum, St. Petersburg 1998.

EINZELNE KÜNSTLER UND KÜNSTLERINNEN

Marc Chagall
Alexander Kamenski: *Chagall. Die russischen Jahre 1907-1922,* Stuttgart 1989.
Marc Chagall. Die Russischen Jahre 1906-1922, Ausst.-Kat. Schirn Kunsthalle Frankfurt 1991.

Alexandra Exter
Alexandra Exter e il Teatro da Camera, Ausst.-Kat. Museo d'Arte Moderna e Contemporanea die Trento e Rovereto, Milano 1991.
G. A. Kowalenko (Hrsg.): *Alexandra Exter. Put chudoshnika. Chudoshnik i wremja,* Moskau 1993.

Pawel Filonow
Pawel Filonow und seine Schule, Ausst.-Kat. Städtische Kunsthalle Düsseldorf; Staatliches Russisches Museum St. Petersburg, Köln 1990.

Natalija Gontscharowa
Mary Chamot (Hrsg.): *Gontcharova. Stage Designs and Paintings,* London 1979.
Natalie Gontcharova/Michel Larionov, Ausst.-Kat. Centre Georges Pompidou, Paris 1995.

Wassily Kandinsky
Wassily Kandinsky. Die erste sowjetische Retrospektive, Ausst.-Kat. Schirn Kunsthalle Frankfurt 1989.
Magdalena M. Moeller (Hrsg.): *Der frühe Kandinsky 1900-1910,* Ausst.-Kat. Brücke-Museum Berlin; Kunsthalle Tübingen, München 1994.
Peg Weiss: *Kandinsky and Old Russia. The Artist as Ethnographer and Shaman,* New Haven/London 1995.
Das bunte Leben. Wassily Kandinsky im Lenbachhaus, Ausst.-Kat. Städtische Galerie im Lenbachhaus München, Köln 1995.

Iwan Kljun
Ivan Vasilievich Kliun, Ausst.-Kat. Matignon Gallery, New York 1983.

Michail Larionow
Michail Larionov. Der Weg in die Abstraktion. Werke auf Papier 1908-1915, Ausst.-Kat. Schirn Kunsthalle Frankfurt 1988.
Anthony Parton (Hrsg.): *Mikhail Larionov and the Russian Avant-Garde,* London 1993.

Kasimir Malewitsch
Kasimir Malewitsch. 1878-1935, Ausst.-Kat. Staatliches Rusisches Museum St. Petersburg; Staatliche Tretjakow-Galerie Moskau; Stedelijk Museum Amsterdam 1988.
Kasimir Malewitsch. Werk und Wirkung, Ausst.-Kat. Museum Ludwig Köln, Köln 1995.

Ljubow Popowa
Natalia Adaskina et Dimitri Sarabianov (Hrsg.): *Lioubov Popova,* Paris 1989.
Ljubow Popowa. 1889-1924, Ausst.-Kat. Museum Ludwig Köln, München 1991.

Alexander Rodtschenko
Hubertus Gaßner (Hrsg.): *Alexander Rodtschenko. Konstruktion 1920 oder die Kunst, das Leben zu organisieren,* Frankfurt/Main 1984.
Aleksandr Rodchenko, Ausst.-Kat. The Museum of Modern Art, New York 1998.

Olga Rosanowa
Olga Rozanova 1886-1918, Ausst.-Kat. Helsingin Kaupungin Taidemuseo, Helsinki 1992.

Wladimir Tatlin
Tatlin's Dream. Russian Suprematist and Constructivist Art 1910-1923, Ausst.-Kat. Fischer Fine Art Limited, London 1974
Jürgen Harten (Hrsg.): *Vladimir Tatlin. Leben, Werk, Wirkung. Ein internationales Symposium,* Köln 1993.
Vladimir Tatlin. Retrospektive, Ausst.-Kat. Städtische Kunsthalle Düsseldorf, Köln 1993.

Register

A
Archipenko, Alexander 80
Ashbé, Anton 118

B
Bakst, Leon 56
Bely, Andrej 25-28, 48-54, 248-253, 259
Benois, Alexander 11, 28, 33, 106
Bernschtein, Michail 162
Bilibin, Iwan 21
Blaue Rose 10, 278
Blauer Reiter 10, 100, 118
Braque, Georges 246
Bund der Jugend 90, 100, 134, 172, 224, 278
Burljuk, David 32, 41-43, 144, 276, 278-279

C
Chagall, Marc 9-10, 17, 19, 56-79, 281
Cézanne, Paul 9-10, 13-14, 24, 26, 80, 100, 104, 168, 192
Chlebnikow, Welimir 15, 25-28, 32, 144, 234, 250, 279

D
Delaunay, Sonja 44, 88
Delaunay, Robert 164
Djagilew, Sergej 22-28, 33, 100, 144, 254, 278
Dostojewski, Fjodor 20-31

E
Eselsschwanz 90, 144, 148, 154, 244, 278, 280, 281
Exter, Alexandra 10, 16-17, 44, 80-89, 198, 224, 278-282

F
Falk, Robert 276, 280
Filonow, Pawel 16-19, 32, 58, 90-99, 275-278
Florenski, Pawel 33, 37-39

G
Gabo, Naum 20, 24, 28
Gauguin, Paul 10-11, 13, 15, 104
Gogh, Vincent van 10, 13, 15, 23, 100, 104
Goldenes Vlies 10, 100, 278
Gontscharowa, Natalija 11, 14-17, 19, 23, 25-27, 32, 35, 40, 44, 58, 80, 100-118, 144, 248, 276, 278-282
Gorki, Maxim 19, 21, 23-29
Grischtschenko, Alexander 35

H
Hyläa 278

I
Intime Werkstatt der Maler und Zeichner »Gemachte Bilder« 90

J
Jakobson, Roman 26, 28, 250
Jawlensky, Alexej 118

K
Kandinsky, Wassily 9-12, 15-17, 23, 25, 35, 37-54, 118-133, 144, 210, 248, 276-279
Kant, Immanuel 25-28,
Karo-Bube 10, 14, 100, 106, 118, 134, 144, 164, 172, 190, 192, 194, 198, 224, 279, 280
Kirchner, Ernst Ludwig 10
Kljun, Iwan 15-16, 18, 134-143, 172, 174, 248, 278, 281- 282
Kontschalowski, Pjotr 14, 16, 192, 276, 278-280
Korowin, Konstantin 100, 144, 190
Krutschonych, Alexej 144, 172, 224, 232, 234, 278, 279, 282
Kulbin, Nikolai 118
Kupka, František 42, 44
Kuprin, Alexander 14, 16

L
Larionow, Michail 9-17, 23-27, 32, 35, 40-44, 58, 80, 100, 108, 118, 144-161, 244, 248, 276, 278-282
Lebedew, Wladimir 162-163
Le Fauconnier, Henri Victor 164, 166, 198, 279
Lentulow, Aristarch 14, 23, 164-171, 202, 244, 279, 280
Lissitzky, El (Eliezer) 32, 56, 244, 248

M
Majakowski, Wladimir 164, 210, 278
Makowski, Sergej 23, 25, 254
Malewitsch, Kasimir 7-12, 15-18, 23-31, 35, 37-40, 42-56, 106, 130, 134, 140, 172-189, 198, 220, 224, 234, 244, 248-250, 259-271, 274-282
Mamontow, Sawa 19-29,
Mansurow, Pawel 18, 20, 44, 275-277
Marc, Franz 10, 62, 118
Marinetti, Filippo 32, 80
Markow, Wladimir, alias Woldema Matwei 36
Maschkow, Ilja 9, 11, 14, 16, 106, 134, 190-197, 202, 276, 278-280
Matisse, Henri 10-11, 13, 15, 34, 114, 196
Matjuschin, Michail 13, 15, 17, 172, 275, 277-279
Mereshkowski, Dmitri 21
Mondrian, Piet 7, 42
Morosow, Iwan 10, 13, 15, 104, 196
Münter, Gabriele 118, 126

N
Nesterow, Wiktor 33
Neue Künstlervereinigung 118, 279
Nietzsche, Friedrich 51-54, 250

O
Ozenfant, Amédée 138

P
Picasso, Pablo 10-11, 13, 15, 200, 206
Popowa, Ljubow 9, 15-17, 36-41, 44, 84, 198-209, 248, 276, 281, 282
Prachow, Adrian 21, 23
Puni, Iwan 56, 276, 278, 281
Punin, Nikolai 7, 12, 24, 31-45, 248-249, 254-258, 275

R
Repin, Ilja 10, 20-21, 23-28
Rimski-Korsakow, Nikolai 21, 25
Rodtschenko, Alexander 16, 36, 44-45, 162, 154, 210-223, 224, 244, 276, 282
Rosanowa, Olga 16-17, 36, 44, 80, 162, 172, 224-241, 248, 278-281
Rosenfeld, Bella 56, 76
Rubljow, Andrej 24, 254

S
Schewtschenko, Alexander 12-13, 15, 32, 36, 38
Schopenhauer, Arthur 53, 250
Schtschukin, Sergej 10, 13-16, 104, 114, 196
Serow, Valentin 144, 190
Solowjow, Wladimir 22-31, 53, 250
Stassow, Wladimir 21, 23, 28
Stanislawski, Konstantin 27
Steiner, Rudolf 47-51
Stepanowa, Warwara 44, 210, 220, 238
Strawinsky, Igor 25
Strsheminski, Wladislaw 242, 243
Stuck, Franz von 118
Suetin, Nikolai 44
Supremus 198, 224, 234

T
Tairow, Alexander 80
Tatlin, Wladimir 12, 17, 31-32, 35-40, 45, 84, 134, 140, 162, 164, 198, 210, 244-248, 275, 277-282
Tschaschnik, Ilja 44
Tschernyschewski, Nikolai 20-22, 24, 28

U
Uspenski, Pjotr 39

W
Wagner, Richard 54
Wanderer 10, 20-23, 278
Welt der Kunst 10, 33, 35, 56, 100, 118, 190, 278-282
Werefkin, Marianne 118, 278-282
Wrubel, Michail 19-26, 33, 51

Z
Zielscheibe 32, 56, 90, 100, 144, 150, 280-282

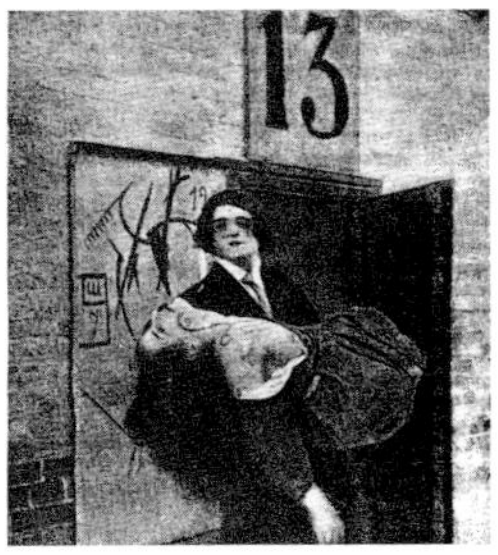

Michail Larionow und Natalija Gontscharowa in dem verschollenen Film *Skandal im futuristischen Kabinett No. 13* · 1914

Publikation anläßlich der Ausstellung
CHAGALL, KANDINSKY, MALEWITSCH
UND DIE RUSSISCHE AVANTGARDE
vom 9. Oktober 1998 bis 10. Januar 1999
in der Hamburger Kunsthalle
und vom 29. Januar bis 25. April 1999
im Kunsthaus Zürich

Herausgegeben von Uwe M. Schneede

Ausstellung und Katalog: Christoph Heinrich

Realisation im Kunsthaus Zürich: Felix A. Baumann, Christian Klemm und Laurentia Leon

Katalogredaktion: Sebastian Giesen, Christoph Heinrich und Alexandra Köhring

Redaktion der Übersetzungen: Alexandra Köhring

Mitarbeit: Sybille Greisinger, Bettina Jungen, Constance Vogelgesang

Lektorat: Dörte Zbikowski

Übersetzungen aus dem Russischen: Tina Delavre, Frigga Horstmann, Alexandra Köhring, Annelore Nitschke, Noemi Smolik

Gestaltung: Michael Sauer

Photos: Die Abbildungsvorlagen der Gemälde wurden uns von den leihgebenden Museen sowie von Elke Walford, Hamburg, Urs Siegenthaler und Reto Klink, Zürich, zur Verfügung gestellt.

Erschienen im
Verlag Gerd Hatje
Senefelderstraße 12
73760 Ostfildern-Ruit
Telefon 0711/4405-0
Telefax 0711/4405-220
Internet www.hatje.de

Gesamtherstellung: Dr. Cantz'sche Druckerei, Ostfildern-Ruit bei Stuttgart

ISBN 3-7757-0797-2

Printed in Germany

Die Übersetzungen aus dem Russischen folgen überwiegend dem Sprachgebrauch ihrer Zeit. Bei russischen Originaltiteln und Namen wurde in der Regel die Dudentranskription verwendet; davon ausgenommen sind solche Eigennamen, für die sich bereits eine abweichende Schreibweise eingebürgert hat – wie zum Beispiel »Chagall« –, sowie die bibliographischen Angaben, die in der originalen Schreibweise belassen wurden.

Die Benennung von St. Petersburg wechselte in diesem Jahrhundert mehrfach: bis 1914 hieß es St. Petersburg, zwischen 1915 und 1924 Petrograd, von 1925 bis 1990 Leningrad und schließlich heißt es ab 1991 wieder St. Petersburg. Den wechselnden Bezeichnungen wird in dieser Publikation Rechnung getragen.

Die Deutsche Bibliothek – CIP-Einheitsaufnahme
Chagall, Kandinsky, Malewitsch und die russische Avantgarde : [anläßlich der Ausstellung Chagall, Kandinsky, Malewitsch und die Russische Avantgarde] / Hamburger Kunsthalle ; Kunsthaus Zürich. [Hrsg. von Uwe M. Schneede. Ausstellung und Katalog: Christoph Heinrich. Übers. aus dem Russ.: Tina Delavre ...]. – Ostfildern-Ruit : Hatje, 1998
ISBN 3-7757-0797-2

Abbildung auf dem Umschlag: Marc Chagall · *Spaziergang* · 1917 · Staatliches Russisches Museum, St. Petersburg · © VG Bild-Kunst Bonn 1998

Abbildung S. 1: Natalija Gontscharowa · um 1913

Zitat S. 2: Michail Larionow: Warum wir uns bemalen [Potschemu my raskraschiwajemsja], in: *Argus*, St. Petersburg, Dezember 1913, S. 115.